"博学而笃志，切问而近思"
《论语》

"正其谊不谋其利，明其道不计其功"
《春秋繁露》

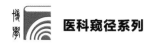

医科窥径系列

实验动物学

主编 丁玉强

復旦大學 出版社

编委会

主　编

丁玉强

副主编

许彤辉　黄　缨

编　者

（按姓氏笔画排序）

丁玉强　复旦大学实验动物科学部
刘丽均　复旦大学实验动物科学部
齐丛丛　复旦大学实验动物科学部
许彤辉　复旦大学实验动物科学部
严　俊　复旦大学实验动物科学部
周光兴　复旦大学实验动物科学部
黄　缨　复旦大学实验动物科学部
潘　华　复旦大学实验动物科学部

序

　　在生命科学和医学发展的历程中,实验动物研究有着不可替代的重要地位。各种动物所具有的独特的意义自不必说,在种类繁多的动物中有一部分由于不同的原因,成为"动物实验"中的主角"实验动物",这些动物与科学研究关系十分密切。人类之所以要进行动物实验,或是为了揭示生命现象的规律和本质,或是为了了解疾病的病因和发病的机制,或是推进对疾病的治疗策略的认识,不一而足。也就是说,这些动物实验研究的目的都是与人类健康、福祉,以及社会、经济发展等息息相关的问题,这就奠定了以研究实验动物为目标的实验动物学在众多学科中无可置疑的重要地位。以我自己较熟悉的神经生物学为例,有哪一个学科分支的研究可以离开实验动物? 有哪一样重大成果不与创新的动物模型直接相关? 在某种意义上,近年来实验动物的研究日新月异,为其他学科的发展提供了广阔的新天地,值得我们辛勤耕耘。

　　从我作为医学生第一次接触实验动物(蛙——为制作神经-肌肉标本)算起,打过交道的种类不下十种,时间长达一个甲子,我自问对实验动物还多少有点发言权。承蒙丁玉强教授不弃,嘱我为其主编的大作《实验动物学》作序,使我有幸在本书付梓前先睹为快。我很高兴地注意到,玉强教授和参与编写的专家们,以他们在这一领域中深湛的学术造诣和洞察力,通过构成实验动物科学的两大主要支柱(一是实验动物标准化,另一是动物实验规范化)搭起了全书的整体框架。在实验动物的标准化方面,涉及的内容包括实验动物的多种重要特性的标准化,以及在若干学科分支中的应用;而在后一部分,讨论的内容包括动物实验技术、替代方法和动物伦理等。以我个人经验,这样做就抓住了这门学科的核心。我想每一位实验科学家都会同意,以这两方面内容为基石所建立的实验动物资源,对于实验数据的获得,结果的严密分析,以及实验目标的实现,具有重要意义。

　　鉴于生命科学及其相关技术是国际竞争的一个重要领域,揭示生命规律及关系人类健康的应用涵盖了分子、细胞、器官和生命体多个层面。本书对基因编辑技术也做了简要的描述。该技术的飞速发展使科学家能在多种实验动物(小鼠、大鼠、猪、猴等)中制备基因改造实验动物模型,将助力重大的科学发现的产生。

　　玉强教授是一位优秀的神经生物学家,在大脑发育和精神神经疾病致病因素的研究方面卓有成绩。近年来他主掌复旦大学实验动物科学部,对实验动物学这门学科有精准的把握。共同参与编写的专家均是相应分支的领军人物，对这门学科的各个侧面、国内外的进展情况十分了解，加上他们在文字表述方面都有扎实的功底，通篇读来逻辑缜密，叙述流畅，文字精练，表明他们是承担撰写重任的不二人选。

我相信，本书将是使广大学生受益的这一领域的优秀教材。而对于生命科学和医学领域的教师和研究人员，本书无疑将成为其案头的常备参考书。

中国科学院院士

复旦大学脑科学研究院教授

杨雄里

2022 年 9 月

前　言

实验动物在探索生命现象原理、治疗人类疾病等诸多方面具有不可替代的作用,在科研、教学、检测及生产等领域的应用越来越广泛,实验动物的成功应用已经成为生命科学进步、生物技术发展的重要支撑条件。作为研究实验动物和动物实验的综合性学科,实验动物学于17世纪创立,并已逐步发展成为一门与生命科学、医学、药学、农学乃至航天学等领域广泛交叉的独立学科。

新世纪的实验动物学发展异常迅猛,各类新型模式动物、基因工程动物等实验动物不断推陈出新,推动着生物医药等产业的飞速发展。同时,社会对于动物福利和生物安全的日益关注,促使实验动物应用和管理水平的进一步提升,进而对实验动物学发展提出了更高要求。加速开展实验动物科学研究,赶上生命科学突飞猛进的时代步伐,已成为我国科学事业发展的长远战略之一。近年来,无论是在理论体系方面还是技术创新方面,我国实验动物学均取得了显著进步,相关领域从业人员逐年增加,迫切需要具有系统和扎实实验动物基础知识和良好动物实验技能的专业人才。本书的编写和出版,将为实验动物学专业教育提供教材,也将指导从事生命科学研究的科研工作者掌握实验动物学基本理论知识,以及科学、规范、符合伦理要求的动物实验技术,培养开展生命科学研究必备的基本素养。

本书内容的编写依据专业培养目标中有关实验动物的学生应知应会的基本理论知识和技能要求,涵盖了实验动物学、比较医学、动物实验技术、人类疾病动物模型复制方法学等多方面内容。参照国内外实验动物科学研究前沿,并采纳了本专业多名前辈教师的教学经验。本书的编写力求做到实验动物学与医学、实验动物与动物实验有机结合,以达到帮助提高专业人员实验动物科学技术水平、加强实验动物管理、提高实验动物质量的目的。本书既有系统的理论知识,又有较详细的实践操作技术,同时也关注实验动物学学科发展趋势,对实验动物生物安全、人类疾病动物模型、基因工程动物与实验动物胚胎工程等实验动物学前沿领域给予充分反映。

本书从实验动物学发展概况、实验动物分类与质量监测、常用实验动物、实验动物的环境与设施的质量控制、实验动物饲料与营养控制、实验动物常见传染性疾病与控制、人类疾病动物模型、免疫缺陷动物模型及其应用、基因动物与实验动物胚胎工程等方面,全面、系统地介绍了实验动物学基础知识及典型案例,并围绕实验动物的基本操作技术和常用动物实验技术等方面,详细介绍了实验动物科研的基本技术原理、要点和操作,还进一步地对当下社会日益关注的实验动物安全和福利问题进行了详细阐述。学习本书将有助于专业人员培养科学思维、实验动物学理论知识综合理解和运用能力,以及掌握实验动物专业技能与动物实验专业技术。本书是针对实验动物、医学实验动物学及实验动物相关专业教学编写的专业教材,也可以作为从事医学研究、生物制药及动物医护工作者的参考书。

复旦大学实验动物科学部的前身是 1953 年成立的上海第一医学院动物供应室,1982 年改名为上海第一医学院实验动物科学部,1985 年更名为上海医科大学实验动物科学部,是集教学、科研、实验动物饲养和动物实验技术服务三位一体的综合性公共服务单位。本书编写工作由负责具体工作的一线教师完成。周光兴教授在实验动物学教学和科研领域成果丰硕,在启动本书编写中发挥了关键作用。感谢中国科学院神经科学研究所熊志奇研究员抽出宝贵时间修订了癫痫动物模型部分。感谢江培翎副教授、吴捷同志在协调书籍出版中付出的辛勤工作。感谢复旦大学出版社医学分社编辑的全力协助,对出版过程中的诸多事项都给予了高效处理。许彤辉教授承担了全部文稿内容的编排等工作,他的付出确保了本书的按期出版。复旦大学研究生院和上海医学院研究生院提供了部分经费资助,在此一并表示感谢。

限于编者有限的知识和水平,加之实验动物科学发展迅速,新知识和新技术不断涌现,本书编写难免有遗漏、错误之处,恳请读者和同行专家见谅,敬请不吝指正。

复旦大学实验动物科学部主任,教授

2022 年 9 月

目 录

第一章 绪 论

随着现代生物医学科学的发展,实验动物科学诞生于 20 世纪 50 年代初期,是融合了动物学(zoology)、兽医学(veterinary medicine)、医学(medicine)和生物学(biology)等学科的理论体系和研究成果,是通过漫长的动物实验过程所形成的一门独立的、综合性的新兴学科。实验动物科学以相关科学为基础,结合自身的目标和特点,从理论和实践两方面不断丰富学科的内容,使该学科逐渐形成了完整的理论体系。实验动物科学研究的目的,就是培育、维持和生产供应标准化的实验动物,优化和建立标准化的动物实验条件、技术与方法,为科学研究、生产、检定等服务,最终促进科学技术和国民经济的发展,提高人民的生活质量和健康水平。

第一节 基本概念及主要研究内容

一、实验动物科学

实验动物科学(laboratory animal science)是以实验动物资源研究、质量控制及利用实验动物开展科学实验的一门综合性学科,主要包括实验动物和动物实验两方面的研究内容。前者是以实验动物本身为研究对象,专门研究其生物学特性、遗传育种、饲养管理、质量监测、营养需要及疾病控制等方面的问题,以达到提供标准化实验动物的目的。后者是以实验动物为研究材料,应用各种动物实验技术和方法在动物身上开展实验,研究动物实验过程中实验动物对外界刺激的各种反应、生理学和病理学表现及其发生、发展规律,以及如何建立疾病动物模型等问题,着重解决实验动物在生命科学领域如何应用,更好地为生命科学和国民经济服务的问题。

简言之,实验动物研究的核心内容就是实验动物的标准化,而动物实验研究则是关注动物实验的规范化,两者内容紧密相关,构成了实验动物科学的两大主线。实验动物标准化主要包括实验动物生物学、实验动物生态学、实验动物遗传学、实验动物营养学、实验动物繁殖学、实验动物微生物学和寄生虫学、实验动物医学等内容;而动物实验规范化则包括动物实验技术、动物实验伦理学、动物实验替代方法学和实验动物福利等。

(一) 实验动物的标准化

1. 实验动物育种学(laboratory animal breeding science) 研究实验动物遗传改良和遗传控制,以及野生动物和家畜的实验动物化;利用遗传控制的原理,培育出新的动物品种、品系和各种动物模型,以达到实验动物化的目的。

2. 实验动物微生物学与寄生虫学(laboratory animal microbiology and parasitology) 核心内容是研究实验动物微生物和寄生虫的种类及其质量控制,制订科学、合理的实验动物质量标准。开放和应用快速、灵敏、特异的检测技术和方法,对实验动物开展定期健康检查,并对质量做出评价,指导实验动物的生产与管理。

3. 实验动物环境生态学(laboratory animal ecology) 是研究在特定的环境条件下,实验动物的生物学特性及其变化规律的科学。主要研究理化因素(温度、相对湿度、噪声、换气次数、风速、压力梯度、光照强度及氨浓度等)、生物因素(微生物、寄生虫、咬斗、饲养密度及其他动物和人类异种生物因素等)、营养因素(饲料、饮水等)、居住环境(设施、笼具、饮食器具及各种垫料等)等对实验动物的影响及其机制。

4. 实验动物营养学(laboratory animal nutriology) 研究实验动物的营养需要、各个发育时期的营养需求、饲料营养素及营养素异常对实验动物的影响。在应用上,关注饲料配方、饲料质量控制、营养监测、制定科学的营养标准等,满足实验动物正常生长和繁殖需求。

5. 实验动物医学(laboratory animal medicine) 是建立实验动物健康标准,进行质量监测,研究疾病的发生、发展规律,制订有效的疾病控制和防治体系,以及开展疾病诊断和治疗的科学。

6. 比较医学(comparative medicine) 是对不同种类动物(包括人)之间健康和疾病现象进行类比研究的一门科学。根据实验动物和人类之间生命现象和疾病的异同,建立各种人类疾病动物模型,用以研究人类相关疾病,了解人类疾病的发生机制及发展规律,以期找到治疗人类疾病的有效药物和措施。

7. 实验动物管理学(laboratory animal husbandry) 为实验动物相关法律、法规、条例、国家和地方标准的标准化和法规化等提供相关依据和建言;从事实验动物饲养、繁殖的科学管理及生产经营管理等。

(二) 动物实验的规范化

1. 动物实验技术(animal experiment techniques) 研究进行动物实验时的各种操作技术(包括实验技术、实验方法、实验设备、实验操作规程、实验后动物的观察和记录等)和技术规范,以及实验动物生态环境及设施,实验动物的饲养管理技术、食料营养、遗传、病理和微生物学监测技术。

2. 动物实验伦理学(laboratory animal ethics) 在保证动物实验结果科学可靠的前提下,针对人类活动对动物产生的影响,从伦理学角度研究实验动物饲养和使用中需要遵循的规范。它是人类对待实验动物所持有的道德观念、道德规范和道德评价的理论体系,是实验动物学、动物实验科学和伦理学相结合的产物,是传统伦理学在动物实验和实验动物繁育过程中的具体体现。

3. 动物实验替代方法学(animal experimental alternative methodology)　是在满足人类科学实验最终目的的前提下,使用无知觉实验材料代替以往使用的有知觉的脊椎动物进行科学研究的一门科学。替代可分为相对性替代和绝对性替代两个方面。相对性替代是指采用人道的方法处死动物或使用动物的细胞、组织及器官进行体外实验研究。绝对性替代则是在实验中完全不使用动物。

4. 实验动物福利(laboratory animal welfare)　是在实验动物生产和使用中强调对各种不良因素的有效控制和条件的改善,提倡对实验动物的福利保护,是人类社会文明进步的重要标志。主要研究内容为,在兼顾科学研究和可能的基础上,如何保证动物健康,改善和提高动物生活的舒适程度,控制动物生活环境及实验条件,满足动物"内心感受"及人道的动物实验技术等。

二、实验用动物

实验用动物泛指所有用于科学实验的动物,包括实验动物、经济动物、野生动物和观赏动物。

实验动物(laboratory animal)是指经人工培育或人工改造,对其携带的微生物实行控制,遗传学背景明确或来源清楚,用于科学研究、教学、生产、鉴定及其他科学实验的动物。实验动物来源于野生动物、经济动物(家畜、家禽)和观赏动物等,但却有别于这些动物。实验动物有以下三方面特征。

1. 遗传学方面的要求　实验动物是通过人工培育、驯化获得遗传学稳定及纯合性好的动物。根据遗传纯合程度,通常可把实验动物分为近交系(inbred strain)、突变系(mutant strain)、杂交群(hybrid colony)、封闭群(closed colony)或远交群(outbred stock)四大类别。

2. 微生物和寄生虫的监控要求　对实验动物携带的微生物和寄生虫必须实行人为控制。根据微生物监控的程度,我国将实验动物分为 4 个等级:普通级(conventional animal)、清洁级(clean animal)、无特定病原体(specific pathogen free animal,SPF)和无菌动物(germ free animal)。无菌动物衍生的悉生动物(gnotobiotic animal),是指含有已知的单菌、双菌、三菌或多菌的动物。国际上,通常分为 3 个级别,即普通级、SPF 级和无菌动物(悉生动物)。修订中的国家标准与国际标准类似。

3. 应用要求　实验动物培育的目的主要是应用于科学实验。实验动物是生命科学研究必备的重要支撑条件之一。使用的实验动物必须具备对外界因素敏感、反应均一、遗传背景明确、生物学特性稳定等基本条件,以保证动物实验结果的科学性、可靠性、可比性及可重复性。目前,最常用的实验动物包括无脊椎动物和脊椎动物,其中哺乳动物中最常用的是大鼠、小鼠、豚鼠、家兔、猫、犬和非人灵长类动物。实验动物作为一种活的实验材料,除了其先天性的遗传性状外,后天的繁育条件、营养条件及微生物和寄生虫携带情况也非常重要,这些完全依赖于严格的人为控制。

经济动物(economical animal)或称家畜和家禽(domestic animal and domestic

fowl)是指为人类社会生活需要(如肉用、乳用、蛋用及皮毛用等)而驯养、培育、繁殖生产的动物。家畜(禽)虽然符合人工培育的条件,但其微生物学及遗传学控制的目的、方向及程度均与实验动物不同。家畜、家禽的微生物学控制重点在于动物的健康生产,主要满足经济目的和食用后对人类健康无危害。家畜、家禽的遗传学控制则着眼于高生产性能的优良品种的培育及杂交优势的利用。它们对某些实验具有较高的灵敏度,实验操作也较为方便,如果按照实验动物的要求加以培育、开发,它们当中很多种类都具有成为实验动物的潜力,如猪、羊等。

野生动物(wild animal)是指为满足人类特殊需要,直接从自然界捕获而没有进行人工繁殖及饲养的动物。这些野生动物,除少数外,一般不能进行人工繁殖生产。未经驯化的野生动物,有时也可用于实验研究。但由于其遗传学背景不清楚,健康状况不稳定,对实验反应缺乏一致性,实验结果可信度和重复性较低。

观赏动物(exhibiting animal)是指可以作为人类宠物及供人观赏而饲养的动物,如宠物犬和猫等。观赏动物中有的品种如犬已经培育成为实验动物,但由于其与人类的特殊关系,目前开展动物实验面临很大的动物伦理争论。

三、模式生物

模式生物(model organism)是指作为实验模型用以研究特定生物学现象的动物、植物和微生物。由于生物进化的保守性,在某一种生物体内的生物过程,很可能与高等生物(如人类)的类似甚至相同。因此,从模式生物研究中得到的结论,通常可适用于其他生物。通过对选定的物种进行科学研究,可揭示某种具有普遍规律的生命现象,因此这种被选定的物种称为模式生物。例如,孟德尔(G. Mendel)在揭示生物界遗传规律时选用豌豆作为实验材料,而摩根(T. Morgen)则选用果蝇作为实验材料。在他们的研究中,豌豆和果蝇就是研究生物体遗传学规律的模式生物。目前,生命科学领域应用最广的模式生物主要包括噬菌体、大肠埃希菌、秀丽隐杆线虫、海胆、果蝇、斑马鱼、爪蟾和小鼠。

以下介绍几种主要的模式生物。

1. 果蝇(drosophilia) 性状表现极为丰富,突变类型众多,具有易于诱变分析的遗传特征。果蝇的染色体数目极少,基因组大小约为180 Mb,仅包括4对同源染色体,便于分析。果蝇的神经系统远较人类简单,但同样表现出许多与人类相似的复杂行为特征,如觅食、求偶、学习记忆及生物节律等。与其他实验动物相比,它具有体型小,饲养管理简单,生活史短暂,繁殖高效,胚胎发育快速和完全变态等优点。由于这些独特的优势,果蝇已在发育生物学、神经科学及人类疾病研究等领域得到广泛应用,并做出许多新的重要贡献,如遗传学研究和发育的基因调控研究;在各类神经系统疾病,如帕金森病、老年痴呆症、药物成瘾、酒精中毒及衰老与长寿、学习记忆与某些认知行为等的研究领域中也都有果蝇的贡献。

2. 斑马鱼(zebrafish) 是继小鼠后用于生物学研究的一种重要的模式脊椎动物。斑马鱼的中枢神经系统、内脏器官、血液及视觉系统,在分子水平上85%与人类相同。尤其是心血管系统,其早期发育与人类极为相似。由于斑马鱼在胚胎发育上的绝对优势,近年来它已成为研究动物胚胎发育的优良材料和研究人类疾病起因的最佳模式生物之一。作为一种新型的脊椎模式生物,它具有繁殖能力强、体外受精和发育、胚胎透明、性成熟周期短、个体小和易养殖等诸多优点,特别适用于大规模的正向基因饱和突变与筛选。这些特点使其成为功能基因组时代生命科学研究中重要的模型脊椎动物之一。应用斑马鱼研究的细胞标记技术、组织移植技术、突变技术、单倍体育种技术、转基因技术及基因活性抑制技术等已经成熟,且有数以千计的斑马鱼胚胎突变体。它是研究胚胎发育分子机制的优良资源,有的胚胎突变体还可以作为人类疾病模型。

3. 线虫(Nematode)　是目前发育生物学上一种重要的模式生物。其构造简单,生长快速,可大量养殖,易于产生突变。它的细胞数目及细胞命运图谱几乎固定,并且易于追踪,是研究细胞分裂、分化及死亡等的良好材料。线虫以大肠埃希菌为食,易在实验室内培养。在20℃时,从一个受精卵发育成可产卵成虫的生命周期是3～5天,非常适合做遗传学研究。线虫仅有1 000多个体细胞,所以它的所有细胞都可以彻底地被观察研究。由于具有雄性和雌雄同体这两种性别特征,线虫在遗传学研究上具有无可比拟的优势。不同遗传学背景的线虫也可以像果蝇一样遗传交配,进行遗传学分析或获得具有多种性状的个体。经突变或交配产生的新性状无须再经交配,只需转接继代就可以保持。同时,线虫可以像动物培养细胞一样储存在-80℃冰箱或液氮中。这是其他模式动物(如果蝇和小鼠等)所不具备的优势。

4. 家蚕(Bombyx mori)　是目前唯一完成全基因组测序的鳞翅目生物,也是第一个由中国科学家主导完成基因组研究工作的模式生物。特有的生物学特性使家蚕在生物学研究中具有很多独特的优点。其为完全变态休眠性鳞翅目昆虫,一个世代经历卵、幼虫、蛹(茧)及成虫(蛾)4个显著不同的发展阶段,遗传性状丰富。家蚕具有28对染色体,而果蝇仅有4对;家蚕基因组大小约为5.3亿个碱基对,为人类的1/6,是果蝇的4.4倍。家蚕的基因数目为18 500个,远多于果蝇的13 600个,有利于实验设计和选择调查指标。自然和人为诱发家蚕遗传学变异较为容易。家蚕的人工孵化处理技术成熟简便,其生活周期短,一年内桑叶结合人工饲料繁育可达到7～8个世代。可在室内饲养,并能在较小空间内群体饲养,不受外界条件限制。家蚕的生态和环境影响的知识积累十分雄厚,饲养技术体系完整、成熟。家蚕的繁育系数高,1只雌蛾产卵约500粒,雄蛾可以与多个雌蛾有效重复交配;其个体大小适中,雌雄易于分辨,便于观察和采集。近年来,有关酶、蛋白质等生理学活性物质、癌变、神经功能及寿命等家蚕突变体不断被发现。这些突变体作为人类疾病、老化、致癌等相关研究的实验对象具有非常重要的实用价值。

第二节　实验动物科学的重要性及主要应用领域

一、重要性

实验动物科学伴随着生物医学科学的发展,经过漫长的动物实验过程而形成。人类使用实验动物在世界上已有近千年的历史,但对实验动物予以高度重视并赋予科学定义,使之全面而迅猛发展则仅有百余年的时间。特别是20世纪初,美国遗传学家利特尔(C. Little,1888—1971)采用近亲繁殖法,培育出世界上第一株DBA近交系小鼠,揭开了现代实验动物科学发展的序幕。随着实验动物科学的迅猛发展,实验动物不仅在生命科学领域有重要的研究价值,也已成为现代科学实验研究诸多领域不可替代的重要支撑。在生命科学领域,采用实验动物代替人类开展实验,广泛应用于探索生命的起源,揭开生物遗传的奥秘,研究人类各种疾病的发生、发展规律及防治措施,研究人类衰老的机制,寻找延长寿命的方法等研究领域。在环境监测和污染治理,药物、生物制品及化工产品的生产和检验,乃至军工产品的开发、宇宙空间的探索研究中,实验动物都是不可替代的研究材料。因此,实验动物科学的发展已经与日常生活和国民经济建设密不可分,成为现代科学研究的重要组成部分。回顾生物医学发展的历史不难发现,许多具有里程碑意义的划时代研究成果,往往与实验动物及动物实验密切相关。

现代生物医学中,培育、开发新的动物种系及模型动物已成为生物医学发展的重要内容,具有极其广阔的应用前景。世界上现已培育出近交系、突变系、杂交一代、转基因及克隆动物等。由于培育、饲养各种特殊实验动物的需要,人们发明了特殊的育种、保种和专门的饲养、繁殖技术。通过遗传育种开发出许多具有明显人类疾病模型特征的动物品系,如糖尿病小鼠、白内障小鼠、自发性高血压大鼠及癫痫大鼠等。通过转基因和基因敲除的方法来制作开发动物新品系及新的动物模型已成为实验动物科学发展的新领域。同时,其他学科的许多研究技术和方法也开始应用于实验动物领域,如现代光学技术、电子技术、显微摄影及成像技术应用于实验动物科学研究;建筑工程设计、环境控制、空气净化及自动调控等技术应用于实验动物环境设施建设;现代信息技术应用于实验动物管理工作,进一步促进了实验动物标准化和动物实验规范化;现代分子生物学技术加快了实验动物新品系的培育速度,为建立各种人类疾病动物模型提供了更好、更多的研究手段。

二、主要应用领域

(一) 在生命科学研究领域的地位和应用

1. 地位　实验动物是开展生命科学研究的四大基本条件之一。生命科学研究需要四大基本条件:实验动物(animal)、设备(equipment)、信息(information)和化学试剂(reagent)。其中实验动物是最主要的,居于首位。随着现代科学技术的发展,科学研究中应用高精尖的仪器设备、高通量信息处理技术及高灵敏度和高纯度的化学试剂等加深了我们对生命现象本质和疾病发生机制的认识。实验动物是具有生命的"活的试剂",培育和饲养标准化的实验动物、控制标准化的实验条件来开展动物实验研究却受制于很多因素。如果动物质量达不到标准,会影响动物实验的灵敏度、准确性及重复性,导致研究结论的准确性出现问题。实验动物科学既是生命科学的重要组成部分,也是生命科学研究的重要基础条件。

2. 应用 动物实验(animal experiment)是指在特定条件下以实验动物为研究对象,采用实验手段研究动物受试过程中的应激反应、生理学和病理学表现及其发生、发展规律的一种方法。生命科学领域中涉及人类健康和福利的研究均离不开实验动物,而在对人类各种生理现象、病理机制及疾病的研究过程中,作为人类替难者的实验动物更发挥着不可替代的重要作用。如癌症作为威胁人类健康的重要疾病之一,随着免疫缺陷动物、悉生动物和无菌动物的广泛应用,各种恶性肿瘤的致癌原因,尤其是有关化学致癌物质、致癌病毒,以及肿瘤免疫及治疗等方面的研究都取得了极大的进展。通过实验动物选择、实验干预、动物模型的研究,探讨实验过程中实验动物的应激反应及生理和病理过程的发生、发展规律,建立科学及标准化的综合动物实验方法,减少动物实验过程中非实验因素给实验结果带来的不良影响,以探讨人类生命科学的各种问题。

（二）在医学研究领域的应用

实验动物在医学领域的某些研究中具有不可替代的作用,其应用主要包括 3 个方面。一是制备建立各种疾病动物模型,用于教学和科学研究;二是用作各种实验的检测工具,如急性毒性试验、热源试验、药效试验及过敏试验等生物学试验;三是作为微生物分离、分型、毒力测定、疾病诊断及生物制品制备等的实验材料。近年来,实验动物在医学领域的应用也出现了一些新趋势和研究方向。医学研究领域的主要任务是预防与治疗人类疾病,保障人类健康,延长人类寿命。它是通过临床和基础研究两条途径来实现的。无论是临床研究还是基础研究,均需要开展动物实验,特别是在医学科学从"经验医学"发展到"实验医学"的阶段,动物实验的作用就更加重要。只有经过严格、系统、有效的动物实验,才能把医学真正置于科学的基础之上,才会有现代医学发展至今所取得的成就。据统计,生物医学领域发表的研究论文中,60%以上有涉及实验动物的内容。某些实验性内容很强的学科,如生理学、病理生理学、药理学及毒理学等,绝大部分论文都是通过开展动物实验来完成的。

（三）在农业科学研究领域的应用

实验动物在农业领域的应用是现代实验动物科学的重要组成部分。化学肥料、农药的残毒检测及粮食经济作物品质的优劣评定等,都需要使用实验动物来开展动物实验。化肥和农药作为提高农业生产能力的重要材料,在目前使用的农药及相关化合物中,通过动物实验提示对人体和动物没有危害的仅占 1/30 000。由此可见,应用实验动物于农业领域相关化学材料的生物学鉴定具有十分重要的意义。畜牧兽医领域使用实验动物开展动物实验的时间最长,涉及的动物种类也最多。在兽用疫苗制备和鉴定、生理学实验、胚胎学研究、饲料和添加剂研究及动物疾病防治等方面都要使用实验动物。

（四）在新药研发和药物鉴定领域的应用

实验动物在新药研究和药物质量控制中,作为"人的替身",是最精密的"活的测试仪器",发挥着其他研究手段无法替代的作用。药物、生物制品及其他化工产品的不良反应,都必须通过动物实验来进行严格、有效的安全性评价,包括动物急性、亚急性及慢性毒理试验,三致试验(致畸、致癌、致突变)等。通过在包括啮齿动物、犬或猴等不同进化程度的动物上进行实验,提供实验数据证明无明显危害后,方可与其他临床前研究资料一起上报有关部门审批,通过后才可能进入临床试验阶段。此外,药品正常生产过程中,每批产品也需要通过动物实验进行安全性检验,以确保产品的安全性。应用实验动物的细胞、组织或鸡胚生产生物制品(如疫苗),从动物组织中直接提取药用成分,制备单克隆抗体等,都是实验动物在生物制品研发方面的重要贡献。

(五) 在轻工业及化工领域的应用

现代社会中,人们的衣、食、住、行等许多日常生活用品,都必须通过动物实验来鉴定、评价其毒性及有害成分,如食品、食品添加剂、化妆品、消毒剂、洗涤用品、皮毛制品及化学纤维制品等。上述产品在上市前,须使用实验动物进行安全性评价,证明确实对人体无毒性及无致癌、致畸及致突变作用后,才能供人们使用。制药、化工等工业领域的劳动卫生保障措施,特别是各种职业性中毒(如铅、苯、汞、锰、硅、酸、一氧化碳及有机化合物等)的防治方法,也须使用实验动物开展各种动物实验后才能够确定。

(六) 在国防和军事科学领域的应用

世界上首次宇宙飞船飞行中,代替人类受试做生理实验的是实验动物。通过动物实验,研究人体在太空状态下失重及辐射和太空环境因素对机体生理状态的影响。军事科学上各种武器对人体杀伤效果的科学数据,如化学、辐射、细菌、激光武器的效果和防护,都是通过应用实验动物作为人类的替身而取得的。在核武器爆炸的试验中,预先将实验动物放置在爆炸现场,科学家观察并得到了光辐射、冲击波和电离辐射对生物机体损伤的实验依据。此外,在野战外科学研究中,如何预防生物毒剂和细菌武器对人体的损伤及有效防治措施的制定都是实验动物研究的贡献。

(七) 在其他科学领域的应用

在商品鉴定和国际贸易中,很多商品的实验动物鉴定都已被列为相关法规的内容,鉴定结果直接影响国家之间对外贸易的质量、数量及信誉。这些特殊商品的鉴定除了使用仪器外,还必须使用实验动物。在交通、建筑、海洋及石油等领域,实验动物也得到了广泛的应用。实验动物的特点决定了其应用的广泛性,其对于国民经济的发展起着非常重要的作用。

第三节 | 实验动物学发展概况

一、国内实验动物发展概况及趋势

(一) 发展概况

中华人民共和国成立前,我国实验动物科学发展非常落后,国内仅有少数高等院校、医药部门开展少量的实验动物工作,且主要是繁殖各种实验动物,数量、品种极少。当时的研究环境较差,能够使用的科研经费极少,相关单位普遍轻视实验动物,管理工作也不规范,实验动物领域的整体发展水平较低,实验动物尚未形成学科,根本无法与其他学科相提并论。

中华人民共和国成立后,在党和政府的重视下,通过广大生物医学、实验动物学和兽医学工作者的共同努力,我国的实验动物科学在实验动物的研究与生产培育方面做了大量工作,在实验动物的饲养管理、繁殖育种、疾病防治、环境控制及其他监测技术方面,均取得了长足进步。尤其是实验动物在生命科学研究领域的应用方面,获得了具有世界领先水平的成果,为科学研究和工业、农业生产的发展创造了条件,为保障人民健康与国民经济发展做出了贡献。

改革开放后,在政府层面成立了相应主管部门,逐渐形成了全国范围的统一和规范的管理体系,建立起相应的管理机构和专业单位。近十年来,随着国家科研投入的加大及科研队伍的壮大,在国内已经形成了多层次的实验动物科学研究管理体系,相关产业(动物设施的设计、建设及动物饲养配套设备等)也飞速发展,达到了国际先进水平。

(二) 发展历史

1979 年,卫生部批准和颁布的生物制品规程中就有实验动物部分的内容,称为"实验小动物饲养管理规程"。这是我国有关实验动物的第一个法规性质的文件。1981 年起,国家科委及各有关部委先后组织多次有关实验动物的研究工作,在全国范围内调研实验动物饲养和动物实验情况。1982 年,国家科委在云南西双版纳主持召开了第一届全国实验动物工作会议,拉开了我国实验动物现代化的序幕,随后各地区、各部门也相继召开了本行业的实验动物工作会议。1983 年,卫生部召开第一次全国医学实验动物工作座谈会,并制定了(1983—1990)实验动物工作发展规划和卫生系统实验动物管理暂行条例。上海市及北京市卫生系统率先提出"医学实验动物合格证暂行条例",使实验动物标准化管理工作逐步走上正规化轨道。

1984 年,国务院批准建立中国实验动物科学技术开发中心。在国家科学技术发展总方针的指导下,研究并提出发展我国实验动物科学技术的方针、政策、法规和规划;协调管理实验动物科学技术的开发研究和人才培训;安排落实实验动物科技有关条件的开发、建设和经营业务;组织实施实验动物科技领域的国际合作和学术交流;抓好实验动物科学技术情报、学术活动及提供科技咨询等工作。这些举措对促进我国实验动物科学工作的良性发展起着重要的推动作用。

1985 年,国家科委在北京召开了第二届全国实验动物工作会议,制定了我国实验动物科学发展规划和相关实验动物法规,有力地推动了我国实验动物科学事业的发展。同年,卫生部在重大科技成果奖励标准中还明确规定:"用医学实验动物进行的研究,其实验动物未达到标准化,不能作为部级成果"。这一规定对实验动物质量提出了更高的要求,进一步促进了我国医学领域实验动物科学的发展。

1988 年 10 月 31 日,经国务院批准,国家科委颁布了《实验动物管理条例》。这是我国专为实验动物制定的法规,标志着我国实验动物从此进入了立法管理的新阶段,对实验动物科学的发展起到了重要推动作用。随后,各有关部委,各省、自治区、直辖市,先后制定了各自有关实验动物的"管理办法"或"实施细则"。1998 年,作为国内使用实验动物最多的部门,卫生部制定了《医学实验动物管理实施细则》。1983年,国务院出台了《中华人民共和国进出口动植物检疫条例实施细则》,预防传染性和寄生虫性疾病、虫害、植物性疾病及其他危害性生物在国内外的传播。1992年,卫生部颁布了《医学实验动物标准》,从遗传学、微生物学、寄生虫学、病理学、营养学和饲料、保种、生态环境及设施等方面,比较全面地规定了实验动物的有关标准,对卫生系统实验动物的生产和应用起到了重要的指导及促进作用。1994年批准并颁布实施了国家技术监督局组织专家制订的《实验动物标准》。国家技术监督局颁布的一系列国家标准包括实验动物微生物学和寄生虫学等级及监测、哺乳类实验动物遗传学控制、实验动物全价营养饲料及实验动物环境和设施。使我国实验动物的生产和使用纳入标准化轨道,逐步与国际接轨。1996年,北京市第十届人民代表大会常务委员会审议通过了《北京市实验动物管理条例》,并于1997年1月1日开始实施。这是我国第一部有关实验动物科学的地方性法规,从此以后北京市开始实行实验动物的许可证管理。

1997年,由国家科委和国家技术监督局联合下发了《实验动物质量管理办法》,这是我国政府主管部门有关实验动物质量管理的第一个专门规范性文件。文件中明确提出了我国实验动物生产和使用将实行许可证制度,并对许可证的申请和管理做出了明确规定。为进一步加强实验动物质量管理,保证实验动物和动物实验质量,文件提出建立"国家实验动物种子中心"和"检测机构",明确两者的组织构成、任务、条件要求、申请和审批程序。此管理办法的颁布和实施,有效推动了我国实验动物管理科学化和规范化的发展进程。为贯彻落实《实验动物质量管理办法》中提出的任务,科技部又先后制定和发布了《国家实验动物种子中心管理办法》《国家啮齿类实验动物种子中心引种、供种实施细则》《关于当前许可证发放过程中有关实验动物种子问题的处理意见》《省级实验动物质量检测机构技术审查准则》《省级实验动物质量检测机构技术审查准则》等指导性文件。

相关管理办法的具体实施及配套指导性文件的先后发布,大力促进了全国范围内实验动物种质的保存利用和资源共享,推动了国家和地方两级实验动物检测机构的建设,开始形成有效的全国实验动物质量检测体系。1997年,国家科委等四部委联合发布了《关于"九五"期间实验动物发展的若干意见》。此法规性文件中首次出现了"3R"[替代(replacement)、减少(reduction)、优化(refinement)]的基本概念。同年,北京市实验动物学学会成立了实验动物方法替代研究协会,开展了"3R"研究的技术交流和专题讲座。自1998年起,分别在北京、上海等地建立了"国家啮齿类实验动物种子中心"和"分中心",以及"国家遗传工程小鼠资源库",集中开展实验动物种质资源的收集、整合及保存,并开展标准化研究。

进入21世纪后,我国的实验动物科学事业更加受到国家及各级政府部门的高度重视。2001年,为适应国际实验动物科学发展的最新趋势,国家技术监督管理局组织有关专家对1994年制定的《实验动物国家标准》进行了进一步补充和修订,并于2001年发布,2002年5月1日起实施。修订的新标准中与实验动物相关的标准扩增到了83项,强制性实施标准由4项增加至12项。

2001年,科技部等七部门联合颁布了《实验动物许可证管理办法》,在全国实验动物的繁育、使用、经营、运输等机构中实行统一的许可证管理。许可证分别由各省、自治区、直辖市的科技主管部门实行监督管理。所有取得许可证的单位,其从业人员必须通过专业培训考核,设施经检测须达到国家标准,内部管理也应符合规定要求。为全面提升我国实验动物科学整体水平,提高我国实验动物和动物实验的质量,更好地服务于科技发展,科技部已建立实验动物从业人员培训考核制度,实验动物繁育、动物实验机构的认证规则,以及实验动物质量监测机构网络。同年,科技部发布了《科研条件建设"十五"发展纲要》,明确提出了与国际接轨的动物福利保障制度,并将此项工作作为"全面推行实验动物法治化管理"的重要内容之一。为进一步集中完善我国实验动物种质资源的管理工作,2002 年以来,国家又先后启动了"国家实验用小型猪种质资源基地""国家实验兔种质资源基地""国家实验用猕猴种源基地""国家 SPF 禽类种质资源中心""实验用比格(Beagle)犬种源基地"和"国家实验灵长类种质资源中心"等项目的建设,使得实验动物生产开始有序地向规模化和社会化方向转变,优化并整合了我国实验动物种质资源的管理程序,进一步提升了我国实验动物种质资源的国际地位。

2005 年,经国家标准化管理委员会批准成立了"全国实验动物标准化技术委员会",专门负责实验动物相关标准化技术的管理,组织实验动物国家标准及行业标准的制定、修订和复审。2006 年,科技部发布了《关于善待实验动物的指导性意见》。这是我国首个政府部门制定的针对实验动物福利伦理管理的规范性文件,也是国家颁布的第一部关于动物福利的指导性文件。该指导性意见适应了国家整体科技发展和对外开放的需要,对于提高实验动物管理工作的质量和水平及维护动物福利具有重要的现实意义。鉴于2001 年颁布实施的《实验动物国家标准》在许多方面已不适应科学发展的需要。2010 年和 2018 年,国家质量监督检验检疫总局(现国家市场监督管理总局)和国家标准化管理委员会又对我国的《实验动物国家标准》进行了反复修订。

(三) 发展趋势

在我国各级政府和有关部门的领导下,经过全国实验动物科学领域广大科研工作者的不懈努力,我国的实验动物科学事业已取得日新月异的发展。目前,全国性的实验动物学术团体"中国实验动物学会"发挥了重要作用。国内很多省市也已相继成立实验动物学(协)会等学术团体,积极开展国内外实验动物界的学术交流活动。

20 世纪 80 年代,上海市和北京市先后成立了地方性实验动物管理委员会。该委员会作为实验动物的立法执行机构,对国家《实验动物管理条例》的贯彻落实、《实验动物国家标准》的具体实行及《实验动物许可证管理办法》的组织实施均起到了重要作用。目前,全国大部分省(区)也相继成立了由科技主管部门牵头的实验动物管理委员会,负责履行相应的监督管理职能。同时,全国各省(区)先后成立了省级实验动物中心,以满足各省(区)相关部门实验动物管理工作的需要。许多高等院校、研究所及医院均设有实验动物部(中心),负责实验动物的饲养、生产供应、动物实验的伦理审核及从业人员的管理培训等,组成了我国实验动物科学多层次的网络系统架构。目前,我国已有越来越多的大学和学院开始开设实验动物专业,许多高校毕业生加入了实验动物科学领域,改善和提高了我国实验动物工作人员的整体素质。

目前,国内已建立了有效的实验动物监控系统,开展了对标准化实验动物的微生物学、遗传学、营养学、环境卫生及传染病等监测,有效控制了实验动物疾病的发病和流行,保证了我国的实验动物质量。建立了全国性的实验动物质量监测网络,通过国家和地方两级质量网络管理,监控网络在实验动物许可证的实施、质量评价和质量保障等方面均发挥着不可替代的重要作用。网络信息技术在我国实验动物资源和信息共享方面也得到了广泛应用,已建成的中国实验动物信息网和各省市的实验动物信息网,已成为服务于国家科技发展的重要网络信息化平台。但目前我国仍存在着实验动物种质资源数量不足,以及信息数字化程度不高的现状,严重影响了实验动物规模化和社会化的发展趋势,导致我国目前实验动物生产规模化和社会化程度不高,亟须通过制定相关的政策法规、共享机制和技术标准,理顺管理体系等举措来予以解决。

随着实验动物学科的发展,在有关部门的大力支持下,专门发表实验动物饲养管理和动物实验研究成果的学术刊物也先后创刊发行,并发挥了重要作用。如北京的《中国实验动物学报》及《中国比较医学杂志》,上海的《实验动物与比较医学》杂志等。随着国内外实验动物科学的发展,中国实验动物学会又创刊发行了《动物模型与实验医学》(*Animal Models and Experimental Medicine*)杂志。同时,国内实验动物界也组织编写、出版了许多实验动物和动物实验的学术专著,如《哺乳类实验动物》《比较医学》《人类疾病动物模型》等。

目前,北京、上海、广州及其周边地区已成为国内实验动物生产和使用规模最大的区域。开发新的实验动物资源,推动野生动物实验动物化的研究也得到了相关部门的高度重视,并在树鼩、长爪沙鼠、灰仓鼠、东方田鼠、猕猴及小型猪等动物的实验动物化方面取得了可喜的成果。但我国仍存在动物资源不足、专业研究人员缺乏、研发力量分散、自主创新能力不强等问题。我国还积极开展实验动物仪器设备和工程的研究工作,目前已能生产各种类型的正负压无菌隔离器、独立通风饲养系统、真空高压灭菌器、各种不锈钢实验动物笼具和动物电子标签等产品,加速推动了国内实验动物设施和设备的现代化发展进程。

目前,实验动物和动物实验的质量管理逐步走上正轨,组织机构体系、法规标准体系和质量保障体系不断完善。由国家和省级科技行政主管部门管理实验动物工作,各级实验动物管理机构依法行政,依照标准管理,并与质量检测机构、种源基地和社会化生产结合,逐步形成较为完整的全国实验动物质量保障体系,实验动物科学呈现出快速、健康发展的趋势,使我国取得了令国际实验动物学界赞叹的发展和公认的成就。这是具有我国特色的实验动物法治化、规范化管理体制和发展模式的明显优势。但目前仍有需要改善的地方。首先,实验动物质量仍待提高。当前发达国家啮齿类实验动物已普遍使用 SPF 级动物,我国目前仍保留的清洁级标准正在逐步取消,但多数大动物仍停留在普通级水平。其次,国内的实验动物法治化管理仍不健全。发达国家对实验动物已全面实施了规范化和法治化管理,而我国由于地区发展不平衡造成实验动物法治化管理仍存在很多漏洞。最后是有关动物福利问题,目前我国尚无专门的全国性动物福利法规颁布,具体执行中仍存在着很多亟待解决的问题。此外,我国的实验动物生产专业化、规模化、社会化、标准化及商品化程度已经达到很高的水准,但整体规模、动物品系和服务能力等仍有很大的提升空间。

二、国外实验动物发展概况及趋势

(一) 发展历史

人类开展动物实验已有上千年的历史。早期的动物实验是比较简单的,仅对动物个体进行简单的观察实验。16 世纪中叶后,第一次科技革命唤醒了人们的科学意识,使得动物实验技术方法迅速发展。许多科学家利用犬、猪、蛙、蛇及鱼等各种动物,开展了一系列解剖学、生理学、血液学及免疫学的动物实验,取得了许多对现代医学发展影响深远的实验研究成果,导致了现代实验动物学的诞生。第一次科技革命促进了"动物实验技术方法"的重新诞生和逐步成熟。19 世纪中叶的第二次科学革命,在推动近代化学、生物学、地质学、数学、物理学、电磁学、热力学及光学等学科诞生、发展的同时,也促进了自然科学的迅速发展。随着动物实验研究的大量开展,开创了实验医学的发展历程。实验医学的出现是 19 世纪自然科学发展的一大标志,也成为生物医学的转折点。

20 世纪 40 年代后,以分子生物学、新型材料学、系统科学、电子计算机技术、微电子信息技术及互联网技术等为代表的现代科学技术革命,促进了生命科学及实验动物科学的迅猛发展。实验动物科学成为生物医学研究领域的重要支撑条件,实验动物标准化问题开始得到关注和重视。1950 年,美国成立实验动物管理小组,1967 年改为美国实验动物科学协会,定期组织开展学术会议和工作交流。1957 年,美国实验动物医学会成立,规定了本专业培训取得证书的资历标准。1959 年,美国国立卫生研究院制定并开始拨款资助官方的实验动物医学进修教育计划。20 世纪 60 年代初,实验动物模型开始被列为专题内容,进行系统的开发研究。

自从 1909 年美国杰克逊实验室第一任主任利特尔首先采用近亲繁殖,培育出第一株名为 DBA 的近交系小鼠开始,实验动物科学至今已有百余年的发展历程,取得了很多辉煌的里程碑式成就。国际上,1915 年金属隔离器问世。1957 年又出现塑料薄膜隔离器,促进了悉生动物的迅速发展。1940 年,美国学者雷尼耶(J. Reyniers)等育成无菌大鼠,并建立了繁殖种群。此后,世界上又先后育成大鼠、小鼠、豚鼠、兔、猫、犬、猴、鸡等无菌动物,并根据实验要求又相继培育出悉生动物及 SPF 级实验动物。1956 年,联合国教科文组织、医学科学国际组织和国际生命科学会联合成立了全球性实验动物学术机构国际实验动物科学委员会(International Council for Laboratory Animal Science,ICLAS),负责国际实验动物科学事业发展的指导、协调与管理工作。ICLAS 对促进国际实验动物的标准化、商品化和社会化,推动国际实验动物科学的发展起到了重要作用。1987 年,中国正式被接纳为该委员会的成员国。

20 世纪 50 年代后,发达国家的实验动物科技发展较快,实验动物生产行业经过市场竞争,目前已经实现规模化、集约化和商品化生产。实验动物质量管理模式主要依靠市场机制和行业自律,同时辅以实验动物技术中介机构的质量认证。在实验动物科技和实验动物行业最为发达的美国,实验动物管理模式不是政府设专门机构进行管理,而是采取立法,通过市场机制、行业自律和民间中介认证机构进行管理。由于发达国家实验动物科学的发展历史较长,实验动物品种(品系)资源和比较医学资源都较为丰富,已形成了针对不同学科或研究领域的资源信息库,对各自国家的科技发展起到了很好的支撑作用。

目前,发达国家已实现实验动物的专业化分工、规模化生产、商品化供应和社会化服务,实验动物标准化管理已趋于完善和成熟。有些发达国家已经建立了实验动物资源的收集、保存、研究和共享管理体系,推动对这些战略性资源的深入研究和高效利用,达到保护资源、推进国家科技创新和进步的目的。此外,实验动物生物学特性数据化和信息化集成的实现,疾病动物模型制作等的商品化发展,产业化生产和社会化服务水平的提高,最大限度地实现了国际上实验动物资源与相关支撑服务保障资源的共享。实验动物科学已被世界卫生组织(World Health Organization,WHO)所承认,并协同国际上其他组织一起向世界各国提供实验动物科学的培训、技术资料及咨询服务等。在许多发达国家,实验动物科学领域都有完整的组织机构及完善的教育、科研、生产管理与应用体系,已经发展为独立的科学研究与生产部门,对国民经济的发展发挥着重要作用。

(二)发展趋势

随着现代科学的发展和动物保护主义的影响,国外实验动物科学的研究重心,已从动物饲养管理和实验操作技术,转向更关注动物福利和实验结果的质量。

1. 实验动物使用总量减少而品种(系)增加　发达国家实验动物科学的发展历史悠久,实验动物品种(系)资源和动物模型资源比较丰富,已形成针对不同专业研究领域的资源信息库,对各国的科技创新起到了很好的支撑作用。发达国家生产和使用的实验动物总量,在20世纪70年代就已经趋于平衡。随着高质量实验动物使用数量的不断增加,目前发达国家使用的啮齿类实验动物大多为SPF级。随着生命科学的发展,一些水生动物和野生动物(如土拨鼠、雪貂及昆虫等),也开始逐步被实验动物化。世界范围内实验动物种子库的建立及其繁殖与生产,特别是突变系动物的培育,都大大增加了实验动物品种和品系的数量。同时,由于转基因技术、基因敲除技术及克隆技术等分子技术已在实验动物模型制作中得到广泛应用,使得新的实验动物品种(系)及具有人类疾病特征的模型动物种类数量快速增长。但同时,受动物保护运动及有关动物保护组织的影响,采用非人灵长类及犬、猫等高等动物开展的动物实验面临很大限制,有部分相关实验中需要使用的实验动物逐渐被猪、羊等其他经济动物所代替。

2. 实验动物呈现商品化和社会化发展趋势　21世纪以来,生命科学领域发展迅猛。随着世界各国对实验动物科学的日益重视,发达国家已从实验动物生产供应的专业化和产业化,开始向动物实验技术服务的社会化发展,并已实现实验动物模型的商品化。人类疾病动物模型的市场化供应,为各类肿瘤、高血压、糖尿病、各型肝炎、艾滋病(AIDS)及老年病等许多专业学科的研究,提供了良好的疾病研究材料。特别是应用分子生物学技术制备的转基因动物模型,由于体积小,价位高,具有较强的专一性和较好的经济效益,已吸引世界各国的很多生物研发企业投入大量的人力、物力,形成了规模化研究、开发和生产的发展模式,并已成为实验动物科学的产业化发展趋势。

3. 实验动物福利和伦理已成为重要研究内容　目前,提倡实验动物福利和加强动物保护的运动已呈现全球化趋势。发达国家普遍开展了以替代(replacement)、减少(reduction)和优化(refinement)为核心的"3R"运动。通过"3R"运动的开展,采用低等的单细胞生物、微生物或离体组织细胞及计算机技术来模拟替代整体动物的试验;进行规范化动物试验,提高实验动物利用率,大大减少使用动物的数量;通过适当的实验方法来降低实验动物的精神紧张和痛苦,使得实验时,实验动物的使用量逐步减少,而动物实验结果的准确性及可靠性不断提高。实验动物福利和伦理的研究内容,既反映了实验动物科学发展建设的成就,又影响着生命科学研究成果的社会性,以及成果被社会公众接受的广泛性。重视实验动物福利和伦理问题,既是世界上自然科学发展的必然趋势,也是社会科学发展的必然结果和社会文明进步的具体体现。为了保证和推动动物实验的质量,美国食品药品监督管理局和欧洲共同体强力推荐在有国际实验动物评估和认可委员会(Association for Assessment and Accreditation of Laboratory Animal Care,AAALAC)认证的实验室开展动物实验。AAALAC 国际认证是实验动物质量和生物安全水平的象征,也是医学研究的质量标志。它的认证评估在很大程度上更好地推动了科学研究的有效性和持续性,表明对人道护理动物的真正承诺,其评估内容已成为参与国际交流和竞争的重要基础条件。

(周光兴)

第二章 实验动物分类与质量监测

第一节 实验动物遗传学分类与质量监测

一、实验动物遗传学分类

(一) 实验动物种、品种及品系的概念

种(species),在生物分类学中是由自然选择形成的最基本单位。在实验动物学中,"种"是指可以通过交配产生的、具有繁殖后代能力的同一类动物,而异种动物之间则存在生殖隔离。需要指出的是,各种实验动物虽来源于它们各自的野生型祖先,但经过长期人工选择、驯化与培育后,实验动物与其祖先之间已存在显著的性状差异。

品种(stock),是"种"以下、经人为选择所形成的非自然分类单位。实验动物学中,"品种"通常是指根据人类的不同需求,对特定动物的外形和生物学特性进行改良、选择和培育后形成的,并且这些特性能够稳定遗传的动物群体。实验动物学中,"种"主要来自自然选择,"品种"则主要出自人工选择。如常用实验动物中犬和兔是不同"种"的动物,它们各自又分为不同的品种,犬有比格犬、四系杂交犬及黑白斑点短毛犬等品种,兔有青紫蓝兔、新西兰兔及白毛黑眼兔等品种。

品系(strain),是指根据不同的实验目的,采用一定的交配、繁殖方式获得的祖先明确且基因高度纯合的动物群体。根据不同的交配繁殖方式,又可将品系划分为近交系、远交系、杂交系等。实验动物的"品系"是实验动物分类学上的专用名词,亦可称为"株"。

(二) 实验动物品种和品系的基本条件

实验动物学中的品种、品系,是经过人工选择、培育、繁殖和遗传限定的、作为实验动物分类的基本单位,其概念超出了一般动物学分类的范畴。作为实验动物的一个品种、品系,必须具备以下条件。

1. 相似的外貌特征 例如,C57BL/6 品系小鼠的毛色呈黑色,DBA/2 品系小鼠的毛色则为灰褐色。需注意的是,不同品系动物的某些外貌特征也可能相似。例如,KM

系小鼠、BALB/c 小鼠等十几个品系小鼠的毛色均呈白色。

2. 独特的生物学特性 这是每个品种、品系存在的重要基础。例如,白化小鼠多达几十个品系,但这些品系的生物学特性各不相同。例如,其中的 A 系老年小鼠多伴有肾脏病变,而 AKR 系小鼠自发淋巴细胞白血病比例高。

3. 稳定的遗传学特性 作为一个品种或品系,在自群繁殖时能将其独特的生物学特征稳定地遗传给后代,即必须具有一定的育种价值。

4. 相同的遗传来源和遗传结构 任何品系及品种都可以追溯到共同的祖先,并由此分支经人工选育而成,其遗传结构也应是独特的。例如,KM 品系小鼠 Glo-1 位点为 a 型基因,为单一型,而 NIH 品系小鼠该位点的基因则呈多态分布,a、b 型基因频率分别是 67% 和 33%。如果将上述两个品系建立基因概貌,就能发现它们在遗传学结构上的差异,而品种内这种差异是有限的。

（三）实验动物遗传学分类的意义

动物实验是医学研究中常用的基本手段,实验动物被称为"活的试剂"。通过动物实验,可以了解某些生理过程,特定药物的毒理、毒性及新药在投入临床应用前的多方面参考依据。然而,实验动物的遗传学背景是影响实验结果的重要因素,即使是属于同一种、但遗传学背景不同的实验动物,对同一实验刺激的反应也可能存在质或量上的显著差异。要在动物实验中获得准确、可靠及重复性好的实验结果,从而得出正确的结论,就需要对实验动物进行遗传学分类和遗传学质量监测,以获得基因纯合度高、遗传学稳定性强的实验动物群体,并最终实现理想的实验再现性和代表性。按照遗传学质量监测的国家标准,根据基因的纯合程度,实验动物可分为近交系、突变系、杂交群和封闭群 4 类,其规定要求各不相同。而通常所说的"杂种",则是指未经遗传学控制、无计划随机交配繁殖的杂合子动物群体,不属于此分类范围。

二、近交系动物

（一）基本概念

一个动物群体中,任何个体的基因组 99% 以上的等位位点为纯合时,该动物群被定义为近交系(inbred strain)。近交造成异质基因减少,同质基因或纯合子所占的百分比即近交系数(inbreeding coefficient)上升,近交系的近交系数应大于 99%。经典的近交系需要经过不少于连续 20 代的全同胞兄妹交配培育而成,品系内所有个体都可追溯到起源于第 20 代或以后代数的一对共同祖先。经连续 20 代以上亲代与子代交配与全同胞兄妹交配有等同效果。近交系动物各条染色体上的基因趋于纯合,等位基因几乎完全一致,品系内个体间差异趋于零。近交系动物的遗传学背景清晰,生物学特征稳定,对各种刺激的反应较一致,实验结果均一性好、重复性高,被看作"活的精细分析天平",因此,在各种遗传学背景实验动物中,近交系动物应用最为广泛。一般而言,较大动物的纯种培育由于遗传变异丧失或近交衰退引起近交后代死亡率高,比小动物纯种培育困难。

（二）近交系动物的特性

1. 近交系动物的优点

（1）基因纯合性：在一个近交系内所有个体的等位基因被高度纯合化，各基因位点都应该是纯合子，理论上不应存在暗藏的隐性基因。本品系内任何个体交配产生的后代也应该是纯合子，即基因型一致，遗传学特征相同。

（2）基因等同性：一个近交系内所有动物个体在遗传学上同源，可追溯到共同的一对祖先。同一品系内具有相同的遗传学基因组成，因此品系内不同个体间的皮肤或肿瘤移植不产生排斥，随机检测一只动物即可明确其所在品系的基因型。

（3）遗传稳定性：近交系动物基因高度纯合，纯合子基因极稳定地传给后代。遗传变异仅低概率地发生于少量残留的杂合基因或基因突变。对近交系动物，只要坚持采取近交繁殖，辅以定期遗传学监测，及时发现并清除遗传学变异的个体，就可以保持其遗传稳定性。

（4）表型均一性：表现型，即表型（phenotype），是指基因在环境因素作用下表现出来的、可被直接观察到的亲代性状。表型是基因型和环境交互作用的产物，即特定的基因型在一定环境条件下的表现形式。同基因型导致近交品系内所有个体任何可遗传的体征趋于一致，具有相同的表型，如生理、生化、组织、形态学特征、药物反应及行为类型等，其均一性比远交系动物强得多。因此，可以用较为少量的近交系动物达到统计需要的精密度。

（5）个体代表性：不同近交系具有不同的遗传基因组成和生物学特性，拥有不同表型。目前国际公认的 250 种近交系品系小鼠均有其各自不同的反应性和敏感性。如白内障鼠、多尿症鼠、自身免疫病鼠等。因此，选择动物进行实验时，必须根据实验目的来选择具有特定表型的近交系。

（6）品系可辨性：绝大多数近交品系在许多遗传位点上已分裂。每个近交品系均有各自独特的遗传概貌，如毛色基因、生化标志基因等。研究者可通过多种方法检测所用近交系动物是否可靠，包括生化位点法、皮肤移植法、毛色基因法和下颌骨测量法等。

（7）分布广泛性：许多近交系已在国际上广泛分布并得到应用，另外近交系动物个体都具备该品系相同的基因库，引种仅需 1～2 对动物，非常方便，从而有可能使世界各国不同实验室之间进行合作或比较研究。需要注意的是，环境变化有引起遗传学变异的可能，因此饲养、繁殖乃至实验的条件应力求一致。

（8）资料可查性：近交品系动物在保种、培育过程中都具备详细的记录，同时这些动物在世界范围内已经广泛分布并得到频繁使用。目前，各地已有大量文献记载了各品系的生物学特征，如寿命、遗传概貌、品系特征及自发性疾病等。这些资料为实验过程中的动物选择、实验设计和实验结果分析、评价提供了丰富而重要的参考。

2. 近交系动物的缺点　由于近交系动物产生于高度近交培育，因此动物个体的生理学活动、繁殖性能及与适应性有关的性状都有所削弱。具体表现为生长缓慢，体质较弱，繁殖力减退，死胎、畸形胎增多，生活能力下降及适应性降低等，这种现象被称为近交衰退（inbreeding depression）。由于近交衰退，从一个供繁殖的种群培育和建立近交系时,通常需要从杂交群或几个近交系开始才能成功。

（1）有害隐性基因的暴露：一般致病的突变基因绝大多数都是隐性基因,处于杂合状态时不表现出病态性状。这些有害基因的作用可被显性杂合子等位基因所掩盖,但经过近交繁殖后,纯合的基因(纯合子)比例逐渐提高,使得有害隐性基因成为纯合子而显现作用,表现出病态性状。

（2）多基因平衡的破坏：野生动物在自然选择的作用下,个体发育受多个基因共同作用而形成多基因平衡,以维持动物个体较强的适应能力。近交繁殖往往会打破这种多基因平衡,造成个体发育异常、适应力下降。因此,近交系动物的繁育对饲养环境和营养的要求均较高,所需的维持费用也相应较高。

（三）近交系动物的命名

近交系动物的命名国际上已有统一规定,由国际实验动物科学协会(ICLAS)负责。命名规则根据动物的来源、历史和培育经过,以一系列字母和数字表示,尽量简短。正规书写近交品系名称应使用全称,不可随意缩写或改写,以免造成混淆和误解。

（1）以一个或几个大写英文字母表示。如,A、AKR 及 DBA 等。

（2）大写英文字母之间加阿拉伯数字命名。如,C3H、C57BL 等。

（3）一些非正规命名,因已在国际上被广泛共知,仍被保留沿用,如 101、129 及 615 等。

（4）近交系代数的表示：在品系符号后,加"(F)",F 是"filial"的缩写。如 615(F25),表示近交代数为第 25 代的 615 近交品系小鼠)。

（5）亚系的命名：近交系亚系(substrain)是指同一个近交系内动物因遗传学分化而产生差异,从而形成具有不同特性的分支群体。产生差异的原因可能是残留杂合、突变或遗传学污染(genetic contamination)。遗传学污染,即一个近交系与非本品系动物之间杂交引起的遗传学改变,通常导致形成的亚系与原品系之间存在较大遗传学差异,因此,需要对其重新予以命名。亚系命名的方法是在原品系名称后加一道斜线,斜线后注明亚系符号。亚系符号包括以下 4 种。

1）培育或产生亚系的单位或个人作为该亚系的持有者,其名称的英文缩写作为该亚系的符号,其中第一个字母用大写,后面的字母用小写。使用英文缩写名称时不能与已公布的名称重复。例如,CBA/J 表示由美国杰克逊实验室持有的 CBA 近交系亚系。

2）当一个持有者持有一个近交系中两个以上亚系时,可在亚系符号中持有者英文缩写名称前再加上不同的数字予以区分。例如,C57BL/6J、C57BL/10J 分别表示由美国杰克逊实验室持有的 C57BL 近交系中的两个亚系。

3）如一个亚系在其他机构保种并产生了新的群体,则在原亚系符号后加注该机构的名称缩写。如 C3H/HeH,表示 C3H 近交系 Heston(He)亚系由 Hanwell(H)保种并从中产生的新群体。

4）以上命名方法的例外情况：一些建立及命名较早的亚系名称用小写英文字母表示,如 BALB/c、C57BR/cd 等,已为人们所熟知,则予以保留。

（6）命名优先权：任何品系及亚系的命名均应参照国际动物命名法委员会的命名规则,如出现重复,则保留先正式公布者,并以发表于刊物《小鼠简讯》(*Mouse News*

Letter)或《近交系小鼠》(*Inbred Strain of Mice*)上的名称为准。

（四）近交系动物的繁育

1. 近交系动物培育常用的交配方式

（1）全同胞兄妹交配(sister-brother inbreeding)：同一胎内雌雄个体间的连续交配，是近亲交配的极端形式，基因纯化率也最高，是近交系培育与保种最常用的交配方式。

（2）纯交(incross)：相同基因型个体之间交配，子代均为纯合子。

（3）互交(intercross)：相同杂合子之间的交配。

（4）回交(backcross)：纯合子与杂合子之间的交配。

（5）杂交(cross)：亲代不相同的纯合子交配。

2. 近交系动物的繁育体系　近交系动物育成后，应保持其同基因性及基因纯合性，稳定维持其特定的生物学特征。近交系动物的繁育体系包括基础群(foundation stock)、血缘扩大群(pedigree expansion stock)和生产群(production stock)。近交系动物的维持和生产过程包括，从基础群获得种子，经血缘扩大群扩增后，建立生产群，再由生产群繁殖幼崽供实验用。当该品系动物生产供应数量需求不大时，可不设血缘扩大群，仅设基础群和生产群。

（1）基础群：设立基础群的目的，除为保持近交系自身的传代繁衍外，还为扩大繁殖提供种动物。基础群严格以全同胞兄妹交配的方式进行繁殖。群内动物应设立个体记录卡，记录包括品系名称、动物编号、出生日期、近交代数、双亲编号、离乳日期、交配日期及生育记录等信息，还应设有繁殖谱系。基础群动物只要不超过 5～7 代都应能追溯到一对共同祖先。引种的动物应来自基础群。基础群繁殖方法包括单线法、平行法和选优法(图 2-1)。

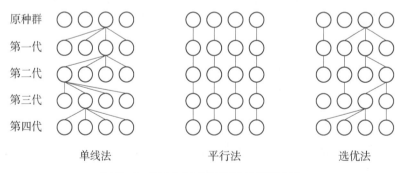

图 2-1　近交系动物基础群的繁殖方法

1）单线法：从原种中选留 3～5 个兄妹对进行兄妹交配，选择其中生产能力最好的一对进行繁殖，再从其子代里选留 3～5 个兄妹对进行育成繁殖，选其中生产能力最好的作为下一代生产的双亲，如此代代延续，产生单线相传的子代。这样，传代产生的子代个体较为均一，但选择范围小，断代风险大。

2）平行法：从原种选留 3～5 个兄妹对进行兄妹交配，保持每个兄妹对子代中都选留一对做种，代代延续。这样，传代产生的子代个体不太均一，选择范围大，但易发生分化。

3) 选优法：从原种选留 6～8 个兄妹对进行兄妹交配，选择其中较优的 3 对向下传递，系谱呈树枝状，向上追溯 4～5 代能找到一对共同的祖先。该方法保留了上述两个方法的优点，克服了缺点，是近交系动物留种、保种的好方法。

(2) 血缘扩大群：血缘扩大群的种动物来自基础群，以全同胞兄妹交配方式繁殖。繁育方法基本与基础群相同。血缘扩大群应设立个体繁殖记录卡。群内动物只要不超过 5～7 代应都能追溯到一对共同祖先。

(3) 生产群：设立目的是生产供实验用近交系动物。生产群动物来自基础群或血缘扩大群，群内动物应设繁殖记录卡。生产群动物一般以随机交配方式进行繁殖。因为近交系品系内的随机交配有产生遗传污染的可能，目前普遍倾向于尽可能减少随机交配代数，一般不应超过 4 代。

（五）近交系动物的应用

近交系动物个体间遗传组成极为一致，消除了杂合遗传背景对实验结果产生的影响，来源清楚，取材方便，是胚胎学、生理学研究及基因连锁分析的理想实验材料。近交系动物对外界刺激反应均一，实验重复性好，在实验中对照组和实验组所需的动物数目都较少。目前，已在生物医学研究领域得到广泛应用。

1. 遗传学研究　近交系动物首先被应用于遗传学研究。同时采用多个近交系做对比研究，既可验证实验结果的普遍意义，又可分析不同遗传学组成对实验结果的影响。

2. 肿瘤学研究　近交系动物在肿瘤学研究中应用最为广泛，培育的相关品系也最多。某些近交系自发性或诱发性肿瘤的发病率较高。另外，许多肿瘤细胞株可在某些近交系动物体内传代，这些近交系动物均已成为肿瘤病因学、发病机制、实验治疗和药物筛选等研究的良好模型。

3. 组织移植　近交系动物个体间的组织相容性高，异体移植不产生排斥反应，是组织细胞或肿瘤移植研究的理想材料。

4. 制备疾病模型　近交衰退可使近交系动物隐性基因纯合性状得以暴露，可获得大量先天性畸形及先天性疾病的动物模型，如遗传性糖尿病及高血压模型等。

（六）近交系动物的新发展

1. 重组近交系(recombinant inbred strain)　指由两个近交系杂交生育杂种一代后，杂种一代互交产生杂种二代，从杂种二代随机选择个体配对，经连续 20 代以上全同胞兄妹交配而形成的近交系。重组近交系既具有两个原近交品系的特征，重组后又会产生新的特征。该品系主要应用于：①测试某种性状的遗传特征；②基因连锁分析；③已知基因的多基因效应。

2. 同源突变近交系(coisogenic inbred strain)　指近交系中发生某个基因位点的突变进而分离出来的近交系亚系，同源突变近交系与原代近交系动物除了在一个指明位点的等位基因不同外，其他位点基因全部相同。

3. 同源导入近交系(congenic inbred strain)　指通过杂交-互交或回交等方式将一个目的基因导入一个近交系中，由此培育成一个新的近交系。这个新近交系与原近交系只是在一个很小的染色体片段上的基因不同。

4. 遗传修饰动物(genetic modified animal)　指经人工诱发基因突变或特定类型基因组改造而建立的动物品系,包括诱变动物、转基因动物及基因定位突变动物等。

三、突变系动物

(一) 基本概念

动物因各种因素的影响引起染色体畸变或基因突变而获得某些特殊性状表型,经过人工淘汰和选择后,这些特定遗传学特性能够稳定地保持下去。人们将这些突变动物按照科研需求进行定向培育,并使育成的动物符合实验要求。这些动物就被称为突变系动物(mutant strain animal)。

(二) 突变系动物的特性

遗传物质相对稳定,具有保守性,同时又是可变的。遗传物质发生改变并由此引起表现型改变的现象叫作突变(mutation),这是突变系动物的成因。生物突变对生物机体既可能有害,也可能有利,但绝大多数的突变是有害的。突变往往是生物所携带有害隐性基因的暴露,当这些隐性基因被纯合时,将可能是有害的,甚至是致死的。突变包括染色体畸变和基因突变。

1. 染色体畸变　指染色体结构或数目发生了变化。

2. 基因突变　染色体中某一位点上的遗传物质发生了化学变化,或 DNA 分子长链中某碱基对发生了改变。基因突变在自然界中普遍存在,从病毒、细菌到人,都在不断地发生基因突变,涉及个体的每一种性状。这也为生物进化提供了丰富的原料。

(三) 突变系动物的命名

命名是在原品系名称后加连字号"-"和突变基因符号。如,BALB/c - nu/nu,表示具 nu 突变基因的 BALB/c 小鼠品系。

(四) 突变系动物的繁育

1. 纯合隐形突变品系　选择发生连续突变并具有繁殖能力的个体进行交配,并对其子代进行近亲兄妹连续 20 代以上的交配。例如,要育成白化小鼠品系,就以饲养繁殖过程中出现的白化雄性小鼠为育种核心。在第二代的回交一代杂种中,如让白化小鼠近交,则其子代将全部是白化小鼠;如与杂合子野鼠毛色小鼠近交,子代毛色将按 3∶1 分离,即野鼠色占 3/4,白化占 1/4。此后经 20 代白化小鼠近亲兄妹交配,就可以育成纯合子白化小鼠(图 2-2)。

2. 繁殖力低的突变品系

(1) 当隐性基因(纯合子)的两性中的一性不能繁殖时:以无胸腺裸鼠(nu/nu)为例,由于雌鼠哺乳能力差,需选择具有哺乳能力的杂合型(＋/nu)雌鼠与纯合型雄鼠(nu/nu)进行交配,从而将无胸腺的隐性突变基因一代代保存下去。如需将裸鼠培育成近交系,一般需 7 年左右。如采用导入近交系的方法,将大大缩短育成时间,一般回交 8 代,即可育成纯合型近交系(图 2-3)。

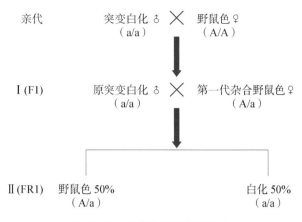

图 2-2　纯合隐性突变的育成

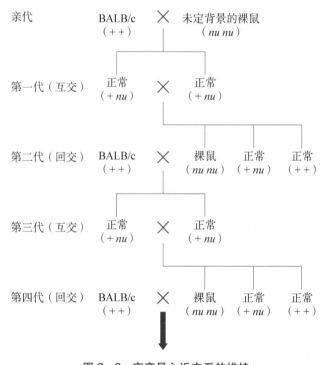

图 2-3　突变导入近交系的维持

（2）当突变的两性都不能繁殖时：以肌肉萎缩小鼠（dy/dy）为例，由于后肢瘫痪、运动失调，已完全丧失了自然交配能力，除采用纯合或杂合雌鼠与杂合雄鼠交配外，更多采用卵巢移植、人工授精培育出杂合型近交系。

（五）突变系动物的应用

突变系最主要的应用是作为研究人类疾病的多种动物模型。某些突变会引起动物免疫系统、内分泌系统或心血管系统的功能改变。这些突变动物，有的产生了与人类疾病相似的疾病，如肥胖小鼠，具有与人类极为相似的肥胖症和糖尿病；自身免疫的小鼠有与人类相似的自身免疫性溶血性贫血和红斑狼疮等。这些动物复制或模拟了某些人类疾病,从而成为人类医学研究中相应的动物模型。许多动物模型是由自然突变产生的,另一些则由研究者有目的地利用物理或化学因素诱发突变而产生。

另外,突变系动物也常用于遗传机制的研究,如作染色体的基因定位。免疫缺陷的突变系动物则可应用于环境质量监控。

四、杂交群动物

(一) 基本概念

杂交群动物(hybrid animal)又称杂交一代动物或系统杂交动物,是由两个不同近交系动物间有计划地进行交配所产生的第一代动物,简称为 F1(first filial generation)动物。一般只用子一代 F1,有时也会用子二代 F2。需要指出的是,实验动物"F1"与一般遗传学上的 F1 不同。遗传学上的 F1 指杂种,其亲本本身就是杂种,所以个体差异大。而实验动物"F1"的两个亲本都是纯种,F1 个体虽在遗传学上是异型结合体,但个体间"杂"得一样,遗传型和表型很均一,适合做一般实验研究。F1 动物在子二代 F2 时会发生遗传上的性状分离,因此不能培育纯系动物。如果持续需要杂交一代动物,就必须维持两个亲本近交系动物的繁育体系。

(二) 杂交群动物的特性

F1 代动物具有较强的杂交优势。实验中克服了近交系动物的某些缺点,对实验的耐受性强,并且环境因素引起变异的可能性也较小。主要有以下优点:①具有杂种优势,生命力强、适应性好、抗病力强、繁殖率高,很大程度上克服了近交繁殖导致的近交衰退现象;②具有亲本的特点;③具有遗传均一性,虽非纯合,但基因型、表型一致;④实验结果重复性好;⑤国际上,分布和应用广泛,实验结果便于交流和重复。

(三) 杂交群动物的命名

雌性亲代名称在前,雄性亲代名称在后,两者之间以大写英文字母"X"相连表示杂交。将以上部分用括号括起,再在其后标明杂交的代数(如 F1、F2 等)。对品系或种群的名称使用通用缩写。

例如:(NMRI X LAC)F2。

(四) 杂交群动物的繁育

亲本交配最好采用循环交配或定期交配方式,可使 $90\%\sim95\%$ 的动物在并笼后第一个发情期怀孕,从而使各胎生产周期比较集中,提供的动物数量较多,体重和年龄也接近。需要注意的是,雌雄亲本交配的顺序不同,得到的 F1 动物表型会不一样。

(五) 杂交群动物的应用

1. 干细胞研究　在某些动物外周循环中,虽发现有大淋巴细胞和偶尔被发现的原淋巴细胞,但一般认为并没有干细胞的存在。而来自 F1 小鼠正常外周血的白细胞能够在受到致死性照射的父母或非常接近的同种动物体内进行种植和繁殖,使动物存活并产生供体型淋巴细胞、粒细胞和红细胞,证明该小鼠外周血中存在干细胞。因此,F1 动物可以作为研究外周血干细胞的重要实验材料。

2. 移植免疫研究　F1 动物是进行移植物抗宿主反应研究的良好实验材料,可用于鉴定免疫活性细胞的去除是否完全。例如,CBA 小鼠亲代脾脏细胞经一定培养液孵育后注入 CDF1(DBA/2XCBA)小鼠的一侧脚掌,另一侧作为对照。如 CBA 亲代小鼠免疫活性细胞被去除干净,则不会产生移植物抗宿主反应。

3. 细胞动力学研究　例如,可选用 CDF1(DBA/2 X CBA)小鼠做小肠隐窝细胞剂量存活曲线,选用 BCF1(CBA X C57BL/6)小鼠做小肠隐窝细胞繁殖周期实验等。

4. 单克隆抗体研究　杂交瘤合成单克隆抗体是生物医学中的一项重大成就。所采用的小鼠骨髓瘤细胞系,一般来自 BALB/c 小鼠品系,由此获得的杂交瘤细胞注入该小鼠腹腔后,即可生长出肿瘤,同时产生高效价抗体腹水。目前,英国大多采用 BALB/c 和 CBA 杂交的 F1 小鼠做单克隆抗体研究,效果比单独用 BALB/c 小鼠好,其 F1 小鼠的脾脏比同日龄 BALB/c 小鼠的大。

五、封闭群动物

(一) 基本概念

封闭群(closed colony),指 5 年以上不引入任何外来血缘,在固定场所以非近亲交配方式进行繁殖生产,从而保持本群体的一般遗传学特性,同时又具备杂合性的实验动物种群。群体内个体间差异程度主要取决于其祖代来源。如果祖代来自一般杂种动物,则个体差异较大,如果来自近交系动物,则差异较小。封闭群动物的关键在于不从外部引入任何新基因,同时也不丢失群内基因,以保持群内动物的一般遗传性和杂合性。如选择性交配或近交,则会导致群内基因丢失,群体会分化成若干不同遗传学特性的近交系小群体。

(二) 封闭群动物的特性

1. 具有较高的杂合性　在整体上,封闭群由于没有引进新的血缘,其遗传学特性和其他反应性保持相对稳定。但就群内动物个体而言,因其具有的杂合性,使反应性在个体间存在差异。因此,个体间的重复性和一致性不如近交系动物。

2. 具有较强的繁殖力和生产力　封闭群动物具有杂合性并避免近交,从而避免了近交衰退。因此,其生活、生育力比近交系强,繁殖率高,抗病力也较强,易于大量生产。

3. 突变种携带突变基因　这些突变基因通常会导致动物某些方面的异常,从而为生理学、胚胎学及医学研究提供实验模型。

(三) 封闭群动物的命名

封闭群由 2~4 个大写英文字母命名,种群名称前标明保持者的英文缩写名称,第一个字母大写,后面的字母小写,一般不超过 4 个字母。保持者与种群名称之间用冒号分开。示例如下:

N:NIH,表示由美国国立卫生研究院(N)保持的 NIH 封闭群小鼠。

Lac:LACA,表示由英国实验动物中心(Lac)保持的 LACA 封闭群小鼠。

把保持者的缩写名称放在种群名称前,两者再用冒号分开,是封闭群动物与近交系动物命名最大的区别。此外,近交系命名中的规则及符号也适用于封闭群动物的命名。某些命名较早又广为人知的封闭群动物,名称与上述规则不一致时,仍可沿用其原来的名称。如 Wistar 大鼠封闭群,日本的 *ddy* 封闭群小鼠等。又如,KM:昆明小鼠,其祖先是 Swiss 小鼠,1946 年从印度引进我国昆明,因此得名昆明种小鼠。

(四) 封闭群动物的繁育

封闭群动物的繁育方法较为简单,只要不引进新品种,同时避免近亲繁殖,让其自行繁殖即可。但如要长期保持一个封闭群,就必须控制好各种条件,采取一定措施,主要目的:①减少群体内的遗传变异;②保持整个群体性状和生物学特征稳定;③避免出现性质不同,即变异的个体或小群体。

繁育时应注意:①群体封闭年限。如建立小鼠封闭群的最低年限是 5 年。②群体内防止出现隔离状态。③群体有效大小应维持在 50 只以上。④不要用人为淘汰的方式选种。

(五) 封闭群动物的应用

目前,国内外使用的实验动物大部分是近交系和封闭群。然而,目前国内外对于封闭群的研究无论在理论上还是实践上都落后于近交系,对封闭群动物的研究集中于小鼠和大鼠。

1. 鉴定实验　封闭群因为有杂合子,并且避免了近交,故能保持相当程度的杂合性,避免了近交衰退的出现,所以其存活率、生育力都比近交系强,具有繁殖率高等遗传学特点。因此,封闭群可以进行大规模生产供应,供生物制品等大规模鉴定实验使用。如 *ddN* 小鼠、NIH 小鼠、Wistar 大鼠,以及目前各实验室长期自行繁殖的瑞士种小鼠、青紫蓝兔、新西兰白兔、大耳白兔及豚鼠等均属此类。

2. 筛选实验　封闭群动物在生物制品和化学药品的鉴定方面的反应稳定性远优于杂种动物,特别是用于热原质试验的家兔尤为明显。又因为在封闭群动物中有的可能有近亲关系,有的可能没有,而保持一定的遗传差异,所以对各种刺激的反应有的强一些,有的弱一些,但其平均的反应性有一定的稳定性。故要观察筛选某一药物的初步疗效时,应用封闭群动物就可以得到综合的平均疗效。

3. 遗传学研究　封闭群动物的遗传学组成具有很高的杂合性,在遗传学研究中可作为选择实验的基础群体,研究某些性状的遗传力。

4. 诱导突变研究　封闭群动物可携带大量隐性有害的突变基因。一方面,可用于评估群体对自发或诱发突变的遗传负荷能力;另一方面,也可作为动物疾病模型用于生理学、医学研究。

5. 一般教学实验　封闭群动物具有较强的繁殖力和生活力,易生产、成本低,可大量供应,并且无须详细记录谱系。因此被广泛应用于教学、一般实验和预实验。

六、实验动物遗传学质量监测

(一) 遗传学质量监测的意义

培育实验动物是为了获得并为科研实验提供遗传学上高度稳定的动物。这些动物经相同的实验处理后,能帮助我们获得重复性高、灵敏度强及反应性一致的实验结果。然而,实验动物在培育、维持和生产等过程中有可能发生遗传学特征的改变。这会使得动物对实验的反应性发生变化,实验结果因而可能会失去可比性。要维持实验动物遗传学特征的稳定,保持其遗传学质量,就需要科学的遗传管理和定期的遗传监测。

所谓遗传学监测,就是通过形态学、免疫学和生化学等方法来测定实验动物品系的遗传学组成是否发生了变化。对遗传学质量监测方法的最基本要求是准确(exact)、简便(easy)、有效(efficient)及经济(economical),简称"4E"原则。目前,仅针对实验小鼠和大鼠具有系统、成熟的监测方法,而对其他实验动物的监测还在研究探索中。

(二) 遗传改变的原因

1. 近交系基因改变的原因

(1) 残余的杂合性:尽管采用严格的兄妹交配,近交系基因组完全纯合子的概率达99%以上,但仍有部分基因未纯合,在某些位点上仍保留残余杂合性。而杂合子个体在受精率、繁育率和生活力上均超过纯合子个体,故易于繁衍和扩大,最后导致近交系群体的基因改变。

(2) 基因突变:主要来自 DNA 序列的变化。这种变化可能是核苷酸的置换、缺失或插入。

(3) 外来基因组杂交:这种杂交所产生的遗传学污染不限于一个基因位点,污染程度远远超过遗传杂合性的残留或基因突变。它的发生也不是间断的,而是逐渐积累发生的。这种污染多见于几个品系,如几个白化品系,饲养在一起时,如果饲养员未经过训练、素质不高、发生操作失误,则会加剧这种污染的发生。

2. 封闭群基因改变的原因

(1) 随机的遗传漂变:指在小规模群体中,不同基因型个体所生子女数目不尽相同,致使基因频率随机增减甚至丢失的现象。在处于相对隔离状态的小群体封闭群内,这种现象发生的概率较高。

(2) 基因污染和突变:会导致群体的特性发生改变,改变的强度与外来基因或突变基因的数量成正比,而与有效群体大小成反比。如果污染和突变只发生在隐性基因上,则对封闭群的遗传特性影响不大。

(三) 遗传学质量监测方法

1. 近交系的遗传学质量监测　对近交系动物遗传学监测的目的是,及时发现并清除发生遗传学变异或被污染的个体,以确保近交系动物基因的高度纯合性;对外表特征如毛发、体型等相同的不同近交品系做有效区分。近交系动物无论是基础群还是生产群,都应定期进行遗传学检测。生产群每年至少检测一次。生产群中雌性种鼠数量在 100 只以下的,每次抽取 6 只动物;雌性种鼠数量超过 100 只的,每次抽取的动物数应大于总数的 6%,抽样动物雌雄各半。基础群中凡是在子代留有种鼠的双亲动物都应进行检测。

(1) 形态学遗传学标记监测:通常作为遗传学监测的形态学遗传学标记主要是易于检测的外部形态特征,包括毛色和下颌骨等。

1) 毛色基因测试法:自从 1909 年杰克逊实验室首次进行了毛色遗传学测试,毛色观察一直是近交系质量的一个重要方法。然而,毛色基因检测只能对少量与毛色有关的基因纯合进行检测,不能反映近交系的整体遗传学概貌,难以检测出其他位点的突变。

2)下颌骨形态测量法:小鼠骨骼形态具有高度遗传性和品系特异性,下颌骨形态测量法已成为实验动物遗传学背景监测的常规方法之一。

(2)细胞学标记检测法:即动物细胞染色体的变异检测,包括染色体核型(染色体数目、结构、随体有无及着丝粒位置等)和带型(C 带、N 带及 G 带等)的变化。细胞学标记能进行一些重要基因的染色体或染色体区域定位,但标记材料的培育需要花费较多人力和较长时间,难度也较大。

(3)生化标记检测法:各种近交系大鼠、小鼠中相当多的同工酶、同种异构蛋白具有多态性,这显示出支配这些酶和蛋白质的基因多态性。选择一些在品系间具有多态性的同工酶和异构蛋白作为生化标记物,它们对应的基因即为生化标记基因。由于这些同工酶和异构蛋白在特定电场内携带的电荷不同,因此可采用电泳的方法进行区分,并根据电泳带型,即以蛋白质表型推断动物的基因型,从而判读被检动物的遗传学质量。这种检测法检测的基因位点明确、简便快速、比较经济,但精确度不高。

(4)免疫学技术检测法:在近交系小鼠中发现了数目较多的遗传免疫标记。它们主要有细胞膜异源抗原和组织相容性抗原等。应用于近交系动物遗传监测的免疫学技术,一般包括混合淋巴细胞试验,$H-2$ 基因和多价抗血清反应,皮肤移植方法。皮肤移植法是目前测定近交系遗传学质量的重要方法之一。它是通过同系异体皮肤移植成功与否,来确定它们的组织相容性抗原是否同一。同品系的动物由于具有相同的遗传学基础,在个体间进行皮肤移植时不会发生排斥,而不同品系动物间的移植则会发生排斥,遗传学污染也会引起排斥从而导致移植失败。移植的部位有背部、耳部及尾部等。皮肤移植法是一种简便、准确性高及检测范围较广的方法,但需要较长时间的观察。

(5)分子生物学标记技术检测法:可以直接检验动物 DNA 水平的遗传变化,为近交系动物的遗传监测提供更为直接、客观的途径。分子生物学标记技术主要包括微卫星标记技术、随机扩增多态性 DNA 技术、扩增片段长度多态性技术和单核苷酸多态性技术等。前 4 种是传统、间接的遗传学检测方法,主要是利用表型特征的变化来推测相应的基因变化。这些方法在不同程度上存在精确度不高,易受外界环境因素影响,缺乏遗传学稳定性等缺点,并且大多数标记无法覆盖近交系动物的全部染色体和基因位点,而且其中有些方法操作较复杂。分子生物学标记技术本质上能反映生物个体或种群间基因组中特异性 DNA 片段的差异。与表型标记相比,DNA 分子标记技术能对各发育时期的个体、各组织、器官甚至细胞做检测;既不受环境影响,也不受基因表达与否的限制;能同时检测基因组上多个位点,比传统的检测方法更准确、更可靠。但同时,目前分子标记技术仍存在 DNA 提取、扩增反应条件繁杂、严格,扩增产物稳定性难以控制和经济性上的不足等缺点,这些都限制了该技术的广泛应用。

2. 封闭群的遗传学质量监测 封闭群动物个体间的遗传学差异比较大,但就整个群体而言,各封闭群具有能够区分彼此的独特遗传学和生物学特性。这是群体的特性,个体动物并不能反映出来。因此,对封闭群动物的遗传学监测,要以统计数据为基础,从而对群体是否发生了遗传学改变做出判断。一般可从以下几方面实施对封闭群动物的遗传学监测。

（1）群体形态学观察和测定，如毛色、体重、体型、脂肪比和下颌骨测量等。

（2）繁殖性能，包括产仔率、离乳率和仔鼠发育等。

（3）血液学参数，如白细胞计数、红细胞计数、血细胞比容和血红蛋白含量等。

（4）生化和免疫学位点的检测，计算各位点的基因和基因型频率。

上述的这些监测数据可以看作封闭群动物的遗传学概貌。封闭群动物每年至少进行一次遗传学质量监测，每个封闭群随机抽样的数量不少于雌雄各 25 只，监测数据需进行统计学分析。

3. 杂交群的遗传学质量监测　F1 动物的遗传学特性均一，一般不进行繁殖而直接用于实验，因此，不对其进行遗传学质量监测，如有需要，可以参考近交系动物的监测方法。

第二节 | 实验动物微生物学分类与质量控制

一、实验动物微生物学分类与质量控制的意义

实验动物的微生物质量控制是实验动物质量控制的重要组成部分。在正常情况下，大量的微生物和寄生虫存在于动物体的体表和体内，正常肠道菌群有利于维护动物体自身的健康；但有时也会造成一定的生物危害和不良影响。因此，随着科技的发展和科学研究的深入，在实验动物管理上实行严格和规范的微生物学分类，以最大可能避免生物危害和不良影响，并满足多方位的需求。其意义可分为以下几点。

1. 减少人员感染人畜共患病(zoonosis)的风险　实验动物所携带的一些微生物对动物本身有一定的致病性。动物如果感染了这些微生物，可能表现出消瘦或精神萎靡不振，甚至死亡。也有不少动物本身只是这些微生物的携带者，或仅有轻微症状，但人如果接触了这些动物，一旦被这些微生物感染会对健康和生命造成很大威胁。比如，羊布氏杆菌，可以引起羊和人的流产。又比如猴 B 病毒，通常不会对猴造成严重危害，但可引起人的脑脊髓炎，被感染后死亡率可高达 70%～80%。

2. 减少实验动物本身患病的风险　还有一些微生物，虽然对人的健康和生命没有影响或影响不大，但对于感染的动物来说却威胁很大。比如，鼠痘或兔病毒性出血热感染一旦急性期暴发，会造成大量小鼠或兔的死亡，不论是对实验动物生产者还是对使用者来说，损失都将是惨重的。这里既包括经济上的损失，也有研究时间和研究数据上的损失。

3. 减少对科学实验中实验结果观察分析的干扰　如小鼠肝炎病毒，小鼠如果感染了这个病毒，严重的可致死亡，但大多数小鼠呈现隐性或慢性感染，可能只是表现为活动减少或繁殖力下降。如果研究者正在研究这些小鼠在被操控某个基因后是否存在异常表现，观察到的所谓异常表现就可能与被操控基因没有因果关系。由此，对实验结果采

集和分析造成了很大干扰,并且可能得出完全错误的结论。

4. 减少生物制品被污染的风险　很多生物制品是通过实验动物来制备的。如果不做好相应的实验动物微生物质量控制,就可能得到被污染的生物制品,进而威胁生物制品使用动物或人的健康。比如,不少禽流感亚型可以同时感染人,利用鸡胚来制备流感疫苗,如果使用的鸡胚本身已感染禽流感病毒,接种的动物或人一旦使用了这种被污染的鸡胚疫苗,不仅得不到任何保护,还可能会致病。

按照病原微生物及寄生虫对实验动物致病性和危害性的不同,以及是否存在于动物体内,中国的实验动物可以分为 4 级:普通级动物、清洁级动物、无特定病原菌动物、无菌动物或悉生动物,其中清洁级为我国特有的、自行设立的等级,但大鼠和小鼠的普通级分类在 2001 年 8 月 29 日发布,2002 年 5 月 1 日执行的国家标准中被取消。全部实验动物的清洁级分类在 2022 年 12 月 29 日发布,2023 年 7 月 1 日执行的国家标准中被取消。每一级实验动物都必须遵循其等级要求的饲养管理措施,并进行符合其等级特点的应用。

二、实验动物微生物学分类

(一)普通级动物

1. 基本概念　普通级动物又称 CV 级动物(conventional animal),指不携带所规定的对动物和(或)人健康造成严重危害的人畜共患病病原体和动物烈性传染病病原体的实验动物,是实验动物微生物质量控制上要求级别最低的动物。CV 级动物种群最好是来源于微生物质量控制等级中高一级别或更高级别的动物。例如,来源于清洁级或无特定病原体的动物。

2. 应用　由于普通级动物所携带的可能干扰实验结果的因素众多,对实验反应性不佳,且实验结果一致性差,大量的普通级动物,如狗、兔、豚鼠等,仅被用在教学和科研预实验中。大鼠和小鼠是科研和教学上使用最多的品种,2001 年修订的国家标准中已经取消了这两种实验动物的普通级分类。

3. 饲养管理　普通级的实验动物,虽然是微生物质量控制中要求最低的级别,但其饲养管理也必须符合一定的条件,如下所示。

(1)饲养空间宽敞,环境干净整洁。饲养普通级实验动物的空间必须宽敞,符合动物福利要求;根据所饲养动物的特性要求,如比格犬可以有露天开放的活动场所,但整个场地包括笼舍、笼具要定期清洁,保持干净;要有防苍蝇和野生鼠的措施,以免实验动物被其携带的病原微生物感染,引起疾病,造成疫病流行。动物的垫料、食物虽不需要高压灭菌,但也应清洁,动物的饮用水也要符合城市用水的卫生标准。

(2)制定并实施有效的消毒防疫制度、动物实验室操作规程和定期检疫制度。实验动物良好管理的关键在于预防,而非发病后的治疗。因此,日常消毒防疫工作尤为重要,要对实验动物的使用制订并实施严格、合理的操作规程,同时要有日常的健康管理巡视,以及对动物定期进行的检疫抽检。如果饲养的动物突然死亡,也要按规定对死亡的动物进行一定的解剖学检测,分析死亡原因,以能尽早做好相关防范措施。

（3）严格隔离检疫制度。动物设施要设有隔离检疫室。有外来动物要入住实验设施，要先将其放置在隔离室中饲养，进行常规观察 1～4 周，同时进行符合等级规定要求的检疫指标检测。在没有发现潜在致病微生物的前提下，才能将这批外来动物与原有动物群饲养在一起，以避免进入的外来动物带入致病微生物，对原有种群造成感染及损失。

（二）清洁级动物

1. **基本概念**　清洁级动物又称为 CL 级动物（clean animal），是指除在普通动物中应排除的病原外，还不能携带对动物危害大和对科学研究干扰大的病原的动物。CL 级动物种群必须来源于微生物质量控制等级中更高级别的无特定病原菌动物或无菌动物。

2. **应用**　由于清洁级动物所排除的微生物和寄生虫远多于普通级动物，因此在实验中受动物疾病的干扰较少，某些刺激引起的隐性感染机会也较少，实验的反应性、实验结果的重复性也比较好。被广泛用于科学研究、安全性评价和生物制品等领域。我国曾经有很多清洁级动物的品种，如大鼠、小鼠、豚鼠和兔等，但在 2022 年修订的国家标准中全部动物的清洁级分类均被取消。

3. **饲养管理**　清洁级实验动物除要满足类似于普通级动物饲养管理中的常规要求，如符合动物福利要求的充足饲养空间，常规有效的消毒清洁制度，设施外围的防蝇虫、防野鼠等以外，还需要满足以下要求。

（1）饲养设施为屏障系统。在饲养设施中，外界空气要经过滤膜过滤达到一定洁净度标准后才能进入设施动物所在的内部相关空间中。由于此设施类似设置空气过滤系统，把内部和外界空气隔离分开，所以这种设施或装备被称为屏障系统。我国实验动物国家标准 GB14925 规定，清洁级动物的屏障系统空气洁净度必须达到 7 级，即每立方空气中 $\geq 0.5\,\mu m$ 的尘粒数不能超过 35.2 万个，$\geq 1\,\mu m$ 的尘粒数不能超过 8.32 万个，$\geq 5\,\mu m$ 的尘粒数不能超过 0.293 万个，并且沉降菌最大平均浓度不得超过 3 个/（CFU/0.5 h·ϕ90 mm 平皿）。屏障中还应进行合理的分区域性设置，既能方便人员及物品的规范流动，又能避免可能发生的交叉感染，并且饲养室内必须能控制温度、相对湿度、光照强度和光照时间。

（2）灭菌制度。清洁级动物所用的笼具、垫料、食物及饮水，都必须经过灭菌处理后才能给动物使用或食用，以避免污染源的出现。

（3）人员出入的严格规定。工作人员或实验人员必须更换灭菌工作服、鞋帽、口罩及手套等后，方可进入动物饲养室进行相关操作。

（三）无特定病原菌动物

1. **基本概念**　无特定病原菌动物，简称 SPF 级动物（specific pathogen free animal），指除普通级动物应排除的病原体外，还不能携带对动物健康危险大和（或）对科学研究干扰大的病原体的实验动物，即没有特定病原菌的健康动物。SPF 级动物种群必须来源于微生物质量控制等级中更高级别的无菌动物或悉生动物。

2. **应用**　SPF 级动物由于排除了特定的病原体，所以其实验结果具有很高的准确性和重复性，对其接触人员的健康安全性也很高，在应用上比普通级和清洁级动物更广泛，使用量不断增加。作为目前国际上公认的标准级别实验动物，SPF 级动物适合应用于所有科学实验研究,包括肿瘤免疫学、病理学、药理学、毒理学、生物制品研制及其他生物医学领域等。并且,由于 SPF 级动物不携带诸如铜绿假单胞菌等病原微生物,其在放射、烧伤等医学研究时不容易出现致死性败血症症状,从而使 SPF 级动物在这些领域具有特殊而稳定的应用价值。

3. 饲养管理　相对于普通级和清洁级动物,SPF 级动物需要执行更严格的饲养管理措施和制度。其饲养的屏障系统必须达到 7 级或以上的洁净度等级,设施内各项设计及环境指标必须严格按照《GB14925－2010 实验动物　环境及设施》国家标准进行执行和控制。进入屏障的人员,包括工作人员和使用人员,除了必须穿隔离服、戴口罩、戴手套,还需要经过风淋,风淋室吹出的洁净空气可去除人所携带的尘埃,也能有效地阻断或减少尘源进入洁净区。此外,隔离检疫间应该设计成负压,这样可以避免隔离检疫动物对其他屏障内动物的潜在威胁。并且在检疫间的动物在解除检疫隔离前,人员、物品进入此检疫间后,禁止再去其他动物饲养室,以降低可能的感染风险。

(四) 无菌动物

1. 基本概念　无菌动物,亦称为 GF 级动物(germ free animal),即体内无可检出任何生命体的实验动物。这种动物在自然界中不存在,必须用人为方法通过生物净化方能获得。目前,国际上公认的有效制备无菌哺乳动物的生物净化方法是在无菌条件下对动物进行子宫切开术获取胎儿,再于无菌隔离器中,通过无菌代乳后获得。

2. 应用　GF 动物可被用于宇航学、毒理、药理学及老年学等多方面的研究。由于 GF 动物不带有任何可以检测出的微生物,因此无菌动物可以用于进行如不同微生物之间关系、宿主与微生物之间关系、营养与代谢等方面的研究。此外,在放射医学研究中,它可以被用来区分直接由放射引起的病理学变化和因继发感染而引起的病理学变化,从而更好地研究放射的生物效应。

3. 饲养管理　GF 动物必须放置于隔离器内饲养,所使用的物品、饲料、饮水等都必须经过严格灭菌,隔离器内的空气也必须经过超高效过滤器过滤。同时,还要考虑到 GF 动物不携带一切可检测出的微生物,所以 GF 动物是没有正常肠道菌群的。因此,必须在其饲料中额外添加一些营养物质,如 B 族维生素等,否则 GF 动物无法长期存活。

(五) 悉生动物

1. 基本概念　悉生动物,又称为已知菌动物或限菌动物(gnotobiotic animal),是在体内植入已知微生物的无菌动物。根据植入的已知菌种类又可分为单菌、双菌、三菌和多菌动物。

2. 应用　悉生动物在生物医学领域的应用很广泛,并且经常和无菌动物做对比研究,进行病因学方面的研究。比如,可以通过无菌动物与悉生动物验证龋齿是一种细菌性疾病,先给无菌动物喂高糖食物,然后给其中一组动物接种细菌,如果观察到接种了细菌的实验组龋齿明显增多,即说明龋齿与所接种的细菌明显相关。同样原理,可以根据无菌状态及特定微生物接种,来进行微生物间的拮抗作用、微生物与宿主之间关系及病毒学的研究。并且,悉生动物可以弥补无菌动物抵抗力低、饲养管理难度大等缺点,还能弥补无菌动物在免疫应答中的一些不足。

3. 饲养管理　悉生动物的饲养管理与无菌动物类似。例如,要饲养在经超高效过滤空气的隔离器中,以及严格的消毒灭菌措施等。与无菌动物不同的是,由于悉生动物本身携带已知微生物,即使种类有限,其生活的隔离器中也是有微生物存在的。

三、实验动物微生物和寄生虫的质量监测

(一) 微生物和寄生虫的质量监测标准

随着我国生命科学的迅猛发展,科学研究对实验动物不论是在质还是量上的要求都越来越高,因此对实验动物的管理也日趋严格、规范。1994 年,国家质量监督检验检疫总局根据近 10 年来我国实验动物微生物和寄生虫的调查结果,并参考其他国家的标准,制定了啮齿类和兔类实验动物的微生物和寄生虫学监测标准 GB14926 和 GB14922。2001 年,根据标准的实施情况及相关技术和科学研究的发展情况,对原来的标准做了修订,增加了犬、猴的标准,取消了大、小鼠普通级。2011 年,对标准继续进行了修订,2022 年对标准再次进行修订,修订内容中取消了全部实验动物的清洁级分类。由此,国家在实验动物微生物和寄生虫监测中,在动物健康外观指标的基础上,针对我国实验动物的各个等级监测,做了具体对应的检测内容和操作要求。具体检测内容请参考表 2-1~2-9。

表 2-1　小鼠、大鼠病原菌检测项目

病 原 菌	动物种类	
	小鼠	大鼠
1. 沙门菌 *Salmonella* spp.	●	●
2. 支原体 *Mycoplasma* spp.	●	●
3. 鼠棒状杆菌 *Corynebacterium kutscheri*	●	●
4. 泰泽病原体 *Tyzzer's organism*	●	●
5. 支气管鲍特杆菌 *Bordetella bronchiseptica*	●	●
6. 嗜肺巴斯德杆菌 *Pasteurella pneumotropica*	●	●
7. 肺炎克雷伯菌 *Klebsiella pneumoniae*	●	●
8. 绿脓杆菌 *Pseudomonas aeruginosa*	●	●
9. 啮齿柠檬酸杆菌 *Citrobacter rodentium*	○	
10. 金黄色葡萄球菌 *Staphylococcus aureus*	○	○
11. 念珠状链杆菌 *Streptobacillus moniliformis*	○	○
12. 肺炎链球菌 *Streptococcus pneumoniae*	○	○
13. 乙型溶血性链球菌 *ß-hemolyticstreptococcus*	○	○
14. 肺孢子菌属 *Pneumocystis* spp.	○	○
15. 牛棒状杆菌 *Corynebacterium bovis*	◎	

注:●表示必须检测项目,要求阴性;○表示必要时检测项目,要求阴性;◎表示只检测免疫缺陷动物,要求阴性;无特定病原体动物:不得检出 1~15 个;无菌动物:无任何可检测出的细菌。

表 2‐2　小鼠、大鼠病毒检测项目

病　　毒	动物种类	
	小鼠	大鼠
1. 鼠痘病毒 ectromelia virus (Ect.)	○	
2. 小鼠肝炎病毒 mouse hepatitis virus (MHV)	●	
3. 仙台病毒 Sendai virus (SV)	●	●
4. 淋巴细胞脉络丛脑膜炎病毒 lymphocytic choriomeningitis virus (LCMV)	○	
5. 汉坦病毒 Hantavirus (HV)	○	●
6. 小鼠肺炎病毒 pneumonia virus of mice (PVM)	●	●
7. 呼肠孤病毒Ⅲ型 reovirus type Ⅲ (Reo‐3)	●	●
8. 小鼠细小病毒 minute virus of mice (MVM)	●	
9. 小鼠脑脊髓炎病毒 Theiler's mouse encephalomyelitis virus (TMEV)	○	
10. 小鼠诺如病毒 murine Norovirus (MNV)	◎	
11. 多瘤病毒 polyoma virus (POLY)	○	
12. 大鼠细小病毒 RV 株 rat parvovirus RV (KRV)		●
13. 大鼠细小病毒 H‐1 株 rat parvovirus H‐1 (H‐1)		●
14. 大鼠冠状病毒/大鼠涎泪腺炎病毒 rat coronavirus (RCV)/Sialod-acryoadenitis virus (SDAV)		○

注：●表示必须检测项目，要求阴性；○表示必要时检测项目，要求阴性；◎表示只检测免疫缺陷动物，要求阴性；
　　无特定病原体动物：不得检出 1~14 个；无菌动物：无任何可检测出的病毒。

表 2‐3　小鼠、大鼠寄生虫学检测项目

寄　生　虫	动物种类	
	小鼠	大鼠
1. 体外寄生虫(节肢动物) Ectoparasites	●	●
2. 弓形虫 Toxoplasma gondii	●	●
3. 蠕虫(全部) (all) Helminths	●	●
4. 鞭毛虫 Flagellates	●	●
5. 纤毛虫 Ciliate	●	●

注：●表示必须检测项目，要求阴性；无特定病原体动物：不得检出 1~5 个；无菌动物：无任何可检测出的寄生虫。

表 2‐4　豚鼠、地鼠及兔病原菌检测项目

病　原　菌	动物种类		
	豚鼠	地鼠	兔
1. 沙门菌 Salmonella spp.	●	●	●
2. 假结核耶尔森菌 Yersinia pseudotuberculosis	○	○	○
3. 多杀巴斯德杆菌 Pasteurella multocida	●	●	●

（续表）

病 原 菌	动物种类		
	豚鼠	地鼠	兔
4. 泰泽病原体 Tyzzer's organism	●	●	●
5. 支气管鲍特杆菌 Bordetella bronchiseptica	●	●	
6. 嗜肺巴斯德杆菌 Pasteurella pneumotropica	●	●	●
7. 肺炎克雷伯菌 Klebsiella pneumoniae		●	●
8. 绿脓杆菌 Pseudomonas aeruginosa	●	●	●
9. 金黄色葡萄球菌 Staphylococcus aureus	○	○	○
10. 肺炎链球菌 Streptococcus pneumoniae	○	○	○
11. 乙型溶血性链球菌 ß–hemolyticstreptococcus	○	○	○
12. 肺孢子菌属 Pneumocystis spp.			●

注：●表示必须检测项目，要求阴性；○表示必要时检测项目，要求阴性；普通动物：不得检出 1～2 个；无特定病原体动物：不得检出 1～12 个；无菌动物：无任何可检测出的细菌。

表 2- 5　豚鼠、地鼠、兔病毒检测项目

病 毒	动物种类		
	豚鼠	地鼠	兔
1. 淋巴细胞脉络丛脑膜炎病毒 lymphocytic choriomeningitis virus (LCMV)	●	●	
2. 兔出血症病毒 rabbit hemorrhagic disease virus (RHDV)			▲
3. 仙台病毒 Sendai virus (SV)	●	●	
4. 兔出血症病毒 * rabbit hemorrhagic disease virus (RHDV)			●
5. 呼肠孤病毒Ⅲ型 reovirus TypeⅢ (Reo-3)	●	●	
6. 小鼠肺炎病毒 pneumonia virus of mice (PVM)	●	●	
7. 轮状病毒 rotavirus (RRV)	●		●

注：●表示必须检测项目，要求阴性；▲表示必须检测项目，可以免疫；＊表示不能免疫，要求阴性；
普通动物：不得检出 1～2 个；无特定病原体动物：不得检出 1～7 个；无菌动物：无任何可检测出的病毒。

表 2- 6　豚鼠、地鼠及兔寄生虫学检测项目

寄 生 虫	动物种类		
	豚鼠	地鼠	兔
1. 体外寄生虫(节肢动物) Ectoparasites	●	●	●
2. 弓形虫 Toxoplasma gondii	●	●	●
3. 艾美尔球虫 Eimaria spp.		○	○
4. 蠕虫(全部) (all) Helminths	●	●	●

（续表）

寄 生 虫	动物种类		
	豚鼠	地鼠	兔
5. 鞭毛虫 Flagellates	●	●	●
6. 纤毛虫 Ciliate	●		

注：●表示必须检测项目，要求阴性；○表示必要时检测项目，要求阴性；普通动物：不得检出 1～2 个；无特定病原体
动物：不得检出 1～6 个；无菌动物：无任何可检测出的寄生虫。

表 2-7 犬、猴病原菌检测项目

病 原 菌	动物种类	
	犬	猴
1. 沙门菌 Salmonella spp.	●	●
2. 皮肤病原真菌 Pathogenic dermal fungi	●	●
3. 布鲁氏杆菌 Brucella spp.	●	
4. 钩端螺旋体 Leptospira spp.	△	
5. 志贺氏菌 Shigella spp.		●
6. 结核分枝杆菌 Mycobacterium tuberculosis		●
7. 钩端螺旋体 * Leptospira spp.	●	
8. 小肠结肠炎耶尔森菌 Yersinia enterocolitica	○	○
9. 空肠弯曲杆菌 Campylobacter jejuni	○	○

注：●表示必须检测项目，要求阴性；○表示必要时检测项目，要求阴性；△表示必要时检测项目，可以免疫；* 表示
不能免疫，要求阴性；普通动物：不得检出 1～6 个；无特定病原体动物：不得检出 1～9 个。

表 2-8 犬、猴病毒检测项目

病 毒	动物种类	
	犬	猴
1. 狂犬病病毒 rabies virus (RV)	▲	
2. 犬细小病毒 canine parvovirus (CPV)	▲	
3. 犬瘟热病毒 canine distemper virus (CDV)	▲	
4. 传染性犬肝炎病毒 infectious canine hepatitis virus (ICHV)	▲	
5. 猴疱疹病毒Ⅰ型(B)病毒 cercopithecine herpesvirus type Ⅰ (BV)		●
6. 狂犬病病毒 * rabies virus (RV)	●	
7. 犬细小病毒 * canine parvovirus (CPV)	●	
8. 犬瘟热病毒 * canine distemper virus (CDV)	●	
9. 传染性犬肝炎病毒 * infectious canine hepatitis virus (ICHV)	●	
10. 猴逆转 D 病毒 simian retrovirus D (SRV)		●
11. 猴免疫缺陷病毒 simian immunodeficiency virus (SIV)		●

（续表）

病　　毒	动物种类	
	犬	猴
12. 猴痘病毒 Monkeypox Virus（MPV）		○
13. 猴 T 细胞趋向性病毒Ⅰ型 simian T lymphotropic virus typeⅠ（STLV - Ⅰ）		●

注：●表示必须检测项目，要求阴性；▲表示必须检测项目，可以免疫；○表示必要时检测项目，要求阴性；* 表示不能免疫，要求阴性；普通动物：不得检出 1～5 个；无特定病原体动物：不得检出 5～13 个；无菌动物：无任何可检测出的病毒。

表 2－9　犬、猴寄生虫学检测项目

寄　生　虫	动物种类	
	犬	猴
1. 体外寄生虫（节肢动物）Ectoparasites	●	●
2. 弓形虫 Toxoplasma gondii	●	●
3. 蠕虫（全部）（all）Helminths	●	●
4. 鞭毛虫 Flagellates	●	●
5. 疟原虫 Plasmodium spp.		●
6. 溶组织内阿米巴 Entamoeba spp.	○	●

注：●表示必须检测项目，要求阴性；○表示必要时检测项目，要求阴性；普通动物：不得检出 1～2 个；无特定病原体动物：不得检出 1～6 个。

（二）微生物和寄生虫的质量监测内容

1. 外观监测　实验动物微生物和寄生虫质量监测中，应首先对动物个体的外观进行观察，可以看动物皮毛是否柔顺、有光泽，是否有创伤、丘疹、溃疡，有无脱毛，是否消瘦，呼吸是否均匀，爪趾是否完整，是否流口水，有无眼部炎症，对外界刺激是否反应迟钝，有无反应过度、运动失调等现象。

2. 血清学监测　根据抗原抗体反应的原理，或血清中所含生化物质的量会随着某些病原体的感染而有所变化，通过采集动物血液，分离血清后，可以利用血清来检测是否有某些病原体的感染。比如，针对血清中肝炎病毒的抗体监测，支原体感染的抗体监测，或乳糖脱氢酶病毒感染后的乳糖脱氢酶水平的监测。常用的血清学相关免疫诊断检测方法包括沉淀试验、凝集试验、酶联免疫吸附试验（enzyme-linked immunosorbent assay，ELISA）、补体结合试验（complement fixation，CF）及间接免疫荧光试验（indirect immunofluorescent assay，IFA）等。

3. 寄生虫感染监测　寄生虫的监测，大多是通过直接检查动物体表或体内是否有寄生虫虫体或虫卵的存在而进行的。体表寄生虫可以通过透明胶带法，对动物体表背侧、腹侧及耳后等部位粘毛后进行显微镜镜下观察检测。体内寄生虫的检测也可通过透明胶带法，对动物肛门周围皮肤组织进行粘贴后，观察是否有虫卵存在，因为某些寄生虫如雌性蛲虫会行走到肛门附近产卵;也可以通过取特定部位的组织(如尿液、血液及肌肉)或粪便,直接涂片镜检;或是结合集卵法或特殊染色法对可能存在的体内寄生虫感染进行检测。还有一些种类的寄生虫可以利用免疫诊断技术进行监测。例如,针对旋毛虫、弓形虫感染的 ELISA 检测,针对马巴贝斯虫的 CF 或 IFA 检测。

4. 病毒细菌等感染的监测　实验动物相关的病毒感染监测,目前主要通过血清学相关免疫诊断来进行。而细菌监测,虽然近年来也有不少采用血清学的方法检测,但目前主要还是以病原学检测为主,包括特定部位的采样(如呼吸道分泌物、结盲肠内容物及病灶分泌物等),病原分离培养,鉴定培养(如肺炎链球菌可以在血琼脂培养基上形成 α-溶血)、生化反应(如金黄色葡萄球菌的血浆凝固酶试验),并可结合分子生物学方法,针对特定菌种设计特异性引物,进行聚合酶链反应(polymerase chain reaction, PCR),或根据细菌通用位点设计通用型引物后进行 PCR,再对 PCR 后的产物进行凝胶电泳分离鉴定或序列测定,之后于特定数据库中序列搜索比对后得到检测结果。其他的一些病原体如支原体也可利用血清学相关免疫诊断来做检测,也可以利用分子生物学的方法达到检测目的。

(三) 微生物和寄生虫的质量监测原则

为了更好地达到实验动物微生物和寄生虫质量监测的预警性,监测要遵循一定的原则,主要包括保证一定的检测频率、合理的取样年龄及数量、规范的送检要求及具体检测指标的选择。

1. 检测频率　实验动物的检测频率根据微生物等级的不同而略有不同。对于普通级动物、清洁级动物和无特定病原菌动物,要保证每 3 个月至少检测 1 次。而无菌动物的检测频率可以降低至每年 1 次,但无菌动物的生活环境和粪便必须保证每 4 周进行 1 次标本检测。

2. 取样年龄和数量　由于成年动物受到感染的机会多,抗体水平比较高,易于得到检测结果,而幼年特别是未断乳的幼仔,不但受感染的机会比较少,抗体水平比较低,还往往处于来自母体的获得性免疫保护期。为了更好地反映被抽检群体的可能微生物感染状态,一般以已生活在此群体中很长一段时期(至少 3 个月)的成年动物为检测对象,用随机抽样的方法进行动物个体抽检。在随机抽样的同时,要注意尽量涵盖所饲养空间的各个方位。例如,每个饲养笼架上都要有被抽检到的动物,并且要根据所抽检群体的整体数量,抽取一定检测用动物(表 2-10)。饲养在隔离器中的动物,则要保证每个隔离器至少抽检 2 只动物。

表 2-10　实验动物不同数量群体的取样数量

群体总数/只	抽检数量/只
<100	不少于 5 只
100~500	不少于 10 只
>500	不少于 20 只

如另制备哨兵动物,则在监测节点取哨兵动物进行检测。以在 SPF 级饲养空间制

备哨兵小鼠为例,取 SPF 级 ICR 小鼠 3～4 只饲养在同一笼中。此饲养笼及笼中小鼠被分别称为哨兵鼠笼及哨兵鼠。每周换笼时换掉哨兵鼠笼盒的一半脏垫料,并从哨兵鼠所在笼架的每个笼盒中取一些脏垫料进行补充。哨兵鼠在脏垫料的环境中饲养,但饮用水和饲料一定要保证干净。常规哨兵小鼠制作周期为 3 个月,制作成功后可以取哨兵鼠来做检测,但要保证笼盒内余留 1 只哨兵小鼠。然后在哨兵鼠笼盒中,再补充 2 只 4 周龄 SPF 级 ICR 雌鼠,进行下一个季度的制作。若在下一个季度哨兵鼠制作期间有需要做哨兵鼠检测,则可使用上季度留下的 1～2 只哨兵鼠来进行检测。

3. 送检要求　送检动物要包装完好,并做好清晰、明确的标记和编号,以免将待检测动物个体混淆。同时,检测单上也要填写明确的送检动物相关信息和预检测项目。对于个体较大的实验动物,如兔、犬或猴的活体取样,如无特殊需求,在符合动物福利的条件下,可以在生产或繁殖的单元中进行。

4. 检测指标选择　检测指标可以分为必须检测项目和必要时检测项目。必须检测为在进行实验动物微生物质量监测时必须检测的项目,也就是国家标准中所包含的对应所检测实验动物等级的所有指标。例如,SPF 级小鼠对应的必检指标包含细菌、病毒及寄生虫等一共 17 个项目。还有一些项目并不是每次质量监测时都要进行检测,而是在某些特殊情况下,例如从外单位引进实验动物时,当地实验动物有某种微生物感染的发生或流行;或是根据实验动物的临床表现等,怀疑有某种微生物感染的发生,这时才会对相关微生物的可能感染进行检测。这些检测项目即为必要时检测项目。

5. 检测流程　实验动物的微生物和寄生虫检测流程应遵循一定步骤,科学、有效地进行(图 2-4),以保证检测的准确性。

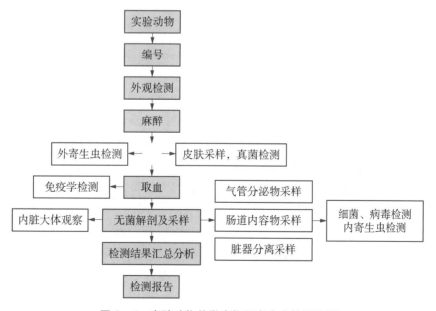

图 2-4　实验动物的微生物和寄生虫检测流程

（许彤辉　黄　缨）

第一节 | 小 鼠

　　啮齿目动物在全球有1600多种,是哺乳纲中数量最多的一个目,分布在我国境内的约有162种。医学实验中常用的有鼠科、仓鼠科及天竺鼠科等。啮齿目动物由于体型小、易于饲养、繁殖周期短、产仔率高及生命周期短,而且对其解剖学、生理学和遗传学等方面的研究比较透彻,因此在生物医学实验中被大量使用。

　　小鼠(Mus musculus, mouse)属于脊椎动物门、哺乳纲、啮齿目、鼠科、小鼠属。小鼠的祖先由普通家鼠(小家鼠)演变而来。小鼠被用作实验动物开始于18世纪。1907—1909年,利特尔培育DBA品系做了毛色遗传性实验。1913年,巴格(H. Bagg)培育了BALB/c品系。1921年,斯特朗(L. Strong)培育A品系做肿瘤实验。1922年,艾伦(E. Allen)做性周期观察。1925年德特勒夫森(J. A. Detlefsen)、1926年考克斯(E. K. Cox)、1927年佩因特(T. S. Painter)分别先后做了染色体观察。1926年,洛克菲勒(Rockefeller)研究所的林奇(C. Lynch)培育瑞士品种小鼠。1946年,我国从印度哈夫金(Haffkine)研究所引进瑞士品种小鼠并在云南昆明饲养。1948年,斯内尔(C. Snell)育成与H-2基因位点相关的同类系,并以此成果获得诺贝尔生理学或医学奖。1952年,我国将昆明的瑞士品种小鼠运往北京生物制品研究所,并于1954年分送到上海生物制品研究所。1955年,科学家发现肌肉萎缩症小鼠。1959年,普莱曾茨(J. Pleasants)报道育成无菌小鼠。1959年,科学家发现肥胖症小鼠。1961年,中国医学科学院输血和血液研究所开始培育615品系小鼠。1962年,天津医科大学肿瘤研究室开始培育TAⅡ品系小鼠。1972年,英国成功培育免疫缺陷的裸小鼠。1980年,科学家成功培育嵌合体小鼠。目前,小鼠经长期人工饲养选择培育,已育成500多个独立的远交群和近交系,分布于世界各地,是当今世界上被研究最详尽的哺乳类实验动物,成为生物医学研究中被最广泛使用的实验动物。

一、生物学特性

(一) 生活习性

小鼠性情温顺,不会主动伤害人和其他动物,但仍保持一些野生习性。为了适应自然环境的生存条件,避免其他兽类的侵袭和伤害,小鼠行动机警,对噪声、异味、温度及光线等都比较敏感。小鼠白天活动较少,夜间却十分活跃,其进食、交配及分娩多发生在夜间,在傍晚与黎明最为活跃。雄鼠好斗,性成熟的雄鼠在一起易互斗而发生咬伤,攻击性较强的小鼠有时会舔吃弱势小鼠的毛皮(通常为脸部的毛发)。这种行为称为刮毛,应与皮肤病或螨虫等引起的脱毛现象区别开来。

小鼠牙齿无牙根,会不停地生长,要靠啃咬来磨牙。小鼠不耐冷热,对疾病抵抗力低,不耐强光和噪声。噪声会引起小鼠和其他啮齿类动物的不安全感,破坏正常的哺乳功能,以致咬死自己所生产的仔畜,异味、受惊也会引起食仔现象。它们凭嗅觉能识别自己的巢位和哺育的子代,也能辨别食物有毒与否。小鼠对于多种毒素和病原体具有易感性,反应极为灵敏,如百万分之一的破伤风毒素能使小鼠死亡,这是其他实验动物所不能比拟的;其对致癌物质也很敏感,自发性肿瘤多见。

(二) 解剖学特点

1. 一般外观 小鼠体形小,1～1.5 月龄可达 18～22 g,可供实验使用,90 日龄的昆明小鼠体长 90～110 mm,体重 35～55 g。一般雄鼠大于雌鼠。被毛颜色受基因控制,有白色、野生色、黑色、褐色及白斑等,毛色基因是识别小鼠品系的简易标志。健康小鼠被毛光滑、紧贴体表,四肢匀称,眼睛明亮有神。嘴尖,头呈锥体形,嘴脸前部两侧有 19 根触须,耳耸立呈半圆形。尾长约与体长相等,尾部覆盖有约 200 片横列环状角质的小表皮鳞。尾有 4 条明显的血管,背面和两侧 3 条为静脉,腹面 1 条为动脉。尾有平衡、散热和自卫等功能。后肢比前肢长且粗。小鼠前后肢各有 5 趾,它们仅用趾(指)行走,各个趾尖下都有一块趾垫。因此,小鼠在行走时没有声响。另外,最具代表性的是其前爪第 1 趾有一扁平的指甲。

2. 骨骼系统 小鼠上下颌各有两个门齿和 6 个臼齿,门齿形状如凿,无齿根,无乳齿,无犬齿,有臼齿,齿式为 2(1003/1003)＝16。门齿终身不断地生长,通过啃咬物品来磨损门齿以维持门齿长短的恒定。磨牙是啮齿类动物的特性,故在饲养中应给予香脆且有一定硬度的颗粒状食物。

头骨由主骨的额节、顶节、枕节和附属部的 3 个感觉囊、颌骨、舌骨组成。3 个感觉囊为听觉囊、视觉囊和嗅觉囊。舌骨游离于舌的基部。小鼠下颌骨的喙状突较小,髁状突发达,其形态具有品系特征。50 日龄后的小鼠下颌骨的形态和大小基本不再变化,可采用下颌骨形态分析技术(主要是对其右侧下颌骨形态作对比)进行近交系小鼠遗传学质量的监测;也可用于杂交一代和远交系遗传学特性检查。

小鼠的脊椎由 55～61 个脊椎骨组成,包括颈椎 7 个、胸椎 12～14 个、腰椎 5～6 个、荐椎 4 个及尾椎 27～30 个。肋骨有 12～14 对,其中 7 对与胸骨相连,其他 5～7 对呈游离状态,胸骨6块。前肢由肩胛骨、锁骨、肱骨(上腕骨)、桡骨、尺骨、腕骨和指骨组成。腰部包括髂骨、坐骨、耻骨和髋骨。后肢由髋骨、股骨、胫骨、腓骨、跗骨和趾骨组成。小鼠长骨骨髓为红髓,终身保持造血功能。

3. 主要脏器　唾液腺3对,为腮腺、颌下腺和舌下腺。食管细长约2 cm,位于气管背面,缺乏在其他动物中常见的黏液分泌腺体,覆盖有较厚鳞状角化上皮(前胃临近食管处也有角化)。因此,小鼠适合用于灌胃插管类给药实验。

胸腔内有气管、肺、心脏和胸腺。气管由15个白色环状软骨组成。小鼠的气管和支气管腺不发达,不适于作慢性支气管炎模型。心脏由左、右心房和左、右心室4个腔组成,心尖位于第3、4肋间,为心脏采血的进针部位。肺由5叶组成,右肺4叶(上、中、下叶和心后叶),左肺为一整叶。

腹腔内有肝脏、胆囊、胃、肠、肾、膀胱及脾等器官。小鼠为杂食动物,胃为单室胃,分前胃(贲门部)和腺胃(幽门部),有嵴分隔,前胃为食管的延伸膨大部分。小鼠胃容量小(1.0～1.5 mL),功能较差,不耐饥饿,故在实验中小鼠灌胃给药的最大剂量不可超过1.0 mL。与豚鼠、家兔等草食性动物相比,小鼠肠道较短,长43～51 cm,接近体长4倍,盲肠不发达,有蚓状突,肠内能合成维生素C。肝脏是腹腔内最大的脏器,由左、右、中、尾4叶组成,具有分泌胆汁、调节血糖、储存肝糖和血液、形成尿素、中和有毒物质等功能。小鼠有胆囊。胰腺分散在十二指肠、胃底及脾门处,色淡红,不规则,似脂肪组织,若将其展开,可清晰观察其结构。胰腺分泌的胰液主要含有消化酶、胰岛素和胰高血糖素。肾脏位于背壁两侧,右肾稍高,呈赤褐色蚕豆状。膀胱位于腹腔后端,雄性经生殖孔通于体外,雌性通到尿道口。

4. 淋巴系统　小鼠淋巴系统很发达,包括淋巴管、淋巴结、胸腺、脾脏、外周淋巴结及肠道派伊尔氏淋巴集结。胸腺呈乳白色,由左、右两叶组成,位于腹侧纵隔头端胸骨下胸腔入口处。性成熟时胸腺最大。脾脏呈镰刀状,长而大,位于胃底部左侧,可储存血液,含有造血细胞,包括巨核细胞、原始造血细胞等,这些造血细胞组成造血灶,有造血功能。雄鼠脾脏明显大于雌鼠。小鼠没有腭或咽扁桃体。外来刺激可使淋巴系统增生,使小鼠易患淋巴系统疾病。

5. 生殖系统　雌鼠的生殖系统主要包括卵巢、输卵管、子宫、阴道、阴蒂腺及乳腺等。卵巢位于腹腔背侧,腰椎两侧左右各一个,似黍粒大小,呈圆形,表面凹凸不平。卵巢具有产生卵细胞和分泌雌性激素的功能。卵巢为系膜包绕,不与腹腔相通,故小鼠不发生腹腔内妊娠现象。输卵管由不规则的弯曲管组成,前端呈漏斗状,喇叭口朝向卵巢,后端连接子宫。小鼠子宫呈"Y"形,为双角子宫型,分为子宫角、子宫体及子宫颈。阴道在出生时关闭,从断奶后至性成熟才慢慢张开。乳腺发达,共有5对,3对位于胸部,可延伸至颈部和背部;腹部有2对,延续到鼠蹊部、会阴部和腹部两侧,并与胸部乳腺相连。因此,小鼠的乳房肿瘤常于远离乳头的部位发生。

雄鼠的生殖系统主要包括睾丸、附睾、储精囊、副性腺(凝固腺、前列腺、尿道球腺、包皮腺)、输精管及阴茎等。雄性为双睾丸,幼年时藏存于腹腔内,性成熟后则下降到阴囊,其表面为纤维结缔组织,内部由许多曲细精管和间质组织所组成。小鼠的睾丸形状呈椭圆形,颜色为淡粉红色,大小约为 8.5 mm×5 mm×5 mm,重量为 70～90 mg。如果性成熟后睾丸仍在腹腔内,称为隐睾。由于腹腔的体温较高,会将产生的精子杀死,因此患隐睾的动物无生育能力。精子在通过附睾期间成熟,并与副性腺分泌物一同在交配时射入雌鼠阴道内。前列腺分背、腹两叶。凝固腺附着于前列腺内侧,是半透明的半月形器官。副性腺分泌物有营养精子、形成阴道栓等作用。

成年鼠性别很好区分,雄鼠阴囊明显,雌鼠阴道开口并有五对乳头,雌鼠肛门和生殖器之间有一无毛小沟,而雄鼠则在肛门和生殖器之间长毛。幼鼠或仔鼠主要从外生殖器与肛门的距离判断,近的为雌鼠,远的为雄鼠。

(三) 生理学特点

1. 一般生理学特点　小鼠是哺乳类实验动物中体型最小的动物,出生时体重仅 1.5 g,成年雌性小鼠体重 18～40 g,雄性 20～50 g,体长小于 15.5 cm。小鼠体温为 37～39℃,在 21～25℃环境温度下生长快,活力强,产仔多。环境温度的波动常可引起小鼠发生明显的生理学反应。小鼠对寒冷的应答反应为不发抖产热。汗腺不发达,并且不能靠加大喘气进行散热,主要靠足底汗腺和尾巴血管舒张来散热。当环境温度升高时,小鼠通过改变体温来代偿环境温度改变。温度达到 37℃就可能引发小鼠死亡。

小鼠对食物中蛋白质含量的要求比其他动物要高,若饲料中蛋白质含量低于 20%,易发生肠道疾病。维生素 E 缺乏容易影响其受孕率。

相比于其他动物,小鼠的体表蒸发面积在整个身体所占比例较大,因此对口渴更敏感,水分在其体内的周转更快,因此需要供给其充足的饮水。小鼠饮水量为 4～7 mL/天。小鼠尿量小,一次排尿仅 1～2 滴,高度浓缩。尿液中含有较多的蛋白质和肌氨酸酐,这与其他哺乳动物明显不同,对于研究小鼠新陈代谢过程和泌尿排泄生理具有重要意义。

2. 正常小鼠主要生理值　寿命 2～3 年,妊娠期 19～21 天,性周期 4～5 天,饮水量 4～7 mL/(只·天),排尿量 1～3 mL/d,体温 37～39℃,呼吸数每分钟 84～230 次,呼吸量 11～36 mL/min,心率每分钟 470～780 次,收缩压 12.67～16.67 kPa,舒张压 8.93～12.0 kPa,总血量 4.9～12.1 mL/100 g 体重,红细胞数 $(7.7～12.5)×10^6/mm^3$,血红蛋白 10～19 g/100 mL,白细胞数 $(6～12)×10^3/mm^3$,淋巴细胞占 63%～75%,血小板数 $(100～1 000)×10^3/mm^3$。

3. 生长发育特点　新生仔鼠赤裸无毛,呈肉红色,眼睛未开,双耳与皮肤粘连,四肢不发达,有极短的尾巴,只能蠢动或摇摆地移动。有颜色的鼠类新生仔在未开眼时,透过眼皮可见一小点黑色。仔畜体温不恒定,体温取决于窝内温度,将仔鼠从窝内取出半小时后,体温会从 39℃降至 21℃,再降至 18℃。仔畜对嗅觉和味觉刺激反应较灵敏,依靠嗅觉来寻找食物和伴侣。新生仔吸吮饱乳汁后可明显看到左腹部胃里充满白色的乳汁,呈透明状。

新生的小鼠体重为 1～1.5 g,在 3 日龄时皮肤由红转白,有毛色的仔畜可以看出颜色。4～6 日龄时,小鼠双耳与皮肤分开耸立。7～8 日龄时,四肢发育,能爬出窝外走动,身上绒毛变白,体重达 3～4 g。9～11 日龄时,仔鼠能闻声,皮毛柔软如丝。12～13 日龄时,仔鼠开眼,门齿萌出,开始食固体饲料,能自己出窝找饲料吃。2 周龄时,仔鼠到处活动,体重达 5.5～6 g。3 周龄时,小鼠体重 10～12 g,可以离乳。4 周龄时,成熟早的品系开始出现性周期,体重达 16～18 g。5 周龄时,体重达 22～24 g。7 周龄时,体重达 26～30 g,性成熟早的品系睾丸降至阴囊。10 周龄时,体重达 30～35 g,可配种。

4. 生殖生理　性成熟(sexual maturity)是指动物生长发育到一定年龄时,能产生具有受精力的精细胞或排出成熟的卵细胞。性成熟与否可通过观察动物生殖形态和生殖功能变化来确定。生殖形态的变化是指雄鼠的睾丸从腹腔降落至阴囊,雌鼠的阴门开启、外阴部红肿并分泌黏液。生殖功能的变化指雄鼠产生精细胞,雌鼠产生卵细胞,雄雌鼠同居能繁殖后代。雌鼠内分泌的一系列活动有周期性,并分泌一种特殊气味吸引雄鼠。性成熟的迟早与饲养条件和营养条件有密切关系,也与品种和品系有关。一般来说,生命周期短的动物性成熟早,反之则晚。雄性小鼠 45～60 日龄性成熟,雌性则为30～45 日龄。

体成熟指动物性成熟以后,经过 4～5 次性周期,机体发育成熟,这时再给予配种繁殖,对动物本身健康和后代体质都有好处。体成熟的时间也就是动物育种日期。小鼠体成熟的时间一般为 65～75 日龄。

在性成熟后,雌鼠卵巢呈周期性排卵,排出的卵子由输卵管伞部进入输卵管内,卵细胞在输卵管内准备受精。如果没有精子,则卵细胞在输卵管内被溶解吸收,这被称为自主排卵。

动物性成熟以后,由于中枢神经作用于垂体前叶的内分泌功能,刺激卵巢分泌滤泡激素和黄体素,促使在卵巢内的滤泡充满液体而变大以至破裂,排出卵细胞到输卵管并刺激子宫准备接受着床;如未受精,则黄体逐渐退化消失。这一周期性的生理循环现象称为性周期。动物按性周期不同可分为两种类型,一类为单周期动物,指动物在一年内仅有 1～2 次周期,也称季节性性周期动物;另一类为多周期动物,这类动物在一年内有多次性周期,又根据黄体功能明显与否分为完全性周期和不完全性周期动物。啮齿类动物的黄体存在时间短、功能不明显,属于不完全性周期动物,灵长类动物则属于完全性周期动物,也称月经周期动物。

性周期是动物正常生理反应的标记,小鼠性周期为 4～5 天。在营养不良状况下或发生疾病时会产生性周期紊乱。在性成熟以前和过生殖年龄后没有性周期,在妊娠和哺乳期暂停性周期。性周期分为 4 个阶段,在不同阶段,成年雌鼠阴道黏膜可发生典型变化,根据阴道涂片的细胞学改变,可以推断卵巢功能的周期性变化。

(1) 动情前期,亦称求偶前期。卵巢分泌滤泡激素和黄体素,卵巢内滤泡迅速生长变大,其内充满液体,子宫充血、肥大,上皮细胞分裂活跃,阴道内上皮细胞层增多,颗粒层生长活跃,阴道涂片可见大量的脱落有核上皮细胞和少量角化上皮细胞。此期持续9～18 小时。

(2) 动情期,亦称求偶期。卵巢排出滤泡破裂的卵细胞,黄体分泌黄体酮。如果这时受精,黄体继续发育成黄体酮,刺激子宫准备着床;如果没有受精,则黄体退化消失。子宫肥大,分裂活性明显。阴道上皮表层角化细胞层多达 10～12 层,阴道涂片可见大量无核角化鳞状细胞,一般无白细胞。此期持续 6～12 小时。

(3) 动情后期,亦称求偶中期。卵巢的黄体生成,子宫开始缩小,阴道上皮角化层消失,上皮细胞明显减少,阴道涂片可见无核角化细胞消失,有少量上皮细胞,白细胞增多。此期持续 30～48 小时。

(4) 动情间期,亦称求偶后期。卵巢内滤泡的不同发育阶段同时存在,黄体消失,子宫缩小,阴道上皮层次少,处在静止阶段。阴道涂片可见白细胞和少量黏液。此期持续 36～42 小时。

在 4 个阶段中,动物仅在动情期内才接受雄鼠配种。成年雌鼠交配后,阴道口有白色的阴栓,这是受孕的标志。阴栓(vaginal plug)由雄性动物的副性腺分泌物在遇空气后凝固而成,具有阻塞精子倒流外泄、提高受孕率的作用。小鼠的阴栓似米粒大小,在 10～24 小时后为阴道分泌物所溶解并脱落。通过检查阴栓可以掌握动物交配日期。

妊娠期指雌性动物从受精到胎儿出生的阶段。精细胞和卵细胞在输卵管内受精,受精卵开始分裂增殖。在 8～16 细胞期时受精卵移到子宫着床,胚胎在子宫内迅速成长,小鼠妊娠期为 19～21 天。假妊娠(pseudo pregnancy)指动物交配后,虽未受精,但由于交配动作的刺激,黄体没有退化而继续作用,使动物呈现与受精时相同的症状,如分泌乳汁、腹部鼓大、做巢等。一般小鼠维持 12 天以后才进入新的性周期。在进行转基因实验的受精卵移植工作前,一般都用结扎雄鼠与雌鼠进行交配,从而使雌鼠产生假妊娠现象。

小鼠的分娩多在夜间进行。产前不安,不停地整理产窝,约 4 分钟产仔一只,产仔结束 1 分钟后胎盘产出,母鼠将胎盘嚼食。整个过程约 1 小时。有时可出现因受精卵种植延迟导致的产后 3～5 天又产仔的现象。小鼠每胎产仔 6～15 只,产仔数取决于品系、胎次、饲养条件及营养条件等。第 2～6 胎产仔数较多,一般 7 胎后产仔数逐渐下降。产后性周期是指雌鼠在分娩后出现一次短时间的动情期现象,能接受雄鼠配种,并可能会受精。因此就可能出现边哺乳边妊娠的现象。小鼠产后性周期发生在分娩后 24 小时内。

小鼠哺乳期为 18～23 天。小鼠带仔数一般为 8～10 只,因母鼠营养状况、体质状况、生产能力等因素的不同而变化。母鼠哺乳仔数太多会导致仔鼠发育不均。如带仔数不足时可将其他多余的同龄仔鼠放入代乳,但放入前应使其感染新窝的气味,称为染味,以免被代乳母鼠咬死。

啮齿类动物性成熟至性能力结束的生育时间称为生殖期。动物的生殖期与动物品种和饲养条件关系密切。小鼠的生殖期一般为一年。

(四) 主要遗传学特性

在现有的哺乳类实验动物中,小鼠的遗传学背景知识是被研究得最为详尽和透彻的,其中主要是组织相容性复合体和毛色基因等。小鼠有 20 对染色体,包括 3 万多个结构基因。2002 年,完成了小鼠基因组的测序工作。平均起来,人和小鼠基因组中蛋白质编码区有 85% 相同。这些编码区因功能所需在进化上高度保守。相反,在非编码区,两者间仅有不到 50% 相同。小鼠品系众多,并存在遗传学上相关的许多同源近交系和重组近交系,有助于小鼠的遗传学研究。许多小鼠具有遗传学疾病,如小鼠黑色素瘤、遗传性贫血、家族性肥胖及尿崩症等。这些疾病与人类疾病相似,可以作为人类遗传学疾病的动物模型。

毛色常作为小鼠遗传学分析中的遗传学标记和品系鉴定的依据之一。决定毛色的基因位点主要有 C-c，A-a，B-b，D-d，S-s 等，字母大写表示显性，小写表示隐性。当基因型为 C+时，小鼠被毛有色；cc 时，所有色素基因都被抑制，表现为白化红眼睛；B+时，被毛呈黑色；bb 时为褐色；A+时，其毛尖和毛根部呈深色并致密，毛的中央部较浅淡；aa 时，全部毛色均匀浓密；D+时，毛色为黑色；dd 时，毛色呈浅色；S+时，全身为同一毛色(深色,黑色)；ss 时，部分毛色为白色。

二、饲养管理

(一) 环境

小鼠可承受温度为 10～37℃，适应温度为 30～33℃。饲养环境最适宜温度应控制在 20～26℃，相对湿度为 40%～70%，日温差不超过 4℃。一般小鼠饲养盒内温度比盒外高 1～2℃，相对湿度高 5%～10%。为了保持空气新鲜，饲养室内氨浓度应控制在 20 mL/mm³ 以内，换气次数应达到每小时 15 次。

(二) 饲喂

小鼠应饲喂全价营养颗粒饲料，成型饲料具有一定硬度，方便小鼠磨牙。不同小鼠有不同的营养标准。纯系小鼠和种鼠的饲料蛋白质含量应高于普通小鼠，饲料蛋白质含量应在 18%～22%。小鼠对维生素 A 缺乏敏感。小鼠体内水分代谢相当快，应保证其充足的饮水。饮水须经灭菌处理，或者用盐酸将水酸化(pH 2.5～3.0)。在一定程度上酸化水能抑制细菌生长并杀死细菌，灭菌效果可以达到要求。为避免微生物污染，换水时应清洗水瓶和瓶塞。

(三) 日常管理

小鼠胃容量小，随时采食，具有多餐习性。在鼠笼料斗内应保持有足够的新鲜、干燥饲料。每周更换 1 次垫料。换垫料时将饲养盒一并换掉，换上经高压消毒灭菌的干净垫料和鼠盒。笼盖和饮水瓶需定期清洁或更换。饲养架要定期清洁和消毒，保持环境卫生。

(四) 笼具

目前，我国鼠盒普遍采用无毒、耐腐蚀、耐高压塑料，不锈钢丝笼盖，不锈钢笼架，既保证小鼠有一定活动空间，又防止其啃咬磨牙、咬破鼠盒逃逸；同时便于清洗和消毒。饮水器一般使用塑料瓶，瓶塞上装有金属饮水管。一般垫料用阔叶林木的刨花，或者用加工粉碎除尘后的玉米芯。前者经济实惠，但粉尘大；后者几乎没有粉尘且吸湿性好，但价格较贵。实验中忌用针叶木刨花做垫料，这类刨花能释放芳香味的化学物质，对肝细胞可能产生损害，影响药理学和毒理学的实验结果。

(五) 生产繁殖

种鼠要经过挑选，即选种。种鼠必须符合该品系的遗传学特征，无变异。一般初选时按健康标准选留 2～5 胎仔鼠，做好记录，适当延长哺乳期到 23 天，然后雌雄分离。如在育成期有异常应立即淘汰。小鼠初配适龄期为 60～90 天。配种要选择生长发育正常、被毛有光泽、体格强壮、活泼、眼鼻无异物、尾部血管明显、外生殖器发育良好的小鼠作种鼠。

繁殖时，按预定方法将小鼠置于繁殖盒中，建立繁殖卡。配种方法因小鼠的种类品系不同而不同。繁殖主要有以下两种方法。

1. 长期同居法　1只雄鼠与1只雌鼠同居。雌鼠分娩后几小时内可以再交配。

2. 定期同居法　1只雄鼠与6只雌鼠编为一组。每周向雄鼠笼放入1只雌鼠，依周次使雄鼠与1只雌鼠同居，同时将受孕雌鼠置单笼饲养，直到离乳，以此类推。每只雌鼠生产周期为42天，比长期同居法时间长。

三、常用品系

小鼠的品种和品系很多，是实验动物中培育品系最多的动物。目前，世界上常用的近交品系小鼠约有250多种，分别具有不同特征。突变品系小鼠有350多种。不同研究领域所培育的品系主要包括以下几种。①肿瘤研究常用的品系：A、AKR、BALB/c、RF、SWR、C3H、C57BL、C58及C57BR等；②生理学研究常用的品系：A、BALB/c、SWR、C3H、C57BL及C57BR等；③辐射损伤研究常用的品系：RF、SJL、C3H及C57BL等；④遗传学研究常用的品系：C57BL等；⑤免疫学研究常用的品系：C3H、C57BL、DBA/2及BALB/c等。

(一) 近交系

1. BALB/c品系(白色)　亚系：BALB/c、ALB/ccd、BALB/cJ及BALB/cAnN等。近交代数：157代(美国NIH，1973年)。毛色和 $H-2$ 基因：AA、bb、cc(白色)，$H-2d$。

乳腺肿瘤发病率较低，但对致癌因子敏感。易患慢性肺炎，有自发性高血压，老龄鼠心脏有病变；对X线极为敏感，对鼠伤寒沙门菌、麻疹病毒敏感。多数个体于6月龄以后出现免疫球蛋白增多症，主要是IgG和IgA量的增加，免疫球蛋白的绝对量依饲养条件而异。腹腔注射矿物油后可引起浆细胞瘤，发生率为0～60%，依亚系及饲养条件而异，较难诱发免疫耐受性。血压较高。网状内皮系统器官与体重之比较大。大部分雄鼠在20月龄前出现脾脏淀粉样变性，对鼠伤寒沙门菌 $C'5$ 敏感，对麻疹病毒中度敏感。乳腺癌发生率低(3%)。常发生肾上腺及肺部肿瘤。雌鼠的肺癌发生率为21%，网状细胞瘤为8%，血管瘤为6%，淋巴肉瘤为4.5%，对致癌因子敏感。老龄鼠出现心脏病、多发性动脉粥样硬化。SPF动物雄性和雌性的寿命平均分别为509天和561天。因为易患肺炎，最好不要和其他近交系小鼠同室饲养。

2. C57BL/6品系(黑色)　1921年，利特尔用莱思罗普(A. Lathrop)的小鼠株，雌鼠57号与雄鼠52号交配得到C57BL。我国在20世纪70年代引进。亚系：C57BL/6、C57BL/6J及C57BL/6N等。近交代数：114代(杰克逊实验室，1973)。毛色基因：aa、BB 及 CC(黑色)。

乳腺癌发病率低，对放射性耐受强，适于穴居，非地面生活的小鼠，对逃避侵袭反应性不敏感。乳腺癌少发(0～1%)，难致癌。老龄鼠淋巴瘤自发率为20%～25%；雌鼠白血病发病率为 7%～16%,经照射后肝癌发生率高。寿命最长达 1 200 天,平均时间雌鼠为 692 天,雄鼠为 676 天。繁殖率稍低,给予高脂饲养可好转。

3. DBA 品系(浅灰色) 1909 年,利特尔在毛色遗传实验中使用的动物。1929—1930 年培育成几个品系,现存的有 DBA/1 和 DBA/2。

DBA/1 的亚系:DBA/1、DBA/1J 等。近交代数:83 代(杰克逊实验室,1973)。毛色基因:aa、bb、CC 及 dd(淡巧克力色)。对实验性结核易感性高。红细胞数多。繁殖用动物中的大部分出现心脏钙质沉着。经产母鼠的乳腺癌发病率为 61.5%,白血病发病率为 8.4%。SPF 动物的雄雌鼠寿命平均分别为 487 天和 684 天。

DBA/2 系的亚系:DBA/2、DBA/2J 等。近交代数:116 代(美国 NIH,1973)。毛色基因:aa、bb、CC 及 dd(淡巧克力色)。红细胞数多,血压较低。听源性癫痫发作率在 35 日龄时为 100%,55 日龄时为 5%。维生素 K 缺乏,氯仿和氧化乙烯引起的死亡率高。肾上腺脂质储存少,心脏有钙盐沉着。嗜酒性低。对百日咳、组胺易感,对疟原虫感染有一定抗性,对鼠斑疹伤寒补体 C5 有抗性。经产母鼠乳腺癌发生率为 50%～60%,雄、雌鼠白血病分别为 8% 和 6%。雌、雄鼠中均有淋巴瘤生长。SPF 动物的平均寿命雌鼠为 719 天,雄鼠为 629 天。

4. A 系 有亚系:A、A/He、A/J 及 A/WySN 等。近交代数为 116 代(Strong,1972)。毛色和 $H-2$ 基因:aa、bb、cc(白色),$H-2a$(A、A/He、A/SnSf、A/WySN)。

44% 的 6 月龄母鼠红斑狼疮细胞和抗核抗体阳性,缺乏补体 C5,对抗原注射的免疫应答良好。但对 8 周龄小鼠腹腔注射 0.05～0.1 mg 人丙种球蛋白或兔丙种球蛋白的离心上清液,2 周后再皮下注射 0.25 mg,便出现免疫耐受性。巨噬细胞的碳粒清除率高,能及时排除抗原抗体复合物,不易患免疫复合物病。干扰素产量低。初生仔鼠 7.6% 有唇裂,0.5% 有后肢多指(趾)征。血压低,肾上腺储存脂质较多。245 日龄以前易产生中度听觉性痉挛发作,对 X 线照射高度敏感。老龄鼠可自发淀粉样变。肺组织对化学致癌物甲基胆蒽敏感。老龄鼠多发肾脏病,有时出现心脏病。平均寿命为 400 天,SPF 动物雄、雌寿命分别为 512 天和 588 天。

5. AKR 系 有亚系 AKR、AKR/A、AKR/J 及 AKR/N 等。近交代数:128 代(NIH,1973 年)。毛色和 $H-2$ 基因:aa、BB、cc(白色)及 $H-2k$。

缺乏补体 C5 容易诱发免疫耐受性。用聚乙烯吡咯烷酮一次免疫 8～10 周龄小鼠产生抗体能力低,可能因 B 细胞分化能力低,但二次免疫后抗体产生良好。对白血病因子敏感,对百日咳组胺易感因子敏感,干扰素产量高。血液过氧化氢酶活性高,肾上腺脂质储存少,类固醇浓度低。白细胞增多症在 5～6 月龄的小鼠中即可发现,在 8～9 月龄以后 80%～90% 小鼠(雌鼠 90%,雄鼠 65%)常有白细胞增多症,很少见到淋巴细胞而经常见到髓性白细胞,最常见为白细胞母细胞增多。淋巴性白血病发病率为 60%～100%。SPF 动物雄、雌寿命分别为 350 天和 312 天。在普通环境中繁殖率低,在无菌和 SPF 环境中繁殖良好。

6. CBA 系 有亚系 CBA/Br、CBA/Ca、CBA/J、CBA/St 及 CBA/H 等。近交代数:159 代(杰克逊实验室,1973 年)。毛色和 $H-2$ 基因:AA、BB、CC(野生色),

$H-2k$。

易诱发免疫耐受性。18％的动物出现下颌第 3 臼齿缺失。血压较高。对维生素 K 不足高度敏感。连续注射酪蛋白后较 C3H 更易引起淀粉样变。肿瘤发生率:雌鼠乳腺癌为 60％～65％,雄鼠肝癌为 65％。SPF 动物的雄、雌鼠寿命分别为 486 天和 825 天。

7. C3H 系　与 CBA 同一起源。亚系:C3H/Bi、C3H/He、C3H/HeJ、C3H/St、C3HeB/FeJ、C3H/DiSn 及 C3H/Sf 等。近交代数:138 代(杰克逊实验室,1973 年)。毛色和 $H-2$ 基因:AA、BB、CC(野生色),$H-2k$。

较易诱发免疫耐受性。C3H/Hel 对脂多糖非特异性活化 B 细胞的作用呈低反应性,其他 C3H 为高反应鼠。对鼠伤寒沙门菌补体 5 有抵抗力。红细胞及白细胞数较少。血液中过氧化氢酶活性高。繁殖用雌鼠乳腺癌发病率为 85％～100％,除生殖传递外,还可以通过乳汁进行传播。白血病发病率在雌、雄鼠中分别为 0.5％和 14％。肝癌发病率在雌、雄鼠中分别为 0 和 10％。14 月龄雄性小鼠肝癌自发率为 85％。繁殖用雌鼠约 5 月龄便有乳腺癌发生。患乳腺癌后幼仔哺育不良。哺仔下痢症感染率高。雄鼠对氨气、氯仿、松节油等气体特别敏感,且死亡率高。

8. NZB 系　同一起源的还有 NZO、NZW、NZX 和 NZY。亚系:NZB、NZBfC3H/HeLac。近交代数:96 代(1973 年)。毛色基因:aa、BB 及 CC(黑色)。

进行性溶血性贫血。老龄小鼠出现红斑狼疮细胞。血清免疫球蛋白量异常高,特别是 IgM 和 IgG 含量递增显著。IgM 含量在小鼠一生中递增,其递增与性别、病况及抗人球蛋白(Coombs 试验)无关,且不因无菌饲养初生期摘除胸腺而减少。8 月龄以后的小鼠特发与人的狼疮性肾炎相似的以肾小球病变为主的肾病变,并感染 C 型病毒,肾病变为免疫复合物沉着所致。伴随增龄,胸腺重量较其他近交系小鼠更快地减少。髓质中形成淋巴滤泡,上皮细胞增殖。皮质中浆细胞和肥大细胞浸润。脾脏随增龄而加重。最初淋巴滤泡明显增大,红髓中出现浆细胞。8 月龄左右出现进行性溶血性贫血,相伴出现红细胞系、粒细胞系和巨核细胞系的骨髓外造血灶增加及红髓增大。随着病情的进一步发展,红髓中出现网状细胞、幼稚浆细胞-淋巴样细胞的弥漫性增殖,难以与恶性淋巴瘤区别。出生后浅表淋巴结逐渐增大,3 月龄时达米粒大,12 月龄后异常肿大。SPF 雌鼠寿命为 441 天,雄鼠为 459 天。不易哺育,繁殖极为困难。有肥胖倾向。在产仔后,有咬死自产仔鼠的习性。

9. 我国培育的近交系　中国 1 号(C-1):1955 年,由中国医学科学院实验医学研究所将昆明小鼠经近亲交配 20 代以上育成。毛色白化($aabbcc$),繁殖力中等,2 月龄体重 17 g,肿瘤自发率低。

津白 1 号(TAⅠ):1955 年,由天津医学院将昆明市售白化小鼠经近亲交配而成。毛色白化($aabbcc$),繁殖力中等,2 月龄体重 20～25 g,肿瘤自发率低。

津白 2 号(TAⅡ):1963 年,由天津医学院将昆明种小鼠经近亲交配 20 代以上育成。毛色白化($aabbcc$),高乳腺癌发病率,繁殖力中等。

615:1961 年,由中国医学科学院输血和血液研究所将普通小鼠与 C57BL/6 杂交所生子代经亲代交配 20 代以上育成。毛色深褐色。肿瘤发生率为 10％～20％(♀乳腺癌,♂肺癌),对津 638 白血病病毒敏感。

AMMS/1 号:1974 年,军事医学科学院将昆明种小鼠经亲代交配 20 代以上育成。毛色白化(*aabbcc*)。对炭疽弱毒株比较敏感,骨髓多向性造血干细胞测定较规律。

(二) 封闭群

1. KM 品系(白色) 美国洛克菲勒研究所的林奇博士,从瑞士同事手中得到 2 雌 7 雄白化小鼠,随机交配后分送各国,称为瑞士小鼠。我国在 1946 年从印度引进,当时飞机停留在昆明,就将瑞士小鼠暂时养在昆明。1952 年,将小鼠从昆明运到北京生物制品研究所。1954 年,由北京分送至上海生物制品研究所,再分送给各单位。

瑞士种小鼠适应性强,抗病力强,产仔率高,母鼠哺乳能力强。一般受孕率在 98% 以上,产仔一般为 9 只以上,仔鼠存活平均 8.7 只,平均每月产仔一胎,一般产仔 7~9 胎。仔鼠发育较好,在 21 日龄时体重达 9~11 g,75 日龄时体重达 32 g,成年时体重达 40~50 g,在生育过的母鼠群中常见自发性乳腺肿瘤发生。目前主要在药物毒理学、微生物学、生物制品、药品鉴定中广泛使用。

2. ICR 品系(白色) 别名为瑞士豪施卡(Swiss Hauschka),CD-1,Ha/ICR。洛斯维·帕克纪念研究所(Roswell Park Memorial Institute)豪施卡以多产为目标在瑞士小鼠中进行选育,之后由美国国家癌症研究所分送至各国饲养实验,称为 ICR 品系。

该品种适应性强,体格健壮,繁殖力强。我国各单位在 20 世纪 70 年代先后引进该品种。

3. LACA 品系(白色) 1935 年,科沃斯公司(Carwarth)与洛克菲勒研究所着手将瑞士小鼠经 20 代兄妹配种,然后再采用随机配种,生存维持,命名为 CFW,分送各国饲养应用。之后引入英国实验动物中心(Laboratory Animal Center,LAC)改名为 LACA。我国在 20 世纪 70 年代引进该品种。

(三) 突变系

1. *nu*(nude)裸鼠 裸鼠无胸腺,表皮无毛,发育不全,T 淋巴细胞缺损,缺乏免疫应答性,免疫功能低下,易受外界细菌和病毒的侵染。纯合的新生仔鼠有少量卷曲鼻毛或无鼻毛,普通环境下可存活 14~30 天,SPF 及无菌条件下寿命可达 1~2 年。

许多不同类型的组织可在裸鼠身上移植成功,而不发生免疫排斥反应,适于微生物学、免疫学、移植免疫及肿瘤免疫功能研究,可用于建立人癌移植瘤模型,进行抗肿瘤药物治疗的研究。同时,裸鼠也是疫苗安全性和免疫源性生物制品检定、寄生虫感染机制研究的很好的动物模型。

2. *ob*(obese)肥胖小鼠 小鼠出生后 4~6 周即显示肥胖症,9~10 周出现高血糖、不育,体重可达 60 g,可作为人类肥胖症的疾病模型。

3. *db*(diabetes)糖尿病小鼠 *db* 小鼠在 3~4 周龄时,腋下和腹股沟皮下组织即可出现脂肪异常沉积,此时血糖可高达 6.82 mg/mL。雌鼠无生殖能力。

4. 严重联合免疫缺陷(severe combined immunodeficiency, SCID)小鼠 1983 年,由美国的博斯马(M. Bosma)首先从 C·B-17 近交系小鼠中发现,是位于 16 号染色体称为 *scid* 的单个隐性基因发生突变所致。SCID 小鼠是 C·B-17/lcrJ 的同源近交系。1988年,从美国杰克逊实验室引进我国。SCID小鼠外观与普通小鼠无异,体重发育正常。唯胸腺、脾脏及淋巴结的重量仅为正常小鼠重量的1/3以下。胸腺、脾脏及淋巴结中的T淋巴细胞和B淋巴细胞大大减少,细胞免疫和体液免疫功能缺陷,但巨噬细胞和自然杀伤(natural killer, NK)细胞功能未受影响。骨髓结构正常,外周血中的白细胞和淋巴细胞减少。容易死于感染性疾病,必须饲养在屏障系统中。每胎产仔3～5只,寿命可达1年以上。广泛应用于免疫细胞分化和功能研究、异种免疫功能重建、单克隆抗体制备、人类自身免疫性疾病和免疫缺陷性疾病的研究,以及病毒学和肿瘤学研究等。

四、在生物医学中的应用

(一) 药物学研究

1. 药物安全性评价和毒性试验　食品、药品、化妆品及化学物质等安全性试验,药物毒性试验,三致(致畸、致癌、致突变)试验等。

2. 药物筛选实验　一般筛选实验动物用量较大,多数先从小鼠做起,不必选用纯系小鼠,杂种健康成年小鼠即可符合实验要求。如筛选一种药物对某种疾病或疾病的某些症状有无防治作用时,选用杂种鼠可以观察一种药物的综合效果。因杂种鼠中血缘关系有比较近的,也有比较远的,对药物反应可能有敏感的、次敏感的、不太敏感的。通过筛选获得一种药物的综合效果后,再用纯系小鼠或大动物做进一步确定。

3. 生物效应测定和药物效价比较实验　如广泛用于血清、疫苗等生物鉴定工作,照射剂量与生物效应实验,各种药物效价测定(通过供试品和相当的标准品在一定条件下进行比较,以确定供试品的效价)等实验。

(二) 肿瘤学研究

部分近交系小鼠自发性肿瘤发病率高。AKR小鼠白血病发病率可达90%,C3H小鼠乳腺癌发病率高达97%。小鼠对致癌物质敏感,二乙基亚硝胺能诱发小鼠肺癌,甲基胆蒽能诱发小鼠胃癌和宫颈癌,可为研究人类肿瘤建立很好的模型。免疫缺陷小鼠如裸小鼠、SCID小鼠可接受人类各种肿瘤细胞植入,用于人类肿瘤生长、转移及治疗的研究。

(三) 病毒、细菌和寄生虫学研究

小鼠对多种病原体敏感,如沙门菌、日本血吸虫和钩端螺旋体等。常用小鼠感染诱发与人类相似的传染性疾病,建立相应的动物模型,开展病原体的发病机制和预防、治疗的研究。

(四) 遗传学研究

小鼠遗传学背景已研究得比较清楚,常用小鼠毛色做遗传学分析。此外,许多小鼠具有遗传性疾病。如小鼠黑色素瘤、遗传性贫血、家族性肥胖及尿崩症等。这些疾病与人类发病相似,可以作为人类遗传性疾病的动物模型。

(五) 基因工程研究

小鼠是第二个完成基因组测序的哺乳动物,与人类功能基因的同源性平均为85%。

小鼠毛色变化多样,其遗传学基础已经研究得比较清楚,因此常用小鼠毛色做遗传学分析。重组近交系用于研究基因定位及其连锁关系,同源近交系用来研究多态性基因位点的多效性、基因效应和功能,以及寻找新的等位基因。利用遗传工程技术将外源基因导入小鼠染色体基因组中建立转基因小鼠,为小鼠的利用开辟了一个新的方向。还可将小鼠的基因敲除,建立基因敲除小鼠品系,从而进行小鼠基因功能的研究。

(六) 免疫学研究

SCID 小鼠是一种先天性 T 细胞和 B 细胞联合免疫缺陷的突变系动物,可用于研究淋巴细胞激活的杀伤细胞(LAK 细胞)、巨噬细胞等自然防御细胞和免疫辅助细胞的免疫机制。将 BALB/c、C57BL 及 AKR 等小鼠免疫后的脾细胞与骨髓瘤细胞相融合,可进行单克隆抗体的研究和制备。

(七) 生殖研究

小鼠繁殖力强、性周期和妊娠期短,生长快,适合生殖研究,是抗生育、抗着床、抗排卵及抗早孕等实验的首选动物。

(八) 老年病学研究

高龄小鼠的中老年病明显,是老年病学研究的极好材料。小鼠常被用于研究衰老的起因和机制。

第二节 | 大　鼠

大鼠(*Rattus norvegicus*,Rat)属哺乳纲、啮齿目、鼠科、大鼠属,是褐家鼠的变种。白化大鼠首先在英国和法国作为玩赏动物进行饲养。1856 年,菲利波(J. M. Philipeaux)使用大鼠做了切除肾上腺手术实验。1893 年,唐纳森(Donaldson)做动物学行为观察。1907 年,美国费城威斯达(Wistar)研究所开始饲养和实验。1915 年,朗(J. A. Long)和埃文斯(H. Evans)培育 LEJ 大鼠做毛色遗传试验。1919 年,哥伦比亚大学的柯蒂斯(M. R. Curtis)从起源不同的种群中育成 F344 品系大鼠。1921 年,斯普拉格·道利(Sprague Dawley)农场培育 SD 品系大鼠。1946 年,雷尼耶(J. A. Reyniers)和古斯塔夫森(B. Guistafsson)两位科学家同时报道培育成无菌大鼠的繁殖群。1963 年,日本京都大学冈本(K. Okamoto)和青木(Aoki)培育成高血压症大鼠(SHR)。大鼠体型在鼠类中虽属于较大型,但在实验动物中属于小型动物,观察方便,实验结果比较一致。因此,在营养学、毒理学、生理学和肿瘤学等研究中被大量使用。

一、生物学特性

(一) 生活习性

大鼠是昼伏夜动性动物,进食、配种、分娩等活动多在夜间进行。大鼠在 24 小时内约有 14 小时休息、睡眠,约有 10 小时活动,其活动伴有代谢波动的周期性节律,活动的高峰出现在傍晚后 1～2 小时,另一个高峰出现在黎明前,此时处在非常活跃的阶段。

大鼠喜欢啃咬,性情温顺,抗病力强,嗅觉敏锐,曾被作为警鼠来识别走私的麻醉品和毒品。它们对环境中的粉尘、氨气和硫化氢等十分敏感。在这些因素长期慢性刺激下,可引起大鼠肺部大面积炎症。大鼠对噪声也十分敏感,噪声容易导致其内分泌紊乱,性功能减退,吃仔或死亡。相对湿度低于 40% 时,大鼠易患环尾症,还会引起哺乳母鼠食仔现象。哺乳期的母鼠性格比较敏感,工作人员饲喂时常会主动咬人。行为表现多样,情绪反应敏感,易接受通过正负强化进行的多种感觉指令训练。

大鼠和小鼠一样汗腺都极不发达,只在爪垫上有汗腺,尾巴则是散热器官。当周围环境温度过高时,大鼠靠流出大量唾液调节体温,但当唾液腺功能失调时,大鼠容易中暑甚至死亡。

(二)解剖学特点

1. 一般外观 与小鼠相比,大鼠体型几乎比小鼠大十倍。出生时体重 5.5～10 g,2 月龄可达 180 g 以上。雄性大鼠身体前部比后部大,雌性大鼠身体苗条,头尖小,后部比前部大。成年大鼠体长不小于 18～20 cm,尾上覆有短毛和环状角质鳞片。

2. 骨骼系统 上下颌各有 2 个切齿和 6 个臼齿,共 16 颗牙齿。齿式为 2(1 003/1 003)=16。切齿无齿根,终身生长,出生 6 周长齐,需不断啃咬磨牙以维持其长度恒定。磨牙解剖学形态与人相似,可建立龋齿模型。

骨骼由头骨、躯干骨(椎骨、胸骨、肋骨)和前后肢骨组成,105～108 块。大鼠的生长发育期长,长骨长期有骨骺存在,不骨化。脊椎为颈椎 7 块,胸椎 13 块,腰椎 6 块,荐(骶)椎 4 块,尾椎 27～30 块。

3. 主要脏器 大唾液腺包括腮腺、颌下腺和大舌下腺,分别位于下颌骨后缘至锁骨的腹外侧、下颌骨后缘和胸腔入口的腹侧、颌下腺口侧。小唾液腺包括小舌下腺、颊腺、舌腺、腭腺。颈区肩胛部间沉积的脂肪组织呈腺体状,称为冬眠腺,在产热中起着重要作用。

胸腺呈乳白色,由左、右 2 叶组成,位于腹侧纵隔头端胸骨下胸腔入口处。性成熟时胸腺最大,之后停止生长并逐渐退化。

心脏重量占体重的 1/30～1/20,由左心房、左心室、右心房及右心室组成。左心室发出主动脉弓,由此分出无名动脉、左颈总动脉及左锁骨下动脉。无名动脉又分出右颈总动脉和右锁骨下动脉。主动脉弓到心脏背侧沿脊柱下行,形成背主动脉,背主动脉再分支到髂部和四肢。大鼠心脏及外周循环与其他哺乳动物稍有不同。心脏血液供给既来自冠状动脉,也来自起源于颈内动脉和锁骨下动脉的冠状外动脉。

气管由 23 个白色环状软骨组成,气管和支气管腺不发达,不适于作慢性支气管炎模型。肺脏为海绵状,淡粉色,位于胸腔中部,分为左、右两部分。左肺为一个大叶,右肺分为 4 叶(前叶、中叶、副叶及后叶)。

胃由前后两部分组成,前胃为无腺区,后胃为有腺区,前后两部分由一个界限嵴分开,食管通过界限嵴的一个褶进入胃小弯,此褶是大鼠不能呕吐的原因。肠道分为十二指肠、空肠、回肠、盲肠、结肠及直肠。其中小肠最长,为 102～126 cm,盲肠较长,为 6～

8 cm。

肝脏呈紫红色，占体重的比例大，约为体重的 1/25，由四叶组成（右侧叶、中叶、左叶和尾叶）。肝脏的再生能力强，经部分肝切除术后仍可再生。成年大鼠切除肝 2/3，在 1 周内生长最快，3 周内肝脏重量可恢复到接近正常。大鼠（还包括鸽、鹿、马、驴及象等动物）没有胆囊，各肝叶的胆管汇合成胆总管，开口于十二指肠，受十二指肠端括约肌的控制，适合作胆管插管模型。胰脏位于胃和十二指肠的弯曲处，呈淡粉色，形状不规则，分散呈树枝状，似脂肪。

肾脏呈暗红色、蚕豆状，位于腹腔背侧脊柱两侧。每侧肾都和一条白色细长的输尿管相连，输尿管下接膀胱。肾脏前端有米粒大的肾上腺。大鼠垂体较脆弱地附着在漏斗下部，不需要很大的吸力就可以除去而不破坏鞍膈和脑膜，适合制作去垂体模型。

4. 神经、内分泌系统　大鼠的神经系统包括中枢神经系统和周围神经系统两部分。中枢神经包括脑和脊髓，周围神经包括脑神经、脊神经及植物（内脏）神经。脑分为大脑、间脑、中脑、小脑和延脑（延髓）。大脑发达，中脑较小。由脑发出的脑神经共 12 对。脊神经和自主神经与其他动物相似。垂体和肾上腺系统发达，应激反应灵敏，适合做神经内分泌实验研究。

5. 生殖系统　雌性生殖器呈圆形，有凹沟，子宫为双子宫，有乳头 6 对（胸部和腹部各 3 对），第 2～5 对乳头的乳腺较发达。睾丸大小约 12 mm×8 mm×8 mm，重量为 500 mg。精子成熟的时间为 48 天，精子的生命周期为 12 天。

（三）生理学特点

1. 一般生理学特点　大鼠生长快、繁殖力强，寿命 2～3 年。对营养缺乏敏感，特别是维生素和氨基酸缺乏时可出现典型症状。如维生素 B（核黄素）缺乏时出现皮炎、脱毛、体质虚弱和生长缓慢，还可引起角膜血管化、白内障、贫血和髓质退化；维生素 E 缺乏可导致雌性大鼠生育能力降低，严重缺乏时雄鼠可终身丧失生殖能力。

大鼠心电图没有 S-T 段，甚至有的导联也不见 T 波，这一点与小鼠相同。

呼吸系统和踝关节对炎症反应敏感。因此，大鼠群体中的支原体感染率非常高。踝关节炎往往作为人用关节炎药物筛选和研究的模型。

对空气中的粉尘、氨气及硫化氢等极为敏感，易引发呼吸道疾病。一般开放饲养的大鼠主要死因就是呼吸道疾病。对各种刺激很敏感，环境条件的微小变化也可引起反应，强烈的噪声可导致大鼠恐慌、互相撕咬，带仔母鼠可出现吃仔现象。

2. 正常大鼠主要生理学指标　成年大鼠体重雄性为 300～600 g，雌性为 250～500 g，体温 37.8～38.7℃，染色体 21 对。呼吸数每分钟 66～114 次，呼吸量每次 0.60～1.25 mL 或 50～101 mL/min，心率每分钟 260～450 次，血压 10.93～16.00 kPa，总血液量 5.75～6.99 mL/100 g，红细胞数（7.2～9.6）×10^6/mm^3，血细胞比容值 39%～53%，白细胞数（5～25）×10^3/mm^3，淋巴细胞 65%～84%，血小板数（1 100～1 380）×10^3/mm^3，血红蛋白 12.0～17.5 g/100 mL 血液。

3. 生长发育特点　新生仔鼠无被毛，呈赤红色，两耳贴连头部皮肤，目闭，尾长为身长的 1/2～1/3，无牙齿，体重 5.5～10 g。在 3 日龄时皮肤由红色转为白色，有毛色的仔畜可以看出颜色。在 4～6 日龄时双耳与皮肤分开耸立。在 7～8 日龄时,四肢发育,能爬出窝外走动,身上绒毛变白。在 9～11 日龄时,仔鼠听觉能闻声,皮毛长得柔软如丝。在 12～13 日龄时,仔鼠开眼,门齿萌出,开始食固体饲料,能自己出窝找饲料吃。在 2 周龄时,仔鼠到处活动,体重达 15.5～16 g。在 19 日龄时,大鼠第 1 对臼齿萌出。在 3 周龄时,大鼠体重 30～40 g,第 2 对臼齿萌出。

4 周龄时,成熟早的品系开始出现性周期。5 周龄时,大鼠第 3 对臼齿萌出,雄性睾丸降至阴囊。10 周龄时,大鼠雄性性成熟。3 月龄时,大鼠雌性体重达 170～200 g,雄性体重达 250～300 g,可以配种。成年时的体重 250～500 g。

4. 生殖生理学　在正常的发育过程中,雄鼠出生后 23～25 天睾丸开始下降,30～35 日龄进入阴囊,45～60 日龄产生精子,60 日龄以后就可交配。雌鼠一般在 70～75 日龄阴道开口,不同品种品系开口时间不同,有的 50 日龄即开口,达 80 日龄即可交配。过早交配会增加雌鼠负担,对子代发育不利。大鼠最适交配日龄为雄鼠 90 日龄,雌鼠 80 日龄。

大鼠发情不受季节、温度影响,具有多发性、周期性的变化规律。大鼠性周期为 4～5 天。在此周期内,生殖系统发生一系列组织学变化,可作阴道涂片检查。根据阴道上皮细胞的变化,典型的性周期分为发情前期、发情期、发情后期和发情间期(参见小鼠性周期)。大鼠排卵通常在发情后 8～10 小时,发情多在夜间。雌性大鼠只在发情期的数小时内允许雄鼠交配。交配后,雌鼠的阴道口形成阴栓。阴栓为 4 mm×6 mm,似爆米花大小,在 1 至几个小时内脱落。常把阴栓的有无作为判断是否交配的重要标志。

大鼠的妊娠期因品种不同略有差异,一般为 21～23 天。孕鼠受惊吓往往造成流产或早产。大鼠的分娩昼夜均有发生,但以夜间居多。孕鼠临产前一般表现不安状态,常常不停地整理产窝,随着子宫收缩将仔鼠娩出。分娩结束后 12～24 小时母鼠出现产后发情。此时若与雄鼠交配,多能受孕。

雌鼠产仔的多少,取决于品种、胎次、饲养管理的好坏和雌鼠的年龄、体质。一般情况下,适龄雌鼠第 1～5 胎产仔多,第 6 胎以后逐渐减少。每胎可产仔 8～13 只,最多可达 20 只,如 SD 大鼠。饲料的营养成分对大鼠的生殖能力也有一定影响。当饲料内缺乏维生素 E 时,大鼠即丧失生殖能力,特别是雄鼠,可终身丧失。如补喂维生素 E,雌鼠可以恢复其生殖能力。温度对大鼠的生殖能力也有影响,饲养室内持续高温(30℃以上)可降低雄鼠的交配能力。

二、饲养管理

1. 环境　光照对大鼠生长繁殖影响较大。封闭的饲养室普遍采用光照定时装置模拟自然光照,提供光周期变化(12 小时光照 12 小时黑暗,或 14 小时光照 10 小时黑暗)。大鼠对噪声耐受性差,饲养应保持安静。大鼠不耐高温,易中暑死亡。相对湿度过低可导致环尾症。一般饲养室温度保持在 20～26℃,日温差≤4℃,相对湿度为 40%～70%。

大鼠对氨气和硫化氢敏感,应定时更换垫料和鼠盒,一般每周 2 次,同时保持室内卫生,保证换气次数不少于每小时 15 次,减少饲养室中的粉尘。

2. 饲喂　大鼠的饲料既要保证其营养需要,又应当符合卫生质量要求。SPF 级一般采用辐照饲料。大鼠具有随时采食的习惯,饲料应当按照少量多次的原则添加,并保证其充足的饲料和饮水。饲料在加工、运输、储存过程中应防止污染、发霉及变质,尽早使用。大鼠的饮用水也应满足卫生质量要求。SPF 级大鼠则必须用高温高压灭菌水。大鼠饲料与水的食用比例为 1：2,即吃 1 g 饲料要饮 2 mL 水。

3. 日常管理　饲养员进入饲养室前必须穿隔离服,戴上消毒过的口罩、手套;饲养室内保持整洁,地面每天用消毒水擦拭,门、墙壁、架子每周定期擦拭消毒;每周二、周五用 0.1% 新洁尔灭或其他消毒剂消毒,隔周更换消毒剂品种,至少两种不同类型的消毒剂交替使用。垫料、鼠盒经高压消毒后放到清洁准备间储存,但储存时间不超过 7 天。

4. 笼具　大鼠的饲养笼盒有两种。一种是普遍使用的实底装铺垫物的塑料盒,用于饲养及实验观察;另一种是金属丝底带托盘的笼子,常用于大鼠交配,可方便观察阴栓。目前采用的垫料主要是阔叶树木的刨花及玉米芯。

因为鼠盒空间有限,大鼠的排泄物中含有氨气、硫化氢等刺激性气体,容易引发呼吸道疾病;排泄物也是微生物繁殖的主要场所,很容易导致动物被污染。所以每周必须更换 2 次垫料,每次更换垫料时连同鼠盒一并更换,将换下来的鼠盒中的脏垫料清理干净,再用清水冲刷干净后,用消毒液浸泡 3~5 分钟,最后再用清水冲洗干净,晾干备用。

三、常用品系

(一) 近交系

1. SHR 大鼠(spontaneous hypertensive rat)　源于东京远交系 Wistar 大鼠,1963 年培育。用群体动物中患有自发性高血压的一只雄鼠(血压值为 145~175 mmHg)与一只血压升高的雌鼠(血压值为 130~140 mmHg)交配繁殖,之后进行兄妹连续交配,以获得自发性高血压动物模型。毛色:白化(aa)。该品系中的动物有发生脑血管损伤和中风的趋势。

心血管疾病发病率高,会发生自发性高血压,10 周龄以后动脉收缩压雄鼠为 200~350 mmHg,雌鼠为 180~200 mmHg。基因分析表明这一情况受 3~4 个基因控制,其中一个可能是主要的。对降血压药物有反应。可作为高血压动物模型用于药物筛选等研究。

2. Fischar344(F344)　1920 年,由哥伦比亚大学肿瘤研究所培育而成,毛色及毛色基因:白化(a, c, h)。原发性和继发性的脾脏红细胞免疫反应性低。雌鼠乳腺癌自发率为 41%,脑垂体腺瘤为 36%,乳腺纤维腺瘤 9%,多发性子宫内膜肿瘤 21%。雄鼠乳腺癌为 23%,脑垂体腺瘤为 24%,睾丸间质细胞瘤为 85%,甲状腺癌 22%,单核细胞白血病 24%。无菌条件下肿瘤的发生率:雄鼠白血病 26%,雌鼠 36%;雄鼠乳腺癌12%,雌鼠 20%;雄鼠可见其他肿瘤 9%,雌鼠 5%。该品系大鼠可使下列肿瘤移植生长:

Dunning 氏肝癌、肝癌 LC-18、Novikoff 肝癌、乳腺癌 HMC 和 R-3230、脑垂体瘤 MtT 和 MtTf4、Walker256 癌肉瘤、Dunning 白血病、白血病 HLF、IRC-741 和 R3149、淋巴肉瘤 R-3251、乳腺纤维瘤 F-609、纤维肉瘤 R-3244、肉瘤 IRS9802 和 R13259、子宫肉瘤 F-529 和白血病 R-3323、3330、3399 和 3432。该品系可作为酮尿症的动物模型，也可作为视网膜退化的模型。

该品系为国际上广泛使用的近交系大鼠。不仅自发肿瘤的种类较多，而且可诱导发生膀胱癌、食管癌和卵黄囊癌，适用于各种肿瘤研究，是研究乳腺肿瘤、睾丸间质细胞肿瘤及白血病等疾病的良好动物模型。

3. ACI　1926 年，由哥伦比亚大学肿瘤研究所培育。1945 年，繁殖 30 代。1950 年，NIH 繁殖到 41 代，最后由 NIH 育成。近交代数 F＞100。毛色基因：黑色，腹部及脚白色(a, h)。

雄鼠自发性肿瘤：睾丸为 46%，肾上腺为 16%，脑垂体为 5%，皮肤、耳道及其他类型为 6%。雌鼠自发性肿瘤：脑垂体为 21%，子宫为 13%，乳腺为 11%，肾上腺和其他类型为 6%。34～37 月龄老年雄性小鼠，自发性前列腺癌为 17%。该品系幼鼠可使 M-C961、970、R3234 及 R3559 肿瘤移植生长，吸收中等剂量的己烯雌酚后乳腺肿瘤发生率增加。血清甲状腺素含量低。收缩压低。雌鼠苯胺的肝脏代谢率高。戊巴比妥钠的半数致死量(median lethal dose, LD_{50})高，为 120 mg/kg。繁殖力差，仔鼠矮小，胚胎死亡率高，取决于雌鼠基因型。胚胎死亡率 11%，先天性畸形发生率 10%。雄鼠平均存活时间 113 周，雌鼠 108 周。28% 雄鼠和 20% 雌鼠患有遗传缺陷病，有时有一侧肾发育不全或肾囊肿，与子宫角缺陷或睾丸萎缩有关。这些畸形都与一种多基因遗传方式有关。

4. WF　用远交系 Wistar 株动物培育而成。毛色基因：白化(cc)。

雄鼠结肠癌发病率为 38%，雌鼠为 27%。雌鼠脑垂体肿瘤发病率为 27%，乳腺癌 21%，肾上腺肿瘤 3%，白血病 9%，恶性淋巴瘤 7%，脂肪瘤 3%。给幼鼠食入 3-甲基五环碳氢类化合物，其白血病发病率升高，但经 X 线作用后白血病发病率则降低。血清生长激素含量低。对肾上腺反馈性高血压有抗性。平均寿命雌、雄鼠分别为 31 个月和 23 个月。

5. COP　1921 年，由哥伦比亚肿瘤研究所培育。毛色基因：头部被毛呈黑色头巾状(a, h)。

可产生自发性胸腺肿瘤。吸收小剂量己烯雌酚能使动物产生膀胱结石和乳头瘤而死亡。对乳腺肿瘤有抗性，脑垂体小。对囊尾蚴虫有抗性。允许前列腺癌 R3327 肿癌移植生长，是人类前列腺癌的动物模型。平均寿命(20±0.2)个月。

6. GH　1930 年，来源于 Wistar 大鼠，由牛津大学医学研究所培育。1955 年，开始研究选择高血压大鼠，繁殖了许多品系。该品系是其中的一种，而且在分类上与 AS 品系有关联。毛色基因：白化(c)。

有高血压、心肌肥大和血管疾病，与正常血压的品系相比心率快了 20%，体脂肪含量较低，而心脏重量大了 50%。GH 品系(但不是 SHR)遗传性高血压可能与肾前列腺素的分解代谢有关。

7. LEW 来源于 Wistar 原种,到 1958 年繁殖到 31 代。毛色基因:白化(a,h,c)。

接种豚鼠髓磷碱蛋白后,对实验过敏性脑脊髓炎敏感。极易感染诱发自身免疫性心肌炎。对诱发自身免疫性复合性肾小球肾炎敏感,这与主要组织相溶性复合物有关。易感染实验性过敏性脑炎和药物诱发的关节炎。常见淋巴瘤、肾肉瘤、纤维肉瘤 MC-39、ML-1、ML-7、Lewis10 癌和 Lewis3 肉瘤。血清甲状腺素、血清胰岛素和血清生长激素高。动物的肥胖取决于饮食中高脂肪物质的量。雌鼠乙基吗啡的肝脏代谢率高。易驯养,繁殖率高。2 年龄大鼠的存活率为 26%。

8. LOU/CN 1972 年,用保持在鲁汶天主教大学(Université Catholique de Louvain)的品系和各种原种(可能来源于 Wistar)进行交配繁殖。从 28 个谱系中,选择出免疫细胞瘤高发系培育成 LOU/CN,以及免疫细胞瘤低发系培育成 LOU/MN。毛色基因:白化(c)。组织相容性基因:$RTIy$(LOU/CN 和 LOU/MN 之间有组织相容性)。

免疫细胞瘤(免疫球蛋白分泌肿瘤)发病率雄性为 31%,雌性为 16%,主要出现于盲肠部淋巴结。约 90% 的免疫细胞瘤是可移植的,并且保持其分泌特征。

9. LOU/MN 起源参见 LOU/CN。毛色基因:白化(c)。组织相容性基因:$RTIy$。

免疫细胞瘤发病率雄性为 0.7%,雌性为 2.1%。对于患有免疫细胞瘤的大鼠,已经研究过氨基酸、聚胺和轻链分泌的昼夜节律。这种节律可作为癌症定时治疗的潜在标志。IgE 抗体对卵蛋白和脱氧核糖核蛋白半抗原的反应效果好。

10. M520 由哥伦比亚大学肿瘤研究所培育,繁殖 49 代。1950 年,NIH 繁殖到 51 代。毛色基因:白化(a,c,h)。

NIH 品系肾上腺髓质肿瘤发生率为 21%~25%。对 2-氟乙酰胺诱发肿瘤敏感。胰外分泌腺瘤的发生率低。小于 18 月龄的动物子宫、脑垂体前叶、肾上腺髓质和皮质及间质细胞瘤的发生率在 10% 以内。但大于 18 月龄的 12%~50% 雌鼠有子宫瘤,65%~85% 的动物出现肾上腺髓质瘤,20%~45% 有皮质瘤,20%~40% 有脑垂体前叶瘤。收缩压低,苯胺肝脏代谢率低,但乙基吗啡的代谢率高,繁殖力强,仔鼠中等大小。易感染囊尾蚴病,极易感染肾炎。

(二)封闭群

1. Wistar 大鼠(白色) 1907 年,由威斯达(Wistar)研究所建立,使用数量最多,遍及全世界。该种群头部较宽,性周期稳定,繁殖力强,产仔多,生长发育快,性情温顺,对传染病的抵抗力较强,自发肿瘤发生率低。雄鼠耳朵比其他品系稍长,尾长短于身长。

2. Sprague-Dawley(SD)大鼠(白色) 1921 年,由 Wistar 大鼠与带有头巾斑的大鼠培育而成。头部狭长,抗病能力强,尤其对呼吸系统疾病的抵抗力强。自发肿瘤率较低。对性激素感受性高。常用于营养学、内分泌学和毒理学研究。比 Wistar 大鼠生长发育快。尾长几乎等于身长。该品种体形较大,性情温顺,发育优良,产仔数多。

(三)突变系

裸大鼠(nude rat)由英国罗威特(Rowett)研究所在 1953 年首先发现,基因符号为 mu,但在开放系统环境下仅仅维持了 15~16 代。1975 年,再次发现纯合子裸大鼠(mu/mu),证实属于常染色体隐性遗传,1983 年引入我国。

躯干部被毛稀少，头部、四肢和尾根部毛较多。2～6周龄期间皮肤上有棕色鳞片状物，随后变得光滑。繁殖方法采用纯合型雄鼠与杂合型雌鼠交配，可获得1/2纯合型裸大鼠仔。仔鼠4周左右断乳，发育相对缓慢，体重约为正常大鼠的70%，在SPF环境下可活1～1.5年。因免疫力低下易患呼吸道疾病。免疫学特性为先天无胸腺、T淋巴细胞功能缺陷，同种或异种皮肤移植生长期达3～4个月以上。对结核菌素无迟发性变态反应，血中未测出IgM及IgG，淋巴细胞转化试验为阴性。B淋巴细胞功能一般正常，NK细胞活力增强，可能与干扰素水平有关。主要用于多种肿瘤移植的研究。

四、在生物医药中的应用

(一) 生理学研究

大鼠垂体-肾上腺系统发达，应激反应灵敏，可复制应激性胃溃疡模型。常用大鼠切除内分泌腺的方法，进行肾上腺、垂体及卵巢等的内分泌实验。利用大鼠易适应新环境、易训练、对惩罚敏感等特性，可开展行为学研究和高级神经系统的研究。大鼠无胆囊，但胆总管粗大，可用胆管插管收集胆汁进行相关消化功能的研究。大鼠也是研究肥胖的良好实验动物。肥胖症大鼠5周时肥胖明显，体重比同龄正常大鼠重很多，胆固醇、磷脂含量高，脂肪酸含量相当高，并且雌性子宫小、发育不良，往往不育，雄性的生殖器官外形正常，但生殖力弱。

(二) 药理学和毒理学研究

大鼠血压和血管阻力对药物反应敏感，最适合于筛选新药和研究心血管药理学。常用于药物急、慢性毒性实验，致畸实验等。比如，高血压大鼠模型进行降压药物研究；灌流大鼠肢体血管或离体心脏进行心血管药理学实验；毒扁豆碱引起的大鼠升压反应实验模型，可用来研究影响肾上腺素能神经递质释放的药物。神经性异常的大鼠结合迷宫和一些惩罚手段可以用于神经病药物的评价；大鼠踝关节对炎症反应敏感，可用于对各种关节炎的治疗药物评价和药物筛选；大鼠足跖水肿法是目前最常用的筛选抗炎药物的方法。

(三) 营养学研究

大鼠对营养缺乏比较敏感，是营养学研究的重要动物。科研人员曾用它做了大量维生素A、维生素B、维生素C和蛋白质缺乏等营养代谢研究，以及氨基酸(苯丙氨酸、组氨酸、异亮氨酸、亮氨酸、色氨酸、蛋氨酸、赖氨酸和精氨酸)和钙、磷代谢研究。利用大鼠还可以开展动脉粥样硬化、淀粉样变性、十二指肠溃疡、酒精中毒等的研究。

(四) 心血管疾病研究

目前，已发现和培育出多种类型的高血压大鼠品系，以及自发性动脉粥样硬化大鼠品系。大鼠血压和血管阻力对药物敏感，适合心血管药物的药理学研究和进行药物筛选。SHR大鼠是自发性高血压大鼠，发病率可达100%，伴随高血压性心血管病变。通过诱发建立大鼠肺动脉高压症、动脉粥样硬化、心肌劳损及局部缺血性心脏病等模型，用于发病机制和相关治疗研究。

（五）感染性疾病研究

大鼠对流感病毒、麻风分枝杆菌、葡萄球菌、念珠菌、巴氏杆菌、黄曲霉、烟曲霉及霉形体等比较敏感,适合复制多种感染性疾病模型。大鼠是研究支气管肺炎、副伤寒的重要实验动物。常选用幼年大鼠进行流感病毒传代,进行厌氧菌细菌学实验等。

（六）口腔医学研究

向大鼠口腔接种变异链球菌,后喂给含蔗糖食物,大鼠牙齿上的珐琅质蛀损同人的蛀损相似,可以用来研究龋齿。

（七）肿瘤研究

大鼠可复制各种肿瘤模型,是肿瘤实验研究最常用的实验动物。特别易患肝癌,可用二乙基亚硝胺、二甲基偶氮苯(DAB)复制大鼠肝癌动物模型;用甲基苄基亚硝胺诱发大鼠食管癌等。

（八）环境污染影响人类健康的研究

大鼠对空气污染非常敏感。例如,$(5 \sim 10) \times 10^{-6}$ g 的 CO 可造成大鼠视神经和判断能力的永久性损害。在 0.1×10^{-6} g 的 NO_2 中 4 小时可引起大鼠肺组织异常,0.5×10^{-6} g 条件下 9 个月可产生严重肺积水,在烟雾下长期生活的大鼠易发生肾病。所以,常被用于空气污染对人和动物健康影响的研究,以及作为研究重金属污染的动物模型,如水银对大鼠的生殖、胚胎发育、生长发育等有阻碍作用,铅污染可造成大鼠胎儿畸形,使神经和脑髓受损。此外,大鼠还可用于职业病的研究等。

第三节 豚 鼠

豚鼠(cavy, guinea pig, cavia procellus)属哺乳纲、啮齿目、豚鼠科、豚鼠属,俗称天竺鼠、荷兰猪、海猪等,在分类学上与灰鼠、豪猪较为接近,是较早用于生物医学研究的动物。豚鼠的祖先是秘鲁野生豚鼠。秘鲁的野生黑豚鼠和巴西的灰豚鼠至今仍存在。在古代,南美洲安第斯山脉的印第安人就将豚鼠作为家畜进行饲养,16 世纪西班牙人经几内亚将豚鼠带到欧洲,以后再从欧洲输入北美洲。1843 年,由荷兰船长随船带到日本长崎,1919 年,从日本输入到我国东北。因其肉是美味佳肴,故东北农村将其作为小家畜进行饲养。自 1780 年拉瓦锡(A. Lavoiser)将豚鼠用作发热试验以来,目前主要在免疫学、营养学及微生物学等实验中广泛应用。

一、生物学特性

（一）生活习性

豚鼠体形短粗、身圆,颈部和四肢较短,不善于攀登跳跃。前肢 4 趾,后肢 3 趾,耳壳较薄且血管鲜红明显,上唇分裂,有全白、三花、黑色、棕色等多种毛色。豚鼠属草食性动物,喜食纤维素较多的饲料,日夜都自由采食,食量较大,对变质的饲料敏感。喜群居,一雄多雌的群体稳定性明显,其活动、休息、采食多呈集体行为,需较大活动空间,单笼饲养时足底易发生溃疡。性情温顺,很少发生斗殴。胆小易惊,对外界突然的响声、震动和环境变化十分敏感。

与大鼠和小鼠相反,它夜间少食少动。嗅觉、听觉较发达,对各种刺激均有极高的反应性,如对音响、嗅味和气温突变等均极敏感,故在空气混浊和寒冷环境中易发生肺炎,并引起流产,受惊时亦易流产。

（二）解剖学特点

毛色多种多样,可有白色、黑色,沙色或 2～3 种杂色。豚鼠门齿形状如凿,无齿根,无乳齿,无犬齿。除 6 对臼齿外,豚鼠比大小鼠多 2 对前臼齿。脊椎式为:颈椎 7 块、胸椎 13 块、腰椎 6 块、荐(骶)椎 4 块及尾椎 6 块。

豚鼠耳壳大,耳道宽,易于进入中耳和内耳进行手术操作。耳蜗和血管伸至中耳腔内,可以进行内耳微循环观察。豚鼠的听力特别敏锐,能识别多种不同声音。当有尖锐的声音刺激时,常表现耳郭微动,称为普莱尔反射(Preyer's reflex)或听觉耳动反射。在实验室里常利用豚鼠的灵敏听觉来做听力试验。

豚鼠的胸腺全部在颈部,位于下颌骨角到胸腔入口中间,有两个光亮、淡黄色、细长成椭圆形及充分分叶的腺体。肝分 4 个主叶和 4 个小叶。肺分 7 叶,右肺 4 叶、左肺 3 叶。豚鼠胃容量 20～30 g,以草食性饲料为主。豚鼠嚼肌发达而胃壁薄,肠道长度为体长的 10 倍,盲肠特别发达,占腹腔容积的 1/3、体重的 15%。盲肠内的细菌能帮助豚鼠将纤维性饲料转化成营养。因此,在它们的食物中需供给近一半的纤维性草类饲料,以满足其营养需求。

豚鼠体温 38.2～38.9℃,总血液量 25 mL/400 g 体重,染色体 32 对。豚鼠性成熟早,雌鼠在 30～45 日龄,雄鼠在 70 日龄,性周期 15～17 天。母鼠怀孕期较长,妊娠期为 59～72 天,不发生假妊娠现象。豚鼠和小鼠、大鼠、地鼠及兔鼠等实验动物都有产后性期,即动物怀孕生仔后,在 48 小时之内或在哺乳期的某个时间内又可能受孕,称产后性期或反常怀孕。

豚鼠寿命一般 4～5 年,最长可达 8 年。生长发育快,出生后前 2 个月每日增重 4～5 g,2 月龄体重可达 350 g,5 月龄雌鼠体重可达 700 g,雄鼠体重可达 750 g。豚鼠成年时的体重为 800～1 000 g。

豚鼠体内缺乏左旋葡萄糖内酯氧化酶,自身不能合成维生素 C,需要一定量的含维生素 C 的饲料。如果缺少维生素 C 供给 2 周,轻者出现行走困难,被毛无光,食欲减退,随之出现关节肿胀、出血,牙齿发生变化;重者骨质清脆,成年鼠后肢僵直或麻痹,患上维生素 C 缺乏病以致死亡。豚鼠粗纤维需要量比家兔多,但不像家兔易患腹泻病。豚鼠血清中补体丰富,特别是在优越的饲养条件下补体更丰富。补体丰富与免疫有关。幼畜出生后就有免疫能力,且豚鼠群体中较少出现自发性肿瘤。

豚鼠消化系统功能较弱,食物通过盲肠、大肠相当缓慢,部分食物可在肠道保持 48 小时。许多营养成分由肠道微生物菌群将纤维素分解后释放出来,因而维持肠道微生物菌群的平衡是非常重要的。许多抗生素,包括青霉素、氨苄西林(阿莫西林)、杆菌肽、红霉素、螺旋霉素、链霉素、林可霉素、克林霉素、万古霉素和四环素等,会在很大程度上迅速破坏通常生活在豚鼠肠道中的有益细菌的平衡,引起肠毒血症。一次肌注5万单位的青霉素能杀死75%以上的豚鼠。死亡通常发生在注射后的第4天,原因可能是正常菌群失调后引起的小肠结肠炎、大肠埃希菌型的菌血症或梭状芽孢杆菌引起的细菌内毒素中毒。因此,豚鼠疾病防治忌用上述抗生素,甲氧苄啶磺胺甲恶唑、氯霉素和恩诺沙星可用于豚鼠,但无菌豚鼠对抗生素药物不过敏。普通豚鼠的肠道正常菌群与抗生素结合产生内毒素会致豚鼠死亡。豚鼠对霉变饲料也较敏感,食后会引起中毒症状。

豚鼠对结核杆菌、布鲁氏菌、钩端螺旋体、马耳他热布鲁氏菌(*Brucella meliteusis*)、白喉杆菌、Q热病毒及淋巴细胞性脉络丛脑膜炎(lymphocytic choriomeningitis)病毒等很敏感,常用于抗结核病药物的筛选。豚鼠对组胺和刺激性气体很敏感,常用于平喘药和抗组胺药物实验。豚鼠是血清补体含量最高的动物,免疫学实验中多用豚鼠来制备血清补体。由于豚鼠的迟发性超敏反应性与人类非常相似,所以在过敏性休克和变态反应的研究中,豚鼠也是首选动物。

(三) 生理学特点

1. **生殖生理** 豚鼠有性早熟特征(雌鼠为30~45日龄,雄鼠为70日龄)。雌鼠一般在14日龄时卵泡开始发育,于60天左右开始排卵。雄鼠于30天左右开始出现爬跨和插入动作,90日龄后具有有生殖能力的射精。

雌鼠为全年多发情期动物。发情的雌鼠有典型的性行为,即用鼻嗅同笼其他豚鼠,爬跨同笼其他雌鼠。与雄鼠放置在一起,则表现为典型的拱腰反应,即四条腿伸开,拱腰直背,阴部抬高。将一只手的拇指和示指,放在雌鼠的两条后腿之间,生殖器两侧,髂骨突起前部,快速有节奏地紧捏,发情的雌鼠会采取交配姿势。检查雌鼠是否发情也可取阴道涂片,通过观察其角化上皮细胞是否积聚来确定。雌豚鼠性周期为15~16天,发情时间可持续1~18小时,平均6~8小时,多在下午5点到第2天早晨,排卵发生在发情期结束后。

豚鼠一般在5月龄左右才达到体成熟,此时方可进行配种繁殖,否则不但母鼠体质过度损耗,其产生的后代体质和生命力也较弱。雌鼠发情期间,雄鼠接近追逐并发出低鸣声,随后出现嗅、转圈、唷、舐和爬跨等动作。雌鼠交配时采取脊椎前凸的拱腰反应姿势。雄鼠进行插入,然后射精,终止交配。交配完成表现为舐毛,迅速跑开。射出的精液含有精子和副性腺分泌物。分泌物在雌性豚鼠阴道内凝固,形成阴栓。豚鼠的阴栓似香烟头大小,被阴道上皮覆盖,停留数小时后脱落。查找阴栓可确定交配日期,准确率达85%~90%。另外,还可检查雌鼠阴道内容物,看有无精子,以确定是否交配。

豚鼠妊娠期65~72天,平均68天,比其他啮齿类动物长得多。青年豚鼠妊娠期有延长的趋势。在分娩2~3小时后,母鼠出现一次产后发情。此时交配妊娠率可达80%。分娩前一周耻骨联合出现分离,最大限度可达3 cm左右,可做产期判断。雌鼠于分娩时蹲伏,产后把仔鼠身上舐食干净并吃掉胎盘。产仔数1~8只,多数为3~4只。豚鼠虽然只有一对乳房位于鼠蹊部,但泌乳能力强,可以很好地哺乳4只仔鼠。母鼠间有互相哺乳的习惯,这一点与其他啮齿类及兔、犬不同。仔鼠一般在 15~21 天断奶。豚鼠繁殖使用期限一般为 1~1.5 年。

2. 生长发育特点 胚胎在母体发育完全,出生后即已完全长成。新生时的豚鼠周身已有被毛,两耳竖起,两眼睁开,有视力,有门齿,体重可达 80~100 g。出生 1 小时后能走动,数小时后能吃软料,2~3 天后即可在母鼠护理下,一边吸吮母乳,一边吃饲料。

在 4~6 日龄时,豚鼠能吃硬粒饲料,体重可达 100~120 g。在 15~18 日龄时,豚鼠体重可达 200~230 g,可离乳。4 周龄时,成熟早的品系开始出现性周期,体重达 300 g。在 5 周龄时,豚鼠雌性出现性周期。2 月龄时,豚鼠体重达 400 g。10 周龄时,雄性性成熟,可以配种。

性别鉴定:15 日龄后,压迫会阴部时雄性的阴茎明显;15 日龄前和大小鼠一样,可从其外生殖器与肛门的距离判定,近为雌,远为雄。

二、饲养管理

(一) 环境

豚鼠对外来的刺激,如突然的声响、震动很敏感,甚至可能引起流产。因此,应保持安静。豚鼠怕热,对环境温度的变化较为敏感,饲养室最适温度为 20~26℃,相对湿度 40%~70%。若温度超过 29℃,且相对湿度高,空气流通性差,豚鼠可能会产生较强应激反应,甚至死亡。若温度过低,则易使豚鼠患肺炎。饲养环境中应保持足够的新鲜空气,换气次数不低于每小时 10 次。

豚鼠跳跃力差,但动作很敏捷,活动性强,空间要求大。托盘式笼架、大塑料盒是饲养豚鼠较好的笼具。使用托盘式不锈钢笼架时,由于排泄物落在托盘内与饲养笼分离,因此比较干净,但保温性差。大塑料盒底面平整光滑,可铺垫料,使豚鼠有着陆感,保温性好,但垫料容易脏,需要经常更换。豚鼠兴奋时,经常沿着笼边乱跑或转圈。用塑料盒饲养时,垫料一般应选用不含挥发性物质的软刨花。细小的硬刨花、片屑等会附着在豚鼠的生殖器黏膜上,影响交配或损伤生殖器,使豚鼠不孕。粉尘大的垫料会引起豚鼠呼吸道疾病。

(二) 饲喂

颗粒饲料之外加喂一次青饲料或蔬菜,补充粗纤维和维生素。可采用维生素合剂来控制微生物指标,饲喂效果可达青饲料水平。豚鼠对不饱和脂肪酸的需要量较高,不足时容易引起生长不良、脱毛、皮炎及皮肤溃疡等。豚鼠一般拒绝咸、苦或过甜的食物,对变质饲料特别敏感,会发生减食或废食现象,因此要注意饲料及蔬菜的来源和卫生。豚鼠对限量饲喂也不易适应,所以应当保证饲料和水的供应。豚鼠体内不能合成维生素 C,需从饲料中补充,可将 200~400 mg/L 新鲜配制的维生素 C 给豚鼠饮用。

(三) 日常管理

不应频繁地将雌鼠迁往新的笼舍,同时尽可能避免其他任何会引起拒食的因素。每天定时加料 1~2 次,及时清除残料和剩水,并防止豚鼠弄湿饲料。经常保持饮水新鲜,每天至少换水1次。水存留时间过长容易造成微生物大量繁殖导致豚鼠暴发疾病。普通级豚鼠一般饲养在不锈钢笼架上,每天需要及时清理托盘中的排泄物。食具每周清洗1次。房间地面每天消毒,室内墙壁、笼具等应定期消毒,笼具每月至少消毒1次。

三、常用品系

Dunkin-Hartley豚鼠,白色,远交系,1926年由邓金(Dunkin)和哈特利(Hartley)用英国种豚鼠培育而成。白色、短毛、红眼,用于营养学、微生物学及免疫血清学等实验。目前,我国各研究教学单位使用的豚鼠多为短毛英国种豚鼠。不同毛色的英国种豚鼠杂交可形成不同的变种,如纯白色、黑色及棕色等。因此,这些非纯种短毛豚鼠的被毛颜色是多样的,但基本是棕黄、黑、白3种颜色。豚鼠的毛色可以棕黄、黑、白相间,形成不规则的斑点,称三色豚鼠,也可有二色或单色豚鼠。

Strain2(ST2,NO:2,2/N)豚鼠,三色,近交系。1906年引自美国农业部,在1915年11代时由赖特(Wright)采用兄妹交配,繁殖到1933年33代后,改为随机交配直至1940年。1940年,赫斯顿(Heston)继续采用兄妹交配维持。1950年,引入美国NIH并分送世界各国。其毛色为三色(黑、红、白)。老龄豚鼠的胃大弯、直肠、肾脏、腹壁横纹肌、肺脏和主动脉等部都有钙质沉着,对结核杆菌抵抗力强,并具有纯合的GPL - AB. I(豚鼠主要组织相容性复合体)抗原。血清中缺乏诱发迟发超敏反应的因子。

四、在生物医药中的应用

(一)药理学研究

豚鼠妊娠期长,胚胎在母体发育完全,出生后的幼鼠在形态和功能上已基本成熟,适用于药物或化学物质等对胎儿发育影响的实验。豚鼠对多种抗生素药物敏感,成为研究抗生素和青霉素的重要动物模型;豚鼠对组胺极敏感,所以很适合作平喘药物和抗组胺药物的研究;豚鼠对人型结核杆菌具有高度敏感性,因此常用作抗结核病药物的药理学研究。

(二)免疫学研究

老龄雌性豚鼠血清中含有丰富的补体,在所有实验动物中补体含量最多,而且其补体非常稳定。因此,豚鼠血清成为免疫学实验中所用补体的主要来源。

豚鼠是过敏性休克和变态反应研究首选的实验动物。常用实验动物接受致敏物质的反应程度不同,其顺序依次为:豚鼠>家兔>犬>小鼠>猫>蛙。由于致敏的豚鼠再次接触抗原会引起急性支气管平滑肌收缩甚至死亡,因此,豚鼠适合用于速发型过敏性呼吸道疾病的研究。豚鼠的迟发性超敏反应与人类相似,如结核菌素皮试,故较适合进行这方面的研究。

(三)传染病学研究

豚鼠常用于病原的分离及诊断。对结核杆菌、布鲁氏菌、白喉棒状杆菌、马耳他热布鲁氏菌、钩端螺旋体及淋巴细胞性脉络丛脑膜炎病毒等都很敏感。豚鼠对结核杆菌有高度敏感性,感染后的病变与人类的进行性结核病变极为相似,是结核病病理学研究及结核杆菌分离、鉴定、诊断和筛选抗结核病药物的最佳实验动物。通常将肾结核疑似患者的尿液接种于豚鼠体内,如豚鼠出现结核病症状,即可确定为结核阳性。血清学诊断中常用补体结合实验来进行实验诊断,其中使用的"补体"就是由豚鼠血清制成的。

(四) 营养学研究

由于豚鼠体内不能合成维生素 C,因此可以利用这一点对维生素 C 缺乏引起的维生素 C 缺乏病进行研究。豚鼠是目前唯一用于研究实验性维生素 C 缺乏病的动物。豚鼠也可用于叶酸、精氨酸和维生素 B_1(硫胺素)的营养研究。

(五) 耳科学研究

豚鼠耳壳大、耳道宽,血管延伸到中耳腔,便于进行手术操作和耳循环观察。豚鼠的耳蜗管对声波极为敏感,特别对 700～2 000 Hz 纯音最敏感,故常用于听觉和内耳疾病的研究。

第四节 地 鼠

地鼠共有 4 属 66 个变种或亚属,培育的近交品系有 38 个。常用的地鼠(Hamster)属哺乳纲(Mammalia)、啮齿目(Rodentia)、鼠科、仓鼠亚科(Cricetidae)、仓鼠属(*Cricetulus*),由野生动物驯养后进入实验室。仓鼠亚科动物用于实验研究的有 8 种,作为实验动物的地鼠主要为金黄地鼠和中国地鼠(又名黑线仓鼠)。金黄地鼠(Golden hamster, *Mesocricetus auratus*)又称金黄仓鼠、叙利亚地鼠、金毛鼠、熊仔鼠及金丝熊等,野生金黄地鼠主要分布在欧洲和亚洲中东地区。金黄地鼠在实验中应用时间较短,是新开发的实验动物。虽然历史较短,但野生金黄地鼠直接作为实验动物已有近 5 000 篇相关文献发表。目前,有些地区也出现了白化的金黄地鼠变种。1930 年,希伯来(Hebrew)大学的动物学教授阿哈龙(I. Aharoni)去叙利亚做动物考察时带回 8 只,但在归途中逃走 4 只,死亡 1 只,尚剩 3 只(1♂2♀)进行繁殖。现在各国实验用的金黄地鼠就是这 3 只的子孙后代。阿哈龙教授率先与其同事阿德勒(S. Adler)博士利用金黄地鼠对由利什曼原虫感染引起黑热病进行了研究,之后金黄地鼠被广泛用在微生物学、肿瘤学的实验中。

一、生物学特性

(一) 生活习性

金黄地鼠又称叙利亚地鼠,金黄色,成年体重 120 g 以上,体长 16～19 cm,尾短粗,耳色深,黑眼球,被毛柔软,腹部与头侧部为白色。昼伏夜行,一般在夜晚 8～11 时最为活跃,运动时腹部着地,行动不敏捷,牙齿十分坚硬,可咬断细铁丝。有很强的储食习性,可将食物储存于颊囊之内,颊囊能充分扩张,储藏能力极强,便于冬眠时食用。野生的啮齿目动物受到自然条件影响,形成营巢储料的生活习性,以适应气候条件和植物季节的变化,在人工饲养条件下,它们仍会将纸屑、垫铺料、饲料等堆积在巢内,金黄地鼠更为明显,往往会堆积储存几斤至十几斤饲料,以备在寒冷季节食用。

金黄地鼠在兴奋时会发出强烈的金属性音响。雌鼠比雄鼠强壮,除发情期外,雌鼠与雄鼠不宜同居,且雄鼠易被雌鼠咬伤。金黄地鼠有嗜睡习惯,睡眠很深时全身肌肉松弛,且不易弄醒,有时会被误认为死亡。在 4℃ 条件下会冬眠。室温低于 13℃ 幼仔易被冻死,室温最好保持在 20~25℃,相对湿度 40%~70%。喜居温度稍低、相对湿度稍高的环境。常有食仔癖。

(二) 解剖学特点

金黄地鼠头骨较长,门齿孔小,臼齿呈三棱形,齿式 2(1003/1003)=16。脊椎式为:颈椎 7 块、胸椎 13 块、腰椎 6 块、荐(骶)椎 4 块及尾椎 13~14 块。

口腔内两侧有 3 cm×4.5 cm 的颊囊,亦称颊袋,能储存 10~20 g 食物,有时将块料整块储入,使面颊部出现棱角,地鼠可通过颊囊将大量食物搬到巢中。地鼠颊囊容量可达 10 cm³,具有高度可扩张性,可由两颊往后延伸至肩胛骨。颊囊壁薄,具有发育良好的血循环系统,淋巴管有显著缺失,可进行血管生理学和微循环研究;缺少组织相容性反应,可进行肿瘤移植。

金黄地鼠胃容量为 10~15 g,以谷物性饲料为主,也要给予一定量的含维生素 C 的饲料。维生素 C 缺乏时症状虽然没有豚鼠严重,但也会影响健康。

在臀髋部有一种腺叫腰窝腺。当地鼠处于性兴奋状态时,分泌物会使局部皮肤湿润。雌性地鼠不如雄性发育完全,腺体外露也不明显。

对皮肤移植的反应很特别。在许多情况下,非近交系的封闭群地鼠个体间皮肤相互移植均可长期存活。

肾细胞在组织细胞体外培养中用于建立二倍体细胞株,也可被做成细胞培养物接种病毒、进行分离或制造疫苗(乙脑)。

金黄地鼠乳头有 6~7 对。睾丸大小 15 mm×12 mm×12 mm,重量为 1 400~1 500 mg。

金黄地鼠 30~32 日龄开始出现性周期,妊娠期为 14~17 天,是啮齿类动物中妊娠期最短的动物。地鼠成熟期短,雌鼠 30 天性成熟,之后即可进行繁殖,雄鼠 75 天可交配。哺乳期 20~25 天。每年可产 5~7 胎,每胎产仔约 7 只。雄鼠成熟时体重为 100 g 左右,雌鼠 120 g 左右。成熟期时除发情期外,雌鼠不许雄鼠靠近。金黄地鼠平均寿命 2~3 年,体温 36.7~38.6℃,金黄地鼠总血液量 5 mL/130 g 体重,染色体 22 对。

金黄地鼠主要生理学指标:心率为每分钟 400 次,呼吸频率为每分钟 73.6(33~127)次,呼吸量 60(33.3~82.8)mL/min,在 20~21℃ 血液量为体重的 5%;颈动脉血压,8~12 周龄时为 78.7~101.3 mmHg(10.5~13.5 kPa),12~17 月龄为 64.3~88.3 mmgHg(8.6~11.8 kPa),17~24 月龄为 65.5~92.5 mmHg(8.7~12.3 kPa),24 月龄以上为 62.0~91.8 mmHg(8.3~12.2 kPa);红细胞总数(5.9~8.3)×10⁶/mm³,血红蛋白 14.85~16.20 g/100 mL,白细胞总数(7.200~8.480)×10⁶/mm³。

中国地鼠又称条背地鼠和黑线仓鼠。毛色为灰色、体形小,背部中心有黑色条纹,体长约 10 cm,体重约 40 g。白天基本为睡眠,行动笨重,无冬眠。无胆囊,胆管直接开口于十二指肠。大肠长度比金黄地鼠短 1 倍,但脑、睾丸均比金黄地鼠重近 1 倍。染色体 11 对,染色体大,数量少,且相互易于识别,尤其是 Y 染色体形态独特,极易识别,是研究染色体畸变和复制机制的好材料。易产生真性糖尿病,血糖比正常高出 2～8 倍,胰岛退化,胰岛 β 细胞呈退行性变,易培育成糖尿病株,是真性糖尿病的良好动物模型。

（三）生理学特点

新生地鼠体重 2～3 g。幼仔出生后生长发育很快,出生时全身裸露,3～4 日耳壳开始突出体外,以后张开,4 日长毛,12 日可爬出窝外觅食,14 日眼睛开,一边觅食一边靠母鼠乳汁哺育,生长很快。离乳时体重可达 25～28 g,成年体重约为 150 g,雌鼠体重比雄鼠稍大。

二、饲养管理

地鼠可用小鼠饲料喂养。注意补充维生素,给予充足、清洁的饮用水。单笼饲养,垫料每周更换 1～2 次。仔鼠离乳后,雌雄分开养,种鼠从春夏季出生的 2～3 胎仔鼠中选择。保持室内安静,空气流通,适宜温度 20～26℃,相对湿度 40%～70%。地鼠发情交配时应将发情雌鼠放入雄鼠笼内,交配完毕取出单养。也可采取长期同居法,但雄鼠易被雌鼠咬伤。

三、常用品系

金黄地鼠(golden hamster, *mesocricetus auratus*),金黄色,体重 150 g,染色体 22 对。1930 年,自中东叙利亚引进,各实验室饲养有所不同,但遗传学上比较一致,无太大变异。应用多,主要分布在东欧、南欧和亚洲的少数地区。常用的金黄地鼠大部分属于远交群,繁殖性能良好。

中国地鼠(Chinese hamster, *Cricetulus gviseus*),灰色、体形小,染色体 11 对,体重约 40 g。栖住于中国东海岸至里海东海岸地区。

欧洲黑腹地鼠(European hamster, *Cricetus cricetus*),体形大,性凶猛,体重约 200 g,染色体 22 对。

全世界普遍应用于医学科研工作的多为金黄地鼠,约占使用地鼠的 90%。其次是中国地鼠,约占使用地鼠的 10%。

四、在生物医药中的应用

（一）肿瘤学研究

地鼠是肿瘤学研究中最常用的实验动物。肿瘤组织在颊囊中易于生长,利用颊囊可以观察致癌物的作用。金黄地鼠与其他实验动物相比,对移植瘤接受性强,瘤易生长。近年来,大量开展金黄地鼠移植瘤研究。地鼠对可以诱发肿瘤的病毒易感,被广泛应用于研究肿瘤的增殖、致癌、移植、抗癌、药物筛选及 X 线治疗等。

(二) 生殖生理学和计划生育研究

成熟早,性周期 4 天,妊娠期短,繁殖快,适用于生殖生理学研究。人的精子能穿透金黄地鼠卵子的透明带,用金黄地鼠的卵子代替人的卵子,进行体外受精,可检查精子受精能力,用于计划生育研究。

(三) 传染病学研究

金黄地鼠常用于乙型脑炎疫苗、狂犬疫苗的检定及制备。

第五节 家 兔

家兔(*Oryctolagus cuniculus*)属哺乳纲、兔形目、兔科。兔科中有真兔、野兔和白尾棕色兔属,作为实验动物的兔主要是真兔属,也有少量的野兔和白尾棕色兔属。兔在分类学上曾被列为啮齿目,而后又被定为兔形目(lagomorpha)。因为一般啮齿目有 4 颗切齿(门齿),兔则有 6 颗,包括一对较小的切齿(第 2 对门齿,亦称痕迹小齿),紧贴于上颌大切齿的后方,呈圆形而不尖锐。

一、生物学特性

(一) 生活习性

家兔是食草类单胃动物。饲养原则是以青粗食米为主,精饲料为辅。喜欢独居,白天活动少,多处于假眠或休息状态,夜间活动量大,吃食多。有啃木、扒土的习惯。当使其仰卧,顺毛抚摸其胸腹部并按摩其太阳穴时,可以使其进入睡眠状态。

听觉和嗅觉都十分灵敏,胆小怕惊。散养的家兔喜欢穴居,有在泥土地上打洞的习性。性情温顺但群居性较差,同性别成年兔群养会经常发生斗殴、咬伤。厌湿喜干,具有鼠类的啮齿行为,在设计和配置笼舍和饲养器具时应予注意。

(二) 解剖学特点

全身骨骼共 275 块,肌肉 300 多条,肌肉总重量约为体重的 35%。前半身肌肉不发达,而后半身肌肉很发达。上唇纵裂,形成豁嘴,门齿外露。牙齿总数 28 个,齿式为 2(2 033/1 023)=28。

小肠和大肠的总长度约为体长的 10 倍。盲肠非常大,长约半米,相当于 1 个大的发酵口袋,与所有家畜相比兔的盲肠比例最大,末端较细称蚓突。在回肠和盲肠相接处膨大形成一个厚壁的圆囊。这就是兔所特有的圆小囊(淋巴球囊),有 1 个大孔开口于盲肠。圆小囊内壁呈六角形蜂窝状,里面充满着淋巴组织,其黏膜可不断分泌碱性液体,中和盲肠中微生物分解纤维素所产生的各种有机酸,有利于消化吸收。

胸腔构造与其他动物也不同,胸腔中央有纵隔将其分为左右两部,互不相通。心脏外有心包。开胸后打开心包暴露心脏进行实验操作时,只要不弄破纵隔,动物不需做人工呼吸。后肢膝关节屈面腘窝处有1个比较大的呈卵圆形的腘淋巴结,长约5 mm,极易触摸固定。

颈部有减压神经独立分支。人和猫、犬等此神经并不单独行走,而是行走于交感或迷走神经之中。颈神经血管束中有3根粗细不同的神经:最粗、白色者为迷走神经;较细、呈灰白色者为交感神经;最细者为减压神经,位于迷走神经和交感神经之间,属于传入性神经,其神经末梢分布在主动脉弓血管壁内。眼球甚大,几乎呈圆形,耳郭非常发达,其长度甚至超过头长,耳肌发达、可自由活动。

表皮很薄,真皮较厚,坚韧而有弹性。全身被毛1年更换2次。汗腺很不发达,仅在唇边及腹股沟部有少量汗腺。皮脂腺遍布全身,能分泌皮脂油润被毛。雌兔有乳头3~6对。

雄兔的腹股沟管宽短,终身不封闭,睾丸可以自由地下降到阴囊或缩回腹腔。雌兔有2个完全分离的子宫,为双子宫类型。左右子宫不分子宫体和子宫角,2个子宫颈分别开口于单一的阴道。

(三) 生理学特点

兔属草食性动物,其消化道中的淋巴球囊有助于粗纤维的消化,对粗纤维和粗饲料中蛋白质的消化率很高。有食粪特性,属正常生理学现象。家兔排泄两种粪便,一种是硬的粪球,在白天排出;一种是软的团状粪便,在夜间排出。软便排出后即被兔自己吃掉,经分析软便比硬便含有更高的蛋白质和维生素,但无菌兔和摘除盲肠兔无食粪行为。

幼兔消化道发炎时,消化道壁变成可渗透的,这与成年兔不同。所有幼兔患消化道疾病时症状严重,并常有中毒现象。家兔的肠非常长(约为体长的8倍)。肠的摆动运动(钟摆运动)波幅较大。豚鼠肠的摆动波幅小。用药后,抑制反应不易看出。兔肠壁薄,对儿茶酚胺类药物和其他药物反应灵敏。猫、犬等肠壁厚,反应迟钝。未妊娠兔的离体子宫对 α 受体兴奋药物十分敏感,可引发强烈收缩。

体温调节决定于外界温度。外界温度为5~30℃时,主要利用呼吸散热维持其体温平衡。如果外界温度由20℃上升到35℃,呼吸次数可增加5.7倍(正常频率每分钟36~56次)。外界温度在32.2℃以上时,兔的生长发育和繁殖效果都显著下降。对环境温度变化的适应性有明显的年龄差异。幼兔比成年兔可忍受更高的环境温度。出生仔兔体温调节系统发育很差,因此体温不稳定,至10日龄才初具体温调节能力。至30日龄时被毛形成,热调节功能进一步加强。适应的环境温度因年龄而异,初生仔兔窝内温度30~32℃,成年兔15~20℃,饲养环境温度一般不低于5℃,不高于25℃。

属刺激性排卵,交配后10~12小时排卵,性周期一般为8~15天,无发情期,但雌兔可表现出性欲活跃期,表现为活跃、不安、跑跳踏足、抑制、少食、外阴稍有肿胀、潮红及有分泌物,持续3~4天,此时交配,极易受孕。但无效交配后,由于排卵后黄体形成,可出现假孕现象,产生乳腺、子宫增大等表现,经16~17天终止。母兔妊娠期为30天,产仔数为8~16只/窝。

1. 生长发育特点 生长发育迅速。仔兔出生时全身裸露,眼睛紧闭,耳闭塞无孔,趾趾相连,不能自由活动;出生后3～4日即开始长毛;4～8日脚趾开始分开;6～8日耳朵根内出现小孔与外界相通;10～12日眼睛睁开,出巢活动并随母亲试吃饲料;21日左右即能正常吃料;30日左右被毛形成。仔兔初生时体重约50g,1个月时体重相当于初生时的10倍,初生至3个月体重几乎呈直线上升,3个月以后体重增加相对缓慢。不同品种与不同性别的幼兔,其生长速度并不完全相同。大多数品种的雌兔比雄兔的生长速度快,8周后表现尤为明显。

家兔的性成熟较早,小型品种在3～4月龄,中型品种4～5月龄,大型品种5～6月龄。体成熟年龄约比性成熟推迟1个月。寿命约8～10年。

2. 血型和唾液型 根据血细胞型凝集素的有无,兔可分为4个血清型:α'、β'、$\alpha'\beta'$及O血清型。兔的α'、$\alpha'\beta'$血清型易产生人血细胞A型抗体,而β'、O血清型易产生人血细胞B型抗体。兔的唾液已确认有两种,易获得人血细胞A型物质者,称为排出型;不易获得人血细胞A型物质者,称为非排出型。唾液中有无A型物质与A型抗体产生能力有密切关系,欲使之产生A型抗体,应选用非排出型中的α'、$\alpha'\beta'$血清型兔。

3. 主要生理学指标 家兔正常体温为39.0℃(38.5～39.50℃),皮肤温度33.5～36℃,心跳频率每分钟(258±2.8)次,动脉血压110(95～130)mmHg(12.7～17.3kPa),循环血量(59±2.3)mL/g体重,呼吸频率每分钟51(38～60)次,潮气量21.0(19.3～24.6)mL,通气率1070(800～1140)mL/min,耗氧量640～850mm³/g体重,红细胞总数5.7(4.5～7.0)×10⁶/mm³,血红蛋白11.9(8～15)g/100mL血,白细胞总数9.0(6.0～13.0)×10³/mm³,血小板(28±2)×10⁴/mm³,血液pH为7.58,红细胞比重1.090,血浆比重1.024～1.037,血总量占体重的5.46%～8.7%,染色体22对,寿命8年。

二、饲养管理

家兔的饲养管理是家兔繁殖、育种、营养及饲料等知识的综合利用。为达到家兔的标准化饲养,应采用全价颗粒饲料。繁殖兔、育成兔和各种实验兔的饲料配方应符合规定标准,并保持相对稳定。对哺乳母兔、孕兔及刚离乳后的育成兔应保证足够的营养需要,对种公兔、后备种兔和实验待用兔应适当限制能量摄入,防止脂肪沉积造成过肥。各种兔均应供给足够的清洁水。

实验兔的生产目的与各种经济兔不同。前者对外界环境条件的反应敏感性强、适应性差,并且要求背景资料齐全。所以,在繁育生产和实验研究过程中,不仅要按照兔群的遗传学和微生物学控制的等级要求提供相应的环境条件,还必须实行科学的程序化管理。

家兔繁育生产程序为:

1. 配种 按种群的血缘关系和供应计划编好交配组合表,每批应在3天内交配完毕,这样可以保证同批仔兔日龄较一致。半频密繁殖在产后2～3周再次交配;频密繁殖法,在产后3～4天内交配。每只兔交配后立即登记。

2. 妊娠诊断 在雌兔交配后10～12天采用摸胎法进行诊断。怀孕兔在记录表上填入预产期,空怀的则进入下一批交配。

3. 分娩记录 按预产期提前2~3天(即交配后27~28天)准备好产箱放入笼内,放入产箱后每天检查一次,产后立即记录产仔日期、产仔数。如有特殊需要,还需记录初生体重,并按产仔多少在同批产仔雌兔间调剂代乳,寄养的仔兔需做好标记并记录。

4. 称重 仔兔一般在21日龄开始采食饲料,育种学常把21日龄的仔兔窝重作为衡量母兔泌乳性强弱的指标。

5. 离乳记录 一般采用半频密繁殖较多,仔兔在6周龄或45日龄离乳。频密繁殖时,仔兔于28日龄离乳。离乳时每只仔兔均按统一编码打上耳号,将产期、同窝仔数、个体重、21日龄窝重及父、母号等项一并记入仔兔登记表内。

三、常用品系

由于生物学和医学领域不同科学研究目的的需要,经长期选择和培育,已形成了不同用途的品种和品系,在体型大小、被毛结构、毛色特征、生产性能、生长发育、生理生化和免疫功能等方面都有很大差异。目前,世界各国供实验用的主要家兔品种中,用于采血的有新西兰白兔(Newzealand white rabbit)和弗朗德巨兔(Flemish giant rabbit)等。供做肿瘤动物模型和其他特殊实验的小型兔有波兰兔(Polish rabbit)和荷兰兔(Dutch rabbit)等。在美国,新西兰白兔在实验中应用最广,在日本主要使用日本白兔和新西兰白兔。

用兄妹交配20代以上培育家兔近交品系相当困难,尽管如此,还是确立了不少近交系。美国实验动物资源研究所的目录上记载有30种以上,但不都是兄妹交配形成的。在1986年,已知英国维持16个近交系,美国维持13个近交系。据记载,日本也保持着20个以上的品系,但不都是近交系。其中,Ⅲ/J起源于新西兰兔,ACEP/J起源于荷兰兔,Y/J起源于荷兰兔,都是从美国杰克逊实验室引进的近交品系。

我国比较常用的实验家兔品种为日本大耳白兔。由于来源复杂、饲育地域广阔、引进时间较久,所以各地兔群差异较大,现已形成不同的类群,在东北三省10个单位饲育的长春大耳白兔(B:CBWR)就是其中之一。1989年,中国科学院上海实验动物中心从日本引进新西兰大白兔,现已在国内广泛应用。上述两品种已于1983年经卫生部确定为全国卫生系统通用的实验家兔品种。另外,有些地区和单位还使用青紫蓝兔和中国白兔。

1. 日本大耳白兔 原产于日本,是用中国白兔与日本兔杂交培育而成的,属皮肉兼用型。被毛全白,眼睛红色,耳大、薄,向后方竖立,耳根细,耳端尖,形同柳叶,母兔颔下有肉髯。体形中等偏大,成兔体重4~5kg。繁殖力强,每胎产仔7~9只,初生重60g左右。该兔适应性好,我国从南到北均有饲养,是我国饲养数量较多的一个品种。由于耳大、血管明显,是较理想的实验用兔。

2. 新西兰白兔 原产于美国,是著名肉用兔品种。该兔于20世纪初在美国育成,颜色有棕红色、黑色和白色3种。世界上饲育较多的是新西兰白兔,也是美国用于实验研究最多的品种,已培育成近交品系。外貌特征:被毛全白,头宽圆而粗短,耳较宽厚而直立,臀圆,腰肋部肌肉丰满,四肢粗壮有力。体形中等,成兔体重 4～5 kg。繁殖力强,每胎产仔 7～8 只。该兔最大特点是产肉率高,以早期生产快而著称。

3. 青紫蓝兔　原产于法国,是 20 世纪初育成的著名皮用品种,1913 年首先在法国展出,分标准型、中型(美国型)和巨型 3 种。因毛色很像产于南美的珍贵皮毛兽"青紫蓝"而得名。我国饲养的多为中型,体质结实、腰臀丰满,成兔体重 4.1～5.4 kg,繁殖性能较好,平均每胎产仔 6～8 只。40 天离乳仔兔个体重达 0.9～1.0 kg,90 日龄平均体重 2.2～2.9 kg。该兔适应性强,容易饲养,在我国分布很广,很早就用于实验研究和药品检验。近几年,由于白兔用量较多,仅少数单位用于生物制品的检验。

4. 中国白兔　是世界上较为古老的品种之一,我国各省均有分布,四川等地饲养较多。该兔头型清秀,嘴较突,体型较小,全身结构紧凑而匀称,被毛全白,眼睛红色,成兔体重 2～2.5 kg,性成熟较早,繁殖力高,年产仔 5～6 胎,每胎 6～8 只,最高达 15 只以上。适应性好,抗病力强、耐粗饲。很早就用于实验研究和生物制品生产,各实验动物机构饲养较少,多在民间饲养。应注意对其进行选育和保种工作,以便培育成我国特有的实验用家兔小型品种。

四、在生物医药中的应用

(一) 药物和生物制品热原质试验

家兔易对化学药品、细菌内毒素及异性蛋白产生发热反应,体温反应灵敏且恒定,被广泛用于药物、生物制品等各类制剂的热原质检定。热原是微生物及其尸体或微生物代谢产物,其化学成分为菌蛋白、脂多糖、核蛋白或这些物质的水解物。大肠埃希菌中提取的热原 0.002 μg/kg 即能使家兔发热。因此,兔广泛应用于制药工业和人、畜用生物制品等各类制剂的热原质试验。

(二) 免疫学研究

家兔的最大用途是生产抗体,制备高效价和特异性强的免疫血清。家兔对许多致病因子敏感,适用于免疫、天花、狂犬病及脑炎等方面的研究。通过家兔研制出了猪瘟兔化疫苗、猪支原体乳兔疫苗等生物制品。免疫学研究中常用的各种免疫血清,大多数是采用家兔来制备的,广泛用于人、畜各类抗血清和诊断血清的研制。如细菌、病毒、立克次氏体等免疫兔血清等;兔抗人球蛋白免疫血清、羊抗免疫血清等;抗组织免疫血清,如兔抗大鼠肝组织免疫血清、兔抗大鼠肝铁蛋白免疫血清等。

(三) 心血管和肺心病研究

家兔颈部神经血管和胸腔的构造特殊,很适合作急性心血管实验。如直接法测量颈动脉血压、中心静脉压,间接法测量心搏量、冠状动脉流量、肺动脉和主动脉血流量等。可通过结扎家兔冠状动脉前降支复制实验性心肌梗死模型;以重力牵拉阻断冠脉法复制家兔缺血性濒危心肌模型;通过选择阻断冠状动脉左室支位置的远近及牵拉重力的大小,可调整心肌梗死的范围及程度,故亦可复制心源性休克或缺血性心律失常模型。静脉注射 1% 三氯化铁水溶液可建立肺心病模型;小剂量三氯化铁加 0.1% 氯化镉生理盐水溶液雾化法可形成肺水肿。也可通过兔耳灌流等方法来研究药物对心血管的作用。

(四) 生殖生理学研究

静脉注射绒毛膜促性腺激素或雄兔的交配行为可诱发家兔排卵,使兔人工授精后进行生殖生理学的研究。雌兔只能在交配后排卵,所以排卵的时间可以准确判定,胚胎材料易取得。注射某些药物或黄体酮可抑制排卵,可用于避孕药物的筛选研究。

(五) 代谢研究

将纯胆固醇溶于植物油中喂饲家兔,可引起家兔典型性高胆固醇血症、主动脉粥样硬化症、冠状动脉硬化症等。家兔对致病胆固醇膳食的敏感性高,兔对外源性胆固醇吸收率高达 75%～90%,而大鼠仅为 40%。对高脂血症清除能力较弱,静脉注射胆固醇乳状液后引起的持续脂血症可达 72 小时,而大鼠仅为 12 小时。因此,家兔具有造型时间短、成型快的特点。家兔一般 3 个月左右即可成型,而犬需 14 个月,鸡需数月至年余,猴需 6 个月以上。

(六) 眼科学研究

家兔是眼科学研究中最常用的实验动物。家兔的眼球大,几乎呈圆形,眼球重 3～4 g,体积 5～6 cm^3,便于手术操作和观察。同时在同一只家兔的左右眼分别进行疗效观察,可以避免动物个体差异。常用家兔复制角膜瘢痕模型。在双眼角膜上,复制成左右等大、等深的创伤或瘢痕,用以观察药物对角膜创伤愈合的影响,筛选治疗角膜瘢痕的有效药物及研究疗效原理。

(七) 皮肤反应实验

家兔对皮肤刺激反应的敏感性近似于人。常选用家兔进行有毒物质对皮肤局部作用的研究。兔耳可进行实验性芥子气皮肤损伤和冻伤、烫伤的研究。

第六节 | 犬

犬(*Canis familiaris*, Canine),属哺乳纲(Mammalia)、食肉目(Carnivora)、犬科(Canidae)、犬属(*Canis*)。犬与人类有很长的共同生活和相互依存的历史,已家畜化。犬属食肉目动物,消化生理及营养上对动物性蛋白质要求较高,能较好地消化吸收与利用,对植物纤维、淀粉消化吸收与利用很差。大脑较发达,长期作为家畜与人类一起生活,能领会主人简单的意图,能很好地进行调教,也能很好地与人配合。在解剖生理学特征上也近似于人类,因此是一种很好的实验动物。用犬作为毒性试验的动物在我国早有记载。但用犬做实验动物正式进行研究与讨论,还是在 20 世纪 40 年代之后。犬的品种多,特性有一定差异。1950 年,美国推荐小猎兔犬为实验用犬。由于该品种犬性格温顺,容易调教,便于饲养管理,遗传学疾病少,体型适中,适应性强,实验重复性好,在稳定的饲养条件下,生理生化数据相对稳定,适合于药理学、毒理学、生理学及眼科等方面的研究,并为国际上大多数国家所认可接受,每年使用量在 20 万只以上。

一、生物学特性

(一) 生活习性

犬具有大脑较发达,适应性强,嗅觉、听觉灵敏等特点。易接近人与人做伴,对主人有依附性,服从主人的命令,能理解人们简单的意图。具有发达的血液循环和神经系统及大体上和人相似的消化过程。在毒理学方面的反应和人比较接近,内脏与人相似,比例也近似(胰腺除外)。

成年雄犬爱打架,并有合群欺弱的特点。归家性很强,能从很远处自行归家。冬天喜晒太阳,夏天爱洗澡。对环境适应能力强。犬虽然早已家畜化,但若不合理地饲养及粗暴对待,亦可使之恢复野性。在健康状况下,肠道能合成维生素 C。习惯不停地运动,故要求饲养场地有一定的活动范围。还习惯于啃咬肉、骨头,喜吃肉类及脂肪,但由于长期家畜化,也可杂食或素食。为使犬正常繁殖生长及达到正常生化指标,饲料中需要有一定量的动物蛋白质与脂肪。犬消化素菜能力差,整根素草吃下去仍整根排出,部分原因是咀嚼不完全。正常的犬鼻尖呈油状滋润,人以手背触之有凉感,可灵敏地反映动物整体的健康情况。如发现鼻尖无滋润状,以手背触之不凉或有热感,则犬即将得病或已经得病。

(二) 解剖学特点

犬的品种达 200 多种,体型大小可差 200 倍以上(0.3～100 kg),生理学特征、耐受性相差也很大。在同一实验中,应使用同一品种、年龄及体型相仿的犬,以尽量减少误差,力求一致性。根据犬成年体重,习惯分为:袖珍型犬:3 kg 以下;小型犬:10 kg 以下;中型犬:10～25 kg;大型犬:25 kg 以上。

1. 齿 呈食肉动物的特点。犬齿、真臼齿发达,善于撕咬食物、猎物。臼齿切断食物力量极大,但咀嚼食物很粗。出生十几天即生乳齿。齿式为:2(313/313)＝28。3～4 个月后开始由门齿、犬齿到臼齿的顺序逐渐更换为恒齿。10 个月后齿换齐。但犬齿生长坚实需要 1 年半,齿式为:2(3 142/3 143)＝42。为了解犬的年龄,自繁犬可根据生产记录来估计,而外购犬则需要根据犬齿更换情况和磨损程度来估计年龄。

2. 骨骼 头骨下连颈椎 7 个,胸椎 13 个连 9 对真肋、4 对假肋及一根胸骨,腰椎 7 个,荐(骶)椎为 3 个融合在一起的骨块,尾椎为 8～22 个,整个形成骨骼的纵轴。加上四肢骨骼共约 319 块大小不同的骨骼。雄性犬科动物有 1 块阴茎骨,尿道穿过其中,形成硬性狭段。犬无锁骨,肩胛骨有骨骼肌连接躯体。

3. 汗腺 不发达,散热主要靠提高呼吸频率,舌头伸出口外喘式呼吸,降低充血舌部的温度。

4. 脏器 胸腺在犬幼年时发达,而在 2～3 岁时已退化萎缩。心脏很大,占犬体重的 0.72％～0.96％。肝脏很大,占犬体重的 2.8％～3.4％。犬的胰腺小,分左右两支,扁平长带状,于十二指肠降部有一胰腺管开口处,胰腺向左横跨脊柱而达胃大弯及脾门处,胰腺是分离的,故易摘除。胃较小,相当人胃长径的一半,容易做胃导管手术。肠道较短,仅为身体长度的 3 倍,肠壁厚薄与人相似。脾脏是犬最大的储血器官。当奔跑需要更多的血动员出来参加循环代谢时,靠其丰富的平滑肌束收缩将脾中的血挤到周围血管中。

5. 视觉与听觉　视力一般不发达(不同品种视力差异很大)。每只眼睛有单独的视野,视角仅为 25°夹角以下,正面近距离看不到。由于眼水晶体较大,眼睛测距性能差。视网膜上没有黄斑,即没有最清晰的视觉点。一般视力差,视野仅 20～30 m。实验证明犬色感也极差,为红绿色盲。犬的听觉极为灵敏,超过人的听觉,可听 50～55 000 Hz。

6. 嗅觉　嗅脑、嗅觉器官和嗅神经极为发达。鼻长,鼻黏膜上布满嗅神经,能够嗅出稀释一千万分之一的有机酸,特别是对动物性脂肪酸更为敏感。嗅觉能力超过人的1 200 倍。

7. 血型　犬只的红细胞抗原(dog erythrocyte antigen,DEA)种类繁多,血型系统命名采用“DEA＋数字”法。目前,犬有 8 种符合国际标准的血型,分别是 DEA1.1、DEA1.2、DEA3、DEA4、DEA5、DEA6、DEA7、DEA8。已发现自然产生的 DEA3,5,7 抗体。DEA1.1 和 1.2 抗原抗体反应会引发急性溶血性输血反应。在体 DEA3,5,7 的抗原抗体反应会在 3～5 天内触发永久性血红细胞丢失。在体 DEA4 抗原抗体反应则对血红细胞的存活没有影响。只拥有 DEA4 抗原的犬只被认为是“万能供血者”。

8. 生殖　性成熟在 280～400 日龄,性周期为 180(126～240)天。在每年春秋两次发情(在室内笼养的发情期不定),每次发情 8～14 天。发情后 1～2 天排卵,但卵第一极体(first polar body)在排卵时未曾排出。这与其他动物不同,卵在此时尚未成熟,所以要数日后极体脱去才能受精。这也是选择发情后 2～4 天交配的原因。妊娠期 60(58～63)天。哺乳期 45～60 天。每胎产仔 1～16 只。

9. 4 种神经类型　多血质(活泼型)——均衡的灵活型;黏液质(安静型)——均衡的迟钝型;胆汁质(不可抑制的)——不均衡,兴奋占优势的兴奋型;忧郁质——兴奋和抑制均不发达。这些区别对一些慢性实验,特别是高级神经活动实验的动物选择有重要意义。

10. 寿命　15～22 年;染色体 2n＝78。

11. 犬生理学指标　正常体温 39℃(38.5～39.5℃),心率每分钟 80～120 次,呼吸频率每分钟 18(15～30)次,潮气量 320(251～432)mL,通气量 5 210(3 300～7 400)mL/min,耗氧量 580 mm^3/g 活体重,收缩血压 149(108～189)mmHg(14.4～25.2 kPa),舒张压 100(75～122)mmHg(10.0～16.3 kPa),总血量为体重的 7.7%(5.6%～8.3%),心输出量 14 mL/次,红细胞数 680(550～850)×10^4/mm^3,血红蛋白 14.8(11～18)g/100 mL,白细胞数 11.5(6.0～17.0)×10^3/mm^3,全血比重 1.054～1.062,红细胞比重 1.090,血浆比重 1.023～1.028,血小板数(21.86±9.22)×10^4/mm^3,血浆总蛋白 7.1(6.3～8.1)g‰,尿量 25～41 mL/(kg·24 h),尿 pH 6.1。

(三) 生理学特点

合适初配年龄雄犬为 1～1.5 年,雌犬为 1～1.2 年。种犬须经调教达到要求,编终身号立档案卡,详细说明种犬来源、父母、出生年月日、胎次、同窝雌雄、交配情况、生产情况、健康免疫情况及疾病处理记录等。一般 1 雄 2～3 雌可同场饲养。发情期雄犬单独关放饲养，以保证及时有效地配种和保持雄犬体力。雌犬出生后 240～400 天即可发情，一般每年春秋两季单次发情。

1. 发情前期　雌犬外阴红肿，有血性黏液排出，阴道垢涂片可见多量红白细胞及有核上皮细胞。此期持续 7～9 天，然后进入动情期。

2. 动情期　雌犬外阴红肿稍退，分泌物呈浅红色，神情不安，爬其他犬背做交配状。当雄犬爬上交配时不拒绝，并抬起尾部偏向一侧，此期可持续 6～10 天。阴道垢涂片，红细胞数明显减少，无核角化上皮增加。一般进入动情期后 1～2 日开始排卵。

3. 交配　动情期后第 2～4 日将雄犬牵入交配场地，任其自然交配。48 小时后第 2 次与同一雄犬交配即可登记入卡。雌犬排卵后卵子尚未成熟，经 24～36 小时后才能成熟受精。这也是选择雌犬在动情期后 2～4 天交配的原因。雄犬交配过程中，当阴茎插入雌犬阴道时，阴茎根部球状海绵体在雌犬耻骨前缘迅速膨胀，造成机械阻滞，使阴茎无法退出阴道，经 10～50 分钟后，射精完毕，球状海绵体缩小，阴茎方能退出。

4. 妊娠　妊娠期 60 天(58～63 天)。初孕雌犬 15～20 天开始可见前胸乳头红肿，40 天后腹围加大，体重食欲增加。此期能量需增加到 1.47～1.64 J(347～393 cal)/(kg·d)。40 日后孕犬称为重胎犬，需要安静，禁止生人参观。50 日后进入产房，或放入产箱，让犬适应，产箱底要光滑，产箱内要温暖干燥，冬天放置 250W 红外线灯泡备用。

5. 分娩　58 天进入预产期，要注意观察。分娩多在下午或傍晚，分娩当天雌犬不吃料、爬窝，体温下降 0.5～1℃，可作为分娩预测指标。一般分娩犬能自理，但为了提高存活率，不发生意外死仔，应该以人工接生为宜。产仔时除去胎盘，人工断脐消毒，擦干黏液，仔犬放在 25～32℃的仔箱中。全部产程结束，再放回母犬箱中(温度在 1 周内仍需在 25℃)，并详细记录体重、性别及总数等。整个产仔过程如超过 6 小时，或产仔时间 2 小时有阵缩不下仔者，需兽医人员作难产处理。

6. 哺乳　产后幼犬会自行吮乳，但要一日数次观察，大型犬可带仔 10 只，小型犬带 6 只。超过此数，每日要增加人工哺乳 2～3 次。母犬也要增加营养，如母犬在仔犬断奶时体重不低于配种前体重的 90%，则有利于下一季的发情和受孕，有利于提高生产率。仔犬 20 日后可以用仔犬全价营养颗粒膨化饲料，用沸水泡成糊状或肉糜粥给仔犬训练自食，每日 3 次，并逐渐减少哺乳次数，也可减轻母犬的体力负担。仔犬 30 日第 1 次除蛔虫。40 日可停止人工哺乳，改用糊状料饲喂，每日 4 次，每次间隔 4 小时，喂半饱为宜。由母犬带乳的仔犬也需喂料 2～3 次。50～60 天后仔犬可以断奶，编终身耳号。特别瘦小的仔犬可以延长 1 周断奶，母犬静养 5～7 天后回群。

7. 仔犬育成　是指从断奶到 10 月龄(齿换齐)这段时期。此时期管理要特别小心。4 个月以内，喂以仔犬料每日 4 次，每次间隔 4 小时。4 个月以上到 6 个月，喂育成犬料，每日 3 次，每次间隔 5 小时。6 个月以上喂种犬料，每日 2 次，每次间隔 8～9 小时。4 个月以上，每日饲喂量按体重的 4%～5%给予。

仔犬在第 50 天、第 90 天，共注射 2 次犬用三联疫苗(犬瘟热、犬肝炎及犬细小病毒性肠炎)。30 天、80 天分别进行肠道内寄生虫的驱除。犬室及犬笼要保持清洁干燥，为了防止感染,也可 2～4 只犬一笼豢养,与粪尿隔开。6 个月以上育成犬爱啃咬,适当投放一些牛、猪长骨供啃咬,有利于健康。特别好斗的仔犬,要把它放到体型略大的犬群中去,以免咬伤造成损失。

二、饲养管理

工作人员在犬的饲养管理实际工作中,有几点是必须要考虑的:安全、工作方便;减轻劳动强度;便于清洁卫生,控制疾病;便于观察及捕捉;不受外界气候的影响;便于护理与调教;尽量照顾到犬的生活习惯及必要的运动;熟悉犬的生物学特征及实验的目的、特点等。

(一) 环境

繁殖犬舍需保暖降温,空气流通,周围要安静,夜间有照明,防止外界人畜干扰。

1. **散养式(有运动场式)** 一般选择在远离住宅区及教学区的区域,防止相互干扰,地势避免低洼,1/3 在室内,2/3 是运动场。场地是水泥地,单面下水,场外出水,隔墙为 2 m 高铁丝方格网,下有半米高水泥护墙。防止污物交叉。犬舍大小可因地制宜,也可根据目的与犬体型大小而定。一般中体型犬,犬舍 1.5 m×2 m,运动场 1.5 m×4 m 可养 6～8 条待用犬,也可养一条生产中的母犬,或一条种公犬,或一条种公犬和 3 条休情期种母犬。此种设施适用于饲养生产犬、待用犬及慢性观察期犬及教学用犬。群养一般每群不宜超过 10 只。

2. **笼养式** 室内有防暑、降温、通风、防蚊蝇条件,在高 80 cm、宽 80 cm、长 100 cm 铁丝笼内养中型犬 1 只,笼底板为 2.5 cm×2.5 cm 不锈钢网,可双层饲养。此方式适用于饲养仔犬(每笼 2～3 只)及实验犬,减少相互干扰,防止感染。整个犬场要在独立区内。每室、每走廊都要有门,防止犬逃跑。室内墙面是吸音材料。犬舍供水需有较大口径的进水管,以保持其水压。下水管要粗,防止粪水堵塞。

外购犬进场先除体内外寄生虫,定期清洗犬身,用刷子刷毛,梳去浮毛,既可清洁犬身,又可促进皮肤血液供应,对犬健康极为有益,也使犬建立与饲养人员的良好关系。手术前若用肥皂清洗犬体,则可减少手术伤口感染,提高手术成功率。犬舍场每天清洗打扫粪便,冬天地面不易干燥,则增加出粪次数。每周喷消毒除虫剂 1～2 次,每月消毒 2 次,每换一批犬只,要彻底清洗消毒 1 次。食具应每天清洗干净。

(二) 饲喂

因营养因素引起的犬营养不良或疾病虽然能够纠正,但恢复极慢或不可逆。营养全面、质量稳定及适口性好的饲料可使犬正常生长繁殖,避免受到伤害(如骨梗,卫生不良)。有条件的应用"犬用全价营养膨化颗粒饲料"。每日供应量为犬体重的 4%,分 2 次给予,保证生产犬、仔犬和育成犬的营养需要。每日饮水供应量为 100～150 mL/kg,但最好是全天敞开任犬自饮或使用自动饮水头。水源必须清洁。

(三) 日常管理

根据犬的生理学特性,可知其属于能受大运动量的动物,但豢养后往往由于条件限制,达不到需要的运动量及阳光照射。出于对犬的爱护,需要在饲养中弥补,在无运动场的犬室内需增加原地运动、负重或拉拽运动,急性实验犬则除外。

平时要加强与种犬、实验用犬的接触,利用犬的特性及条件反射原理调教犬只,以达到"叫得来,牵得走,抱得起"的要求。在捕捉时尽量使用手或链子。为防止伤害人,在万不得已的情况下才使用犬钳或套杆钳住颈部,但注意千万不能钳胸、腰部位。经钳过的犬只再进行调教比较困难。

外购犬进入犬场前,可先用除虫药液喷湿体表以驱除外寄生虫(严冬季节可免)。然后逐个再次注射狂犬疫苗后分大小、强弱分别关放,登记入册,隔离观察2周无异常情况后才可供急慢性实验用,以保证实验人员安全。驱除体内寄生虫可用广谱药。实验室血液化验检查需在2周检疫期内完成。凡未经检疫的外购犬,按卫生防疫条例严禁用作实验用犬。注射狂犬疫苗时,必须每犬换一针头。声带切除手术必须在检疫期后进行。

三、常用品系

常用的品种主要有比格犬、四系杂交犬及 Labrador 犬等。

(一) 比格犬

比格犬又叫小猎兔犬,是猎犬中体型较小的一种(成年体重为7~10kg,体长为30~49cm)。原产于英国,我国自1983年开始引入该品种。短毛,形态和体质均一,禀性温和,易于驯服和抓捕,对环境的适应力、抗病力较强,性成熟期(8~12个月)早,产仔数多,遗传稳定,实验可信度强,是公认的较理想的实验用犬,已广泛应用于人类疾病发病机制、临床试验等生物医药领域的研究。

(二) 四系杂交犬

四系杂交(4-Way Cross)是科研人员利用 Gveyhound、Labrador、Samoyed 及 Basenji 4个品系犬种交配而培养出的一种外科手术用犬。它包含了 Labrador 体躯较大、胸腔和心脏极大等优点,也包含 Samoyed 耐劳和不爱吠叫的优点。

(三) Labrador 犬

Labrador 具有较大体躯、极大胸腔和心脏等优点,一般做实验外科研究用。

我国饲养繁育的犬品种也很多,如中国猎犬、西藏牧羊犬、华北犬及西北犬等。华北犬和西北犬主要用于烧伤、放射损伤及复合伤等的研究。西藏牧羊犬用于胸外科,脏器移植等的研究。

四、在生物医学中的应用

(一) 实验外科学研究

犬广泛应用于实验外科学方面的研究。如脑外科、心血管外科、断肢再植、组织和器官移植等。临床医生在开展新的手术时常选用犬来做动物实验,获取经验和技巧。

（二）基础医学研究

犬是目前基础医学研究中的常用动物之一,主要应用于生理学、病理学的研究。犬的神经、血液循环系统发达,适宜做失血性休克,弥散性血管内凝血,动脉中的脂质沉积,急性心肌梗死,心律失常,肾性高血压,急性肺动脉高血压,大脑皮质定位实验,脊髓传导实验,条件反射实验,内分泌腺摘除实验及各种消化道和腺瘘(食管瘘、肠瘘、胃瘘、胆囊瘘及胰液管瘘)实验。

（三）药理学、毒理学实验

犬在药理学和毒理学研究中应用广泛。如,磺胺类药物代谢的研究,开展各种新药在临床前的毒性实验及药效学实验等。

（四）人类疾病研究

犬的消化系统与人接近,容易调教,通过短期训练,犬可以很好地配合实验,适合做条件反射实验、各种疗效实验、内分泌实验和慢性毒性实验。同时,犬还可应用于其他疾病的研究,如狂犬病、蛋白质营养不良、高胆固醇血症、胱氨酸尿、遗传性耳聋、血友病 A、先天性心脏病、动脉粥样硬化、先天性淋巴水肿、骨质疏松、青光眼、先天性白内障、视网膜发育不全、中性粒细胞减少症、淋巴肉瘤、红斑狼疮及肾盂肾炎等。

第七节　猫

猫(*Felidae catus*,Cat)属于哺乳纲(Mammalia)、食肉目(Canivora)、猫科(Felidae)、猫属(*Felis*)动物。猫自 19 世纪末开始用于实验,已广泛用于生物医学等方面的研究。在某些实验上,猫具有其他实验动物难以取代的特殊作用,猫的生理学特性比家兔和啮齿类动物更近似于人类,是常用的实验动物。猫主要用于神经学、生物学和毒理学等方面的研究。可耐受麻醉与脑的部分破坏手术,在手术时能保持正常血压。猫的反射功能与人近似。循环系统、神经系统和肌肉等的实验效果较啮齿类更接近于人。猫体型小、繁殖率高,一年可生 2～3 胎,平均每胎产仔数 4 只,易于饲养。实验用猫一般通过收购取得,所以个体差异很大,健康水平参差不齐,疾病和寄生虫感染率高,必须进行隔离检疫和较严格的选择。

一、生物学特性

（一）生活习性

猫喜孤独而自由地生活,除发情、交尾的时间外,很少三五成群在一起栖息。不认特定主人,也没有永久栖息的地方,哪里有较好的食物和生活环境就在哪里定居,这一习性在繁殖、饲养和管理方面都要注意。室内放开饲养的猫,常卧在窗台上或攀登高处向远眺望以便猎取其他动物,很少在地面活动。猫一般有不随意大小便的习性,便后立即用土掩埋好,在饲养室内或笼的一角,放置有铺垫物(如砂土、锯末、碎吸水纸等)的便盆(浅皿)便可收集猫的全部大小便。

猫在动物分类学上属于食肉目。与其他食肉目动物在形态学、生理学和习性等方面都有相似之处,生性较猛,牙齿和爪都十分尖锐,善于捕食动物。诸如鼠类、鸟类和鱼类等都是其捕猎对象。因此,在猫的饲料配合中,应有较大比例的动物性饲料。猫由于体型短小,又经过人类长期驯化饲养,所以一般比较温顺。但是外面捕捉的野猫或从小未经驯化的猫具有较强野性,放开便跑,动辄咬人,在捕捉或固定时应特别注意。捕捉时要使用工具而不要直接用手捉。

猫对环境的适应性很强。成年猫每年于春夏和秋冬交替季节里各换毛 1 次,以适应气候的变化。根据实践,猫最适合的温度约为 20℃,相对湿度为 50% 左右。

（二）解剖学特点

成年猫不计尾长体长一般为 40～45 cm,体重雄性为 3～4 kg,雌性为 2～3 kg。前肢有 5 趾,后肢 4 趾。爪发达而尖锐,呈三角钩形并能缩回,是猎取食物的主要工具。

猫的眼睛与其他动物不同,它能按照光线强弱灵敏地调节瞳孔。白天光线强烈时,瞳孔收缩成线状,晚上视力仍然很强。所以,家猫能在晚上出来猎食野鼠。

成年猫的齿式为 2(3131/3121)＝30。颈椎 7 块、胸椎 7 块、荐(骶)椎 21 块、尾椎 21 块、脊椎骨 51 块及肋骨 13 对。

猫的消化系统具有明显的解剖学特点,猫舌的形态学特征是猫科动物所特有的。舌的表面有无数突起乳头能舔除附在骨上的肉。猫的胃是单胃,其肠管长度与体型大小近似的草食动物家兔相比,有很大不同,肠壁较兔厚,具有明显的食肉动物特征。

猫的大网膜非常发达,重约 35 g。由十二指肠开端,沿胃延伸,经胃底而连接于大肠。脾和胰脏附着在上面,中间形成一个很大的腔囊。上下两层的脂肪膜形如被套覆盖于大、小肠上,后面游离部分将小肠包裹。发达的大网膜有重要的生理学作用,起着固定胃、肠、脾和胰脏的作用,又能起到保温和保护胃、肠等器官的作用。这是猫御寒能力强的重要原因。

猫染色体为 $2n=38$。

（三）生理学特点

1. 生长、发育和寿命 猫的生长与发育同饲养条件有密切的关系。刚出生的小猫体重 90～120 g,条件良好时发育较快。雌猫在 3 月龄以内生长发育速度较雄猫略慢,但到 3 月龄以后,差距逐渐加大。6 个月时,雌猫一般体重为 2～2.5 kg,而雄猫则为 2.5～3 kg。猫的寿命为 8～14 年。

2. 生殖生理 6～10 月龄的猫,逐渐性成熟,并具有生殖能力。除夏季外,雌猫在全年均可发情交配。雌猫发情时,大多连续发出与平时不同的叫声,声音大而粗。此时,如手指压抵猫的背部,则有踏足和举尾的动作。这时能接受雄猫交配。猫的性周期约为 14 天,但不规律。猫是刺激排卵动物,即受交配刺激反应而排卵,交配后约 24 小时排卵。发情持续期为 3～7 天,一个性周期的求偶期持续 2～3 天。离乳后 4～6 周猫开始发情,此时交配的成功率高,以后发情间隔延长,发情程度减弱。因此,为提高繁殖率,应注意在离乳后第 1、2 次发情时交配。

3. 主要生理学指标 正常体温 38.7℃(38.0～39.5℃),心率每分钟 120～140 次,呼吸频率每分钟 26(20～30)次,潮气量 12.4 mL,通气率 322 mL/min,耗气量 710 mm³/g 活体重,食量 113～227 g/(只·d),饮水量 100～200 mL/(只·d),排便量 56.7～227 g/d,排尿量 20～30 mL/(kg 体重·d),收缩压 120～150 mmHg(16.0～20.0 kPa),舒张压 75～100 mmHg(10.0～13.3 kPa),红细胞数 8.0(6.5～9.5)×10⁶/mm³,血红蛋白 11.2(7～15.5)g/100 mL,白细胞数 16(9～24)×10³/mm³,血小板数 25×10⁴/mm³,血量占体重的 5%,全血容量 55.5(47.3～65.7)mL/kg 体重,血沉 3 mm/h,循环血量 (57±1.9 mL)/kg 体重。

4. 繁殖

(1) 交配:年满 10～20 个月的猫生长发育良好,身体健壮,饮食正常,雌性体重 2.5 kg 以上和雄性体重 3 kg 以上者,可初步选作种猫。在繁殖过程中出现不良情况的应随时淘汰。8 年以上的猫进入老年期,不适于繁殖。在饲养室猫终年可发情。交配时发出特有的叫声,交配后看到雌猫有在地上打滚的行为,可作为交配成功的标志。在阴道分泌物中检查到有精子是判定交配的可靠依据。怀孕期为(60±3)天。

(2) 分娩:雌猫交配后 40 天,可以观察到腹部逐渐膨大、下垂。预产期前几天,要准备单独饲养室或笼子,放入清洁的产箱。寒冷季节箱内应放置适量的清洁铺垫物。产箱的光线应较暗,环境要安静。分娩一般在 2～3 小时完毕。产仔数多寡与交配季节有一定关系。在气候适合的季节里交配,一般产仔数较高。一年可产 2～3 胎,每胎产仔一般 3～5 只,最多可达 6 只,最少 1～2 只。如分娩过程超过 8 小时,则视为难产,需要兽医处理。

(3) 哺乳:初生的小猫,全身被毛,但闭眼,体重 70～90 g。哺乳初期和中期阶段,母猫除饮食、排泄外,一般不离开产箱,也不喜欢人的干扰。若因代乳引起仔身气味改变,该幼仔常有被母猫咬死的风险。小猫在 10 日龄左右睁眼,20 日龄左右爬出产箱,但不远离。30 日龄小猫体重约 400 g。此时能随母猫到运动场活动或采食。40 日龄以后,小猫生长发育较快,50～60 日龄体重 700～800 g,可以离乳,同时注射猫瘟疫苗。

离乳后雌雄应分开饲养,幼猫可以群饲,群饲只数依笼的大小而定。在一般条件下,每只猫不应少于 1 m² 大小的面积。在动物实验室内,单只笼每只猫应有 0.40 m² 左右的面积。

二、饲养管理

(一) 环境

猫在温度 18～29℃和相对湿度 40%～70%的环境中能正常生活,但以温度 18～21℃和相对湿度 50%左右最为适宜。猫爱清洁,大小便有固定的地方。因此,在饲养室或笼的一角置一浅皿,内放吸湿性强的铺垫物,猫就会自动在皿内便溺。饲养室要经常打扫,定期洗刷地面,保持整洁和干燥。饲养室的消毒一般要在无猫或将猫移出后进行,避免药物(尤其是汞类及酚类)对猫的刺激和影响。实验用猫必须隔离观察和进行检疫,使其逐步适应新的生活环境,隔离期限不应少于 20 天。

(二) 饲喂

猫喜捕食动物(如鸟、鱼、小鼠和昆虫等)作为食物。在人工饲养条件下,猫的饲料配合应符合猫的食性。一般配方动物性饲料占 30%～40%。除了给予富含蛋白质的饲料外,也必须要有足够的维生素,尤其是维生素 A、维生素 D 和 B 族维生素。经常用不饱和脂肪酸(鱼脂类含量多)喂猫时,容易引起维生素 E 缺乏症。维生素 C 因猫体内可合成,不需要喂给。鱼肝油可以掺在饲料中喂给。或者用富含维生素 A、维生素 D 的动物性饲料加以补充(如各种动物的肝)。猫喜熟食,尤其是粮食类饲料,如粳米和各种粉料,应蒸熟后喂给,既卫生又容易消化。一只成年猫每日每千克体重最少需要蛋白质 2.0 g,至少 25% 的热量应来自蛋白质。生长期的猫要求高于成年猫。有研究指出,要注意给猫补充氨基乙磺酸。在猫饲料中的脂肪成分内,亚油酸含量不得少于 1%。

用自制熟料饲喂时以每日 2 次为宜。用固型饲料可以一次喂够一天的量,被污染的饲料应及时清除。喂固型饲料时饮水量要加大,每日需饮水约 250 mL。猫对食物的变换非常敏感。饲料的变换常常招致猫的食量减少,甚至拒食,即使只是部分改变,也会影响猫的食量。因此,猫的饲料应尽量保持稳定。猫有吃仔癖,在分娩前后 10 天内,每天饲料中加喂 50～70 g 肉类饲料,可以减少吃仔现象的发生。

(三) 日常管理

1. **鼻镜** 猫在睡眠时鼻镜应是干燥的,但醒后不久就变为湿而冷、不附有分泌物。患热性传染病时,多为干燥。

2. **口** 口的周围清洁干燥,不附有唾液和食物,无口臭。齿龈、舌和口盖均呈粉红色。扁桃体不肿大,不发红。口和齿龈发炎时则有较强的口臭。应注意观察口腔黏膜有无贫血和黄疸。

3. **眼** 角膜和水晶体清澈不浑浊。左右眼大小一致。如患结膜炎和鼻支气管炎时,结膜充血。

4. **耳** 健康猫耳腔内分泌物不多。

5. **肛门** 圆形,闭锁时呈菊花状,当下痢和软便时会造成肛门周围污染。有绦虫寄生的猫,常有干燥虫体节附于被毛上。

6. **外生殖器** 无论雌雄,健康的外生殖器均应清洁而无分泌物。如雌猫在非发情期生殖器附有血样或脓样分泌物,应考虑是否有生殖系统疾病。

三、常用品系

家猫一般家庭饲养,随机交配繁殖。目前,我国实验中使用的猫绝大多数为收购来的家养杂种猫。品种猫有 35 种以上,每个品种都有特定的遗传学特征,分长毛种和短毛种两类。在选择实验用猫时,应选毛色不一的短毛猫,长毛猫因长毛容易脱落造成实验环境污染,而且体质衰弱,实验耐受性差,故一般不选用。

四、在生物医学中的应用

(一)生理学研究

猫神经系统极敏感,是脑神经生理学研究的绝佳实验动物。可在清醒状况下研究神经递质等活性物质的释放和行为变化的关联性,如针麻、睡眠、体温调节和条件反射。可开展大脑僵直、交感神经的瞬膜及虹膜反应实验等。

(二)药理学研究

猫血压恒定,心搏力强,血管壁坚韧,能描绘完好的血压曲线,适合进行药物对循环系统作用机制的研究,观察用药后呼吸、心血管系统的功能变化和药物代谢过程对血压的影响。可通过瞬膜反射,分析药物对交感神经和节后神经节的影响。

(三)疾病研究

可用于炭疽病、弓形体病、阿米巴痢疾、AIDS、Kinefelter 综合征、白化病、先天性心脏病、急性幼儿死亡综合征,卟啉病及草酸尿等的研究。

第八节 | 非人灵长类

灵长类动物在生物学分类上属哺乳纲(Mammalia)、灵长目(primates),灵长目又分为原猴亚目和类人猿亚目。原猴亚目(又称狐猴亚目)分为狐猴科、指猴科、懒猴科、眼镜猴科。类人猿亚目分为阔鼻下目和狭鼻下目。阔鼻下目又称阔鼻组,或称新大陆猴,主要分布在中南美洲,下分绢毛猴科和卷尾猴科。狭鼻下目又称旧大陆猴,主要分布在非洲和亚洲,下分猴科、长管猿科、猩猩科和人科。现存灵长类动物集中生活在南北回归线之间的热带、亚热带区域,而亚洲东部和南部的猕猴活动范围可向北伸展到日本的本州和我国的太行山北缘,非洲的灵长类活动范围可达南纬30°。

猴类有许多生物学特性与人类极为相似。因此,在生物医学研究中使用猴类做动物实验最为理想。猴在动物实验中的应用范围极为广泛,如环境卫生、传染疾病、神经生物学、病理学、生殖生理、心血管代谢和免疫性疾病、发生生物学、内分泌、免疫遗传、肿瘤治疗、药物致畸及非人灵长类行为的研究等。猴类在实验动物中的重要性是其他种类动物所无法代替的,但是猴类饲养繁殖要求较高。目前,实验用的猴大多来源于人工繁育。在科学研究中广泛应用猕猴属的猴,属于旧大陆猴,分类学的位置是狭鼻组(catarrhini),猴上科(cercoprlhecoidea),猴科(cercopilheciadae)。

一、生物学特性

(一)生活习性

猕猴是猕猴属猴的总称,共有 12 个种,46 个亚种,我国分布有 5 个种,其中恒河猴分布最广,数量最多,应用也最多。猕猴在我国分布很广,南至海南岛,北至河北东陵,重点产区是四川、云南、贵州及广西4个省。猕猴的分布海拔较特殊,从100 m的低丘直到3 000 m的高山都有它们的踪迹。栖息地包括森林、稀树石山及农耕地边缘林带,一般都在接近水源的地方。

野生猕猴是杂食性的,主要食物是植物的果实,喜食味甜而富含淀粉的果实。在野生情况下,除食植物果实和少量嫩叶树尖外,剖胃分析,还发现昆虫的成虫、幼虫、幼虫残骸。嗅觉和味觉都很灵敏,在觅食活动中常凭嗅觉、视觉及味觉来选择食物。还大量挖食植物根茎和地下昆虫。每日觅食时间随季节而异,一般有两个高峰,云南地区一般冬季始于上午8时;而夏季则始于6时,中午13~14时休息,下午17~19时又有一个觅食高峰。

猕猴群居性强,具有严格的等级制度,一般每个猴群都由一只最强壮和凶猛的雄猴做猴王,对整个猴群进行管理和保护。因此,在饲养和实验过程中,需重视猕猴的这个特性,非同一群体的雄猴应分开,以免引起撕咬而造成伤害。

(二) 解剖学特点

猕猴的主要形态特征:①身上大部分毛色为灰褐色,腰部以下为橙黄色,有光泽;胸腹部和腿部的灰色较浓。②面部和两耳多为肉色,少数为红面。③胼胝多数为红色,雌猴色更赤。④眉骨高,眼窝深。⑤两颊有颊囊。⑥雄猴身长55~62 cm,尾长22~24 cm,体重8~12 kg;雌猴身长40~47 cm,尾长18~22 cm,体重4~7 kg。⑦拇指与其他四指相对,具有握力。指甲为扁指甲,这是高等动物的一个特征。

猕猴与人在骨骼上有很多相似之处,但也存在一定的差异。猕猴的桡骨与尺骨不愈合,因此活动性很大。桡骨在围绕尺骨旋转的同时,手也能旋转。猕猴的四肢都具有较大的活动性。

猕猴具有发达的大脑,有大量的脑回和脑沟,有中央沟、中央前沟、直沟及额上沟。聪明伶俐、动作敏捷,好奇心和模仿能力都很强,对周围发生的一切事情都感兴趣。视觉较人类敏感,猕猴的视膜具有黄斑,有中央凹。视网膜黄斑除有和人类相似的锥体细胞外,还有杆状细胞,有立体感,能辨别物体的形状和空间位置,有色觉,能辨别各种颜色,并有双目视力。这些特点,都使猕猴在神经生理学、行为学等各方面的研究中具有其他实验动物不具有的重要价值。

猕猴具有颊囊。颊囊是利用口腔中上下黏膜的侧壁与口腔分界的。颊囊用来储存食物,这是因摄食方式的改变而发生进化的特征。

固定齿式为2(2 123/2 123)=32,乳齿为2(212/212)=20。牙齿在大体结构和显微解剖方面、发育次序和数目方面等都与人类牙齿有一定的共同之处。

胃为单室胃,胃液呈中性,含0.01%~0.043%的游离盐酸,肠的长度与体长的比例为5:1~8:1,盲肠呈锥形,很发达。肝分为6叶,有胆囊,位于肝脏的右中央叶。需注意的是,猴和豚鼠一样都不能缺少维生素C,因为它们体内缺乏合成维生素C的酶,不能在体内合成维生素C,所需维生素C必须来源于饲料。如缺乏维生素C,则内脏会发生肿大、出血和功能不全。

猕猴的肺为不成对肺叶,右肺 3～4 叶,左肺 2～3 叶。气管腺数量较多,三级支气管中部仍有腺体存在。

猕猴的染色体数目为 $2n=42$,寿命 20～30 年。

猕猴属的血型包括两类:一类是同人的 ABO 和 Rh 同源的血型因子;另一类是猕猴属所独有的。在 ABO 系统中,恒河猴多为 B 型,食蟹猴有 A、B 和 AB 型,少数为 O 型,平顶猴有 O、B 两型。猕猴属动物的 Rh 系统全是 Rho(又叫 Arh、Brh、Crh、Drh、Erh、Grh、Hrh、Irh、Xrh、Yrh、Zrh、Krh 和 Jrh),其中 Erh 的抗原性最强。这些血型抗原可以产生同族免疫(isoimmune)。在同种异体间输血时需要做血型配合试验。但猕猴同黑猩猩、长臂猿和狒狒等不同,不会发生新生仔溶血现象和新生仔成红血细胞增多症。因此,在繁殖群中不需要考虑雌雄间的血型配合问题。

猕猴的白细胞抗原(RhLBA)是灵长类动物中研究主要组织相容性复合体基因区域的重要对象之一。猕猴与黑猩猩、狒狒等一样,是研究人类器官移植的重要动物模型。同人的 HLA 抗原相似,RhLA 具有高度多态性。研究发现,猕猴 RhLA 的基因位点排列与人类具有相似性。

(三) 生理学特点

1. 主要生理指标　正常体温白天为 38～39℃,夜间为 36～37℃;心率每分钟 (168±32)次,心率随年龄增长而降低;收缩压(120±26)mmHg[(16.0±3.5)kPa],舒张压(84±12)mmHg[(11.2±1.6)kPa],年龄大、体重大的猕猴血压较高,雄性比雌性高 10～15 mmHg(1.3～2.0 kPa);呼吸频率每分钟 40(31～52)次,潮气量 21.0(9.8～29.0)mL;通气率每分钟 860(310～1 410)mL;饲料要求量 100～300 g/(只•d);发热量 253.5～780 卡/(只•h),饮水量 450(200～900)mL/(只•d),排尿量 110～550 mL/d,排便量 110～300 g/d,红细胞数 5.2(3.6～1.8)×10⁶/mm³,血红蛋白 12.6(10～16)g/100 mL,白细胞数 10 100(5 500～12 000)/mm³,血小板数(21.72±1.79)×10⁴/mm³,全血容量 54.1(44.3～66.6)mL/kg 体重,血浆容量 36.4(30～48.4)mL/kg 体重,血比容 39.6(35.6～42.8)%。

2. 生殖生理学　雄性猕猴性成熟通常在 4.5 岁,3 岁开始有活性的精子。与其他动物不同,猕猴的精液在射出后数秒开始凝固,1 分钟之内全部形成凝块。正常射精量为 4～5 g。在 37℃,30～40 分钟后自溶为 0.5～0.7 mL 富含精子的液体。雌猴通常在 3.5 岁性成熟,但最早也可在 2 岁多开始排卵。一般认为乳犬齿被恒犬齿代替时,两性均达到成熟。雌性动物性成熟常常伴随下述变化:乳腺发育,阴部出现性皮肤,会阴肿胀。在性成熟初期数月,常常有不规则的无排卵的月经周期。猕猴的月经和生育可持续到 17～20 岁。同人类一样,性周期的长短是指从某一周期出血的第一天算起到下一个周期的出血所经历的时间。猕猴性周期为 28 天左右。性周期可以因疾病、流产、内分泌状况、营养、气候、社会关系和交配频度的变化而发生变化。在性周期的不同阶段,某些性激素的水平、阴道涂片、性皮肤和乳腺发生规律性变化。

在灵长类动物中,只有旧大陆某些种类才有月经。猕猴月经持续 1～10 天,平均为 2.6 天,中位数是 2 天。由于生理学的或病理学的原因可发生闭经现象;青春期也可发生无卵月经;性成熟动物在夏天可出现月经周期延长。在上海的夏季,绝大多数猕猴没有月经,即使少数偶有月经,也不排卵,此期被称为乏情期。继发性闭经可能是由应激因素引起的,如搬运、捕捉和蛋白质缺乏等。

性皮肤是猕猴属生殖生理学的特征之一。雌性动物在交尾季节,生殖器官的周围区域发生肿胀,外阴、尾根部、后肢的后侧面、前额和脸部等处的皮肤都会发生肿胀。这种皮肤称为"性皮肤"。性皮肤具有很厚的真皮层,明显水肿,血管很丰富。性皮肤肿胀是由于细胞之间的空隙充满水分。性皮肤的肿胀和消失会引起动物体重的增减,体内红细胞浓度会发生变化。如注射雌激素给卵巢切除的猕猴,会引起性皮肤肿胀和充血。由此可见,性皮肤的变化同性激素直接有关。猕猴的性皮肤肿胀和发红通常在排卵期达到高潮,月经之前消退。青春期和年轻的猕猴明显,老年猴逐渐不明显,往往股部发红,但不极度水肿。

在月经发生之前 7~10 天,乳腺开始膨大,月经时最明显,月经后开始消退。

猕猴属动物的妊娠期因种而异。对于某一种来说又是相当恒定的,猕猴的妊娠期为146~180 天。妊娠开始后,子宫内膜增殖。大部分灵长类动物的胚胎在植入前,在输卵管和子宫腔游离 5~9 天。这时,宫内在黄体刺激下,子宫腺体增生,白细胞浸润,厚度增加,在胚胎植入之后,宫内膜和子宫平滑肌均快速生长。妊娠的显著标志是月经终止。妊娠后不久,仍会有少量阴道出血。这种出血与月经不同,持续时间较短。性皮肤肿胀周期消失或变得无规律。

猕猴通常每年一胎一仔,极少数双仔,双仔存活率很低,哺乳期一般为 6 个月。新生婴猴在出生后 2 小时眼微睁开,8 小时后全睁开。第一夜一般不会吸吮乳汁。新生婴猴不需母猴协助,能以手指抓住母亲的腹部皮肤或背部,在母亲的携带下生活。母猴活动、跳跃时婴猴都不会掉落。出生后 7 周左右,离开母猴同其他婴猴一起玩耍。

(四) 一般特征

1. **外形特征** 前臂能自由转动,除少数种类外,前肢的拇指和后肢大趾都能和其他各指(趾)对握。因此,灵长类动物都擅长握物攀登。大多数种类的指(趾)端的爪都变为指甲(其他哺乳动物都是圆爪)。掌面和跖面裸出,从而形成两行皮垫。乳房一对,位于胸部。大多数灵长类两眼朝前方。

2. **内部结构** 牙齿完备,属异齿型,门齿上下各二,极适于杂食。低等的灵长类为双角子宫,高等灵长类则为单子宫。灵长类动物的脑容量较大,大脑半球发达,脑沟和脑回较丰富,大脑盖过小脑。

3. **生理学特征** 灵长类动物有较发达的智力和神经控制,能用手脚操纵工具及探究周围事物。旧大陆灵长类中较高等的动物,雌性在性成熟后具有月经周期,从而代替了其他哺乳类动物的发情期。

4. **行为特征** 灵长类动物有发达的神经系统,因而行为复杂。幼仔出生后,母猴需要一段时间照顾婴猴。因此,雌猴老幼都在一起生活。在群体中相互联系的信息也比其他哺乳动物完善。

5. **生态学特征** 绝大多数的灵长类动物都生活在热带丛林和草原。一般栖居在树木和岩石坡面上。少数种类可在平面地面上生活,性喜群居。除少数类群和树科、懒猴科等外,大多数灵长类都成群生活。群的大小可以是 3~5 只或数十只,甚至多至上百只。

除树鼩、狒狒及懒猴等吃少量动物和昆虫外,大多数灵长类都喜素食。

二、饲养管理

刚进场的野生猕猴各方面均很不适应,发病率和死亡率相当高。猕猴有较多传染性疾病,其中部分为人畜共患病。为了保证工作人员和各猴群的健康,必须有严格、科学的猴群饲养管理方法。

1. 环境　猕猴生活的最适温度为 20~25℃,但猕猴对环境的适应性很强,可有一定的变动范围;相对湿度维持在 40%~60%;饲养环境要保持冬暖夏凉,并有一定的遮阴装置;保持环境的清洁卫生,并定期消毒。

2. 饲喂　猕猴有杂食性、食谱广、进食快、爱挑食等特点。这要求饲料要多样化,并注意适口性。饲喂主食以各种粮食的精饲料为主。为了避免饲料单一及营养不足,可掺入一定量的牛奶、奶粉、鸡蛋、鱼粉、骨粉和食盐,并辅以经消毒的蔬菜、水果类青饲料。在制定食谱时,必须注意饲料多样搭配和饲料配比相对稳定。此外,适当增加一些动物性食物,饲料中应含有足够的维生素 C 和矿物质。喂食时应先粗后细,主食和副食品按 1∶2 或 1∶1 的比例饲喂。每日定量分 3 次投喂。切勿喂食过多影响其消化功能,造成腹泻等,尤其是长期笼养的猴子,过食会出现大腹等症状。饮水必须充分满足,任其自由饮用,无自动饮水设备时要注意保持水质清洁并每日更换。

(三) 日常管理

饲养场应设立隔离检疫用房和病房,隔离检疫用房要远离健康猴群。配备转移笼和挤压笼,用于转移动物和进行检查及注射。所有饲养笼、舍的门均应向内开,注意关门上锁;平时勤观察,随时挑出老、弱及病猴,驯养群可通过齿序变化和体重变化估计年龄;捕捉猴时,可用捕猴网、挤压笼。工作人员要佩戴好必需的防护用品,以防被动物伤害。

新购入或从其他养猴场转入的猴都必须先行检疫,检疫期一般为 2 个月。但也可酌情延长(如传染病暴发或流行时)或缩短(如猴群健康状况良好时等)。检疫的目的主要是防止传染病,消除传染源,同时也可在早期发现疾病以尽早治疗,保护猴群免受传染。另一方面,猴的疾病也可传给人类,如 B 病毒、马尔堡病毒及猴痘病毒等。因此,检疫工作必须在严格隔离的情况下进行。若在新猴群中发现传染病时,除对笼进行彻底消毒外,对可疑猴群可用抗菌药物,往往能收到较好的效果。

由于人和猴之间有许多传染病可以互相传染,因此对工作人员的要求特别严格。工作人员在任用之前应做体格检查,结核病患者和肠道病原菌带菌者不得在动物区工作。与动物接触的工作人员应半年至一年体检一次,包括肠道细菌培养、胸部透视和一般检查。凡被动物咬伤、抓伤或其他损伤的工作人员,应及时治疗,注意观察。

(四) 笼具

饲养猕猴的方法主要为笼养和舍养。检疫驯化群、隔离群和急性实验群用笼养,繁殖群和慢性实验群可舍养。饲养笼要配有锁或门闩等固定系统,笼底下设废物盆,并使动物不能碰到。合理安置料斗和饮水器。室内饲养单笼,用金属网或铁丝制成,涂防锈漆,不锈钢材质更佳。室外露天大笼用镀锌铁丝网制成。所有笼门均要配锁,这是防止动物逃跑最安全可靠的方法。饲养房舍内室供休息、避风雨、防寒,外室供活动,用露天铁栏杆或网眼结构封闭。有些饲养场设在孤岛或用高墙围起来,也是一种很适合的方法。

(五) 生产繁殖

目前使用的繁殖方式有半自然放养、舍养、单个笼养或配对笼养。

1. 半自然放养　指在岛屿或人造岛屿或以大范围的建筑围墙隔离进行饲养。本方式的优点是接近天然状态,管理简单,省劳动力,成本低,还可以进行猕猴属社会行为的研究。缺点是观察、捕捉、实验室检查和研究十分困难,出生率不高,传染病不易控制。

2. 舍养　以 1 只雄猴配 3～12 只雌猴,分间饲养。其优点是劳动力比较节省,不需更多的猴笼。雌猴易辨别,便于观察、捕捉和做各种检查。年受孕率相当高,100 只母猴,一年受孕可达 111 只次。缺点是成本比较高,动物分群要合适。在动物调进、调出时,会因不合群而发生搏斗,造成外伤。精确的排卵和妊娠时间不易测定。

3. 笼养(单个或配对)　单笼饲养时,待雌猴排卵才与雄猴同笼,使之交配,配后再行分开。本法的优点是能够准确记录繁殖的情况,有利于测定排卵,有利于妊娠检查和观察,缺点是费用高。

在天然情况下,雌、雄猕猴的生殖有一定的季节性,通常在 10 月～12 月受孕,3 月～6 月出生。但雌猴在饲养 2 年之后,不再有明显的繁殖季节性,但还未妊娠、分娩的则高峰时期仍存在。家养情况下,雄性动物的精液有季节性变化。在自然状态下于 2 月～7 月精子缺乏。舍养时,如系自然交配,当雄性动物和雌性动物的比为 1：3～1：5 时,受孕率一般可达 90% 左右。受孕后,猕猴外生殖器周围无毛区往往显深红色,发情和月经中止。

由于多种检查方法都需要捕捉动物,因此,在舍养时尽可能减少捕捉次数,避免猴群的惊吓,以减少流产和受伤的可能性。这就要求合理安排检查时间和次数。

三、常用品系

目前,我国主要的猴类养殖和实验基地有中国科学院昆明动物研究所灵长类实验动物中心、广东灵长类动物实验中心和苏州西山中科实验动物中心。

1. 恒河猴　又名孟加拉猴、广西猴(*Macaca mulatta*, *Rhesus monkey*)等,最初发现于孟加拉国的恒河河畔,我国广西分布很多。恒河猴的分布由印度的北部往东,通过尼泊尔、阿萨密、缅甸、泰国、老挝、越南至我国西南、华南各省、福建、江西、浙江一带。一般所称的猕猴即为恒河猴,但猕猴作为猕猴属的总称,容易混淆,故以称恒河猴为宜。目前科研用猴以恒河猴为主。

2. 食蟹猴(*Macaca Irus* 或 *Macaca fuscicularis*)　又称爪哇猴。月经期 29(22～

33)天,妊娠期 167(153~179)天,哺乳期 14~18 个月,性成熟为 4.5 岁。

3. 红面断尾猴(*Lyssodes Speciose melli*，*Stump-tailed monkey*) 分类所属同恒河猴。产于广东、广西及福建等地。模式亚种(*L. S. Speciosa*)产于泰国、缅甸、印度和我国云南等地。红面断尾猴又称华南断尾猴,土名黑猴或泥猴。本属各猴的尾巴有的已退化到几乎没有,有的已缩至仅占身体的 1/8~1/10。毛色一般为黑褐色,但随年龄和性别稍有不同,有的几乎全黑,有的较褐,略似朱古力色。面部大多数发红,但红的深浅不同,这与发育有关,幼时面部不红,越接近成熟面色越红,到老年红色又渐衰退,转为紫色或肉色,还有少数变成黑面的。小猴生下时为乳白色,非常鲜明,不久毛色变深,由黄褐色变为乌黑色。头顶的毛长,由正中向两边分开,自幼即很明显。雌猴乳头为红色,因为色素的关系,有时为一红一蓝。雄猴身长 60~65 cm,尾长 5~7 cm。红面断尾猴常用于眼科和行为学研究。

4. 四川断尾猴(*Lyssode speciosa thibetanas*) 又称藏酋猴。是红面断尾猴的一个亚种,产于四川的西部、西藏的东部。毛色和红面猴差不多,也为乌黑色,但稍浅,褐色较多,没有纯黑色的,胸腹部浅灰色的毛很多,毛的长度也和红面猴差不多,但被毛比红面猴厚。面色偶尔也有红色的,但较少,老年猿在两颊和颏下常生出相当长的大胡子。身体比红面猴略大,雄猴身长 70 cm 以上,尾长 7~10 cm。聪明伶俐,可以驯养。

5. 熊猴(*Macaca assamensis*，*Assamese monkey*) 分类所属同恒河猴。熊猴又称阿萨密猴或蓉猴。产于阿萨密、缅甸北部及我国云南和广西。熊猴和蓉猴是广西的土名。形态和恒河猴很相似,如不仔细分辨很难区别。身体比恒河猴稍大,面部较长;毛色较褐,腰背部的毛色和其他部分相同,缺少恒河猴那种橙黄色的光泽,毛也略粗,不如恒河猴细密;面部、两耳为肉色,老猴面部常生雀斑;头皮薄,头顶有旋,头毛向四面分开;雄猴身长 65 cm,尾长 23~25 cm,体重 12~14 kg,雌性较小。其行动不如恒河猴敏捷、活泼,小猴也不如恒河猴聪明易驯,叫声和恒河猴不同,声哑,有时如犬吠。

6. 平顶猴(*Macaca nemestrina*) 日本称猪尾猴,主要产于东南亚各国。尾圆粗,4 岁性成熟,妊娠期 170(162~186)天,哺乳期 8~10 个月,雌猴 4.5~10 kg,雄猴 10~14 kg。

7. 日本猕猴(*Macaca fuscata*) 体大,成年雄猴重 11~18 kg,雌猴重 8.3~16.3 kg,月经 28 天,妊娠期 170~180 天,性成熟时,雄猴为 4.5 岁,雌猴为 3.5 岁。刚出生的仔猴重 400~500 g,哺乳期 6~8 个月,每年 3~8 月为繁殖生育时间。

8. 狨猴(*Callithrix jacchus*，*Marmoset*) 狨科(也称绢毛猴科),包括 4 属 42 种,主要分布于南美洲热带地区。体型似松鼠或略大,体长 13~37 cm,尾长 15~42 cm,体重 70~1000 g。外形较多样,头面部似哈巴狗或狮子头,有的具有白色长须,头圆,耳大而裸露或仅有稀疏的毛,体表被毛呈丝绒状,色泽多样,尾长,末端多具长毛,牙齿 32 颗。栖于热带雨林或草原的树冠上层,很少到地面活动。以水果、坚果和其他植物性食物为主,也会经常捕食昆虫、青蛙、小蜥蜴和鸟卵等。白天活动,以家族形式结群生活。性成熟为 14 个月,妊娠期 130~160 天,通常每胎产 2 仔,哺乳期 42~84 天,双亲共同哺育幼仔。多为稀有物种。常用于医学研究的有狨猴(*Callithrix jacchus*)、银狨(*Callithrix*

argentata)、倭狨(*Cebuella pygmaea*)、棉顶狨(*Cottontop pinche*)等,主要用于生殖生理学、避孕药物、甲型肝炎病毒和寄生虫病学等方面的研究。

四、猕猴在生物医学中的应用

猕猴解剖生理学特点与人类相似,与人类的遗传物质有75%～95.5%的同源性,是其他实验动物无法比拟的,是现代生物学、医学和药学等科学研究中最重要的实验动物。

(一) 传染病学研究

引起人类疾病的病原微生物几乎都能感染猕猴,其中最易感染人的微生物包括痢疾志贺菌和结核杆菌,不能在其他动物体内复制的病原微生物可在猕猴体内复制。猕猴是制造和鉴定脊髓灰质炎疫苗唯一的实验动物。猕猴的肝炎、结核病、痢疾、沙门菌病及疱疹病毒等易传染给人,造成人类感染。故在研究过程中要引起特别重视。

(二) 营养、代谢研究

猕猴的正常代谢与人类非常相似。因此,可用于制备胆固醇代谢、脂肪沉积、肝硬化、肝损伤、维生素 A、维生素 B_{12} 缺乏症、铁质沉着症、镁离子缺乏伴随的低血钙、葡萄糖代谢降低等的模型。用添加胆固醇的饲料饲喂猕猴,可发生严重的动脉粥样硬化症,如冠状动脉、脑动脉、肾动脉及股动脉的粥样硬化,严重者可伴随产生心肌梗死。

(三) 生殖生理学研究

猕猴的生殖生理与人类非常接近,是人类研究避孕药物极为理想的实验动物。可用于宫颈发育不良、胎儿发育迟滞、妊娠肾盂积水、淋病、妊娠毒血症及子宫肿瘤等的研究。

(四) 行为学、神经生物学研究

用于药物诱发的精神病、各种抑郁症、神经症、精神分裂症,以及药物引发的刻板型强迫行为的模型等的研究。

(五) 环境卫生、公害方面的研究

由粉尘、一氧化碳、二氧化碳及臭氧等大气污染引起的疾病,如肺硅沉着症、肺石棉沉着症等,均可用猕猴建立动物模型。

(六) 药理学和毒理学研究

猕猴与人的种系、生理、基因型和表型具有相似性,使其在新药和生物制品的安全性评价中的应用日益增加。在已经研究的化合物中,71%的药物在猴体内代谢和人相似。通过电击损伤引起猴震颤是目前筛选抗震颤性麻痹药物最有价值的方法。猕猴对麻醉药物与毒品的依赖表现与人类接近,戒断症状也比较明显,且便于观察,已成为新麻醉剂和其他新药必需的临床前试验。

(七) 器官移植的研究

非人灵长类是研究人类器官移植的重要实验动物。猕猴的主要组织相容性抗原和人类的 HLA 抗原相似,具有高度多态性。是人类组织相容性复合体基因区域的研究对象,基因位点排列同人类相似。

第九节 猪

猪属哺乳纲、偶蹄目(Artiodactyla)，不反刍亚目、野猪科(Felis silvestris)、猪属。小型猪在分类学上与猪相同。猪在解剖、生理、营养和新陈代谢等方面与人类非常相似，故成为研究人类疾病的重要动物模型。在某些生物医学研究领域有用猪取代犬的趋势。猪经过人类长期驯化和选择，性情温顺、驯服，易配合进行实验操作，但普通肉猪体躯肥大，不利于实验动物化和饲养管理。国内外科技工作者利用野生或半野生土种猪与家猪交配，或利用自然小体型猪(如小香猪)自繁自养而培育出专门用于动物实验的小型猪(*Miniature swine*)和微型猪(*Microswine*)，从而为猪在实验动物领域的应用拓展了一片天地。

一、生物学特性

猪性情温顺，易于驯服，便于进行反复采样和外科手术。属杂食动物，食性广、食量大、消化快，喜爱甜味。

齿式 2(3 143/3 143)＝44，有发达的门齿和犬齿，齿冠尖锐突出，臼齿也很发达，既便于食肉，又便于食草。有发达的唾液腺，消化粗纤维能力有限，必须借助于盲肠内共生的微生物。猪的汗腺不发达，因而怕热。猪体型因品种而异，大小差异很大，普通家猪体重可高达 100～150 kg，小型猪体重 30～60 kg，而微型猪仅 15 kg。

性成熟期雌猪为 4～8 月龄，雄猪为 6～10 月龄。全年发情，性周期 21 天，妊娠期 110～118 天，产仔数 2～10 头，哺乳期 1 个月。猪的寿命可长达 27 年，平均 16 年。染色体数目 $2n=38$。猪的胎盘类型属上皮绒毛膜型，没有母源抗体(不能通过胎盘屏障)。

猪和人的皮肤组织结构很相似，上皮修复再生性相似，皮下脂肪层和烧伤后内分泌与代谢的改变也相似，其中 2、3 月龄小猪的皮肤解剖生理学特点最接近于人。猪的心血管系统、消化系统、皮肤、营养需要、骨骼发育及矿物质代谢等都与人的情况极其相似。如胃的腺体分布在整个胃壁；冠状动脉结构和人相似；血液生化指标和血流动力学和人相似。猪的体型大小和驯服习性允许进行反复采样和进行各种外科手术。免疫系统和人相似，猪体和人体免疫排斥反应很弱。

猪腹股沟区的局部解剖、腹股沟管的构成及阴囊疝的发生均与人相似。椎动脉与枕动脉汇合成脑脊动脉进入椎管，其分支与对侧同名动脉相吻合形成脑脊环，并发出基底动脉和脊髓腹侧动脉。基底动脉的弯曲状况与人相似，适宜用其建立人类脑血管病模型。

猪的主要生理学指标：正常体温为 39℃(38～40℃)，心率每分钟 55～60 次，血容量占体重的 4.6%(3.5%～5.6%)，心输出量 3.1 L/min，收缩压 169(144～185)mmHg，舒张压 108(98～120)mmHg(13.1～16.0 kPa)，呼吸频率每分钟 12～18 次，通气率 37 L/min，耗气量 220 mm^3/g 活体重，血液 pH 7.57(7.36～7.79)，红细胞数 6.4×10^6/mm^3，血红蛋白 13.7(13.2～14.2)g/100 mL，白细胞数 7 530～16 820/mm^3，血小板

数 $24 \times 10^4/mm^3$,尿比重 1.101 8~1.022,尿 pH 6.5~7.8。

二、饲养管理

小型猪生长的适宜温度为 18~25℃,相对湿度为 40%~60%。猪舍要求冬季暖和,无穿堂风,夏天凉爽通风并有遮阴处。饲养人员每天应认真换铺垫物,清扫洗刷猪舍。繁殖用小型猪均采用公、母分圈单养,每圈面积约 6 m²,设有漏粪尿地板和自动饮水器。

小型猪的饲料可用混合饲料,也可用特制的固型饲料。饲料中不得加入抗生素和激素类添加剂。猪极贪食,常是给多少吃多少。小型猪一日饲料量,要根据它的体重来计算,一般为体重的 2%~3%,仔猪要给予按体重计 7%的牛奶或特制人工乳。小型猪的饲料配方可根据当地实际条件灵活选配。

每季度检查粪便,了解驱虫情况。同时监测钩端螺旋体病、布鲁氏菌病、伪狂犬病、密螺旋体病和萎缩性鼻炎,取粪便进行细菌培养,了解肠道菌群情况。平时应观察猪的食欲、精神状态及粪便有无异常,如发现发热、便秘、下痢和呕吐等临床症状,应尽快隔离并采取有效的防治措施。对新购入的小型猪,最少要经过 1 周的检疫,并使其适应新的环境后才能用于实验。为防止传染病的侵入与流行,必须严格执行消毒制度与防疫制度。谢绝外来参观人员进入猪舍。在猪舍的出入口处设脚踏消毒液槽,每周更换 2 次消毒水。

三、常用品系

家猪与小型猪的主要差别是性成熟时的体型大小。家猪在性成熟时体重一般超过 100 kg,相反,大多数小型猪在性成熟时只有 12~45 kg。目前,用于生物医学研究的品种有:辛克莱猪(血液中胆固醇含量高,只需用球导管在动脉内制造一处伤疤,就会出现典型的粥样硬化病变);汉福德猪(Hanford);皮特曼-摩尔猪(Pitman-Moore);冯·温里布莱猪(von Willbromd,先天有血友病,可用于研究血友病);乌克坦猪(Yu-Catan,系墨西哥无毛猪,极易诱发糖尿病);聂布拉斯卡猪(Nebraska);荷美尔猪(Hormel);德国的戈廷根猪(Gottingen);日本用我国东北的小体型黑猪培育成的欧米尼(Oh-mini)小型猪等。

1. 明尼苏达-荷美尔系小型猪(Minnesota-Hormel stain) 于 1943 年由明尼苏达大学荷美尔研究所在阿拉巴马州的几内亚猪(Guineahog),卡塔利娜岛(Catalina island)的野猪和路易斯安那州的毕尼乌兹野猪(Piney woods)3 种猪的基础上,再导入加巴岛上的拉斯·爱纳-朗刹猎野猪(Ras-n-Lansa)培育而成的小型猪。其血缘成分分别含有上列 4 种的 15%、19%、46%和 20%。该系小型猪毛色有黑白斑,成年猪体重 80 kg,遗传学性状比较稳定,变异不大。

2. 皮特曼-摩尔小型猪(Pitman-Moore strain) 由皮特曼-摩尔制药公司的研究室培育而成。此猪以佛曼里达半岛上的野猪为基础培育而成。毛色以有各种各样斑纹者居多。现在日本生物科学研究所也有引入繁殖的。

3. 汉福德系小型猪(Hanford Strain) 是汉福德研究所作皮肤研究用的小型猪。

1975 年,用白色种的帕洛斯猪($Palouse$)和皮特曼-摩尔系小型猪交配改良,再导入墨西哥产的拉勃可种($Labco$)育成的小型猪。汉福德系小型猪成年体重 70～90 kg,白皮肤。

4. 戈廷根系小型猪($Gottingen strain$) 是戈廷根大学用明尼苏达-荷美尔系小型猪与由缅甸输入的小型猪($Vietnamese$)交配而成,再用白毛色的德国改良长白种导入显性白色因子培育成的小型猪。成年猪(24 月龄)体重 40～60 kg。

我国培育的小型猪主要有西藏小型猪、贵州小香猪、广西巴马小型猪、版纳微型猪近交系、五指山小型猪及李-宋种小型猪等。

(1) 西藏小型猪:产于我国青藏高原地区,是典型的高原型猪种,具有视觉发达、嗅觉灵敏、心脏发达、四肢结实、沉脂力强等适应高原特定生活环境的特点。南方医科大学于 2004 年由西藏引入广州进行培育,并进行生物学特性、繁育和相关应用研究。此小型猪具有生长缓慢、体型小(成年母猪重 50～60 kg)的特点,已经在解剖学、组织学、血液学等许多方面进行了较为系统的研究。目前仍在进一步实验动物化过程中。

(2) 版纳微型猪近交系:云南农业大学以西双版纳小耳猪为基础群,经过 17 年,14 代严格亲子交配,初步培育成两个体型大小不同的近交系,JB(70 kg)和 JS(20 kg)。

(3) 贵州小香猪:1985 年,贵阳中医学院以原产于贵州从江县的从江香猪为基础群,以小型、早熟为育种目标进行定向选育。

(4) 广西巴马小型猪:1987 年开始,广西农业大学选香猪♂2 头,♀14 头,组成零世代基础群,白毛占比达 92%,头臀黑,即"两头乌"。

(5) 五指山小型猪:中国农科院选育的五指山小型猪,分布于海南岛五指山。1987 年,原产地仅发现 15 头,而目前原产地消失。在小型猪中体型最小(36.65 kg),是濒临灭绝的猪种。该院畜牧所从原产地引种了 2 头♀,1 头♂至北京扩群繁育,目前存栏数百余头,开展近交培育、胚胎移植等工作。

四、在生物医学中的应用

猪是生物医学研究最理想的实验动物之一。主要用于肿瘤、烧伤、免疫学、糖尿病、环境监测、畸形学、产期生物学、心血管病、遗传性和营养性疾病、心脏外科、牙科及外科手术等方面的研究。

1. 肿瘤学研究 猪是研究肿瘤极易获得的模型。辛克莱(Sinclair)小型猪有 80% 可发生自发性皮肤黑色素瘤,有典型的皮肤自发性退行性变。这些黑色素瘤的瘤细胞和临床表现,与人类黑色素瘤从良性到恶性的变化过程很相似,是研究人类黑色素瘤的良好动物模型。

2. 心血管病研究 猪的冠状动脉循环在解剖学、血流动力学方面与人类很相似。因此,是研究人类冠心病的最佳动物模型。小型猪特别适用于冠状血管疾病的研究。幼猪和成年猪可以自然发生动脉粥样硬化,其粥样变前期与人类相似。猪和人类对高胆固醇食物的反应是相似的,饲料中加入 10% 乳脂,2 个月左右即可得到动脉粥样硬化的典型病灶。如加入探针刺伤动脉壁,可在 2～3 周内出现病灶。

3. **皮肤烧伤研究** 猪的皮肤与人非常相似,包括体表毛发的疏密,表皮厚薄,表皮具有的脂肪层,表皮形态学和增生动力学(猪 30 天、人 21 天),烧伤皮肤的体液和代谢变化机制等,故猪是进行实验性烧伤研究的理想模型。猪的皮肤用于烧伤后创面敷盖比常用的液状石蜡纱布要好,其愈合速度比后者快 1 倍(13 天和 25 天)。既能减少疼痛和感染,又无排斥现象,血管联合也好。

4. **糖尿病研究** 乌克坦小型猪(墨西哥无毛猪)是糖尿病研究的良好模型。只需一次静脉注射水合阿脲(200 mg/kg 体重)就可以产生典型的急性糖尿病,出现典型的临床体征。如高血糖症、烦渴、多尿和酮尿。由尿嘌呤引起的糖尿病的猪,在 12 个月内产生眼底微血管增厚性失明。这种人为的糖尿病可由亲代传给后代。

5. **免疫学研究** 猪的母体抗体通过初乳传递给仔猪,出生仔猪体液内免疫球蛋白含量极少,可从母猪初乳中得到 γ 球蛋白。无菌猪体内没有任何抗体,所以在生活中一经接触抗原,就能产生极好的免疫反应。利用这些特点,可进行免疫学研究。

6. **畸形学和产期生物学研究** 产期仔猪和幼猪的呼吸系统、泌尿系统和血液系统与人类新生儿很相似。类似人类新生儿,仔猪也易患营养不良症,如蛋白质、铁、铜和维生素 A 缺乏症等。所以,仔猪广泛应用于营养学和婴儿食谱的研究。由于母猪泌乳期长短适中,1 年多胎,每胎多仔,易管理和便于操作,同时对仔猪胚胎发育和胃肠道菌群也易了解,所以仔猪亦成为畸形学、毒理学、免疫学和儿科学研究的动物模型。

7. **牙科研究** 猪牙齿的解剖与人类的相似,给予致龋菌群和致龋食物可产生与人类一样的龋损,是复制龋齿的良好动物模型。

8. **外科手术方面的研究** 在猪腹壁安装拉链是可行的,且对猪正常生理功能无较大干扰,保留时间可达 40 天以上。这为治疗和科研中需进行反复手术的实验提供了较便利的途径。猪的颈静脉插管可保留 26～50 天,便于频繁采血。

9. **悉生猪的应用** 悉生猪和无菌猪可研究各种细菌病、病毒病、寄生虫病、血液病、代谢性疾病和其他疾病。

10. **猪是人类最佳器官移植供体** 除灵长类动物外,目前公认猪是最理想的异种供体动物,其主要原因是,猪的器官大小、解剖结构与生理指标与人类相似;猪的主要组织相容性抗原与人类同源性较高。从猪身上提取的一些具有药用价值的蛋白质如胰岛素、胸腺素、纤溶酶、凝血酶、生长激素等可直接用于治疗人类疾病;猪的免疫球蛋白与人免疫球蛋白相似,已被试用于治疗人类免疫缺陷症;猪的心脏瓣膜、猪胰岛组织可直接作为异种移植器官的供体;携带有人免疫系统基因的转基因猪使人类异种器官移植成为可能。由于上述原因,有人试图应用转基因方法将人类免疫系统基因导入猪受精卵中,使子代猪携带人免疫系统基因。该转基因猪的器官移植到人体后,宿主的免疫系统将这些表达了人蛋白质的器官视为是"自己"的,不会与其结合并激活补体系统,克服了急性排斥反应。从目前进展来看,携带人类免疫系统基因的转基因猪作为人类异种器官移植供体有很好的前景。

(潘 华)

第 四 章　其他实验用动物生物学特性

第一节　长爪沙鼠

长爪沙鼠(*Meiiones Unguiculataus*,*milne-edwands*)亦称长爪沙土鼠、蒙古沙鼠或黑爪蒙古沙土鼠、黄耗子及砂耗子等,属于哺乳纲,啮齿目,仓鼠科,沙鼠亚科(Gerbillinae),沙鼠属(*Gerbillus*)。主要分布于内蒙古自治区及其毗邻的地区,包括河北北部、山西、陕西、甘肃、宁夏、青海等地的草原地带,蒙古国和俄罗斯布里亚特地区也有分布。目前,用于研究的沙鼠均来自同一沙鼠群,是 1935 年在我国东北的日本人从我国东北和蒙古国东部捕获后驯养的。1952 年,日本实验动物中央研究所野村博士等又进一步对其进行实验动物化,建立了一个亚群。1954 年,美国施文特克尔(V. Schwentker)将这一亚群引进美国,后来再引种到英、法等国,于 20 世纪 60 年代开始作为实验动物广泛应用于生物医学研究中。现在,长爪沙鼠在国外已建成封闭群,建立了一个近交系,正在近交化的约有 3 个。沙鼠的近交系虽然不多,但有多个突变种。据报道,突变种有无毛的、肢端发红的、白化的、红眼睛的及被毛白斑的。其中无毛的与裸鼠一样,也具有胸腺功能不全等特征。目前,长爪沙鼠在国内已有实验室大量驯养、繁殖成功。

一、生物学特性

长爪沙鼠是一种小型草原动物,大小介于大鼠和小鼠之间,通常成熟期体重不超过100(30~113)g,体长 112.5(97~132)mm,尾长 101.5(97~106)mm,背毛棕灰色,腹毛灰白色,耳明显,耳壳前缘有灰白色长毛,内侧顶端有少而短的毛,其他部分裸露。尾上被以密毛,尾端毛较长,形成毛束。爪较长,趾端有弯锥形强爪,适于掘洞,后肢跗部和前肢掌部被以细毛,眼大而圆。喜居沙质土壤中的洞穴中,行动敏捷,喜群居,有储粮习惯,不冬眠,一年四季活动,繁殖以春秋为主,每年 12 月份和 1 月份基本不繁殖。成年雌鼠一年繁殖 3~4 胎,每胎平均 5~6 只,最多达 11 只,每只出生时体重 2.5~3.0 g。在人工饲养条件下,一年可繁殖 5~8 胎。一生的繁殖期为 7~20 个月。雌鼠一生最高可繁殖 14 胎,寿命 2～3 年。出生后 3～4 个月性成熟。通常 5～6 个月配种,性周期 4～6 天,妊娠期 24～26 天,哺乳期 21 天。成年雌鼠体重 60～75 g,雄性 70～80 g。

沙鼠尾巴与大、小鼠几乎无毛的尾巴不同,长满披毛,并常在尾尖部集中成毛簇。后肢长而发达,可作垂直与水平的快速运动。沙鼠中腹部有一个卵圆形、棕褐色的无毛区域,称为腹标记腺或腹标记垫,雄性沙鼠的腹标记腺较雌性沙鼠大且出现得早。沙鼠在物体上摩擦腹标记腺时引起腺体分泌,作为嗅觉鉴别其活动地盘的方法。雄性沙鼠的标记行为和腺体的完整性受雄激素控制。一般在群养时,以其中最常分泌腺体的动物为统治者。雌性沙鼠的嗅觉标记活动在妊娠和早期哺乳期增强。沙鼠另一个有趣的腺体是副泪腺,它位于眼球之后,眼角内侧。此腺体分泌一种吸引素,从鼻孔排出并与唾液混合。在动物清洁腹部时扩散出来。有证据表明,雄性沙鼠副泪腺分泌的吸引素对于动情期雌性沙鼠有促进交配的作用。与体重相比,沙鼠的肾上腺几乎为大鼠肾上腺的 3 倍,产生的皮质甾酮多。沙鼠的一个非常重要的解剖学特征是脑底动脉环后交通支缺损。如单侧颈动脉结扎常引发脑梗死,这是研究人类脑血管意外的理想模型。沙鼠血清胆固醇水平显著受饲料中胆固醇含量的影响。尽管沙鼠能够耐受动脉粥样硬化,但高胆固醇饲料会引起肝脂沉积和胆结石。

沙鼠的主要生理生化指标:正常体温 38.1～38.4℃,呼吸频率每分钟 90 次,饲料消耗 5～8 g/(d·100 g 体重),饮水消耗 7～9 mL/(d·100 g 体重),二倍染色体数 44,血量 7.76 mL/100 g 体重,红细胞数 $8.9 \times 10^6 /mm^3$,血红蛋白 15.2 g/100 mL,血细胞比容 47.4%,白细胞数 $12.4 \times 10^3 /mm^3$,中性粒细胞 $19.3 \times 10^2 /mm^3$,嗜酸性粒细胞 $14.1 \times 10/mm^3$,嗜碱性粒细胞 $8.6 \times 10/mm^3$,淋巴细胞 $99.9 \times 10^2 /mm^3$,单核细胞 $2.8 \times 10/mm^3$。

二、在生物医学中的应用

长爪沙鼠在医学领域作为实验动物已有几十年的历史,其使用量虽较大鼠、小鼠等少得多,但其某些独特的解剖学、生理学和行为学特征对于某些特殊研究具有重要价值,是大、小鼠无法比拟的,而且其应用范围也越来越广。事实证明,长爪沙鼠是一种"多能"性的实验动物,具有非常重要的开发价值。

长爪沙鼠的脑血管有独特的解剖学特征。脑底动脉环后交通支缺损,没有连通颈内脉系统和椎动脉(基底动脉)系统的后交通动脉,不能构成完整的 Willis 动脉环。利用此特征,结扎沙鼠的单、双侧颈动脉,很容易造成脑梗死病变。1985 年,徐特等利用它建立了脑缺血模型。结扎 20 只沙鼠单、双侧颈总动脉,30%～40% 单侧颈总动脉结扎的动物术后出现偏瘫体征。结扎对侧肢体活动少,肌张力弱,90% 双侧结扎颈总动脉的动物,手术后出现直立跳起,呼吸急促。单侧结扎后 1 小时多有缺血性病理学改变,以结扎侧颞叶皮层及基底带最明显,主要有水肿、坏死及神经元缺失。双侧结扎 2 小时内死亡的无明显病变,8 小时内死亡的可见缺血性病变,出现双侧半球的缺血状态。所复制的模型,操作简便,实验效果可靠,重复性强,可用于脑缺血的实验研究及药物治疗研究。有研究报道结扎沙鼠的一侧颈总动脉，数小时后，发现 20%～65% 的沙鼠出现脑梗死，并在 3 日内死亡。这使得沙鼠成为研究脑梗死所呈现的中风、术后脑贫血及脑血流量等比较理想的模型。

沙鼠具有类似人类自发性癫痫发作的特点。月龄不同，发作频率也不同。尤其是 2 月龄左右的沙鼠，对非特异性因子具有感受性。有的可因癫痫发作致死。加利福尼亚大学洛杉矶分校研究人员在沙鼠具有癫痫发作特点的基础上，育成新的品系，培育出发作感受型 WJL/UC 和发作抵抗型 STR/UC 两个品系。

长爪沙鼠对多种丝虫、原虫、线虫、绦虫和吸虫都非常敏感。因此，它是研究这类寄生虫病的良好对象。特别是近年来国内外都认为长爪沙鼠是研究丝虫病的理想模型动物。

长爪沙鼠对多种病毒、细菌敏感，如流行性出血热病毒（epidemic hemorrhagic fever virus，EHFV）、西方马脑炎病毒、狂犬病病毒及脊髓灰质炎病毒等；肺炎球菌、布鲁氏菌及结核分枝杆菌、炭疽杆菌、支气管败血鲍特菌、鼠麻风分枝杆菌、单核细胞增生李斯特菌及鼠伤寒沙门菌等。沙鼠对来自黑线姬鼠、褐家鼠或患者的流行性出血热病毒均敏感。与大鼠相比，具有对 EHFV 敏感性高，适应毒株范围广，病毒在体内繁殖快，分离病毒和传代时间短等优点。故沙鼠成为研究 EHFV 的理想实验动物。沙鼠不仅对肺炎球菌、流感嗜血杆菌及其他需氧菌和厌氧菌本身敏感，对其培养物也极为敏感。

在内分泌学方面，沙鼠有其固有的特征。繁殖的沙鼠肾上腺皮质固醇（主要是糖皮质固醇）分泌亢进；同时伴有高血糖和动脉硬化症等。这种现象在未交配过的雌雄沙鼠中均未见到。然而据 1983 年芬斯克（Fenske）报道，如果使沙鼠处于异常环境，如过冷或放在浓乙醚蒸气的环境中，肾上腺释放糖皮质激素和黄体酮比对照组明显增多，但醛固酮分泌并不受影响。长爪沙鼠睾丸的分泌也有其特点：1982 年报道，在促黄体生成素（luteinizing hormone，LH）作用下，睾丸间质细胞不仅释放雄激素，也释放黄体酮（孕激素）。通过体外睾丸间质细胞培养，还发现在 LH 刺激下，雄激素和孕激素的释放有明显的正相关关系。另外，与小鼠和大鼠相比，沙鼠的睾丸间质细胞对 LH 更敏感。这可能是由于沙鼠的大部分 LH 受体未被占用，即使是微量 LH 也能完全活化激素生成。

长爪沙鼠的代谢，尤其是胆固醇代谢比较特别。一般情况下，沙鼠肝内的类脂含量比大鼠高 3 倍，成为研究高脂血症的合适动物。沙鼠血清胆固醇大部分为胆固醇酯，而且脂蛋白为低密度脂蛋白，很少出现高脂血症的动脉粥样硬化。其血清胆固醇含量极易受饲料中胆固醇的影响。饲料中增加胆固醇时，肝和血浆中甘油三酯水平也增加。若饲料中增加蔗糖成分，肝和血浆中的甘油三酯水平则降低。可见，沙鼠用于研究影响胆固醇吸收和食源性胆固醇代谢的因素也很有价值。研究肌醇的组织含量和代谢发现，沙鼠对肌醇缺乏并不敏感。因为它能在睾丸合成肌醇，用阉割的和不阉割的雄鼠进行对照证实了这一点。糖代谢方面也有独到之处。用普通颗粒饲料喂养沙鼠，约有 10% 的沙鼠出现肥胖现象。这种肥胖鼠的耐糖力很低，血中胰岛素的含量很高，而且胰腺还发生了病理学变化。6 个月以后还可引起齿周炎，在饲料中增加糖的含量，则发生龋齿。1983年，研究人员发现长期用 50% 半乳糖喂养可使沙鼠死亡，喂养 24 小时之后出现白内障。

无论是白内障的进展速度,还是晶状体中醛糖还原酶的活性,都比大鼠高 2 倍。这与晶状体中多元醇蓄积过多引起白内障相一致。从糖代谢的特点来看,沙鼠又是研究糖尿病、肥胖病、齿周炎、龋齿及白内障的难得的实验动物。

沙鼠也适合某些药理学的研究,可用于抗精神失常药物对中枢神经介质影响的研究。因为多巴胺拮抗剂氟哌啶醇和可乐定能增加沙鼠的超声信号(与一般活动有关)作用,多巴胺的拟似药阿扑吗啡可减少其超声信号的作用,而儿茶酚胺则有调节超声信号的作用。可乐宁可引起沙鼠行为的改变。这种行为改变可被抗抑郁药所对抗,但安定药和其他抗精神病药物则不能对抗这种作用。因此,沙鼠很适合用于抗抑郁药的筛选。此外,由于沙鼠对丝虫敏感,目前其也被用于筛选抗丝虫药物。

沙鼠有自然发生肿瘤的倾向。大约 24 个月以上的老年沙鼠,有 10%～20%产生自发性肿瘤,一般发生在肾上腺皮质、卵巢和皮肤等部位。此外,沙鼠是唯一产生自发性耳胆脂瘤的非人动物。

长期给予沙鼠醋酸铅,其会发生慢性肾病和小红细胞性贫血,类似于人类慢性铅中毒的症状。给予沙鼠和大鼠相同的口服剂量,沙鼠肾中的铅含量较大鼠高 4～6 倍。长期或短期投给铅,肾脏可产生各种各样的病理学变化。故沙鼠又成为近代研究急慢性铅中毒的模型。由于沙鼠长期栖息在干燥地区,其肾脏功能很特殊,可以把饮水量控制在 2 mL/100 g 左右,而对体重毫无影响。它能把食物中的水分和代谢产生的水有效利用,并且尽可能减少水的排出。但在实验室饲养时,若增加饮水量,尿量也随之增加。沙鼠这些特殊的肾功能特点使之成为研究肾功能性病变的良好动物模型。

沙鼠对 X 线或 γ 射线的耐受量为其他动物的 2 倍,但对链霉素却异常敏感,50 mg 就可以使成熟的沙鼠死亡。

长爪沙鼠是研究神经学、寄生虫学、病毒学、细菌学、内分泌学、遗传学、血液学、脂类和糖代谢、肿瘤学、药理学、放射生物学、生殖和毒理学的良好模型动物。沙鼠的许多特性目前还没有被完全认识。但其在微生物学和解剖生理等方面的特殊性及其易于饲养管理、传染病的发生率低等特点将使其对生物医学的发展产生推动作用,并将在今后的应用中被挖掘出更大的潜在优势。

三、饲养管理

沙鼠饲养时,环境温度需保持在 10～25℃,若超过 25℃则易生病死亡,相对湿度 50%～70%为宜。一般每笼饲养一对沙鼠,断奶小鼠可按性别 15～20 只置于木箱内饲养,内铺锯末垫料,用铁丝网箱盖。笼具应保持每周清洁,每月消毒 1 次。

沙鼠喜食蔬菜叶和水果,可在固型饲料基础上,加喂一定量的蔬菜,如白菜、莴苣及胡萝卜等。固型饲料主要按面粉 25%、麸皮 25%、玉米粉 30%、黄豆粉 10%及鱼粉 10%的比例混合,然后按每千克加鸡蛋 1 个和适量食盐制作而成。成年沙鼠一般每日食量为 3 g 固型饲料加 12 g 蔬菜,蔬菜部分也可用 10 mL 左右水代替。

第二节 | 鸡

家鸡(*Gallus domestiaus*)属于鸟纲,鸡形目,雉科,是由原鸡长期驯化而来,它的品种很多,如来航鸡、白洛克鸡、九斤黄鸡及澳洲黑鸡等。

一、生物学特性

家鸡仍保持鸟类的某些生物学特性,虽飞翔力退化,但习惯四处觅食,不停地活动。听觉灵敏,白天视力敏锐,具有神经质的特点,食性广泛,借助吃进沙砾来磨碎食物。

有嗉囊,具有储存食物和软化饲料的作用。胃分腺胃和肌胃。肺为海绵状,紧贴于肋骨上,无肺胸膜及横膈。肺上有许多小支气管直接通气囊,共有9个气囊。无膀胱,每天排尿很少,与粪一起排出,尿呈白色,为尿酸及不溶解的尿酸盐,呈碎屑稀粥状混于粪表面。没有汗腺,散热蒸发主要依靠呼吸。体表被覆丰盛的羽毛,因而怕热不怕冷。

鸡性成熟年龄为4～6个月,21天孵化,体温41.7(41.6～41.8)℃,呼吸频率每分钟12～21次,潮气量4.5 mL,心跳频率每分钟120～140次,血压(颈动脉压)150 mmHg(20.0 kPa),总血量占体重的8.5%,红细胞数335(306～344)×10^4/mm^3,白细胞32 600/mm^3,血小板数(13～23)×10^4/mm^3,血红蛋白10.3(7.3～12.9)g/100 mL,红细胞比重1.090,血浆比重1.029～1.034,血液pH 7.42。

二、在生物医学中的应用

鸡的凝血机制好,红细胞呈椭圆形,有大的细胞核,染色后细胞质为红色,细胞核为深紫色。利用这个特点,在进行炎症的吞噬反应实验时,采用炎症渗出液内白细胞吞噬异物效果理想。将雄鸡睾丸手术摘除,可进行雄性激素的研究。这时可见雄性性特征退化,冠、须不发达、颜色干白,翼毛光亮消失,性情温顺安静,不再斗架,很少啼鸣,腿长也缩短等。鸡还适用于遗传学研究(如肌肉营养不良的研究)、霉形体病、马立克氏病、病毒病等传染病研究,关节炎研究,以及白血病等肿瘤研究。

三、饲养管理

鸡的饲养主要依靠粉料加充足的饮水。饲料需按照其不同的生长阶段对营养的需求标准来配制。饲养场所墙壁、地面和笼具应定期清扫、消毒,人员、物品进入要严格消毒,闲置的笼具宜及时清洗后用甲醛(福尔马林)熏蒸消毒。

1日龄鸡的保育温度为32～35℃,之后逐渐降低至第3周时的24～26.6℃。环境相对湿度以30%～40%为宜,应注意保持空气新鲜,避免噪声干扰,提供适量光照。

第三节 | 鸭

鸭(*Anas platyrhyncha domestica*)属鸟纲,雁形目,鸭科。原始祖先是野鸭,是人工饲养的变种。

一、生物学特性

鸭的喙为长扁平形,喙缘两侧呈锯齿形;上喙有一豆状突出,称喙豆;喙的颜色是品种特征之一;前肢主翼羽尖狭而短小;有色羽的副翼羽上有翠绿色羽斑,称镜羽;后肢胫部较短,除第1趾外,趾间有蹼;公鸭尾部有2~4根性指羽。鸭体温为41.5~42.2℃,新陈代谢旺盛,心搏率较快,按单位体重计算,对氧的需要量为猪、牛的2倍。鸭活动性强,消化能力也强,对饥饿、饮水缺乏较敏感。生长发育快、成熟早,生长周期短,特别是早期生长迅速。北京鸭初生重平均为56g,两月龄可达2500g,为初生重的45倍。鸭繁殖力强,绍兴麻鸭年产蛋达300个左右,北京鸭高产群年产蛋达200个以上。由于消化器官功能的限制(如大肠特别短,仅为小肠的1/30),鸭对粗纤维的消化率很低,而对精饲料的需求率较高。

二、在生物医学中的应用

鸭血中α-脂蛋白高。在一些地区肝癌自发率较高,颈部血管可以分离出来做血压测定等实验。1980年,我国首次在江苏启东地区麻鸭血清中分离出鸭乙型肝炎病毒,为研究肝癌和乙型肝炎病毒、黄曲霉毒素之间的关系提供了理论依据。北京鸭乙肝病毒与人类乙肝病毒在复制途径、形态结构和DNA多聚酶性状等方面均存在相似性,是研究乙型肝炎的理想动物模型。

第四节 | 羊

一、生物学特性

山羊(*Capra hircas*)属哺乳纲,偶蹄目,牛科,山羊属。雌雄皆有角,向后弯曲如弯刀状。雄性的角发达,角上有明显的横棱。山羊喜欢干燥,性急,爱活动,好斗角,但又生性怯懦,怕雨淋,也怕烈日晒和冷风吹,有摩擦角基部的习惯。山羊喜欢吃禾本科牧草或树木枝叶,饲料和饮水都喜清洁,拒食粪便沾污的食料和不洁的水。山羊是草食类反刍动物,应以青粗饲料为主,精饲料不能过多。山羊具素食性,拒食含有荤腥油腻的饲料。

山羊性成熟年龄为 6 个月,繁殖适龄期为 1 岁半,性周期 21(15～24)天,发情持续 2.5(2～3)天,为季节性(秋季)发情动物。发情后 9～19 小时排卵,妊娠期 150(140～160)天,哺乳期 3 个月,产仔数 1～3 个,染色体二倍体为 60 个(精子内),单倍体 30 个(初级和次级精母细胞内)。体温 38～40 ℃,收缩压 120(112～126)mmHg(15.0～16.8 kPa),舒张压 84(76～90)mmHg(10.1～12.0 kPa),呼吸频率每分钟 12～20 次,潮气量 310 mL,通气率 5 700 mL/min,耗气量 220 mm^3/g 体重,血容量占体重 8.3%,心率每分钟 70～80 次,心输出量 3 100 mL/min,静脉血比容 24.3(18.5～30.8)%。红细胞数 16.0(13.3～17.9)×10^2/mm^3,血细胞比容 33(27～34.6)mL/100 mL,白细胞数(5.0～14.0)×10^3/mm^3,血小板数 35(25～60)×10^4/mm^3。

绵羊(Ovis aries)属哺乳纲,偶蹄目,牛科,绵羊属。较山羊温顺,灵活性与耐力较差,不善于登高,不怕严寒,唯怕酷热,雄羊间常角斗,不喜吃树叶嫩枝而喜吃草,主要靠上唇和门齿摄取食物。绵羊上唇有裂隙,便于啃很短的草。绵羊的胰腺不论在消化期或非消化期都持续不断地进行分泌活动,胆囊的浓缩能力较差。

绵羊性成熟年龄为 7～8 个月,寿命 10～14 年,繁殖适龄期 8～10 个月,性周期 16(14～20)天,发情持续时间 1.5(1～3)天。季节性(秋季)多发情动物,发情后 12～18 小时排卵,妊娠期 150(140～160)天,哺乳期 4 个月,产仔数 1～2 只,染色体二倍体为 54(体细胞内)。体温 38～40 ℃,心率每分钟 70～80 次,心输出量 3 100 mL/min,血容量占体重的 8.3%,呼吸频率每分钟 12～20 次,潮气量 310 mL,通气率 5.7 L/min,耗气量 220 mm^3/g 活体重,血浆总蛋白(7.5±0.1)g/100 mL,红细胞 10.3(9.4～11.1)×10^6/mm^3,血细胞比容 31.7(29.9～33.6)mL/100 mL,血红蛋白 10.9(10～11.8)g/100 mL,白细胞数 7 800(5 000～10 000)/mm^3。

二、在生物医学中的应用

由于山羊性情温顺,不咬人、踢人,适应性较强,饲养方便,颈静脉表浅粗大,采血容易。因此,医学上的血清学诊断、检验室的血液培养基等都大量使用山羊血。山羊还适用于营养学、微生物学、免疫学及泌乳生理学研究;也可用于放射生物学研究、进行实验外科手术、制作肺水肿模型等。

绵羊是免疫学研究中常用的动物,如可用绵羊制备抗正常人全血清的免疫血清,利用此免疫血清可以研究早期骨髓瘤、巨球蛋白血症和一些丙种蛋白缺乏症。又如绵羊的红细胞是血清学"补体结合试验"必不可缺的主要试验材料。由于"补体结合试验"目前仍广泛应用于若干种疾病的诊断,因而绵羊是微生物学教学实习及医疗检验工作不可缺少的实验动物。绵羊还适用于生理学实验和实验外科手术;绵羊的蓝舌病还能用于人的脑积水研究。世界上第一只成功克隆动物"多莉"也是利用绵羊制备得到的。

第五节 两 栖 类

蟾蜍(*Bufo*)、青蛙(*Rana nigromaculata*),属两栖纲,无尾目,蟾蜍属,蟾蜍科,青蛙属蛙科。品种很多,它们是脊椎动物由水生向陆生过渡的中间类型。

一、生物学特性

蟾蜍和青蛙生活在田间、池边等潮湿环境中,以昆虫等幼小动物为食。冬季潜伏在土壤中冬眠,春天出土,生殖季节中水中产卵,体外受精。幼体即蝌蚪,形似小鱼,用鳃呼吸,有侧线,以水中植物为主要食料。经过变态发育为成体,尾巴消失,到陆地上生活,用肺呼吸,同时其皮肤分泌黏液帮助呼吸。蟾蜍和蛙的身体背腹扁平,左右对称,头为三角状,眼大并突出于头部两侧,有上、下眼睑和瞬膜及鼻、耳等感受器官。前肢有 4 趾,后肢有 5 趾,趾间有蹼,适于水中游泳。其内部器官系统逐渐完善,反映出由水生向陆生过渡的特征。雄蛙头部两侧各有一个鸣囊,是发声的共鸣器(蟾蜍无鸣囊),雄蛙的叫声特别响亮。蟾蜍背部皮肤上有许多疣状突起的毒腺,可分泌蟾蜍素,尤以眼后的椭圆状耳腺分泌毒液最多。蟾蜍和青蛙在我国分布广泛,夏秋季各地均容易捕捉,也易养活。蟾蜍比青蛙在捕捉和饲养等方面更为简便,故在实验中用途较广。

蟾蜍发情时间为 4 日～4 周,每年 2 月下旬至 3 月上旬发情一次,发情后于 4～7 月间排卵,产仔 1 000～4 000 个,染色体二倍体为 26(精子内),单倍体为 13(初级和次级精母细胞内),寿命 10 年。

二、在生物医学中的应用

蟾蜍和青蛙是医学实验中常用的一种动物,特别是在生理学、药理学实验中更为常用。蛙类的心脏在离体情况下仍可有节奏地搏动很久,所以常用来研究心脏的生理学功能、药物对心脏的作用等。蛙类的腓肠肌和坐骨神经可以用来观察外周神经的生理学功能,以及药物对周围神经、横纹肌或神经肌肉接头的作用。蛙的腹直肌还可以用于鉴定胆碱能药物。蛙还常被用来做脊髓休克、脊髓反射和反射弧的分析实验,肠系膜上的血管现象和渗出现象实验。蟾蜍下肢血管灌注方法常被用来观察肾上腺素和乙酰胆碱等药物对血管作用的实验等。在临床检验工作中,还可用雄蛙作妊娠诊断实验。

第六节 树 鼩

树鼩(*Tupaia Belangeris*,Tree,Shrew)俗称树仙(*Tupaia Glis*),属哺乳纲,有胎盘

类,食虫目,通常被认为是灵长目(原始灵长类),树鼩科。分布在热带和亚热带,如我国云南、广西、广东、海南岛,以及东南亚(印度恒河北部、缅甸、越南、泰国、马来西亚、印尼和菲律宾等地)。从经纬度来说,它们分布在北纬28°～南纬9°、东经35～122°的地区内。

树鼩的分类学一直是许多学者感兴趣和争论的问题。一些学者根据其吻部较长,指(趾)端是爪,牙齿的数目和食性等特征把它列为食虫目(Insectivora);另一些学者则根据其大脑比较发达而其上的嗅神经区较小,眼眶后有骨桥并形成骨性眼眶,中耳部构造与狐猴相似,大拇指(趾)与其他指(趾)分开及牙齿具有前臼齿等特征把它列入灵长目(Primates)中的狐猴亚目。还有一些学者则提出另立新目。但是,大部分学者认为树鼩是在约第三世纪,从食虫目向灵长目演变过程中,幸存保留至今的少数几个灵长目原宗,属灵长目,原猴亚目(Prosimii),树鼩下目(Tuparformes)的树鼩科(Tupaiodes)。下分2亚科,6属,47个种,约100个亚种,它们绝大部分来自亚洲南部。

树鼩的主要品种及产地如下。

(1) *Tupaia Belangeri Chinensis*,主要分布于我国云南的西部、南部及华南地区等。

(2) *T. glis*(2对乳头,60个染色体),主要分布于吉隆坡。

(3) *T. Chinensis*(3对乳头,62个染色体),体重120～250 g,主要分布于泰国曼谷、尼泊尔、缅甸及我国云南。

(4) *T. Belangeri*(亚种,有人定为*T. Chinensis*),产于马来西亚北部及缅甸南部。

(5) 亚种*T. b. Yunalis*,产于云南东南部、内蒙古和广西。

(6) 亚种*T. b. Modesta*,产于海南岛。

一、生物学特性

树鼩解剖学上的特点是,耻骨与坐骨左右形成1 cm软骨接合部,鼓骨包已形成;犬齿细小,前臼齿宽大,齿式为2133/2133＝36;胫骨与腓骨独立;眼窝与颞窝隔开。

树鼩的重要特点之一是胆小,易受惊。如长时间受惊、处于紧张状态时,体重下降,睾丸缩小,臭腺发育受阻,当臭腺缺乏时,母鼩产后吃仔,生育力丧失。

树鼩体形似松鼠,尾部毛发达,并向两侧分散。体长18 cm,尾长16 cm,成年体重120～150 g。前后足均具有5趾,每趾都有发达而尖锐的爪,吻部尖长,耳较短,头骨的眶后突发达,形成一骨质眼球,脑室较大。体毛栗黄色,颌下及腹部被毛为浅灰色。颈侧有条纹,是区别树鼩属种的重要标志。

野生树鼩多在丘陵、平原近农舍旁的灌木丘陵中活动,有时出入于农舍园宅,行动灵活,在土堆挖洞作穴,亦有在树上筑巢。常见单个出没于丛林或村道、园内,不群居。雄性凶暴,两雄相处常互相咬斗。因此,不宜将两只雄性同笼饲养。

树鼩在黎明和黄昏时最为活跃,中午活动较少。实验室饲养的树鼩喜在笼内作翻滚蹿跳活动,能量消耗较大,饲养笼不宜过小。树鼩产育时不能惊动,否则易造成仔鼩被噬食或拒哺乳的情况。树鼩晚上蜷缩在笼的一角,以尾裹颈而睡。

树鼩性成熟时间约为6个月,怀孕期41～50天,繁殖能力强,胎仔数为2～4只,每年 4～7 月为生殖季节。实验室饲养时宜雌雄分居,交配时合笼,怀孕时分笼将雌者转到繁殖笼内分娩育仔。子树鼩初生体重约 $10(9.8\pm1.4)g$,体长 $(6.4\pm0.4)cm$,尾长 $(3.8\pm0.29)cm$,刚生下的树鼩全身无毛,皮肤粉红,眼闭,只会蠕动,5～6 天后皮肤变黑,开始长毛,14～21 天开眼,3 周开始走动,4 周可跳动,5～6 周断奶而独立生活。

二、在生物医学中的应用

由于树鼩是介于食虫目和灵长目之间的代表,所以从事动物学研究的学者把它作为食虫目演化为灵长目的代表加以研究。更多的学者则在生态学、形态学、神经生理学、寄生虫学、齿学及生理代谢关系等方面进行了各种研究。树鼩大脑较发达,多用于神经系统方面的研究,如对大脑皮质的定位,小脑发育、视觉系统、神经血管的研究,神经节细胞识别能力,口腔黏膜感觉神经末梢研究,神经系统的多肽、应激等研究。

消化系统方面,用于进行胃黏膜、下颌牙床、胆石症的研究;泌尿系统方面,用于交感神经对肾小球结构的作用、肾衰竭等研究;神经介质方面,用于乙酰胆碱、5-羟色胺、肾素、血管紧张素等的研究;病毒学方面,进行隐形病毒如疱疹病毒、腺病毒方面的研究。树鼩在自然条件或实验室条件下能感染人的疱疹病毒。

我国对树鼩的研究早期见于教研学和动物学方面,应用于医学方面较晚。1975 年,最先用于代替恒河猴用于小儿麻痹方面的试验,但未能成功。之后用于研究鼻咽癌 EB 病毒,初步取得一些结果,将 EB 病毒注入肠系膜淋巴结能使淋巴组织增生。用树鼩鼻黏膜细胞作培养后接种 EB 病毒取得较好的结果。树鼩作为甲型肝炎病毒和乙型肝炎病毒的肝炎模型分别取得了一定的阳性结果。以树鼩作为轮状病毒的腹泻病理学模型已获得成功。有些学者对树鼩 24 小时活动规律进行了观察。由于树鼩血中高密度脂蛋白成分占血脂总量的 $60\%\sim70\%$,比例较高。因此,已被用于探索抑制动脉粥样硬化发病机制的研究。此外,还发现高胆固醇膳食下,容易形成胆结石,为高脂血时胆固醇排出途径提供客观依据。有人还用树鼩进行了化学致癌,特别是黄曲霉毒素致肝癌机制的研究,以及计划生育相关研究等。

总之,树鼩是一种体小,繁殖快,易捕捉和饲育,进化程度高,新陈代谢比犬、鼠等动物更接近于人,解剖也近似于人,较价廉的实验动物,医学生物学的应用价值很高,已受到广大学者的重视。但是还存在一些问题,比较突出的是目前使用的树鼩大多数为野生捕捉,年龄及健康情况不详。我国虽有人在实验室繁殖成功,但量太少,不能满足实验室的应用需要,因而要把树鼩变为实验动物尚需作很大的努力。至于驯化、实验室大量繁殖、系统了解其正常生理学指标、遗传学背景及常见病的防治等方面的发展,还有待各个学科的共同努力。

三、饲养管理

树鼩是杂食性动物,喜食昆虫、水果或多脂的甜软食物。树鼩在营养缺乏或低下时体重减轻,毛无光泽,易患疾病而死亡。营养标准为粗蛋白 24%,粗脂肪 10.25%,粗纤维 2.04%,无氮浸出物 28%,粗灰分 6.43%,水分 29%,制成膨化饲料。饲养环境温度应控制在 15~24℃,相对湿度 50%~70%,按 12 h/12 h 进行人工光照明暗周期调节。饲养室内保持清洁,避免噪声干扰,饲养过程中,要保证清洁和充足的饮水供应。室内饲育时,宜将树鼩成对(1♂1♀)分笼饲育。

第七节　鸽

家鸽(*Columba livia*)属鸟纲,鸽形目,鸠鸽科。又名鸽子、鹁鸽,是由野鸽(岩鸽)驯化而成的变种。

一、生物学特性

为了适应飞行,家鸽在身体结构上出现一系列的适应性变化。它具有流线型的体形,前肢变为翅。牙齿、膀胱、大肠和一侧卵巢都已退化,也是利于飞行而减轻体重的适应性变化。脏器结构与鸡大致相似,鸽的大脑皮层发达,嗅叶不发达,但由中脑分化的视叶则很发达,故鸽的视觉敏锐。小脑也很发达,上有横沟,中央有蚓部,两侧有小脑鬈。3 个半规管也很发达。

性成熟年龄为 6 个月,寿命 10 年,妊娠期 18 天,心跳频率每分钟 140~200 次,总血量占体重的 7.7%~10.0%,颈动脉血压 145 mmHg(19.3 kPa),呼吸频率每分钟 25~30 次,潮气量 4.5~5.2 mL。红细胞数 $3.2×10^6/mm^3$,血红蛋白 12.8 g/100 mL,白细胞数 $(1.4~3.4)×10^3/mm^3$。

二、在生物医学中的应用

鸽的听觉和视觉非常发达,对于姿势的平衡反应也很敏锐。故在生理学实验中常用鸽观察迷路与姿势的关系。当破坏鸽子一侧半规管后,其肌紧张协调发生障碍,在静止和运动时失去正常的姿势。还可用切除鸽大脑半球的方法来观察其大脑半球的一般功能。鸽的大脑皮质并不发达。因此,单纯切除其大脑皮质影响不大,但若将其大脑半球全部切除,则不能正常生活。

第八节　鼠　兔

鼠兔(*Ochtona Daurica Pallas*)属兔形目鼠兔科。原产于阿富汗,在日本北海道的大雪山也有同族存在。其特点是体形小、耳短、眼黑、体毛呈茶褐色。分布在我国内蒙古、甘肃、青海及西藏等地的鼠兔有多个品种,如有藏鼠兔(*Ochtona Thibetana*)、东北鼠兔(*Ochotona Hyperborea*)、达呼尔鼠兔(*Ochotona Daurica*)、高原鼠兔(*Ochotona Alpina Pallas*)及大耳鼠兔(*Ochtona Macrotis Gunther*)等。

一、生物学特性

鼠兔是一种小型哺乳类动物,成群地生活在草原和半荒漠地带。全天活动,善打洞,多体表寄生虫,体长 135～185 mm,背毛黄褐色,腹毛浅黄色,眼黑色,耳大椭圆形,有明显白色边缘,后肢略长于前肢,形态和兔相似,无尾。常与旱獭和黄鼠的鼠疫动物病的流行有关。

鼠兔适宜室温 20℃左右,相对湿度 40%～50%,光照 14～16 小时,耐寒怕热,室温高于 28℃时呼吸紧促,气喘不安,不利于生长。鼠兔胆小,尤其怕惊扰,是典型的植食性动物,要供给足量的粗纤维及其他必要的营养成分。鼠兔妊娠期 23～24 天,窝仔数 7(5～10)只,哺乳期 20 天。刚生仔鼠兔全身无毛,背部暗灰色,腹部肉红色,眼未睁,耳孔未开,而门齿已萌出,体重 7.6～9.7 g。生后第 3 天全身长出纤毛,细软如丝,能翻身滚地。第 5 天毛色加深呈淡褐色,能爬动但站立不稳,体重已达 12.7～18.7 g。出生后 7～8 天已开眼,耳孔微开,能站立走动,体重 17.1～26.0 g。11 天到处跑动,开始吃麦苗或鲜嫩苜蓿,14 天能啃食苹果、胡萝卜,行动敏捷,体重 28.4～40.6 g。16 天动作形态几乎与成年鼠兔一样,且与其母相互嬉戏打闹。其间边吸奶边吃食,而以吃食为主。20 天即可吃颗粒饲料。这时仔鼠兔仍想吃奶,但母鼠兔拒绝哺乳,此时体重达 40～60.5 g。21～23 天可离乳,按雌雄分离,30 天后单笼饲养完全独立生活,体重达 63.0～74 g,40 天达 82～86 g。50 天前后雄鼠兔即性成熟,追逐雌鼠兔交配,体重达 93～102 g。

二、在生物医学中的应用

由于鼠兔体型小、性情温和,繁殖力较强,性成熟早,比家兔饲养更为经济。因此,作为新发掘出来的实验动物已引起国内外重视,其实验动物化的尝试正在进行中。1977 年,经致畸实验被认为有利用价值,用于畸形发生的研究。1981 年起,通过将鼠兔作为自身免疫病理学模型的探讨,终于将其列为日本卫生部开发新药项目的实验动物之一。鼠兔是形成自然过剩排卵、过剩着床的动物,故有希望成为生殖生理学研究中可用的模型动物。

三、饲养管理

鼠兔是草食性动物,盲肠比较发达,故在饲料中应加入一定量的粗纤维。鼠兔有随机采食习性,采食夜间多于白天,应每日定时加喂饲料。饲养环境温度以 18～22℃为宜,相对湿度 50%左右,保持清洁,避免噪声或者惊吓。成年鼠兔领域性强,故应单独饲养,避免相互撕咬。

第九节 旱 獭

旱獭(*Marmota*,*Woodchunk*)俗称土拨鼠,属哺乳纲,啮齿目,松鼠科,旱獭属。全世界有14种,分布于我国的有4种:喜马拉雅旱獭、长尾旱獭、西伯利亚旱獭和灰旱獭。其中资源最丰富的是喜马拉雅旱獭,主要分布于我国青海高原、西藏高原、甘肃祁连山地、川西北及滇西北等地。

一、生物学特性

旱獭喜家族式群居生活,广泛栖息于高山草甸草原,分布形式随地形而变化。在山地多呈带状分布,在草原则呈岛状式弥漫性分布。旱獭是典型的草食性冬眠动物,冬眠温度为$-2\sim2℃$,冬眠时体温随气温下降,最低维持在$1\sim2℃$,冬眠期长约160天。室内饲养条件下,冬眠时间可缩短至100天左右。

旱獭在啮齿类中属于体型较大者,成年体长$40\sim50\,cm$,体重$5\sim10\,kg$。被毛为黄、棕、灰色,头短而阔,耳大而圆,耳壳呈黑色,两眼为圆形,上唇为豁唇,上下各有一对门齿露出唇外。四肢短而强,前足4趾,后足5趾,可直立行走,尾短而略扁。

旱獭寿命可长达$15\sim20$年,是一夫一妻制单婚配动物,繁殖季节为每年春季,繁殖年限$10\sim15$年,妊娠期30天左右,哺乳期约44天,每胎产仔$6\sim8$只。初生体重约$27\,g$,$36\sim40$月龄性成熟。其种群繁殖力与种群密度有关。当种群密度大幅下降时,繁殖率却大幅提高。

在人工饲养条件下,旱獭表现为杂食性,耗氧量较低,耐缺氧。冬眠期时旱獭各组织的总酶活力低于非冬眠期。

二、在生物医学中的应用

研究发现旱獭的肝炎病毒表面抗体与人类乙型肝炎病毒的抗原有交叉反应,美国已成功把美洲旱獭作为乙肝的动物模型。我国也将喜马拉雅旱獭和蒙古旱獭实验种群用于乙肝病毒研究,并已从其体内分离出类人乙肝病毒。

美国的研究人员已从冬眠旱獭血浆中分离出一种冬眠诱导物,可用其对冬眠机制进行研究。喜马拉雅旱獭冬眠较其他动物如刺猬有更深、更稳定的特点,是研究冬眠机制的理想动物。

旱獭具有耗氧量极低的特点,且广泛分布于高原草甸草原,是研究高山生理学和耐低氧的良好动物模型材料。

旱獭有自发性主动脉破裂、脑出血性脑血管病、冠心病及恶性肝细胞瘤等疾病。旱獭可发生许多类似人类营养性内科疾病,如血管病、肥胖及肿瘤等,可作为这些疾病的动物模型。

旱獭是多种传染病病原体的易感动物,如鼠疫,可以用作鼠疫病原体在自然界保存机制的研究。

三、饲养管理

旱獭喜低温、中等湿度环境,最适温度 10～15℃,相对湿度 40％～60％,冬眠室温宜控制在−2～2℃。饲养室应保持通风,避免强光照射,避免噪声,特别是哺乳期间,噪声会导致食仔现象发生。野生旱獭捕获后人工饲养时,开始应以近似野外旱獭喜食的饲料为主,在此基础上逐步提高精饲料含量,待其完全适应后,以精饲料为主,搭配青饲料,并注意添加粗纤维饲料和适量营养食物。饲料配方:玉米粉 30％、黄豆粉 20％、麸皮 27％、青稞粉 20％、食盐 1％、酵母粉 1％及钙粉 1％。

成年雄旱獭应单独饲养,雌性旱獭可群养,偶尔也会发生强壮雌性旱獭垄断食物现象。

第十节 斑 马 鱼

斑马鱼(danio rerio)是一种起源于东南亚太平洋中的小型热带鱼,因体侧有如斑马般纵向暗与亮相间的条纹而得名,属脊椎动物门,鱼纲,硬骨鱼目,鲤科,鲃属。因其繁育能力强、体外产卵并受精、胚胎透明而成为发育生物学研究中理想的实验材料。2006年,上海生命科学研究院、北京大学和清华大学联合建立了国家斑马鱼模式动物南方中心和北方中心。两个中心本着优势互补的原则,共同开发研究技术和资源,向国内研究人员提供服务,推进我国的斑马鱼相关科学研究。

一、生物学特性

耐热性和耐寒性强,属低温低氧鱼。繁殖力强,5 个月可达性成熟,雌鱼可每周产卵 1 次,每次几百枚,卵子体外受精,体外发育,每年可繁殖 6～8 次。胚胎和幼鱼的身体透明,便于形态学检测和发育学观察。

体型纤细,成鱼体长 3～4 cm。幼鱼 2 个月后可辨别雌雄:雌鱼鱼体丰满粗壮,鳍小,怀卵期鱼腹膨大明显,蓝色条纹鲜艳、偏蓝,间以银灰色条纹,臀鳍淡黄;雄鱼鱼体修长、鳍大,蓝色条纹偏黄,间以柠檬色条纹。

斑马鱼与哺乳动物在细胞水平和器官水平上都极为类似,被称为"典型的脊椎动物"。有较完整的泌尿系统和消化系统,泌尿系统末端是尿生殖孔,为生殖细胞排出体外的通道。心脏为一心房一心室,单核-巨噬细胞系统无淋巴结,肝、肾、脾中有巨噬细胞聚集。

二、在生物医学中的应用

斑马鱼与哺乳动物相似,并且胚胎及幼鱼身体透明,便于形态学检测和发育过程的观察,是发育生物学研究中常用的动物模型。1994年,德国和美国的两家实验室筛选出约4 000种斑马鱼突变体,并发表了第一个斑马鱼基因连锁图,为脊椎动物发育分子机制的研究储备了丰富的遗传学资源。

斑马鱼与人类的基因相似度达87%。在基因和蛋白质结构与功能方面表现出很高的保守性,在生长发育、组织结构上与人类也有很高的相似性。因此,逐渐成为研究人类疾病发生机制、药物筛选的优良模式动物。采用诱变剂诱导基因突变,可以得到上千种斑马鱼胚胎突变表型。其中的许多表型对应的突变基因也是人类疾病相关基因。如,斑马鱼sapje突变体就是人类肌无力症的良好研究模型。目前,已经有8 000多种斑马鱼的突变体,其中约1/4可作为人类疾病模型,模拟多种人类重大疾病。幼鱼周身透明,低温下代谢下降,但生命体征仍然存在。可把幼鱼固定在凝胶内,利用双光子显微镜在细胞水平对发育事件进行在体观察。

斑马鱼能对作为条件刺激的电击和作为非条件刺激的趋暗性做出反应。因此,可通过建立回避条件反射模型,研究神经系统接受外界环境变化后获得新行为和经验的过程、维持和再现,即学习与记忆的过程。

斑马鱼的胚胎和幼鱼对有害物质非常敏感,可用于测试化合物对生物体的毒性作用。目前,美国、新加坡等国已分别构建了荧光蛋白报告基因受到芳烃响应元件、亲电子响应元件、金属响应元件、类固醇激素响应元件控制的转基因斑马鱼。这些转基因鱼对相对应的污染物异常敏感。利用荧光检测计检测荧光强度即可判定污染物的浓度。

三、饲养管理

斑马鱼活泼好动,性情温和,喜新水。饲水适宜pH 7~8,15~40℃间都能存活,适宜温度21~26℃。对水质要求不高,但用自来水时需至少曝气24小时,水中充氧更有利于其生长发育。每天投喂2次,每次的投喂量以5分钟内被吃完为宜。对于正在繁殖的斑马鱼,每天应加喂1次,并每天至少投喂1次鲜活饵料,如丰年虫等。每天应吸出鱼缸内的粪便和残饵,并至少要换掉1/3的水,或者使用滤水设备。

第十一节 | 果 蝇

果蝇是一种原产于热带或亚热带的蝇种,属节肢动物门,昆虫纲,双翅目,果蝇科,果蝇属,在其幼虫腹部一侧可见黑色消化道,由此学名称为黑腹果蝇(*Drosophila melanogaster meigen*)。现已发现的果蝇有3 000多种。自1909年被摩根用于研究染色体关系和遗传变异后,果蝇便成为揭示遗传规律的经典模式动物。随后利用果蝇的研究从染色体逐步拓展到基因、进化和发育等方面。果蝇的全基因组测序于2000年完成。

一、生物学特性

果蝇广泛生存于热带和温带,生活的适宜温度为20~25℃。自然状态下主要以腐烂的水果和植物为食,在果园和菜市场皆易见其踪迹。实验室中可以培养酵母菌的基质作为其养料,蛹期果蝇仅依赖酵母即可生育,而成虫的食物中需含糖类。成虫体长2~3 mm,雄性较小、后肢色深,第1对胸足足跗节的第1亚节基部有一黑色梳状鬃毛结构,称为"性疏",雌性则没有。可以通过这些特征将雄性与雌性进行区分。

果蝇的生命周期从初生卵发育到新羽化成虫为一个完整的发育周期,包括卵、幼虫、蛹和成虫4个完全变态的发育阶段。整个周期十分短暂,完成一个世代的更替平均只需2周。在20℃条件下从卵到成虫约为8天,蛹期为6天左右,整个生命周期为15天左右;在25℃条件下,从卵到成虫约为5天,蛹期为4天左右,生命周期大约为10天,通过控制饲养温度可加速或减缓果蝇的发育。雄性成体寿命较雌性短。果蝇容易繁殖,雌性每天可产100多枚卵,一生可产卵约千枚,卵仅经1天即可孵化为幼虫。

二、在生物医学中的应用

美国科学家摩尔根(T. Morgan)开创了利用果蝇作为模式动物的先河,并由此发现了基因的连锁互换定律,建立了染色体理论,奠定了经典遗传学基础。其学生米勒,证明了X线使果蝇突变率提高150倍,从而进行了人工诱变。之后科学家还利用果蝇进行了胚胎早期发育遗传机制的研究,并获得重大成果,这些成就均获得了诺贝尔生理学或医学奖。果蝇的性状表现极为丰富,突变类型众多,为遗传规律和生物多样性研究提供了异常丰富的材料。

果蝇基因组约为180Mb,编码蛋白的基因为13 600个,约一半的蛋白和哺乳动物的蛋白序列同源,人类疾病基因有超过60%可在果蝇中找到直系同源物。特别是肿瘤、神经疾病、畸形综合征、代谢异常和肾脏疾病相关基因,具有果蝇同源物的可能性更大。因此,以果蝇为模式动物研究人类多种疾病的发病机制具有重要意义。

果蝇的神经系统结构简单,但却能表现出某些与人类相似的复杂行为特征,如睡眠、学习、记忆、觅食、求偶等。研究果蝇神经系统发育和高级神经活动及行为机制,对揭示高等动物生物节律、认知及记忆形成的机制有非常重要的意义。

三、饲养管理

野外捕捉的果蝇品种可能不纯,可在果蝇羽化时进行筛选,经多代筛选后可得到纯种的野生型果蝇。其正常生存温度为12~32℃,生长、发育、繁殖的最适温度为25℃。

18℃时,果蝇的生长发育和繁殖会明显减慢,但会肥壮许多。因此,一般以18℃对果蝇进行保种。常用的果蝇培养基有米粉培养基和香蕉培养基。培养基一般每3周更换一次,对保种的果蝇间隔时间可以稍长一些。瓶内果蝇密度不宜过大,要及时分瓶饲养。培养基较干燥时,可将盛满水的培养皿敞口放入培养箱以调整相对湿度。每天光照9小时为宜。

第十二节 | 秀丽隐杆线虫

秀丽隐杆线虫,又称 *C. elegans*,属线形动物门,线虫纲,小杆线虫目,广杆线虫属。从1965年开始,科学家布伦纳(Brenner)将线虫作为分子生物学、发育生物学研究领域的模式动物。其后,萨尔斯顿(J. Sulston)绘制完成了完整的线虫细胞谱系图,使线虫成为唯一一种体内所有细胞都能被逐个追踪、盘点和归纳的生物。随后,霍维茨(H. Horvitz)揭示了线虫细胞程序性死亡的遗传学调控机制,并证明了在人体中存在相应基因。这些成就使以上三位科学家分享了2002年的诺贝尔生理学或医学奖。1998年,线虫基因组测序完成,并建立了线虫RNA干扰技术。该技术可高效沉默特定基因,已经成为生命科学研究中的重要手段。这项成就使科学家法尔(A. Fire)和梅洛(C. Mello)获得了2006年的诺贝尔生理学或医学奖。

一、生物学特性

秀丽隐杆线虫体长1 mm左右,可独立生存,生活在土壤中,以细菌为食;全身透明;属于自由生活线虫类,对人类没有危害。

有雌雄同体和雄虫两类虫体。雌雄同体产生精子和卵并自体受精,但雌雄同体之间不能交尾,两类虫体则能互相进行交配。自然条件下,雄性个体出现的比例仅有0.05%。雄虫通过交尾把精子送给雌雄同体的受精方式比雌雄同体自体受精具有更高的受精率。雌雄同体虫可产卵约300枚,卵孵化后经4龄期幼虫阶段生长为成虫。在20℃条件下,秀丽隐杆线虫的平均寿命为2～3周,发育一个世代仅需约4天时间。

雌雄同体虫成熟后含959个体细胞和2000个生殖细胞,雄虫则有1031个体细胞和1000个生殖细胞。雄虫有1个单叶性腺、输精管和1个特化的交配用尾部。雌雄同体虫则有2个卵巢、输卵管、藏精器和单一子宫。

二、在生物医学中的应用

研究秀丽隐杆线虫基因功能时,可将荧光蛋白作为报告基因与目的基因融合再导入线虫体内,通过显微镜下观察荧光来推断目的基因表达的时间、部位和数量。近40年来,秀丽隐杆线虫作为模式动物在生物研究中涉及生命科学的各个领域,并由此取得一系列重大进展。

秀丽隐杆线虫是第一个被完成全基因组测序的动物,全基因组编码约 20 000 个基因,多于 40% 的基因在人类基因组中有同源物。人类蛋白的 74% 在秀丽隐杆线虫中可找到对应蛋白。秀丽隐杆线虫又是第一个几乎所有基因都可以进行缺失功能分析的多细胞生物。其蛋白质相互作用网络已初步构建,结合 RNAi 等反向遗传学手段,可以有效开展功能基因组学和蛋白组学的研究。

秀丽隐杆线虫一生中有 12% 的细胞经程序性死亡而消失。正是在线虫突变体中发现和验证了一系列凋亡因子和凋亡抑制因子,并在哺乳动物中找到了对应基因。线虫细胞凋亡遗传调控机制的研究成果,与哺乳动物细胞凋亡的研究成果互相验证、促进,极大推进了我们对细胞凋亡这一重要生命现象机制的揭示和阐明。

另外,线虫在一些重要信号通路中高度保守,通过遗传学方法利用秀丽线虫已阐明多条信号通路,包括与寿命调节相关的通路、与细胞增殖分化相关的通路等;基于秀丽线虫与人类在许多生命活动调控机制中的相似性,还可以利用秀丽线虫进行药物筛选工作。

三、饲养管理

以琼脂培养基或液体培养基进行人工培养。其冻存可用含适当浓度甘油的 LB 液、PBS 液和蒸馏水。含 50 mL/L 甘油的 LB 培养液中,虫体存活率为 78%,最佳保存温度为 $-80℃$。

第十三节 爬 行 类

爬行类动物属爬行纲(Reptilia),是由古生代原始两栖类进化而来的。现在应用于生物医学研究的爬行动物主要是蜥蜴,属有鳞目蜥蜴亚科;蛇,属于有鳞目蛇亚科;龟,属龟鳖目。

一、生物学特性

爬行类动物按食性可分为草食性、杂食性、食昆虫性和食肉性。爬行类动物与两栖类动物的主要区别是羊膜卵的出现,使其摆脱了水环境产卵的束缚,加上其他进化了的解剖结构和生理学功能,从而能在离水环境中生存。爬行类动物属于变温动物,需依赖外界热源来调节体温。

爬行类动物的消化系统包括从口腔到泄殖腔的所有结构。消化道基本和高等脊椎动物相同,口腔内含多口腺和单口腺,特化的单口腺成为毒蜥属和毒蛇属的毒腺。爬行类动物体被表皮的角质层较厚,皮肤折皱成皱襞形成鳞片。体被存在少量气味腺,真皮中存在黑色素细胞、红色素细胞、黄色素细胞和鸟嘌呤细胞组成的复杂色素系统。蛇类和一部分蜥蜴的眼睑进化为覆盖在角膜上的一种血管丰富的透明结构，为透明膜，起到保护角膜的作用。蛇类的体被系统生长主要通过蜕皮周期来控制。

爬行类动物主要用肺呼吸。某些水龟有泄殖腔、咽或者皮肤的辅助呼吸。肺大多为囊状，蛇的肺为长条形，右肺大于左肺。爬行类动物的左右心房完全隔离，有与高等脊椎动物一样的体肺循环，但心室分隔程度不一。其中蜥蜴无室中隔，鳄类具有完全的室中隔。爬行类动物具有发育完全的冠状动脉系统，都具有左右两支主动脉。

爬行类动物的肾脏都是后肾，大多数动物有肾小球，但某些蜥蜴和蛇没有，只有肾小管。爬行类动物不能将尿液浓缩至高于血液渗透压，多数动物进化有肾外分泌盐分的器官即盐腺，作为一种体内平衡的机制。

许多爬行类动物有孤雌生殖能力，即卵子不经授精而直接发育成子代，是个体间遗传变异极少的动物。

二、在生物医学中的应用

爬行类动物在生物医学研究中的应用日益广泛，往往利用其独特的生物学特性和解剖生理学特点。如蜥蜴一窝蛋中孵出的新生个体，其性别比例是温度依赖的，可被用于研究温度依赖性的性别分化机制。爬行类动物调节体温的行为学方式，可用来研究最低临界温度下引起冷麻醉的生理生化机制。蛇蜕皮周期的激素调节是研究激素调节皮肤生长、脱落的理想动物模型。爬行类动物的毒液是致死性蛋白质和酶的混合物。这类毒液可被用作癌症患者的止痛剂，并且是神经药理学研究中的神经毒、抗凝剂、抗血栓和高度纯化的 RNA 酶和 DNA 酶的来源。

蛇类可作为再生、神经生理和毒物的研究对象。利用蛇毒可以制备抗血清。蛇毒的分离提取物可用于镇痛、溶解血栓等治疗研究。蛇类对多种病原体易感，可用于病原体的分离鉴定和传播机制的研究。龟类可用于水中汞污染等的监测，也是老年学研究的理想动物。短吻鳄已被用于有关氨基酸代谢、抑制碳脱水酶的药物试验，以及有关胰岛素代谢等的研究。

（潘　华）

第 五 章 实验动物环境控制

实验动物环境控制是实验动物标准化的重要内容之一。实验动物通常较长时间甚至终生生活在一个人工控制的有限环境范围内,这种环境构成了实验动物赖以生存的条件。环境条件改变时会使实验动物产生应激,从而影响实验动物的质量和动物实验的结果。为了使实验动物能够正常生长、发育及繁殖,并降低实验处理中的背景性干扰,必须对实验动物的环境进行控制。

第一节 概 述

一、环境的定义

广义的实验动物环境是指除实验动物机体遗传因素以外的一切因素,包括内部环境和外界环境。内部环境指实验动物机体的器官、组织及细胞生存的条件,即组织间液与细胞外液的构成因素,包括温度、渗透压等物理因素,pH 值、离子浓度等化学因素,以及病毒、细菌等生物学因素。实验动物的内部环境是相对恒定的,在生理学上被称为"内稳态"(homeostasis)。外界环境是指实验动物机体之外的所有生存条件,可分为自然环境和社会环境两大类。自然环境包括温度、相对湿度、气流及风速等气候因素,光照、噪声、粉尘、废气及药剂等理化因素,微生物、寄生虫、同种动物、异种动物及人类等生物因素;社会环境包括生产工艺、饲养管理、选种育种、设备条件、技术水平、饲育操作及实验处理等人为因素,社会地位、势力范围及争偶咬斗等动物因素。外界自然环境是不断变化的,与实验动物生活的地域经纬度、气象与气候条件密切相关,并有昼夜和季节性变化。在开放饲养的条件下,外界自然环境的变化直接影响实验动物的生存环境。

一般所指的实验动物环境是指实验动物和动物实验设施的内部环境,为实验动物直接生活的场所,可分为大体环境和微环境。大体环境是指放置实验动物笼器具等饲育设备的饲养空间,或放置手术器材和活体检测仪器等实验设备的实验空间。微环境是指实验动物直接栖身的饲养盒或笼的空间。

实验动物依靠自身的适应机制应对外界环境的不断变化,保持其内环境的相对恒定,但其适应能力是有限的,当外界环境变化超出其耐受范围时,则体内平衡遭破坏,健康受损害,失去实验应用的价值,严重时可导致死亡。

二、环境因素的分类

影响实验动物和动物实验的环境因素很多,根据其属性可分为以下几类。

1. 气候因素　主要是指温度、相对湿度、气流和风速等。
2. 理化因素　主要是指噪声、光照、粉尘、空气、药剂和有害气体等。
3. 居住因素　主要是指房屋、设施、设备、笼具、食具、饮水器和垫料等。
4. 营养因素　主要是指饲料、水、蛋白质、矿物质及维生素等。
5. 生物学因素　可分为同种生物因素和异种生物因素。

（1）同种生物因素:主要是指同一种属动物之间的社会地位、势力范围、求偶争斗及饲养密度等。

（2）异种生物因素:主要是指微生物、寄生虫、其他种属的动物及人类的饲育管理和实验操作等。

三、环境因素对实验动物和动物实验的影响

在实验动物整个生命过程中,其生长、发育、繁殖需要适宜的环境条件;在动物实验的整个过程中,实验反应和实验结果的精确性、灵敏性和可重复性,同样需要适宜的环境条件。

环境对实验动物的影响往往是多种环境因素的复合作用,如温度、相对湿度、风速和换气等多种因素作用会影响实验动物的体温调节;饲养室内恶臭气体含量除了与温度、相对湿度、风速和换气密切相关以外,还与饲养密度、清扫频率及笼具类型等有关。考虑环境因素对实验动物和动物实验影响时,应立足于环境复合因素的综合评判。

实验动物在长期发育进化过程中,形成了自身对环境的要求和应对环境变化的适应能力。环境变化作为外源性刺激作用于实验动物,会引起机体相应的适应性反应以维持其内稳态,并保持机体与环境之间的平衡与统一。

当环境在适宜范围内变化时,实验动物仅靠特异性的适应性反应就可获得适应,生命活动保持正常;随着环境变化的加剧,实验动物在进行特异性调节的同时,还会动员非特异性反应,通过应激代偿机制来适应环境变化。如果仍能获得适应,则可继续维持其内稳态及与环境之间的平衡和统一,并保持生命活动的正常进行。实验动物所能够适应的这一环境变化范围称为适应范围;当环境变化超出实验动物的适应范围时,机体就不再能维持体内平衡,生命活动进入病理学状态,乃至最后导致死亡(图5-1)。

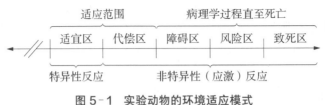

图 5-1 实验动物的环境适应模式

四、环境控制的必要性

实验动物性状的表现取决于多种因素,主要是遗传学因素和环境因素的综合结果。环境因素包括发育环境(developmental environment)和周围环境(proximate environment)。发育环境是指实验动物从受精到出生前在母体内的环境和出生后哺乳期与发育期所处的各种环境。周围环境是指实验动物身处的特定场所和外在条件。

1959年,拉塞尔(Russell)和布吕克(Bruch)提出,动物的基因型(genotype)受发育环境的影响而决定其表现型(phenotype,简称表型)。该表型又受动物周围环境的影响而出现不同的演出型(dramatype)。动物实验即是对演出型施加一定的处理。为了让动物经实验处理后的反应保持稳定,就要求实验动物的演出型也要保持稳定,故而必须对实验动物进行遗传学和环境控制(图 5-2)。此外,环境因素的改变可导致生物遗传物质发生变化,形成基因突变或染色体畸变。由此可见,环境对于遗传学稳定是十分重要的。

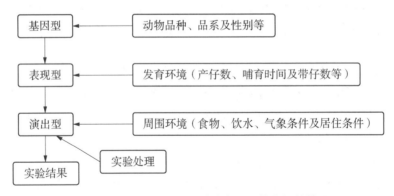

图 5-2 影响动物性状的遗传学和环境之间的关系

根据基因型、表型、演出型与发育环境和周围环境之间的关系,动物实验处理的反应可用公式:$R=(A+B+C)\times D\pm E$ 表示。式中:R 为实验动物的总反应;A 为实验动物种的共同反应;B 为实验动物品种或品系的特有反应;C 为实验动物的个体反应,即个体差异;D 为各种环境因素的综合影响,包括实验处理;E 为实验误差,包括系统误差和偶然误差。其中,A、B、C 是实验动物本身的反应,遗传学因素起决定性作用。因此,动物实验时应尽量选择遗传限定、性状稳定的实验动物品种或品系,减少杂合基因对实验结果的背景性干扰,消除个体差异。D 为环境因素,与实验动物的总反应 R 呈正相关,并起主要作用。所以,在 D 值中应尽量排除实验处理以外的其他环境因素影响,从而使 R 值能够表达实验处理的真实结果,消除其他环境因素的背景性干扰。在确保动物实验的可靠性与可重复性的同时,保证实验动物的健康与福利。这就是实验动物环境控制的必要性。另外,在动物实验过程中,必须尽量使用精密仪器和纯净试剂,并尽可能统一实验条件,以避免出现系统误差;动物饲育操作和实验操作必须遵循标准化操作规程(standard operation procedure,SOP),以避免出现偶然误差。这样才能保证动物实验结果的科学性和均一性。

第二节 | 实验动物环境因素及其控制

影响实验动物的环境因素(environmental factor)很多。根据我国国家质量监督检验检疫总局于 2010 年 12 月 23 日发布的《实验动物 环境及设施》国家标准(GB14925 - 2010)规定,主要需控制实验动物的饲育环境,即指实验动物饲养室和动物实验室内的温度、相对湿度、气流速度、空气中颗粒物与微生物、有害气体、压差、噪声和光照等对实验动物有直接影响的环境因素。为了保证实验动物健康质量及动物实验结果的科学性,实验动物生产设施及动物实验设施环境静态指标,在国家标准中都有明确的规定和要求。

一、温度

实验动物环境的室内温度指的是水银或乙醇等温度计所显示的室内空气温度,称为干球温度。由于室外空气温度、太阳照射、室内动物体热散发、照明、昼夜及季节性变化等因素,室内温度也在不断变化,并影响着实验动物及动物实验。

(一) 实验动物的体温调节

1. 实验动物的产热 动物摄取食物,经体内复杂的生物化学反应将有机营养物质分解,通过分解代谢释放能量满足生命活动的需求,所产生的热能用于维持体温恒定。所以,实验动物的产热是体内能量代谢的结果,其热源来自能量饲料,代谢率越高,产热量越多。实验动物机体代谢产热主要包括基础代谢产热、体增热、肌肉活动产热及生产过程产热 4 个部分。

2. 实验动物的散热 为防止热量在体内蓄积,动物产生的热除了用于维持体温恒定外,多余部分则同时向外散热。动物机体散热的途径主要有以下 4 种。

(1) 辐射:是指物体表面连续放射能量的过程。动物体内产生的热经机体组织的隔热作用传递到皮肤表面,通过被毛和边界层的隔热作用后再辐射。实验动物通过长波辐射散热,同时又从环境辐射吸收热量保温。辐射散热是以电磁波的形式进行的。机体即使在舒适的温度环境下,以辐射方式散失的热量也达到总散热量的 50%。辐射散热的调节机制是通过控制皮肤的血流量,即由皮肤温度来进行调节。另外,动物体位的变化也与辐射有关。寒冷环境下,动物蜷缩就是通过缩小辐射面积来减少散热,高温环境下动物四肢舒展则是通过扩大体表面积来增加散热。

（2）传导：是指通过分子或原子振动来传递热的一种方式。当外界环境温度低于动物皮肤温度时，动物的体热经组织、被毛的隔热作用传递到被毛或皮肤的表面，再与环境传导介质相互接触而发生传导散热。当外界环境温度高于被毛或皮肤表面温度时，也可通过传导使机体得到热。传导热量取决于动物体表温度与导热介质之间的温度差，以及介质的导热系数和蓄热性。实验动物皮肤和呼吸道都有传导散热作用。

（3）对流：是指受热物质通过本身的实际运动将热从一处移到另一处。对流可分两种，一种是因外界作用而发生的对流，称为强制对流；另一种是因物质密度变化而引起的对流，称为自然对流。强制对流是空气流动或动物活动时所产生的对流作用，由风速所决定。自然对流在空气静止时发生，由动物体表与空气间的温度差所决定。因为空气的比热极小，当实验动物体表温度高于外界气温时，与动物体表接触的边界层空气温度迅速升高。同时，动物皮肤又在不断蒸发，使该薄层空气温暖而潮湿，变轻上升，被周围较冷且干燥的空气所取代，形成对流散热。

（4）蒸发：是指通过动物皮肤和呼吸道表面蒸发水分而带走热量的一种散热方式，为动物散热的最重要方式。动物机体对辐射、传导和对流散热的调节能力极其有限，但对蒸发散热的调节能力却很强。当环境温度高于体温时，不仅全部代谢产热需由蒸发散出，而且还需通过蒸发散出从环境中得到的热。动物与外界接触的部位有皮肤、呼吸道和消化道，因此蒸发散热主要有皮肤蒸发和呼吸道蒸发两种。

1）皮肤蒸发：又可分为渗透蒸发和出汗蒸发两种。渗透蒸发是指皮肤组织的水分通过上皮向外渗透，在皮肤表面蒸发散热。所有实验动物在任何时候都会发生这种蒸发作用。出汗蒸发是指通过汗腺分泌使汗液在皮肤表面蒸发而带走热。实验动物大多全身被毛，由于毛层湿度高，对流作用弱，当身处高温时，汗腺分泌多，汗液极难在皮肤表面蒸发，只得沿被毛向外渗透。在被毛表面或毛尖蒸发，所蒸发的热大都来自周围环境，对机体自身的散热作用不大，故高温时必须同时增加皮肤渗透蒸发和呼吸道蒸发。

2）呼吸道蒸发：呼吸道黏膜经常保持潮湿、高温及高水汽压。动物吸气时，水汽压低的空气通过呼吸道，此时呼吸道黏膜处的水分子很容易进入该空气中而蒸发。另外，吸入的空气温度一般低于体温，经呼吸道的传导、对流的传热作用，温度升高，饱和压也随之增高，因而可容纳更多的水汽。呼吸道蒸发发生在动物的上呼吸道，而不是在肺部。无汗腺或汗腺不发达的动物在高温环境下呼吸频率加快，最后发展为热性喘息。因排出二氧化碳过多，易导致呼吸性碱中毒。

3. 实验动物的体热平衡调节　恒温动物为了维持体温恒定，其产热和散热必须处于平衡状态。恒温动物的热平衡调节受神经系统的控制。中枢感受器位于下丘脑，外周感受器分布在皮肤。外周感受器包括冷、热两种感受器，分别会在寒冷和炎热时引发神经冲动。外周与中枢感受器的信息传入位于下丘脑后侧的热调节中枢，依据丘脑下部实际温度与调定点温度之差，产生相应的产热和散热调节。

在炎热的环境中，动物的热散失增加，而在寒冷的环境中，动物的热散失减少，这种体温调节方式称为散热调节，又称为物理调节。当动物处于严重的冷或热应激状态下，散热调节已不能维持热平衡,必须通过增加或减少机体内能量物质的分解代谢,来增加或减少产热量。这种体温调节方式称为产热调节,又称为化学调节。一旦物理调节和化学调节同时进行仍不能维持动物体热平衡时,则动物表现为体温升高或降低,引起生理功能失调,危害动物健康。

(二) 气温对实验动物的影响

1. 对生理功能的影响　气温会影响实验动物许多生理反应和行为,气温变化可直接影响实验动物的行为姿势、摄食量和饮水量,间接引起脉搏、呼吸及产热等生理反应的变化,导致机体内某些生理调节功能失衡,致使脉搏数、呼吸数、血压和发热量等生理反应发生异常变化。当机体功能代谢发生改变时,与功能代谢有关的尿液、血液、生化及免疫学等指标也会发生不同程度的改变,最终影响实验动物健康及动物实验结果。

2. 对毒性实验的影响　不同环境温度条件下,同一种药品对实验动物的毒性也有较大差异。有些药品在不同环境温度条件下对实验动物 LD_{50} 的差别甚至可达数倍(表 5-1)。在环境温度为 $10\sim30℃$ 条件下,雌性 Wistar 大鼠腹腔注射戊巴比妥钠 95 mg/kg,在低温和高温时动物的死亡率较 $18\sim28℃$ 时会显著增加。

表 5-1　两种环境温度对药物的 LD_{50}(mg/kg)的影响

药　　物	26.7/℃	15.5/℃
苯异丙胺	90.0	197.0
盐酸脱氧麻黄碱	33.2	111.0
麻黄碱	56.5	477.1

气温对药物毒性实验的影响主要有以下 3 种类型(图 5-3)。

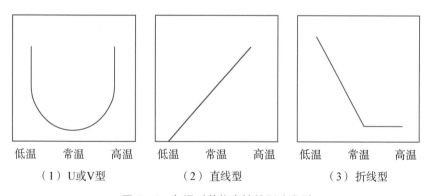

| (1) U或V型 | (2) 直线型 | (3) 折线型 |

图 5-3　气温对药物毒性的影响类型

(1) U 型或 V 型变化:即在常温下毒性最低,当高于或低于常温时毒性均显著增大。

(2) 直线型变化:即毒性随环境温度的升高而显著增大。

(3) 折线型变化:即毒性在常温和高温下没有显著变化,但随着环境温度的降低,毒性逐渐显著增大。

3. 对繁殖的影响　高温可造成雄性动物精子生成能力下降,甚至出现睾丸萎缩。当睾丸温度升高至38℃以上时,可引起生殖上皮细胞雄激素合成减少,生精小管及附睾中的精子受损,精液质量下降。高温可引起雌性动物体温升高,生殖道过热,使子宫血流量减少,影响胚胎发育所需养分的供应,导致胎盘生长受阻;子宫环境的变化也会影响受精卵的发育和附植。高温引起雌性动物内分泌功能失调,通过丘脑下部-垂体-性腺轴调节使雌激素分泌减少,催乳素分泌增加。另外,甲状腺活性减弱及甲状腺素分泌不足也会导致繁殖力衰退。因此,温度过低或过高常可导致雌性动物性周期紊乱,造成动物的繁殖功能下降。

4. 对健康的影响　温度过高或过低还可能导致动物抵抗力降低、易患疾病甚至使动物死亡而影响实验结果。高温条件下动物易患热痉挛和热射病,采食量下降,导致营养不良;低温则是机体腹泻、感冒、支气管炎和肺炎的诱因。

(三) 环境温度的控制要求

为了确保实验动物的健康与福利,保持动物实验环境条件的均衡稳定,保证实验结果的可靠性、均一性和可重复性,实验动物生产和实验的环境温度应控制在适宜的范围内。不同类别的实验动物、不同等级的设施设备、不同用途的饲育环境,温度控制要求各不相同。根据国家质量监督检验检疫总局发布实施的实验动物国家标准GB14925-2010规定,实验动物环境温度标准见表5-2。

表5-2　实验动物环境温度标准(静态)

类　　别	动物生产 (最大日温差/℃≤4)	动物实验 (最大日温差/℃≤4)
屏障、隔离环境的小鼠、大鼠	20～26	20～26
普通环境的豚鼠、地鼠	18～29	18～29
屏障、隔离环境的豚鼠、地鼠	20～26	20～26
普通环境的犬、猴、猫、兔及小型猪	16～28	16～26
屏障、隔离环境的犬、猴、猫、兔及小型猪	20～26	20～26
屏障环境的鸡	16～28	16～26

二、相对湿度

实验动物饲育环境内的空气中含有水蒸气,主要来源于海洋、江河等表面的水分蒸发,各种生物(人及动、植物等)的生理过程散发等。其含量变化会引起空气干湿程度的变化,影响实验动物的饲育。

(一) 定义

组成地球表面空气层的各种气体在单位面积上形成的总压力称为大气压力,其中水蒸气引起的压力称为水蒸气分压力。在一定温度下,空气所含的水蒸气量有一个最大限度,超过这一限度,多余的水蒸气就会从空气中凝结出来。此时,水蒸气分压力即是该温度下空气的饱和水蒸气分压。衡量实验动物饲育环境湿度的指标是相对湿度,是指空气中实际水蒸气分压与同温度下饱和水蒸气分压之比,并用百分比表示:

$$相对湿度/\% = \frac{实际水蒸气分压}{饱和水蒸气分压} \times 100\%$$

(二)相对湿度对实验动物的影响

1. **相对湿度过高**　高温条件下实验动物主要依靠蒸发散热来维护体温恒定,高湿能使机体蒸发散热受到抑制,易引起代谢紊乱,导致机体抵抗力减弱,发病率增加。而低温条件时,如湿度过高则空气导热散热增加,也不利于实验动物饲育。同时,湿度过高有利于病原体的生长和繁殖,饲料和垫料容易发霉变质,同样会对实验动物造成损害。

2. **相对湿度过低**　饲养室环境湿度过低可引起室内灰尘飞扬,易引发动物呼吸道疾病。空气过于干燥可造成动物皮肤和黏膜开裂,降低皮肤和黏膜对病原微生物的屏障防御能力。有些实验动物如大鼠不耐低湿,特别是其幼鼠。当相对湿度低于40%时,大鼠易发生尾部形成环状坏死表现的环尾症,严重时会导致尾巴脱落,死亡率较高;当相对湿度为40%时,环尾症发病率可达20%以上;相对湿度为20%时,发病率接近100%;不同种/系大鼠的环尾症发病率不尽相同,以Wistar大鼠最为敏感。此外,低湿环境下啮齿类动物的哺乳母鼠常发生拒哺或食仔现象,仔鼠也常发育不良。

(三)相对湿度的控制要求

我国实验动物国家标准 GB14925-2010 规定,无论是实验动物生产设施,还是动物实验设施,普通环境、屏障环境和隔离环境内的相对湿度均须控制在40%～70%,实验动物饲育环境的最佳相对湿度则为(50±5)%。

三、气流速度

(一)定义

气流是指空气从高气压区向低气压区的流动,主要来源于通风设备、门窗的启闭、工作人员和动物的活动、室内各区域空气温度不一致等。气流速度指实验动物饲育环境中空气流动的速度。实验动物环境气流是依靠人工送排风形成的气流,实验动物设施常见的气流组织形式有水平层流、垂直层流和乱流3种(图5-4)。

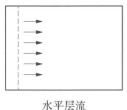　　　　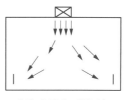

水平层流　　　　　　　垂直层流　　　　　　乱流(顶送两侧回)

图5-4　实验动物设施常见的气流组织形式

1. 水平层流　气流在水平面上,从一端水平流向另一端。设施一端为送风墙面,相对的另一端为回风墙面,平行的定向气流如同一个空气活塞,可较快地排除室内产生的尘埃和臭气。

2. 垂直层流　气流在垂直方向上,从上向下定向流动。设施天花板全面送风,地板全面回风。与水平层流一样,排除室内产生的尘埃和臭气较快速。

3. 乱流　空气向不同的方向有规律地稳定流动。乱流可使室内气体较快混合稀释,并逐渐排出污染空气,保持平衡。同时,乱流能使室内污染空气向任意一处扩散,浓度分布较快且均匀,不会出现明显波动,易维持某一净化级别的稳定性。实验动物设施乱流的气流组织形式大都是顶部送风、四角下侧回风。

水平层流和垂直层流属于单向层流,可将污染源散发出的悬浮污染物在未向室内扩散之前就被即时压出室外,洁净空气对污染源起到隔离作用,有效隔断悬浮污染物在室内的散播;其换气排污全面彻底,但造价高、能耗大,一般较大规模的实验动物设施不宜采用。乱流的气流分布不均匀,在室内不同地点的气流速度和方向均不同。乱流以从污染源散发出来的悬浮污染物在室内扩散为前提,不断引入经过高效过滤器处理的净化空气,将室内悬浮污染物冲淡稀释即刻排出室外,从而维持室内所需的空气洁净度等级,故所需的换气次数必须随室内的空气洁净状况而大幅调整。乱流具有室内空气扩散快、均匀稳定的特点,且造价和能耗均较前者低。因此,目前规模化实验动物设施都采用乱流的气流组织形式。

(二) 气流速度对实验动物的影响

气流速度主要影响动物体表皮肤的蒸发和对流散热。当环境温度升高时,气流有利于对流散热和蒸发散热,对动物有良好的作用;当环境温度降低时,气流会增加动物的散热量,加剧寒冷的影响。另外,由于大多数实验动物体型较小,其体表面积与体重的比值较大,因此对气流更加敏感。

在实验动物饲育环境中,保持适宜的气流速度不仅可使空气的温度、相对湿度及化学物质组成均匀一致,而且有利于将污浊气体排出室外。

(三) 气流速度的控制要求

根据我国实验动物国家标准 GB14925-2010 规定,无论是实验动物生产设施还是动物实验设施,普通环境、屏障环境和隔离环境内,动物笼具处气流速度均不得超过 0.20 m/s。对于实验动物而言,气流速度的最适值为 0.13~0.18 m/s。

气流布置和气流速度直接影响实验动物饲育环境的空气洁净度、换气次数和氨浓度。一般通过风机的功率、风管口径和初、中、高效过滤器性能共同调节和控制。饲养室送风口和出风口处气流速度较大。因此,在布置笼架、笼具时应避免在风口处饲养动物;还需注意笼盒内部与饲养室空气情况的差别。

四、空气洁净状况

实验动物饲育环境的空气中飘浮着颗粒物与有害气体。尘埃、微生物多附着在颗粒物上,与有害气体一起对动物机体造成不同程度的危害,干扰动物实验过程,还会损害饲养人员和实验人员的健康。

(一) 氨浓度

1. **氨的来源**　实验动物饲育环境空气除了受附近地区大气污染的影响外,主要受到实验动物本身活动的影响。实验动物代谢会产生许多污染物,动物的粪尿、垫料及残留饲料如不及时更换清除,将发酵分解产生恶臭物质。动物粪尿等排泄物发酵分解产生的污染物种类主要有8种,包括氨、甲基硫醇、硫化氢、硫化甲基、三甲胺、苯乙烯、乙醛和硫化二甲基,这些气体都具有强烈的臭味。在这些污染物质中氨的含量最高,各种动物饲养室均可测出。因此,判断实验动物饲育环境的污染状况常以氨为监测指标(表5-3)。当动物饲养室温、相对湿度上升,饲养动物密度增加,通风条件不良,排泄物及垫料未及时清除时,都会导致饲养室氨浓度急剧升高。

表 5-3　不同种动物饲养室与排气口中恶臭物质的测定值

动物	面积/m²	收容只数/个	恶臭物							
			氨气 (mg/kg)	甲基硫醇 (mg/kg)	硫化氢 (mg/kg)	硫化甲基 (mg/kg)	三甲胺 (mg/kg)	苯乙烯 (mg/kg)	乙醛 (mg/kg)	二硫化甲基 (mg/kg)
小鼠	9.6	340	19	0.1	0.1	0.2	未检出	未检出	未检出	未检出
大鼠	21.6	280	1.8	0.1	0.5	0.2	未检出	未检出	未检出	未检出
家兔	86.4	205	26.7	0.1	0.4	0.6	—	—	未检出	未检出
犬	21.6	24	24.7	2.6	3.7	1.6	—	—	未检出	0.6
猫	21.6	15	15	1.7	7.5	0.8	—	—	未检出	0.4
猴	14.4	19	23.7	0.8	3.4	0.3	—	—	未检出	未检出
总排气口	n=7		2.5±0.7	0.07	0.45±0.19	0.06			未检出	未检出

注:周一清扫前测定。各室温度均为(22±2)℃,湿度均为(50±10)%,换气次数均为10次/h,各数值取3次的平均值。"—"表示未测定。

2. **氨对实验动物的影响**　氨易溶于水,较易被呼吸道及皮肤黏膜吸收,对人和动物有直接毒害,使正常的生理过程受到阻碍。氨被吸入呼吸系统后,通过肺泡进入血液,与血红蛋白结合置换氧基,破坏血液携氧功能。氨也是一种刺激性气体,低浓度时可刺激动物眼结膜、鼻腔黏膜和呼吸道黏膜,引起流泪、咳嗽,导致黏膜充血、喉头水肿及引发支气管炎,严重者甚至可产生急性肺水肿而致动物死亡。高浓度时可直接刺激体组织,引起碱性化学性灼伤,使组织坏死、溶解,还能导致中枢神经系统麻痹、中毒性肝病及心肌损伤等。受氨长期刺激的实验动物,其上呼吸道黏膜可出现慢性炎症,同时对结核杆菌、肺支原体等传染病病原体的抵抗力显著下降,炭疽杆菌、肺炎球菌及大肠埃希菌的感染进程会显著加快,使这些动物失去作为实验动物的应用价值。

3. **氨浓度的控制要求**　美国、日本实验动物学界提出实验动物饲育环境的氨浓度

应控制在 $14\,\mathrm{mg/m^3}$（相当于 20×10^{-6}）以下。我国实验动物国家标准 GB14925 - 2010 也采用这一标准，即无论是实验动物生产设施还是动物实验设施，普通环境、屏障环境和隔离环境内的氨浓度均不得超过 $14\,\mathrm{mg/m^3}$。

（二）空气洁净度

1. 空气中颗粒物来源　空气洁净度是指洁净环境中空气所含悬浮粒子量的程度。空气中含尘浓度高则洁净度低，含尘浓度低则洁净度高。实验动物饲育环境空气中颗粒物的来源主要有两个途径：①室外空气未经过滤处理直接带入；②动物体表被毛、皮屑、饲料和垫料等的碎屑被气流携带或动物活动扬起而在空气中悬浮，形成颗粒物污染。

空气中悬浮的微粒是由固体粒子和液体粒子所组成的，其直径在 $0.002\sim100\,\mu m$ 之间。悬浮微粒的空气介质为一种分散体系，称为气溶胶（aerosol）。以分散相而处于悬浮状态的微粒，称为气溶胶粒子。国际标准化组织（International Organization for Standardization，ISO）提议，将粒径 $Dr\leqslant10\,\mu m$ 的粒子定义为可吸入粒子（inhalable particles，IP），可吸入粒子能够进入呼吸道。

2. 颗粒物对实验动物的影响　颗粒物对实验动物的健康有直接影响。颗粒物落在动物身上，可与皮脂腺的分泌物及细毛、皮屑和微生物等混合在一起粘在皮肤上，使动物皮肤的散热功能下降，影响体热调节。颗粒物中粒径在 $5\,\mu m$ 以下的灰尘，经呼吸道吸入后可到达细支气管与肺泡引起呼吸道疾病，动物可表现为不适感、支气管炎、气喘及肺尘埃沉着症等。颗粒物对人也存在同样影响。而且，由动物的被毛、皮屑、血清、尿液、粪便等形成颗粒物携带的致敏原可导致人和动物的过敏反应。近年来，人们因接触实验动物而发生的变态反应已成为很突出的问题。

颗粒物除本身对动物产生不良影响外，还可成为微生物的载体，把各种微生物包括饲料、垫料中带入的粉螨、霉菌孢子、各种细菌及其芽孢和病毒带入饲育环境。因此，饲育清洁级以上实验动物的设施，进入饲育环境的空气必须经过有效过滤，去除颗粒物使空气达到相应的洁净度。

3. 空气洁净度的控制要求　国际标准 ISO14644 - 1 中，按空气中悬浮粒子浓度来划分洁净环境中的空气洁净度等级，即以每立方米（或每升）空气中最大的允许粒子数来确定其空气洁净度等级（表5-4）。

表5-4　洁净区（室）空气中悬浮粒子洁净度等级

空气洁净度（等级：N）	大于或等于表中粒径的最大浓度限度（pc·m⁻³）					
	0.1 μm	0.2 μm	0.3 μm	0.5 μm	1 μm	2 μm
1	10	2				
2	100	24	10	4		
3	1 000	237	102	35	8	
4	10 000	2 370	1 020	352	83	
5	100 000	23 700	10 200	3 520	832	29

（续表）

空气洁净度（等级：N）	大于或等于表中粒径的最大浓度限度（pc.m^{-3}）					
6	1 000 000	237 000	102 000	35 200	8 320	293
7				352 000	83 200	2 930
8				3 520 000	832 000	29 300
9				35 200 000	8 320 000	293 000

实验动物设施的运行状态分为以下 3 种。

（1）空态：指实验动物设施已建成，所有动力接通并运行，但无饲育设备、耗材、实验动物及工作人员。

（2）静态：指实验动物设施已建成，空调净化系统和设备正常运行，饲育设备也已安装到位，但无实验动物及工作人员。

（3）动态：指实验动物设施和设备全部安装与调试到位，实验动物和工作人员也已全部入驻，按常规运营状态正式运行。

我国实验动物国家标准 GB14925－2010 规定，无论是实验动物生产设施，还是动物实验设施，静态状态下，饲育清洁级动物、无特定病原体（SPF）级动物的屏障环境和隔离环境内空气洁净度必须达到 7 级（即空气中粒径≥0.5 μm 的尘粒数介于 35 200～352 000 pc/m^3，粒径≥1 μm 的尘粒数介于 8 320～83 200 pc/m^3，粒径≥5 μm 的尘粒数介于 293～2 930 pc/m^3；沉降菌最大平均浓度不得超过 3 个[CFU/（0.5 h · ϕ90 mm 平皿）]。饲育无菌动物、免疫缺陷动物的隔离环境内空气洁净度必须达到 5 级（即空气中粒径≥0.5 μm 的尘粒数＞352 pc/m^3 且≤3 520 pc/m^3，粒径≥1 μm 的尘粒数＞83 pc/m^3 且≤832 pc/m^3，粒径≥5 μm 的尘粒数≤29 pc/m^3）；不得检出任何细菌。饲育普通级动物的普通环境，因为是开放系统，没有全封闭和空气净化，故没有空气洁净度要求。

五、新风量

（一）定义

为满足实验动物的生理学需要，使饲育环境内温度、相对湿度和气流等因素达到适宜要求，同时使空气的污染降低到最低程度，实验动物的饲育环境应有足够的新鲜空气即新风量。每室每小时送入新风量与该室容积之比为新风换气次数，即每小时室内空气全部更新的次数。换气次数取决于净化设备的功率和室内容积，即每小时送风量和室内容积之比：

$$换气次数（次/h）=\frac{新风量/h}{室内容积}$$

（二）新风量对实验动物的影响

实验动物单位体重的体表面积一般比人大。因此，新风量对实验动物的影响较大。

实验动物大多饲养在窄小的笼具中,其中不仅有动物,还有排泄物。如新风速度过小,空气流通不良,动物缺氧,室内有害气体浓度升高,散热困难,易造成呼吸道传染病的传播,甚至死亡。而新风速度过大,则使动物体表散热量增加,同样危及动物的健康,影响动物实验结果。新风的方向和速度与体热的扩散有很大关系,风速的大小还会影响动物的摄食量。

需要指出的是,新风量、温度、相对湿度均不是各自以单一的因素对动物产生影响的,而是在相互关联的状态下影响动物的。例如,在温度、相对湿度偏高时,动物会感到不适,但此时空气流动性较好,有利于动物体温的调节,从而减轻了温度与相对湿度给动物带来的不适,另一种情况是在低温高湿的情况下,动物会感到阴冷潮湿。此时新风不但不能减轻动物的寒冷,反而会雪上加霜,使动物感到更加寒冷。

(三) 新风量和新风换气次数的控制要求

我国实验动物国家标准 GB14925-2010 规定,无论是实验动物生产设施,还是动物实验设施,普通环境新风最小换气次数应为每小时 8 次,可根据动物种类和饲养密度适当增加;屏障环境新风最小换气次数应为每小时 15 次。为降低能耗,非工作时间可减少换气次数,但不应低于每小时 10 次;隔离环境新风最小换气次数应为每小时 20 次。

实验动物设施一般采用全新风,新风换气次数越高,室内空气越新鲜,氨浓度越低,但势必导致能量的损失增加,显著提高运行成本。因此,如果先期去除了粉尘颗粒物和有毒有害气体,不排除使用循环空气的可能,但再循环空气应取自无污染区域或同一单元,新鲜空气不得少于 50%,并保证供风的温湿度参数在正常范围内。

六、压强梯度

(一) 定义

压强梯度是指相邻环境的大气压差形成的梯度。实验动物饲育环境内各区域的静压状况决定了空气流动的方向。实验动物设施设置压强梯度的目的是,通过维持各相邻不同区域之间的压差并形成梯度,来确保饲养室和实验室在正常工作或空气平衡暂时受到破坏时,气流能从空气洁净度高的区域流向空气洁净度低的区域,使室内的洁净度不会受到逆流的空气污染。

(二) 压强梯度对实验动物的影响

实验动物生产繁育设施和常规动物实验设施对于外界环境应保持正压,即保证设施内的空气压力大于外界大气压,以避免外界未经净化处理的空气逆流。设施内不同功能区也须按照洁净程度从高到低设置空气压力从大到小的梯度,保证最洁净区的空气压力大于次洁净区,次洁净区的空气压力大于非洁净区,非洁净区的空气压力大于外界环境,以防止设施内污染气体逆流而引发可能的交叉感染。

对环境有危害的感染动物实验设施则必须对外界环境保持负压,即确保设施内的空气压力小于外界大气压,以阻止设施内产生的污染气体外泄。设施内不同功能区也按照污染程度从高到低设置空气压力从小到大的梯度,保证污染最甚区的空气压力小于次污染区,次污染区的空气压力小于非污染区,非污染区的空气压力小于外界环境,以防止污染气体在设施内的扩散及对外界的污染,并保护相邻区域的其他动物、人员及环境。

(三) 压强梯度的控制要求

我国实验动物国家标准 GB14925－2010 规定,无论是实验动物生产设施,还是动物实验设施,屏障环境内相通区域的最小静压差必须为 10 Pa,隔离环境内相通区域的最小静压差必须为 50 Pa。普通环境因是开放系统,没有全封闭和空气净化,故没有压强梯度要求,一般与外界环境等压。

压强梯度的设计必须适应设施功能和布局,不同控制要求的相邻区域门需开向压强高的区域。压强梯度的压差值应适当选择。压差值选择过小,压强梯度很容易被破坏,饲育环境的洁净度就难以维持;压差值选择过大,就会使净化空调系统的新风量增大,设备负荷增加,同时使高效和中效过滤器使用寿命缩短,增加运营成本。

七、噪声

(一) 定义

声音强度大而又嘈杂刺耳,会对人和动物的心理、生理造成不利影响的称为噪声(noise)。噪声是影响实验动物健康的重要环境因素。

实验动物饲育环境内的噪声来源:外界传入、室内设备产生(如空调机、排风机等)、动物自身产生(如采食、走动、争斗及鸣叫)等。人能听到的声音频率为 20～20 000 Hz,灵长类实验动物与人相近。啮齿类实验动物、犬、猫等的听觉与人不同,能听到较宽的音域,除了人类所能听到的低频声外,还能听到人类听不到的高频超声波。所以,噪声对实验动物的影响不容忽视。

(二) 噪声对实验动物的影响

噪声会引发实验动物听觉疲劳,严重时会造成噪声性耳聋、听力损伤。噪声刺激会引起实验动物一系列痉挛反应:动物躲在角落,两耳下垂呈紧张状,两前肢呈洗脸样动作,随后头部轻度痉挛,烦躁不安,连续跳跃;噪声强烈时,出现全身痉挛,狂奔、四处撞击,长时间后四肢僵硬,极度痉挛而死亡。不同品系小鼠对听源性痉挛发作的感受存在差异,以 DBA/2 小鼠最为敏感,其次为 ICR 及 ddN 小鼠,且雄性比雌性更敏感;BALB/c、C3H、IVCS、KK 及 NC 品系小鼠则极不敏感。

高强度噪声的刺激还可造成实验动物生理功能紊乱。如对噪声感受性强的 DBA 小鼠,在噪声刺激后 5 分钟,其心跳、呼吸次数和血压都显著升高。噪声对交感神经刺激较大,常导致神经衰弱。大鼠如暴露在 95 分贝(dB)环境中,中枢神经将受到损害,暴露 4 天可致死。噪声还会导致激素分泌紊乱,引起肾上腺素、去甲肾上腺素及胸腺素皮质酮等分泌增加。噪声还会导致动物胃肠功能障碍,引起胃液分泌异常,胃酸减少及胃肠蠕动减弱,长期可导致慢性胃溃疡。

噪声对实验动物的繁育影响很大。长期受噪声刺激的实验动物由于神经内分泌功能紊乱,会导致性周期紊乱、交配欲下降。过强或持续不断的噪声可导致动物交配率降低,并妨碍受精卵着床,受孕率下降,还会使母鼠流产、拒绝哺乳,甚至吃仔,繁殖率下降。

(三) 噪声的控制要求

我国实验动物国家标准 GB14925 - 2010 规定,无论是实验动物生产设施,还是动物实验设施,普通环境、屏障环境和隔离环境内的噪声均不得超过 60 dB。所以,实验动物设施规划选址必须远离工厂、机场和交通干线等噪声源,尽量选用低噪声设备,采用隔音或消声材料做防护,不同种属的动物相互隔离饲养,饲育和实验操作应轻柔,尽可能避免产生噪声。

八、光照

(一) 定义

可见光是能引起视觉的电磁波,波长(wavelength),是指波在一个振动周期内传播的距离,也就是沿着波的传播方向,相邻两个振动位相相差 2π 的点之间的距离,常用单位为纳米(nm)。可见光是指波长 $400\sim750$ nm 波段的电磁波。其中又可分为 7 个波段,分别发出红、橙、黄、绿、青、蓝、紫 7 种颜色的光,对动物机体有不同的作用,特别是对调节其生理活动具有重要意义。小鼠的活动量在蓝、绿、白色光下最小,而在红色和黑暗中最大。将小鼠分别饲养在全波长、冷白色、蓝色、粉红色及紫黑色光下 30 天,蓝色和冷白色光照组小鼠的体重最轻。蓝光照射的大鼠阴道开口比红光照射的要早,但泌乳能力以红光照射的为最强。啮齿类动物对红光的感觉与黑暗相同。光照强度是指单位面积上的辐射通量,常用单位是勒克斯(lx)。辐射通量是单位时间通过或到达某面积上的总辐射能量。每天光照与黑暗时间交替循环的变动称为光照周期。

(二) 光照对实验动物的影响

光线的刺激通过视网膜和视神经传递至下丘脑,经下丘脑介导产生促性腺激素释放激素、促甲状腺素释放激素、促肾上腺皮质激素释放激素及生长激素释放激素等各种神经激素,这些释放激素经丘脑下部至垂体门静脉到达垂体前叶,促使垂体前叶释放促卵泡激素(follicle-stimulating hormone,FSH)、黄体生成素(LH)、促甲状腺激素、促肾上腺皮质素和生长素,对动物生殖生理、生长发育、代谢和行为活动产生影响。

可见光的视觉效应可将 80%~85% 的环境信息通过动物的视觉感受器传入其脑内,使之对环境变化做出相应的积极反应,且便于工作人员的操作和动物采食、走动等活动。日光中波长较短的紫外线,对环境和动物体表具有杀菌作用,并能使动物表层组织内蓄积的麦角固醇转化为维生素 D_2(钙化醇),从而促进钙质的代谢和吸收,防止佝偻病的发生。

光照强度对实验动物的影响较大,过强的光照会使动物烦躁不安、视网膜受损,生长发育受阻,发病率升高;过弱的光照会使动物反应迟钝,生长发育缓慢,繁殖力下降,体质下降。对于小鼠,20 lx 光照强度照明下呈 4 天周期性稳定发情,而 5 lx 和 200 lx 照明下则都不稳定;10~20 lx 的光照强度适宜小鼠生长繁殖。对于大鼠,100 lx 照明下阴道开口最早,卵巢和子宫的重量也最大;1 lx 光照强度下 40% 大鼠不发情,而 250 lx 光照强度下产仔数最多。

光照周期对实验动物的影响也较显著。动物的活动和生理功能在一昼夜中变化很大,特别是啮齿类动物昼伏夜动,午夜活动比白天活跃。实验动物不仅在采食、排粪、代谢及行为活动方面存在昼夜周期变化,而且在血液学、生物化学及生理功能上都有相应的节律性变化。如果昼夜逆转,动物虽能适应,但需要较长的适应时间,哺乳类动物适应时间达 10 天以上。通过人工控制光照,可以调节动物的整个生殖过程,包括发情、排卵、交配、分娩、泌乳和育仔等。持续黑暗条件可抑制大鼠的生殖过程,使卵巢重量减轻;相反,持续光照则可过度刺激生殖系统,导致连续发情,大鼠、小鼠会出现永久性阴道角化,有多数卵泡达到排卵前期,但不能形成黄体。

(三) 光照的控制要求

实验动物饲育环境内的光照条件,必须符合能维持实验动物健康和繁育活动,以及能满足饲养和实验人员工作照明的基本需求。

自然光照时间长短因地区和季节不同而异,但实验动物饲育环境内光照的明暗比应保持稳定,通常控制在 12 h(明)/12 h(暗)或 10 h(明)/14 h(暗),明暗的交替最好采用渐暗渐明式,以免动物在明暗突然改变时产生短暂的"骚动"而应激。实验动物应避免直射阳光的照射,最好在封闭式的饲育环境内采用人工照明。为满足饲养人员和实验人员的操作要求,室内离地 1 m 处照度要达到 150~300 lx。

我国实验动物国家标准 GB14925 - 2010 规定,无论是实验动物生产设施还是动物实验设施,普通环境、屏障环境和隔离环境内的最低工作照度均为 200 lx;小鼠、大鼠、豚鼠、地鼠的动物照度为 15~20 lx;犬、猴、猫、兔、小型猪的动物照度为 100~200 lx;鸡的动物照度为 5~10 lx。光照周期均为 12 h/12 h 或 10 h/14 h。

第三节 | 实验动物设施

一、实验动物设施的定义

实验动物环境是通过使用人工构建的相应实验动物设施构成的。实验动物设施(laboratory animal facility)广义上是指进行实验动物生产和从事动物实验的设施的总和,狭义上是指饲养、保种、繁殖、生产和育成实验动物的场所,而将实验研究、试验检定等相关设施称为动物实验设施。实验动物的饲养设施和动物实验观察场所的要求基本一致,从而达到基本一致的条件,这样才能尽可能使实验动物的生理和心理不受到干扰从而避免影响实验结果。

二、实验动物设施的分类

(一) 按微生物控制程度分类

1. 普通环境　该环境设施符合动物居住的基本要求,控制人员、物品和动物的出入,但无空气净化装置,不能完全控制传染因子,因此只能用于饲育普通级实验动物。

2. 屏障环境　该环境设施符合动物居住的要求,严格控制人员、物品和空气的进出,是最常见的标准实验动物设施。可分为正压屏障设施和负压屏障设施两种。正压屏障设施适用于饲育清洁实验动物及无特定病原体实验动物。负压屏障设施专门作为易对外界环境产生生物危害的动物实验场所。

3. 隔离环境　该环境设施采用无菌隔离装置以保持装置内无菌或无外来污染物传入。隔离装置内的空气、饲料、水、垫料和设备保持无菌,动物和物料的动态传递须经特殊的传递系统。该系统既能保证装置内与外界环境的绝对隔离,又能满足运转动物、物品时保持内环境不变的要求。适用于饲育无特定病原体、悉生及无菌实验动物。

(二) 按功能分类

1. 实验动物生产设施　主要用于各种实验动物品种、品系的保种、育种、繁殖、生产和供应的设施。

2. 动物实验设施　主要用于以动物为原材料进行临床前药物、药品和生物制品动物实验研究的设施。

3. 特殊实验动物设施　包括感染动物实验设施和应用放射性物质或其他特殊化学物质等进行动物实验的设施。

三、实验动物设施的基本要求

(一) 建设目的与选址要求

实验动物设施的建设,包括立项、设计、施工、验收及试运转等一系列过程,这些过程必须符合国家现行标准、规范;符合标准、实用、安全、经济、节能及环保的要求;设计建造过程中,应尽可能采用先进技术,科学选用新型材料,既要考虑现阶段的实际情况,也要适当考虑未来一段时间的发展需要。实验动物设施从规模上看,规模小的仅仅是单一的动物饲育室或动物实验室,规模大的则包括实验动物繁育设施和动物实验研究设施。从使用目的来看,有的以实验动物繁育生产为主,有的以动物实验或实验动物研究为主。

1. 实验动物屏障设施建造的目的

(1) 为研究人员和动物提供适宜的环境、空间,以及必要的仪器、设备。

(2) 最大限度地避免一切可能对实验动物质量或动物实验结果造成不良影响的环境干扰。

2. 新建实验动物设施的选址要求

(1) 应避开自然疫源地。

(2) 应与生活区保持一定的距离。

(3) 应选择环境空气质量及自然环境条件较好的区域。

(4) 远离铁路、码头、飞机场、交通要道,以及散发大量粉尘和有害气体的工厂、仓库、堆场等有严重污染、震动或噪声干扰的区域;同时远离易燃、易爆物品的生产、储存区。如不能远离上述区域,则应布置在当地最大频率风向的上风侧或全年最小频率风向的下风侧。

（5）应考虑供水、供电、人员通道、物品及动物供求，以及躲避自然灾害等的紧急通道便利；还应考虑该类设施自身排污，动物尸体处理，特殊污染物的处理，使之对外界环境的影响减小到最低限度。

（二）实验动物设施的组成和布局要求

1. 设施的组成　根据使用功能，一般分为3个区域。

（1）前区：包括库房、办公室、维修室、饲料室和一般走廊。

（2）饲育室：

1）繁育、生产区：包括育种室、扩大群饲育室、生产群饲育室、待发室、隔离检疫室、缓冲间、清洁物品储藏室、清洁走廊和污物走廊。

2）动物实验区：包括动物实验室、动物检疫观察室、实验饲育间、缓冲间、清洁物品储藏室、清洁走廊和污物走廊。

（3）辅助区：包括仓库、洗刷间、废弃物品存放处理间、密封式实验动物尸体冷藏存放间、机械设备室、淋浴间和工作人员休息室。

2. 设施布局的基本原则

（1）各级、各类、各种动物需保持各自的独立性，相互隔离，避免互相干扰和交叉感染，防止动物疾病和人畜共患病的传播。

（2）方便工作人员的饲育、实验操作及设施、设备维护，有利于保持相应的净化等级标准和各项环境指标达标。

（3）人员、动物、物品和净化空气均按"单向"路线移动，以免交叉感染和相互影响。

3. 设施布局的规范要求

（1）动物饲育区域与实验区域严格分开，各成独立系统，避免相互影响而引发动物应激，满足动物福利要求。

（2）不同净化等级的设施应严格隔离，以保护高等级设施不被污染。不同品种、品系的动物要独立饲育，不得在同一房间内混养，以免互相影响。

（3）空气洁净度相同的房间尽可能集中布置。洁净度高的房间宜布置在人员最少到达的地方。

（4）集中于一幢建筑物内的实验动物设施，宜将大动物安排在下层，便于管理和粪便、污水的排出。就微生物控制的角度而言，净化级别越高的动物越需安排在高层，反之净化级别低者宜在中、下层。一般以小型实验动物为主的设施，高层以安排SPF级动物和种子动物的饲养为宜。

（5）对于屏障设施，应保证人员、物品和净化空气单向移动，以避免交叉污染；屏障环境设施净化区的人员入口应设置2次更衣室，兼做缓冲间，并且该净化区不应设置卫生间、楼梯或电梯。

总之，在计划设计阶段，应进行周密细致的调查研究和论证，必须考虑全面杜绝微生物污染及保证空气净化系统长期安全运行的相应措施，使建成的设施科学、先进、合理、实用、易于管理和维持费用较低，并经得起时间的考验。

（三）实验动物设施的布局

1. 普通环境设施　从管理角度可分为 3 个区。

（1）前区：包括检疫室、库房、办公室和休息室等。

（2）控制区：包括饲育室或动物实验室、清洁物品储存室、走廊等。

（3）后勤处理区：包括洗刷消毒室、污物处理设施等。

人员、实验动物和物品在原则上按前区→控制区→后勤管理区的路径移动。设施应安装空调、换气等设备，并采取防虫、防疫及防野鼠措施。

2. 屏障环境设施　根据使用功能分为三大区域。

（1）前区：包括饲料室、库房、维修室、办公室和一般走廊。

（2）饲育室：包括繁育生产区、动物实验区。

1）繁育生产区：包括检疫室、缓冲间、育种室、生产群饲育室、扩大群饲育室、待发室、清洁物品储藏室、清洁走廊及污物走廊。

2）动物实验区：包括实验饲育间、动物实验室、缓冲间、清洁物品储藏室、动物检疫观察室、清洁走廊和污物走廊。

（3）辅助区：包括洗刷间、仓库、废弃物品存放处理间或设备、密闭式实验动物尸体冷藏存放间或设备、器械设备室、淋浴间及工作人员休息室。

屏障环境通常采用双走廊或三走廊结构。人员、实验动物、物品的移动路线见图 5-5。

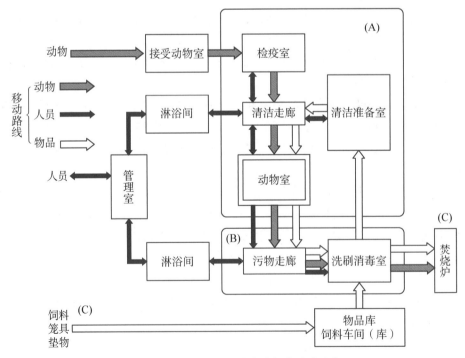

图 5-5　屏障环境设施人或物的移动路线

注：(A) 清洁区；(B) 污染区；(C) 外部。

3. 隔离环境设施　隔离系统使用的隔离器可安放于普通环境或屏障环境设施内。隔离器内的温湿度通过隔离器外的空调控制,实验室的空气最好经过初、中效过滤,严格控制微生物侵入清洁区。布局和运作与屏障环境相同。隔离器呈长方形箱状,实验动物饲养于隔离器中,空气由送风机经空气过滤器通向隔离器的空气入口,隔离器内的空气经空气出口排出。隔离器的一侧装有橡皮手套,供隔离器内部操作使用,隔离器另一侧有灭菌渡舱供动物和物料的传入、传出使用。有的隔离器还连有药液灭菌渡槽,供剖腹取胎使用。

四、实验动物设施的辅助设备与材料

(一) 笼具

笼具是实验动物的生活场所,是它们生存的小环境。笼具作为维持和调控笼内环境的设备,其质量直接影响实验动物的健康和福利。因此,笼具的大小应符合动物习惯,方便动物调整姿态,确保其舒适和安全。笼具必须保证空气流通,并对环境参数如光照、噪声和有害气体浓度等无不利影响,还应方便动物取食饮水,以及饲养人员或研究人员对动物的观察。

1. 笼具的质量要求　无毒,耐腐蚀、耐高温,易清洗、消毒、灭菌;耐冲击,坚固耐用,动物不易逃逸;符合动物生态及生理要求;方便操作;经济实用。笼具内外边角均应圆滑、无锐口。其尺寸必须满足各类动物居住所需的最低限度要求,我国实验动物国家标准 GB14925－2010 对各类动物所需居所最小空间都有明确规定。

2. 笼具的样式

(1) 塑料盒式笼具:适用于小型啮齿类动物,分为透明和半透明两种。透明笼盒以多聚碳酸盐塑料制成,耐高温、高压,方便观察动物,适合饲育喜光的品种品系;半透明笼盒用聚苯乙烯或聚丙烯材料制成,不耐高温、高压,只能化学浸泡消毒,适合饲育喜暗的品种品系。笼盖通常用钻孔不锈钢板或不锈钢丝编织而成,上有可插入饮水瓶瓶嘴的饮水孔和放置颗粒饲料的食斗。一般情况下,笼具内需放置垫料。

(2) 悬挂式不锈钢网笼具:适用于成年啮齿类动物实验期间的饲养。一般分笼体和托盘两部分。笼体用不锈钢丝编织而成,用于动物的容纳。笼体正下方设置不锈钢托盘,用于动物排泄物的收集。此类笼具通风良好,观察动物方便,易于清洗消毒。由于饲养中动物不接触垫料,能避免垫料对实验的影响。

(3) 前开门立式笼具:适用于犬、猫及猴等体型较大实验动物的饲育。通常用不锈钢、玻璃钢等材料制成。前方开门处底部有结实的板状结构,可供动物休息。门侧可挂食篮和水瓶。猴类笼具还设有保定动物用的活动板装置,门上加锁。笼具底部可安装托盘,收集动物的排泄物,也可下设地沟,用冲水的方式清除排泄物。

(4) 独立通气笼具(individually ventilated cage, IVC):该笼具是一种以饲养盒为单位的实验动物饲养设备。IVC采用笼具水平的微隔离技术,通过向笼具内部输送经过高效过滤的净化空气以确保动物免受微生物污染,使饲养环境保持一定的压力和洁净度,有利于避免环境与动物间可能的相互污染。由于 IVC 系统每个笼具均具有各自独立的送排风管道,并可直接引至室外,笼具间又相互隔离,因此也避免了不同笼具内动物间交叉感染和相互影响;同时室内几乎没有动物排出的臭气和污染物,便于维持室内卫生。另外,IVC 系统的每个笼具等同于一个无菌隔离器,所以可在普通房间内使用,但需要注意的是在添加饲料、更换垫料、捉拿动物和实验操作等需打开笼盖时,还是需要在生物安全柜或超净工作台内操作以防污染。该设备用于饲养清洁、无特定病原体或感染的动物。

（二）饮水设备和无菌水生产系统

1. 饮水瓶　小鼠、大鼠及豚鼠等小型啮齿类实验动物多使用不锈钢或无毒塑料制造的饮水瓶饮水,规格有 250 mL 和 500 mL 两种。由于结构简单、易于定量、价格低廉、便于清洗,饮水瓶已成为目前使用最广泛的实验动物饮水器具。但同时也易受啃咬、易滴漏水。因此饮水瓶的饮水嘴、饮水瓶盖、吸水管都用不锈钢材料制成,瓶塞用橡胶制成,瓶体用塑料或玻璃制成,这些制作材料均应无毒、耐高温及高压消毒。

2. 饮水盒、盆、罐　主要用于兔、犬及猫等大中型实验动物。一般用陶瓷、不锈钢、搪瓷、紫砂等无毒、耐高温及高压消毒的材料制成。使用时应作固定,以免被掀翻。

3. 自动饮水器　主要适用于大规模或如猪、猴等大型实验动物的生产繁育,可节省大量劳力。缺点是因容易漏水而增加饲养环境的湿度,并较易堵塞,不易清洗消毒。自动饮水器由自动饮水嘴和供水管构成,将供水管直接连接供水源,再串联于每个笼具,接上自动饮水嘴,将自动饮水嘴挂在笼具的适当位置以便动物饮用,随后打开水压调节阀保持一定流量,就可长期自动供动物饮水。自动饮水嘴为不锈钢制成,由弹簧和活动塞控制供水和封闭。动物饮水时,只需用舌头顶住活动塞即可实现供水,放开则自行关闭。需注意的是,小动物体力有限,送水管内水压必须调低;当动物舔吮饮水时会有少量唾液及食物碎屑进入水管,因而易造成动物疾病的交叉感染,在饲养 SPF 级动物时应特别注意。

4. 无菌水生产系统　大型实验动物设施需用大量无菌水,常安装有无菌水生产系统。这种系统通常先用超过滤膜滤去细菌和真菌,再用紫外线照射杀灭细菌、病毒,或用臭氧进一步杀灭细菌和真菌。

（三）垫料

1. 垫料的作用　垫料有助于满足实验动物保温、做窝等生活要求和行为习性,并能吸附动物排泄物,维持笼具和动物身体的清洁、卫生,有利于动物的健康和繁殖。

2. 垫料对实验动物的影响　垫料与实验动物直接接触,是影响动物健康和实验结果的重要环境因素之一。

（1）垫料中的粉尘是实验动物饲育环境中尘埃粒子的主要来源,被动物吸入后会造成呼吸道机械性损伤,引发呼吸道疾患。这些粉尘如黏附在动物体表会堵塞毛孔,引发皮肤疾患。

（2）动物若啃咬、误食垫料,会造成胃肠异物损伤。因此,使用木屑和刨花作垫料时,须分拣和筛选,除去粉尘和异物。

（3）松、杉等针叶林木中所含的芳香类挥发性化学物质对啮齿类动物的肝脏微粒体酶有影响，甚至会诱发癌症，故不宜用作垫料的原料。

（4）以植物为原料的垫料中，过高的农药残留和重金属污染不仅会对动物健康造成危害，还会干扰实验结果。

（5）垫料中有机物含量丰富且易吸潮，如果保管不妥，极易污染霉变，滋生虫蝇，成为生物污染源，易引起实验动物体外寄生虫和节肢动物感染。所以，垫料使用前需经杀虫、灭菌。

3. 对垫料的要求 我国实验动物国家标准GB14925-2010规定，垫料应选用无毒、无油脂、无异味、粉尘少、吸湿性好的材料，须经消毒、灭菌后方可使用。用作垫料的原料需满足以下条件：

（1）对动物无刺激或其他有毒、有害的影响。

（2）不会被动物食用，对常规实验不会产生背景性干扰。

（3）吸水性能良好，并有吸附臭气的作用。

（4）保温性能良好，动物体感舒适，易于做窝。

（5）使用方便，易于消毒和清除。

（6）来源广泛，容易获得，价格低廉，便于包装和运输。

（7）便于质控和标准化，避免环境污染和资源浪费。

4. 垫料的使用

（1）垫料的原料主要有锯末、木屑、电刨花、粉碎玉米芯等。国外还有膨化系列垫料，吸附力强。

（2）饲养盒、罐中的实验动物，为使其不接触排泄物，必须使用垫料吸附动物粪、尿。使用冲水式笼具饲养实验动物无须使用垫料，每天用水冲洗即可冲去动物排泄物。

（3）幼龄动物、妊娠和哺乳中动物及手术后动物应选用较柔软细腻的垫料，而成年动物或大动物则可使用较粗糙的垫料。

（4）吸附了排泄物的垫料应及时清除，否则饲养环境中的氨、硫化氢及甲基硫醇等有害气体浓度将过高从而危害动物健康。更换垫料频率视饲养动物密度、通风换气条件及动物生理学状况而定，一般每2～3天更换1次，每周至少更换2次。IVC内若使用玉米芯垫料则可每周更换1次。糖尿病动物模型需每天更换。

（四）空气调节设施

1. 空气调节的目的与方法 实验动物设施会受到内外环境的各种干扰，设施内照明、设备、生物体等会产生热、湿、噪声和其他有害因子，设施外又有太阳辐射和自然气候等条件的变化。这些因素都会引起饲育环境相关指标的剧烈波动。实验动物空气调节（air condition）设施的用途是，将设施内空气的温度、相对湿度、换气次数、气流速度、压强梯度及洁净度等环境指标维持在实验动物国家标准规定的范围内，以避免由于这些环境指标的不达标或剧烈波动，引起对实验动物健康和福利的损害，以及对实验造成的背景性干扰。

空气调节的方法是用空气调节装置适时送入不同状态的适宜空气，以消除来自设施内部和外部影响环境参数的干扰,从而把设施内环境指标控制在国家标准规定的范围内。鉴于实验动物设施环境指标控制要求较高,通常采用集中、全新风、直流式的净化空气调节系统。但该系统造价高、能耗大,故常因运行费用昂贵而难以维持。针对国家标准要求并结合我国国情,啮齿类实验动物屏障环境的空气调节装置可采用经处理的50%回风系统,负担全部冷、热、湿负荷的新风净化空调系统及排风系统的空气调节系统方案。

2. 空气调节设施的使用要求和特点

(1)屏障环境新风换气次数要求达到每小时 10～20 次。

(2)只要有动物饲养和实验,空调系统就必须全年不间断地连续运转。为保持连续运转,空调设备、供电均要有备用系统。

(3)空气要求有初、中、高效过滤的净化处理,不同级别实验动物设施的空气净化要求各不相同。

(4)排气除需消除病原微生物之外,还需进行除臭处理,以保护周围环境。除臭方式有湿式和干式两种。通常采用水洗法、活性炭吸附法、吸着法、臭气氧化法及直接燃烧法等。

(5)最好能安装热量回收装置和循环再处理净化系统,以回收部分能量进行再利用,降低运行成本。

(6)在进行污染性实验时,如开展传染性强的病原体感染实验,剧毒、易挥发气体、气溶胶或低沸点的药品、化学品毒性试验,放射性强度大的同位素试验等,均应采用负压式实验环境,以免各种有害因素对工作人员健康产生危害。排出的空气也应经有效处置确保无害后方可排出,以免污染周围环境。

(五)超净工作台

在动物实验中,超净工作台常与层流柜、IVC 等设备配套使用,构成小的洁净环境饲养系统。这种工作台操作简单,安装方便,占用空间小且净化效果好,为培养工作提供了良好的洁净操作环境。根据气流流动方式不同,超净工作台可分两种:侧流式也称垂直式,外流式也称水平层流式。两者的基本原理大致相同,都是将室内空气经粗过滤器初滤,由鼓风机压入静压箱,经高效空气过滤器,送出洁净气流,再从均匀的断面通过无菌区,从而形成无尘、无菌的洁净工作环境。

超净工作台是较为精密的设备,使用上需注意以下几点:

(1)超净工作台最好安装在清洁的房间内,以免尘土过多阻塞滤器、迅速降低其净化效果并缩短使用寿命。

(2)新安装或长期未使用的工作台,启用前需对工作台和周围环境用吸尘器或不产生纤维的工具进行清洁,然后用药物擦拭或用紫外灯照射进行灭菌处理。

(3)每次使用前,应用 75%乙醇擦拭台面,并提前 30 分钟启动紫外灯灭菌,关闭紫外灯后,启动送风机运转 2 分钟后再进行实验操作。

(4)工作区内不应存放不必要物品,以保持洁净气流不受干扰。每次使用时都要注意及时清除工作台面上的物品,并用乙醇擦拭台面使之始终保持洁净。

（5）要定期将粗效过滤器拆下清洗,周期根据环境洁净程度而定,通常间隔 3～6 个月进行一次。一般情况下,高效过滤器应由专业人员 3 年更换一次。

（六）运输笼

国际上常用的运输笼具有控温、控湿和空气过滤通风系统,其内部基本达到 SPF 级设施标准,实际上是一间可移动的实验动物饲养设施。通常是将卡车车厢改造为洁净动物设施,车上具有控制各种环境指标的系统设施。在我国,清洁级和 SPF 级实验动物多采用普通饲养盒外包无纺布的简易运输笼,具有粗过滤空气的作用,在一定程度上可保护内装动物不受外界微生物感染,而温度、相对湿度及换气指标则不可能得到控制。

第四节 常规实验动物设施的控制

对环境与设施要进行科学、规范的管理,特别是对使用者和操作人员的管理尤为关键。这些人员的疏忽或误操作会导致严重后果,尤其是引发环境的微生物感染,一旦发生就难以净化。通常,将不得不中断生产或实验,对环境和设施进行全面的消毒和灭菌,从而造成难以估量的损失。因此,环境与设施的管理是非常重要的,必须给予充分重视。

一、普通环境设施的控制要求

普通环境设施的环境控制和微生物控制要求较低,设施不是封闭的,实验动物的生存环境直接与大气相通,受外界环境影响较大。一般采用自然通风或仅设置简单的排风装置,进行初步的温度、相对湿度控制,各项环境指标波动范围较大。

普通环境设施的微生物控制程度较低,病原微生物传播的概率较高。要尽可能降低事故发生概率,就要使用来源明确、合格的实验动物,尽量提高环境设施硬件条件,严防野生动物进入,制订严格的卫生防疫制度及科学的饲养管理操作规程,并且采取完善的个人防护措施。如使用微生物背景不明确的非标准化实验动物,或个人防护不到位,都可能酿成严重事故。为防止人畜共患病对动物、饲养实验人员的巨大危害,我国已于 2001 年取消了普通级大鼠和小鼠。

二、屏障环境设施的控制要求

屏障环境设施气密性较好,实验动物生存环境与外界环境隔离,设施内外空气只能经特定通道净化过滤后进入和排出。人员、实验动物、物品及空气均须进行严格的微生物控制。送入的空气须经初效、中效和高效过滤,洁净度达到 7 级,确保无悬浮特定病原体。

正压屏障设施内还要利用空调送风系统形成随洁净状况从高到低,压强也相应从高到低的梯度。各相通区域间须维持 10 Pa 的最小静压差,利用空气压力差防止逆向污染,即清洁区域的空气压力要大于污物区域,污物区域的空气压力要大于外界。出风口也需安装滤材,以避免室外风压大时空气倒流,出口风速不得低于 4 m/s,以防空气逆流污染。负压屏障设施则与之相反,须保持负压,防止设施内可能产生的污染物外泄而危害外界环境。

屏障设施内清洁物品进入和废弃物传出的通道须各自独立、相互隔离,饲料、饮水、垫料、笼器具、器械和设备均须经灭菌后方可传入,人员、物品、空气和动物的走向须采用单向流通路线,尽量避免交叉。工作人员进入屏障设施前须经充分淋浴,然后穿上无菌工作服和鞋套,并戴上无菌帽、口罩和手套才能入内工作。

屏障设施的净化措施首先需要有硬件条件的保障,即必须具有密闭的建筑物、层流柜或 IVC、空调送排风系统、空气过滤装置、高压灭菌锅、传递窗及渡槽等净化控制系统。其次需要建立配套的运行管理制度和标准化操作规程,能对进出设施的各类物质进行有效控制,从而确保设施内温度、相对湿度、换气次数、噪声及光照等环境因素能满足动物需求,同时要避免生物性、化学性、放射性等因素对设施内外环境的危害,保障设施内动物生长、发育及繁殖和动物实验工作的顺利进行。

三、隔离环境设施的控制要求

(一) 隔离器的使用

1. 使用前准备　隔离器应该是一个完全密封的环境,在使用前要先测试是否漏气后再充气,内压达到 5.5 kPa(55 mmH$_2$O),经 48 小时后如膜室手臂仍保持挺直状态,则表明没有漏气。进行灭菌时,向隔离器内喷 2% 过氧乙酸约 250 mL,进排风口用薄膜封闭作用 12 小时。灭菌后,用镊子捅破进出风口通风 3~4 天,直至排出的气体没有酸味方可使用。在使用中要定期检测风速和换气次数,定期更换高效过滤器,一般每半年更换一次,各项指标都达标后才可使用。要随时检漏补漏,使用期为一年。

2. 灭菌渡舱的使用　灭菌渡舱是隔离器传递动物、物品的通道,传入物品时先打开渡舱的外盖帽,将物品放入,再封严外盖帽,通过上面的喷口喷入 2% 过氧乙酸 10 mL 对物品进行表面灭菌;40 分钟后打开内盖帽,将物品移入后封严,再打开外盖帽取出。

3. 灭菌罐的使用　将灭菌包装好的饲料、垫料、水瓶和用具放在桶内的隔板上,用耐高压的薄膜封口,用胶带固定进行高压灭菌,条件为 121℃,30 分钟。传入前,将连接袖的一端套上灭菌罐封口,并用胶带密封固定,再将连接袖的另一端与灭菌渡舱外口连接,用胶带密封,从连接袖通风口处喷入 2% 过氧乙酸 10 mL 至连接袖膨隆,维持 40 分钟后脱下内盖帽,将内隔板拉出,取出物品,同时将待传出的物品放在隔板上,并连同隔板一起退回到灭菌罐内,盖上内帽,在灭菌柜外取下连接袖和传出物品,擦净灭菌柜并盖上外帽,在灭菌柜的通风口处喷 2% 过氧乙酸至内外帽充分隆起为止。灭菌罐的滤材要一年一换。待发动物的包装与传递为近距离运输时可用灭菌纸袋或隔离帽鼠盒装运,长途运输则需用灭菌罐。

(二) 无菌隔离器室的管理

(1) 非隔离室的工作人员均不得入内。人员进入隔离室前需更换鞋帽和工作服,用肥皂洗手并用 0.1% 苯扎溴铵(新洁尔灭)溶液进行浸泡消毒。

（2）每天下班前清洁地面,用 2% 过氧乙酸溶液喷雾消毒室内的空间,0.2% 苯扎溴铵溶液擦拭隔离器表面。

（3）每周定时用消毒液擦拭架子、室内门窗和隔离器的薄膜表面。

（4）集中送风的中效过滤器每 3 个月更换一次,初效过滤器每 2 周清理一次,隔离器每月清洗消毒一次,经灭菌检查合格后再将动物移入饲养。

第五节 实验动物环境及设施的运行管理和维护

一、实验动物环境及设施的运行管理

(一) 实验动物设施的人员配置

实验动物设施内从事各项工作的人员包括负责人、饲养繁殖人员、饲养观察人员、实验技术人员、机械设备管理和维修人员、后勤保障人员和清洁人员。为保证各实验设施的正常运转,各方面人员必须经过必要的教育或专门训练,取得相关资质证书,并严格遵循相关的规定和要求进行工作。

(二) 人员、物品、动物进出设施的控制

1. 人员进出屏障环境设施的控制

（1）进入屏障设施的办公休息区或洗刷消毒辅助区时,应穿着已消毒的外区拖鞋。

（2）进入第一更衣室后,将随身携带的物品放入储藏柜内,脱掉全部衣服进入淋浴间进行淋浴。无淋浴装置的,只需脱去外衣。

（3）淋浴 5～10 分钟后,将用过的毛巾和拖鞋留在淋浴间,进入内更衣室站在预先放好的灭菌毛巾上,然后用灭菌毛巾擦干。

（4）进入第二更衣室后,穿上已灭菌的衣帽、口罩及手套,经风淋进入清洁走廊。

（5）工作完毕后,将废弃物、用过的用具、笼具一同整理装车推出房间,进入污物走廊并随手锁门。

（6）将运输车推入缓冲间。穿过的消毒服暂时存放在缓冲间,待洗衣时再拿走。

2. 动物进出设施的控制　动物传入必须经过传递舱,由两个人配合完成。一个人在内准备室,另一个人在外准备室,即洗刷消毒间。在外准备室的人确认传递舱对侧门关闭后打开进口,把运输盒放入传递舱,然后用喷雾器喷过氧乙酸后关闭进口。15 分钟后由在内准备室的人打开内口,在传递舱内启开运输盒把动物移入预先准备好的灭菌饲育盒里,运输盒留在舱内。取出饲育盒后关闭内口。需要把动物转移出屏障时,应把动物装在符合要求的运输盒里,用胶带封好后经污物走廊放入缓冲间。

3. 物品和用具进出设施的控制　耐热类物品和用具:清洁区使用的全部鼠盒、水瓶、水、垫料及衣服等耐热物品都必须经过双扉预真空高压灭菌器灭菌后方可进入清洁

区,灭菌柜的操作要严格按操作规程进行。灭菌时应注意以下事项：

（1）每次灭菌都必须对灭菌器进行安全测试,确保达到有效灭菌。

（2）开启灭菌柜进口前要确定灭菌柜出口处于关闭状态;必须在放入或取出柜内物品后随手关严柜门。

（3）必须保持柜内外清洁,擦洗柜内时必须在出口进行。

不耐热类物品和用具应注意以下几点：

（1）必须经过传递舱或渡槽进入清洁区。传递舱的使用方法同传递动物一样,只是物品摆放时要有表面空间,使其能充分与消毒药接触。存放时间不少于 30 分钟。

（2）耐酸和耐水的物品可经渡槽进入清洁区。渡槽内存放消毒水的液面任何时候都不能低于隔离板。因此,工作人员要经常检查药液并补充,保持槽内液面高于隔离板。

（3）渡槽内消毒液 3～4 个月更换一次,更换时先把清洁区的盖封严,然后打开排水阀排水,水排完后把新配好的消毒液由污物间加满渡槽。

（4）传递时把物品从污物间放入渡槽,然后清洁区工作人员戴橡胶手套取出。物品在渡槽内存放时间不少于 30 分钟。

（5）使用过的物品和用具都由人员携带,经污物走廊、缓冲间传出屏障设施外。

（三）清洁卫生管理

1. 启动运行前的净化工作

（1）新建、改建或停用后,动物引入使用前,饲养室或实验室必须进行净化处理。启封各通道→换气 3 天→检测落下菌数→合格则启动;不合格则须重复净化消毒。

（2）启动运行前,应将实验所需常规仪器、设备、笼架具及超净台等移入洁净区,对易腐蚀的仪器设备应进行必要的保护。

（3）启动前净化操作的具体步骤和要求：

1）开动送排风机,调整好标准风速、风量及各区域压差,设备稳定运行 24 小时。

2）清扫清洁区顺序：天花板→墙壁→笼具架→仪器设备→实验台→地面。

3）清扫完毕后,用净水将地面、墙面及实验台洗刷 3 遍,再用中性洗涤剂洗刷,最后用净水刷洗干净。

4）关闭送排风机,封闭与外界相通的所有通道。

5）操作人员穿戴好防护服,进行喷雾消毒。常用的喷雾剂为过氧乙酸,使用浓度为 2％,用量 10 mL/m³,喷雾后保持封闭 2～3 小时。

6）操作人员穿戴好防护服,进入清洁区,解封各通道,排风 30 分钟后开始送风,换气 24 小时。

7）熏蒸灭菌消毒：熏蒸药剂可选用甲醛或过氧化氢。使用时将消毒液按以下比例稀释后分装在不锈钢敞口容器内,置于封闭空间熏蒸,药剂挥发后会渗透到各个角落,达到消毒杀菌的目的。甲醛熏蒸：10％甲醛 40 mL/m³ 中加入 30 g/m³ 高锰酸钾,保持 24 小时以上;过氧化氢熏蒸：用 6％～8％的过氧化氢消毒液,结合特定设备,用量为 15～20 mL/m³,作用 60 分钟即可达到灭菌效果。熏蒸时,人员均不得在场,紧闭房门。

8）操作人员穿戴好无菌防护服和防毒面具,进入洁净室,启封各通道口,排风 1 小时后送风换气 2~3 天,最后进行室内生物洁净度测定。

2. 运行中的清洁卫生 屏障系统设施内的洁净室是一个全封闭式系统,设施内环境不能与外界环境相通,设施内清洁卫生管理要求如下:

(1)洁净室作业人员应养成清洁卫生习惯,经常洗头、剪指甲,男士禁止蓄留胡须进入洁净室。

(2)皮肤有损伤、炎症、瘙痒症者,对化学纤维、化学试剂药物有变态反应者,手汗严重者均不得进入洁净室。

(3)感冒、咳嗽及打喷嚏者,头皮屑多、有抓头、挖鼻及摸脸等习惯者不得进入洁净室。

(4)禁止化妆后进入洁净区,吸烟或饮酒后 30 分钟内不许进入洁净区。

(5)一切个人物品,如手机、钥匙、手表等,禁止带入洁净区。

(6)未按规定处理的物品一律不得带入洁净区,区内严格执行人流和物流的走向和顺序。

(7)洁净区内使用的任何工具、用具必须为专用,而且尽可能由耐消毒处理材料制成。

(8)洁净设施内的地面、门窗及天花板等定期采用 2% 过氧乙酸擦拭消毒。

(四)污物、废弃物及动物尸体处理

实验动物或动物实验设施应有独立的污水初级处理设备或化粪池。动物的粪尿、笼器具洗刷用水、废弃消毒液、实验中废弃试剂等污水应经处理并达到 GB8978 二类一级标准指标要求后方可排放。感染动物实验设施所产生的废水,必须进行彻底灭菌后方可排出。

废弃垫料、一次性工作服、口罩、帽子、手套及实验废弃物等应按照医院污物处理规定进行无害化处理。注射针头、刀片等锐利物应收集到利器盒中统一处理。感染动物实验所产生的废弃物必须先经高温灭菌后再做处理。放射性动物实验所产生的放射性沾染废弃物应按 GB18871 的要求进行处理。

动物尸体及其组织应装入专用尸体袋存放于尸体冷藏柜中,集中做无害化处理。感染动物实验的动物及组织,需经高压灭菌后传出实验室再做相应处理。

二、实验动物环境及设施的维护

实验动物设施的各项环境指标是靠相关各种设备来维持并处于动态变化中的。通过对实验动物设施环境指标的监测,可随时掌握设备的运行情况,并采取相应的调整和维护,以使这些设施设备保持良好的工作状态。

(一)空气净化设备的维护

实验动物屏障设施中,空气过滤器是空气净化系统中的核心设备,主要包括初效、中效和高效过滤器。初效过滤器可阻挡粒径在 5.0 μm 以上的异物或尘粒,使用时一般风速控制在 2 m/s 以内。实验动物屏障设施常用的初效过滤器一般采用人造纤维滤材,安装在新风口之后、表冷器之前,以防表冷器上积尘过多而降低传热效率。中效过滤器主要阻挡粒径在 $1.0\ \mu m$ 以上的悬浮性尘粒,一般安装在风机之后系统的正压段。滤芯材料大多采用玻璃纤维、中细孔聚乙烯泡沫塑料,或由涤纶、丙纶、腈纶等制成的无纺布。过滤器一般以抽屉式或袋式成组安装在框架上,以便更换。高效过滤器主要阻挡粒径在 $0.5\ \mu m$ 以上的尘粒。滤芯材料大多采用超细玻璃纤维、超细石棉纤维。过滤器一般加工成纸装,经多次折叠以增加过滤面积。过滤面与初、中效过滤器配套使用,使空气在进入高效过滤器之前,先经过初、中效过滤器,以免大粒径的尘粒很快将其表面阻塞,影响使用寿命。

在空气过滤系统运行过程中不断有粉尘被阻挡在滤材上,逐渐会对滤材形成阻塞,这将对实验动物设施内多种环境因素造成不良影响,如引起进气量减少、换气次数减少、室内氨浓度上升及梯度压差改变等。因此,过滤材料必须及时更换。初效过滤材料一般 2 周至 1 个月更换 1 次,中效过滤材料 3 个月至半年更换 1 次,更换的实际频率取决于单位面积滤材的进气强度及外环境空气中的粉尘含量等因素。初效和中效过滤材料换下经水洗干燥后可重复使用。高效过滤器装在送风系统末端,通常 $1\sim1.5$ 年更换一次。因为更换高效过滤器对动物室环境因素有较大影响,所以不宜更换过频。延长高效过滤器更换周期的措施包括,加大高效过滤器的面积、提高初效和中效过滤器的质量、改善外环境清洁状况及降低粉尘含量。

(二) 空调系统的维护

空调系统的正常运行是动物室内温度和相对湿度两个重要环境因素得到有效控制的保证。通常在每年机器工作强度较低时进行检修维护。空调系统最常见的问题是热交换部件被灰尘和纤维状物质覆盖,使热交换率下降。因此,要经常检查清洗交换部件。如空调系统制冷能力下降,则应考虑制冷剂不足而给予补充。

(三) 灭菌系统的维护

高压蒸汽灭菌器是常用物料灭菌器械,一次灭菌失败即可导致微生物污染,从而引发严重后果。因此,要随时注意灭菌效果,最好每次灭菌都加指示剂。无菌水系统的常见问题是超滤膜被击穿而导致灭菌失败。此外,也有紫外光源损坏等情况的发生。因此要经常检查维护。检查可用微生物培养法。系统正常运行时,水中应无微生物检出。

实验动物环境及设施的维护还应包括,传递渡槽中消毒液的更换,传递窗紫外灯的检查、更换、维修,风淋室等设施的维护和管理等。任何一个环节的故障都可能导致设施环境质量下降,从而造成实验动物和动物实验不合格,导致巨大损失,因此一定要给予高度重视。

(齐丛丛　许彤辉)

第 六 章　实验动物饲料及营养控制

实验动物营养学是实验动物科学的重要组成部分,它的研究内容包括实验动物营养需要和代谢,饲料配方和添加剂,饲料加工和消毒灭菌,饲料储存与运输,饲料营养成分与有毒、有害成分监测,以及野生动物实验动物化过程中的营养问题等。除饮水以外,饲料是大多数实验动物体内所需营养物质的唯一来源,实验动物的繁殖、生长、发育、代谢及健康状况等均与饲料有着直接关系。当饲料质量不能保证或饲料营养不均衡时,都会造成实验动物繁殖能力下降、生长缓慢、发育不良、体重减轻或停止生长,甚至导致某些疾病的发生,严重影响实验动物的生产及动物实验的顺利开展。实验动物营养不仅是生产、提供标准化实验动物的重要保证,也是保证动物实验顺利开展的重要因素。

第一节　实验动物的营养

为满足实验动物的正常需要,实验动物饲料中的营养成分必须均衡。饲料营养成分依化学性质及其功能,可分为蛋白质、脂肪、碳水化合物、维生素、矿物质及水六大类。如果饲料中缺乏某些营养成分,短期内可引起机体功能障碍或产生营养性疾病;长期饲喂营养不均衡饲料,严重者可造成动物个体死亡。

一、实验动物所需的营养素

(一) 蛋白质

蛋白质指有机物中的含氮化合物,是纯蛋白质和非蛋白氮化合物的总称。它是构成机体组织的基本有机物,包括肌肉、神经、结缔组织、皮肤、激素、抗体、血液、酶及色素等。机体内蛋白质含量呈动态变化,通过新陈代谢,机体组织不断地进行更新修补,当蛋白质合成速率大于分解速率时,动物个体才具有生产的功能,如胚胎形成、生长发育和怀孕、哺乳等。蛋白质主要由碳、氢、氧及氮等元素组成,其含氮量约为 16%。氨基酸(amino acid)是构成蛋白质的基本单位,有 20 多种。这些氨基酸以不同的组合形式构成不同的蛋白质,每种蛋白质均至少含有十几种氨基酸。过剩的氨基酸可以在肝脏、血液及肌肉中适量储存,或经脱氨作用将不含氮的部分转化为脂肪储存,以备营养不足时重新分解,满足机体对热能的需要。

机体内组成蛋白质的氨基酸通常可分为必需氨基酸及非必需氨基酸两大类。必需氨基酸(essential amino acid，EAA)指人体或其他脊椎动物体内不能合成或合成速度远不能适应机体的需要，必须由食物蛋白供给的氨基酸，包括赖氨酸、色氨酸、苏氨酸、亮氨酸、蛋氨酸、异亮氨酸、苯丙氨酸、缬氨酸、精氨酸、组氨酸。机体内虽能够合成精氨酸和组氨酸，但通常不能满足正常的需要。因此，这两种氨基酸又被称为半必需氨基酸或条件必需氨基酸。不同实验动物对必需氨基酸的种类需求略有差异。非必需氨基酸(nonessential amino acid，NEAA)指人体或其他脊椎动物可以通过自身合成或从其他氨基酸转化，不一定需要从食物中获得的氨基酸，包括丙氨酸、甘氨酸、酪氨酸、脯氨酸、丝氨酸、天门冬氨酸、谷氨酸、羟脯氨酸、胱氨酸、瓜氨酸。

必需氨基酸中赖氨酸可促进大脑发育和脂肪代谢，调节松果体、乳腺、黄体及卵巢的功能，防止细胞退化；色氨酸能促进胃液及胰液的产生；苯丙氨酸则参与消除肾及膀胱功能的损耗；蛋氨酸参与机体内血红蛋白、组织与血清的组成，有促进脾脏、胰脏及淋巴功能的作用；苏氨酸有调节氨基酸平衡的功能；异亮氨酸可与缬氨酸一起合作修复肌肉，控制血糖，提高生长激素产量，并帮助燃烧内脏脂肪；亮氨酸、异亮氨酸和缬氨酸一起合作修复肌肉，控制血糖，并给身体组织提供能量；缬氨酸能促进身体正常生长，修复组织，调节血糖，并提供需要的能量。

饲料中蛋白质添加量与蛋白质质量有关，即与蛋白质的氨基酸组成、蛋白质的消化率及消化后营养成分利用率等有关。理想的实验动物饲料中氨基酸组成应保持必需氨基酸和非必需氨基酸的合适比例；同时需利用蛋白质互补作用进行多种蛋白质原料互补调配，均衡氨基酸比例，提高蛋白质利用率，满足动物的蛋白质需求。动物所需各种必需氨基酸除了要求满足数量外，保证各种氨基酸相互之间的比例也是相当重要的。当饲料蛋白所提供的各种必需氨基酸比例合适，尽量与机体必需氨基酸的要求模式相符时，才能充分为机体所利用。如果缺乏其中的一种，则转运 RNA(tRNA)就不可能及时地将所需要的各种氨基酸全部带给核糖体 RNA(rRNA)，使得其他氨基酸得不到充分利用，蛋白质的合成也就不能顺利进行。当饲料中某一种或几种必需氨基酸缺少或数量不足时，会导致饲料蛋白质成为机体蛋白质的过程受限，就限制了此种蛋白质的营养价值，所缺乏的一种或几种氨基酸就被称为限制氨基酸(limiting amino acid)。实验证明不给或给予过量的某种氨基酸，造成与适宜比例有较大偏离时，均可引起受试动物发生代谢障碍或出现毒性症状。

饲料蛋白质的营养价值在很大程度上取决于为机体合成含氮化合物所能提供必需氨基酸的数量和模式。对蛋白质质量进行正确评价，有利于保证饲料蛋白质的营养水平，更好地发现、开发及利用新的蛋白质资源。评价蛋白质质量的好坏，主要依靠观察动物摄入后的效果，即生物利用率(bioavailability)。通常质量优良的蛋白质生物利用率也高，更易被机体消化、吸收和利用，少量优良蛋白摄入后即能使机体达到氮平衡。评定蛋白质质量首先要了解饲料中蛋白质的含量。一般来说，粗蛋白就是饲料样品中的氮含量乘以系数 6.25。这是因为大多数蛋白质一般都含 16% 的氮。该系数即由此推导而来。

因此,将饲料中氮的百分含量乘 100 除以 16,或者说乘 6.25,即可算出粗蛋白含量。粗蛋白含量通常作为食品、饲料中蛋白质含量的度量。之后再进行饲料中蛋白质质量评价。评价的方法较多,如表观消化率、蛋白质生物价值、蛋白质净利用率、蛋白质效力比、相对蛋白质价值及氨基酸评分等,这些测定方法都以一种现象作为评价指标,均具有一定的局限性,测定结果所表示的营养价值也是相对的。根据测定结果的安全系数及测定方法的简便程度,目前最常用的为表观消化率方法。

食物的蛋白质消化率(digestibility,D)是指食物蛋白受消化酶水解后被吸收的程度,用吸收氮量和总氮量的比值表示:

$$D = 吸收 N / 摄入 N \times 100$$

食物蛋白质真实消化率(true digestibility,TD)可用进食实验测得:

$$TD = [摄入 N - (粪 N - 粪代谢 N)] / 摄入 N \times 100$$

粪氮大部分来自未消化吸收的饲料氮,也有一部分来自消化道脱落的肠黏膜细胞、肠道微生物和肠黏膜分泌消化液中的粪代谢氮。粪代谢氮是给予动物饲喂充足热量但无蛋白质摄入情况下,测得的动物粪便含氮量。测得的结果即为蛋白质真消化率。如果将粪代谢氮忽略不计,即为表观消化率(apparent digestibility,AD):

$$AD = (摄入 N - 粪 N) / 摄入 N \times 100$$

表观消化率测得的蛋白质营养价值比真实消化率要低,具有较大的安全性,且表观消化率测定方法较为简便,故此法最为常用。

(二)脂肪

脂肪(fat),又名甘油三酯、中性脂肪或真脂。脂肪主要由碳、氢、氧 3 种化学元素组成,还含有少量氮、磷等元素。脂肪氧化释放的能量是动物机体能量的重要来源。饲料中的脂肪被动物消化吸收后,既可产生动物所需的热能,也可转化为机体脂肪储存。脂肪是构成动物组织的重要成分,也是动物体内合成激素和消化液的主要原料。如动物的各种器官和组织、神经、肌肉、骨骼及血液中均含有脂肪,主要为卵磷脂、脑磷脂、脑糖脂和胆固醇等;而胆固醇则可以合成胆汁酸、维生素 D_3 和类固醇激素。此外,脂肪还能促进维生素 A、维生素 D、维生素 E、维生素 K 等脂溶性维生素被动物消化、吸收和利用,如果饲料中缺乏脂肪,这些脂溶性维生素就不能被溶解,引发脂溶性维生素代谢障碍。脂肪中提供的某些不饱和脂肪酸,如亚麻酸、亚油酸和花生四烯酸等对幼龄动物的生长、发育是必需的,称为必需脂肪酸。实验动物如果缺乏这些必需脂肪酸就会影响机体代谢,表现为上皮细胞功能异常、湿疹样皮炎、皮肤角化不全、创伤愈合不良、对疾病抵抗力减弱、心肌收缩力降低、血小板聚集能力增强及生长停滞等。

脂肪是由甘油和脂肪酸组成的甘油三酯,其中甘油分子比较简单,而脂肪酸的种类和长短却不相同。脂肪酸是由碳、氢、氧 3 种元素组成的一类化合物,是中性脂肪、磷脂和糖脂的主要成分。各种天然脂肪酸分子是由不同碳链(4~24C)组成的直链脂肪酸。除个别例外,碳原子均为双数。脂肪酸有两种分类法,一种是根据碳原子数将脂肪酸分为短链(4～6C)、中链(8～12C)及长链(12C以上)脂肪酸。另一种是将脂肪酸分为饱和脂肪酸及不饱和脂肪酸。饱和脂肪酸的一般分子式为 $C_nH_{2n}O_2$，而不饱和脂肪酸带有 1～3 个以至更多的双键，其一般分子式为 $C_nH_{2n-2}O_2$、$C_nH_{2n-4}O_2$、$C_nH_{2n-6}O_2$。其中有 2 个以上双键的亚油酸、亚麻酸及花生四烯酸称为多不饱和脂肪酸。不饱和脂肪酸，特别是亚油酸等多不饱和脂肪酸，由于动物体内很难合成，必须通过饲料获得。饲料中的脂肪酸可被空气中的氧或各种细菌、霉菌所产生的脂肪酶和过氧化物酶所氧化，形成一种过氧化物，最终生成短链酸、醛和酮类化合物。这些物质能使油脂散发刺激性的臭味，产生酸败；酸败过程可使油脂的营养价值遭到破坏，脂肪的大部分或全部都会变成有毒的过氧化物，使得蛋白质在其影响下发生变性，维生素亦同时遭到破坏。实验动物长期摄入变质的饲料容易引起食物中毒。

一般可用乙醚浸出法来测定饲料中脂肪的含量。但醚浸出物中并非全部都是脂肪，其中还含有能溶解于醚的磷脂类、胆固醇、糖脂、维生素及叶绿素等，故用此法定量的脂肪称为粗脂肪。脂肪的各种性状亦可用碘值、氧值和过氧化物值来表示。碘值反映脂肪的不饱和程度，而氧值和过氧化物值则反映脂肪的新鲜程度，测定值越小则质量越好。

(三) 碳水化合物

碳水化合物(carbohydrate)包括无氮浸出物和粗纤维两部分。

1. 无氮浸出物(nitrogen free extract)　由碳、氢、氧 3 种元素组成，包括淀粉、可溶性单糖、双糖，一部分果胶、木质素、有机酸、单宁及色素等。在植物性精料中(籽实饲料)，无氮浸出物以淀粉为主，在青饲料中以戊聚糖为最多。淀粉和可溶性糖容易被各类动物消化吸收，是实验动物能量供应的主要来源。

无氮浸出物在实验动物体内的消化过程中，需要被分解为单糖如葡萄糖等才能被机体吸收利用，并为动物提供营养，所以亦称为有效碳水化合物，它是动物机体能量物质的主要来源，参与并维持机体的肌肉运动、心脏跳动、肺呼吸、胃肠蠕动及血液循环等。除主要供给动物所需的热能外，其多余部分可转化为体脂和糖原，储存在机体中以备必要时利用。它也是动物体内构成机体组织器官不可缺少的成分，如它与脂类形成的糖脂是组成细胞膜与神经组织的成分，黏多糖与蛋白质合成的黏蛋白是构成结缔组织的基础，糖类与蛋白质结合成糖蛋白可构成抗体、某些酶和激素等具有重要生物活性的物质。动物大脑和红细胞必须依靠血糖供给能量。因此，维持神经系统和红细胞的正常功能也需要无氮浸出物。无氮浸出物与脂肪及蛋白质代谢也有密切的关系。脂肪在动物体内完全氧化，需要依赖糖供给能量；无氮浸出物具有节省蛋白质的作用。无氮浸出物在机体内也可作为合成生物大分子的前体，如嘌呤、嘧啶、某些氨基酸、卟啉及胆固醇等，再由它们合成核酸、蛋白质及胆固醇的一些衍生物。当饲料中无氮浸出物供应过低不能满足实验动物正常生命活动需求时，机体首先会动用体内的储备物质如糖原和脂肪；如仍不能满足，则会动用蛋白质来替代无氮浸出物，以供给动物所需的热能等。此时，动物会出现机体消瘦、体重减轻等症状。

在饲料营养分析中，将被测饲料的重量减去水分、粗蛋白质、粗脂肪、粗纤维和粗灰分后,所得的余数作为可溶性无氮浸出物的重量。无氮浸出物中除碳水化合物外,还包括水溶性维生素等其他成分。

2. 粗纤维(crude fiber)　包括纤维素、半纤维素、木质素及角质等,是植物细胞壁的主要成分,也是饲料中最难消化的物质,是动物利用各种营养成分的主要限制因素。纤维素即真纤维,它是由 $\beta-1,4$ 葡萄糖聚合而成的同质多糖,化学性质很稳定,弱的无机酸不能使其分解,在 80% 的硫酸作用下,才可达到水解目的,其营养价值与淀粉相近;半纤维素则是葡萄糖、果糖、木糖、甘露糖和阿拉伯糖等聚合而成的异质多糖,在植物界分布最广,易被稀酸所水解,大部分半纤维素和多糖一样,由相同的成分组成;另一些则由不同的单糖组成,个别的半纤维素由非糖物质的分子构成;木质素是一种苯丙基衍生物的聚合物,一般认为木质素含有甲氧基乙酰基及芳香环,性质非常稳定和坚韧。通常粗纤维的消化率与饲料中无氮浸出物的含量成反比,因为无氮浸出物中的淀粉具有抑制细菌分解粗纤维的作用。实验动物对粗纤维的消化能力各不相同,其中草食动物最强,杂食动物次之,而肉食动物最弱。

(四) 矿物质

矿物质(mineral)是机体内无机物的总称,为动物机体所必需。饲料经充分燃烧后所余物质即为矿物质,亦可称为灰分。矿物质是动物生长发育和繁殖哺乳等生命活动中不可缺少的一些金属和非金属元素,根据矿物质在动物体内含量的不同,可分为常量元素(占动物体重的 0.01% 以上)和微量元素(不足体重的 0.01%)。常量元素包括钙、磷、钠、氯、硫、镁及钾等,微量元素包括铁、铜、锌、锰及碘等。矿物质虽然在动物机体内不能产热,但却与产生能量的碳水化合物、脂肪及蛋白质的代谢密切相关。矿物质在动物体内既不能合成也不能在代谢中消失,只能排泄于体外;含量虽少,但对维持动物的生命活动十分重要。机体需求量最大的矿物质元素包括与骨骼形成有关的钙、磷及镁,与细胞及组织液渗透压维持有关的钠离子、钾离子、镁离子及氯离子。而微量元素除了具有辅酶功能外,其他如铁、铜与机体内血红素合成有关,碘与甲状腺素合成有关,钴则与维生素 B_{12} 合成有关。

1. 常量元素

(1) 钙和磷:是机体内含量最多的矿物元素,占动物机体矿物质总量的 70% 以上。钙和磷不仅是构成骨骼的主要成分,钙还对维持机体神经、肌肉的正常功能,以及正常凝血过程有重要作用;磷是某些酶的重要组成部分,在脂类代谢和运输、能量代谢中起重要作用。钙、磷缺乏时,生长期动物会发生软骨病,成年动物则会发生骨质疏松。此外,钙缺乏可导致动物机体血钙过低,引起钙痉挛;缺磷时动物会食欲不良,并有异食癖。钙过多时可引起骨硬化症、软组织钙化,并影响其他矿物元素的吸收;磷过多可导致钙不足,引起严重的骨重吸收,发生肋骨软化,影响正常呼吸。因此,实验动物饲料中必须保证钙和磷的量,并保持两者适宜的比例。

(2) 钾、钠、氯:在体内具有相近的作用,都是机体内电解质的主要成分,在维持细胞内外渗透压及酸碱平衡中起重要作用。钾主要分布在机体的肌肉和神经细胞内,钠分布在细胞外,大量存在于体液中,少量存在于骨中。而氯在细胞内外均有。钾是动物体细胞内液的主要阳离子,它与钠、氯及碳酸盐离子一起,对调节体液渗透压和保持细胞容量起重要作用。钾也是维持神经和肌肉兴奋性所不能缺少的。此外,钾还促进机体细胞对中性氨基酸的吸收及蛋白质的合成,参与丙酮酸盐激酶的活化、肌酸磷酸化作用,影响细胞对葡萄糖的吸收。钠主要存在于动物体的软组织和体液中,是血浆和其他细胞外液的主要阳离子。它在保持体液的酸碱平衡和维持渗透压方面起着重要作用,并和其他离子协同参与维持肌肉、神经的正常兴奋性。氯主要存在于动物体细胞内外液中,与钠、钾共同维持体液的酸碱平衡和渗透压调节;它还以盐酸及盐酸盐的形式作为胃液的构成部分,使胃蛋白酶活化并保持胃内酸性,具有杀菌作用。此外,氯还可与唾液中 α -淀粉酶形成复合物,从而可增进 α -淀粉酶的活性。正常情况下,实验动物可以通过肾脏调节钾、钠、氯的排出量。钾在食物中的含量比钠丰富,因此,常在实验动物的饲料中补充食盐,但如饲料中食盐过多,在饮水受限或肾功能异常的情况下会引发中毒症状。

(3)镁和硫:镁是构成机体骨骼和牙齿的重要成分,其余则分布于软组织细胞中。镁对体内的许多酶如焦磷酸酶、胆碱酯酶及腺苷三磷酸等具有激活作用。因此,它参与几乎所有的蛋白质合成和能量代谢,在糖与蛋白质代谢中起重要作用。硫几乎参与机体内所有的代谢过程,在维持蛋白质结构和酶发挥活性功能中起重要作用,作为维生素如维生素 B_1(硫胺素)和生物素的成分,也参与了其他代谢过程。此外,以硫酸根形式存在的硫离子,在许多代谢产物从尿液中排出前的脱毒过程中也具有重要作用。

2. 微量元素

(1)铁:大部分存在于机体的血红蛋白和肌红蛋白中,部分与蛋白质结合形成铁蛋白存在于肝、脾和骨髓中,少量存在于色素和多种氧化酶中。铁对保证机体组织内氧的输送有重要作用,并与细胞内生物氧化过程密切相关。

(2)铜:分布于机体肝、脑、肾、心脏的色素沉着部分及毛发中,对于血液、中枢神经和免疫系统、头发、皮肤和骨骼组织,以及脑、肝、心脏等内脏器官的发育和功能均有重要作用。铜为体内多种重要酶的成分,能够促进铁的吸收和利用。缺铜时,机体内各种血管与骨骼的脆性增加,脑和脊髓组织萎缩。

(3)硒:分布于机体全身所有细胞,以肝、肾、肌肉中含量最高。硒是谷胱甘肽过氧化物酶的主要成分,对保护细胞膜的完整性有重要作用,并可保护胰腺细胞的正常功能,还有助于维生素 E 的吸收和存留。

(4)其他微量元素:锰、锌、碘、钴及铬等同样是实验动物生长发育所必需的元素,缺乏上述元素会引起机体某些组织的功能异常。这些微量元素参与了动物机体的生长发育和繁殖哺乳过程,对于维持机体的健康具有重要作用。这些元素的缺乏或过剩均会引起动物疾病的发生。

(五) 维生素

维生素(vitamine)是动物进行各种生理代谢功能所必需的微量有机物质,按其物理性状通常可分为脂溶性维生素及水溶性维生素两大类。脂溶性维生素可蓄积在机体组织中,不需每日从外界摄取,而水溶性维生素不易蓄积在机体组织中,必须通过饲料获得。维生素在机体代谢反应过程中扮演着辅酶的角色,而非直接键结于代谢产物中。天然产物中维生素含量丰富。例如,谷类及酵母菌含大量 B 族维生素,鱼油中富含维生素 A 及维生素 D,新鲜绿色蔬菜和水果则富含维生素 C 及维生素 K,而维生素 D_3 可经阳光紫外线照射在皮肤中经 7-脱氢胆固醇转化形成,胡萝卜素为维生素 A 前体物质,在绿色植物中含量高。

1. 脂溶性维生素(lipid soluble vitamin) 是由长的碳氢链或稠环组成的聚戊二烯化合物,能被动物机体储存,包括维生素 A、维生素 D、维生素 E 和维生素 K。这 4 种维生素虽然每一种都至少有一个极性基团,但都是高度疏水的。某些脂溶性维生素并不是辅酶的前体,而且不用进行化学修饰就可被生物体利用。

(1) 维生素 A:天然维生素 A 仅存在于动物性饲料中,植物体内只含有维生素 A 原,经消化道吸收后进入体内并在肠细胞和肝脏内转变为维生素 A。维生素 A 主要储存于动物的肝脏,其余储存于脂肪中,当机体需要时再释放入血液。维生素 A 是一般细胞和亚细胞结构必不可少的重要成分,具有促进生长发育、维护骨骼的正常生长、修补上皮组织、促进结缔组织中黏多糖合成、增强抵抗力、维护细胞膜和细胞器膜结构的完整、维持正常视觉等作用;维生素 A 还与动物的正常繁殖和免疫功能有关。维生素 A 缺乏可导致机体不能合成视紫红质而产生夜盲症,上皮组织增生、角质化、易被细菌感染并产生一系列的继发性疾病,尤其是对眼、呼吸道和消化道、泌尿及生殖器官的影响最明显,并影响幼龄动物生长和骨骼的正常生长发育。

(2) 维生素 D:是类固醇衍生物,虽然具有维生素 D 活性的化合物有十余种,但对动物起重要作用的却只有维生素 D_2 和维生素 D_3。动物可从两个方面获得维生素 D,即在皮肤内形成或由饲料中获得。维生素 D 最主要的作用在于调节体内钙和磷的代谢、维持骨骼、牙齿的正常发育、参与柠檬酸的代谢、维持血液中的氨基酸含量。维生素 D 严重缺乏时,影响钙磷代谢和骨骼生长发育,幼龄动物会出现佝偻病,成年动物特别是妊娠、哺乳和老年期动物易出现骨质疏松。此外,血中钙、磷含量降低还会影响肌肉和神经系统的正常功能。

(3) 维生素 E:又称生育酚,是一组生物学活性、化学结构相似的酚类化合物。天然存在的生育酚有 α、β、γ、δ 4 种,其中以 α-生育酚分布最广、活性最强。维生素 E 的基本功能是保持细胞和细胞内部结构的完整,防止某些酶和细胞内部成分遭到破坏。维生素 E 具有很强的抗氧化作用,可抵制细胞膜内多价不饱和脂肪酸的氧化,稳定细胞脂类,保证细胞的完整。维生素 E 也是细胞呼吸的必需因子,参与体内 DNA、维生素 C 和辅酶 Q 的合成。此外,它还与动物的生殖及免疫功能密切相关。维生素 E 缺乏可使动物发生肌营养不良,急性表现为心肌变性、亚急性表现为骨骼肌变性,前者常使动物发生死亡,后者则引起运动功能障碍,严重者不能站立。长期缺乏维生素 E 可使红细胞膜溶解,出现溶血性贫血,寿命缩短。维生素 E 缺乏可严重影响动物的繁殖功能,雄性动物精子细胞形成受阻,精液品质不佳,精子数减少;雌性动物则受胎率下降,即使受胎也会产生死胎或胎儿被吸收。

(4) 维生素 K:实际上是一组化合物的总称,现已发现有多种化合物具有维生素 K

活性。其中最重要的是维生素 K₁、维生素 K₂、维生素 K₃ 3 种。维生素 K 只有 2 种天然存在形式:维生素 K₁ 仅存在于绿色植物中,维生素 K₂ 则由微生物合成。维生素 K 能促进肝脏合成凝血酶原,故具有促进血液凝固的作用。它还能增强胃肠道蠕动及分泌功能,参与体内的氧化还原过程。维生素 K 广泛存在于饲料中,且大肠内的细菌也能合成,所以动物机体一般不会产生维生素 K 缺乏,但无菌动物则有发生维生素 K 缺乏的可能。

2. 水溶性维生素　主要包括 B 族维生素和维生素 C。由于很少或几乎不在体内储存,水溶性维生素短时间缺乏或不足,均会引起机体内某些酶活性的改变,阻碍和抑制相应的代谢过程,影响动物的生长发育和抗病能力。

(1) 维生素 B₁(硫胺素):是一种分子组成中含有嘧啶环和噻唑环的化合物,它是动物机体内储存量最少的维生素。其主要功能是参与碳水化合物代谢,并作为辅酶参与能量代谢和葡萄糖转变成脂肪的过程。此外,它对维持机体神经组织及心肌的正常功能、维持正常的肠蠕动及脂肪在消化道的吸收均起一定作用。维生素 B₁ 缺乏可影响动物生长,出现食欲减退、消化不良及胃部松弛等消化障碍;同时还会损伤神经活动功能,持续缺乏会发生神经炎,使神经系统进一步退化,导致机体瘫痪和肌萎缩。

(2) 维生素 B₂(核黄素):由一个黄色素和一个还原形式核糖组成,广泛分布于植物和动物组织中。动物机体内肝和肾含有较高浓度的核黄素,但机体的储存能力有限。核黄素参与机体内能量代谢,是生物氧化过程中不可缺少的重要物质;对促进生长,维护皮肤和黏膜的完整性,对眼睛感光过程、水晶体的角膜呼吸过程均具有重要作用。核黄素缺乏通常无明显的特异性病变,即使严重缺乏时,动物也仅表现若干非特异性症状,如幼龄动物表现出生长停滞、食欲减退、被毛粗乱、眼角分泌物增多等。

(3) 维生素 B₃(泛酸):由泛解酸和 β-丙氨酸组成,存在于机体内一切组织中,是辅酶 A 的成分,也是体内能量代谢中不可缺少的物质。泛酸参与碳水化合物、脂肪和蛋白质代谢,特别是对脂肪的合成与代谢起着十分重要的作用。泛酸也是形成乙酰胆碱所必需的物质,缺乏泛酸可使实验动物生长发育减缓、皮肤受损、神经系统紊乱及抗体形成受阻。

(4) 维生素 B₄(胆碱):是卵磷脂结构中的一个关键组分。作为某些磷脂类物质的重要成分,可通过脂肪代谢防止脂肪肝;作为乙酰胆碱的成分,在神经传导方面起重要作用;作为不稳定甲基来源,用于肌酸的生成及多种激素的合成。机体胆碱缺乏可引起动物生长缓慢、脂肪代谢障碍。

(5) 维生素 B₅(烟酸):在生物氧化过程中起重要作用,对维护神经系统、消化系统和皮肤的正常功能,扩张末梢血管及降低血清胆固醇水平也有作用。机体烟酸缺乏可导致动物生长减缓、食欲丧失、鳞状皮炎、神经反射紊乱、运动失调及骨骼发育异常。

(6) 维生素 B₆(吡哆醇):包括具有维生素 B₆ 活性的吡哆醇、吡哆醛和吡哆胺。维生素 B₆ 在蛋白质代谢中起关键作用,并参与碳水化合物和脂肪的代谢过程,同时它也是机体能量产生、中枢神经系统活动、血红蛋白合成及糖原代谢所必需的重要物质。维生素 B₆ 缺乏可造成机体中枢神经系统紊乱,动物产生惊厥,外周神经发生进行性病变并导致运动失调,最终死亡。

(7) 维生素 B_7(生物素):通常情况下,实验动物肠道内的微生物都能合成维生素 B_7,合成的生物素数量可以满足动物的营养需要。无菌动物由于缺少肠道微生物,可能会缺乏生物素,出现生长发育减缓、食欲不良的表现。

(8) 维生素 B_9(叶酸):是由喋啶、对氨基苯甲酸与 L-谷氨酸结合而成的一种化合物。它是机体形成一碳化合物不可缺少的维生素,与核酸的合成有关,并参与细胞的形成。机体缺乏叶酸时动物生长受阻,食欲减退,脱毛;巨红细胞性贫血、白细胞数减少、血小板数减少。一般动物体内肠道微生物可以合成维生素 B_9,无菌动物或肠道菌群紊乱时易缺乏。

(9) 维生素 B_{12}(钴胺素):是一种由含钴的卟啉类化合物组成的 B 族维生素。自然界中的维生素 B_{12} 均由微生物合成,高等动植物不能制造维生素 B_{12}。维生素 B_{12} 也是唯一需要肠道分泌物(内源因子)帮助才能被吸收的维生素。主要生理功能是参与制造骨髓红细胞,防止恶性贫血;维护神经系统正常功能,防止大脑神经受到破坏;并以辅酶的形式存在,通过增加叶酸的利用率,促进碳水化合物、脂肪和蛋白质的代谢。

(10) 维生素 C:是 6 碳糖的衍生物,有 L 型和 D 型 2 种异构体,但只有 L 型对动物有生理学作用。维生素 C 存在于一切生命组织中,但实验动物中的灵长类和豚鼠体内不能合成。维生素 C 对于骨骼、组织、细胞间质中骨胶原的形成,以及这些组织正常功能的维持都是必需的,对于机体的防御功能也有促进作用;还能促进肠道内铁的吸收,参与叶酸、酪氨酸、色氨酸代谢,调节脂肪、类脂及胆固醇代谢,具有较强的解毒及抗氧化作用。维生素 C 缺乏时,动物生长阻滞,食欲减退,活动力差,皮下及关节弥散性出血,易发生骨折、贫血和下痢。

(六) 水

水是包括无机化合物、人类在内所有生命生存的重要资源,也是生物体最重要的组成部分。成年动物体内的水分含量约占机体总组成的 50%;血液中的水含量高达 80%。此外,水在动物机体内亦参与多项重要功能:水在体细胞内参与生化反应,如营养元素分解、组成及代谢;水作为细胞内溶剂有利于组织细胞间气体养分运输和交换;参与维持正常体温过程;参与机体内代谢废物的排泄。严重脱水常会导致机体细胞功能停止,甚至造成个体死亡。保证纯净水不间断地供实验动物饮用,对维持其正常生理功能与生命延续是非常必要的。实验动物每日需水量,因动物种类、年龄、生理状况、活动量、环境气候、干料摄取量及饲料种类而有所不同(表 6-1)。实验动物体内所需的水分,至少有 3 种主要来源,包括直接饮用,食物中含有的水分及机体内蛋白质、脂肪及碳水化合物氧化代谢所产生的水分。正常状况下,蛋白质代谢后会产生尿素,并随着体液循环排至体外。当饲喂高蛋白质饲料未能充分供应饮水时,体内尿素无法有效排出,可导致动物组织细胞产生中毒现象。因此,在喂食高蛋白饲料或仅供应干料时,一定要给予动物足够的饮水。严重脱水时,动物会出现拒食现象。

表 6-1 实验动物每日饮水量

动物品种(体成熟)	饮水需要量/每日
小鼠	4～7 mL
大鼠	20～25 mL
豚鼠	85～150 mL
兔	60～140 mL/kg
金黄地鼠	8～12 mL
小型猪	1～1.9 L
犬	25～35 mL/kg
猫	100～200 mL
红毛猴	200～950 mL

实验动物的饮用水应符合卫生部门发布的人饮用水的质量和卫生指标。我国实验动物国家标准 GB14925-2010 规定,普通级实验动物饮水应符合国家《生活饮用水卫生标准》(GB5749)的要求,自来水即可;清洁级及以上级别实验动物的饮水应达到无菌要求;屏障和隔离环境内饲养的实验动物饮水须经灭菌处理。高温、高压灭菌是目前实验动物饮水最可靠的灭菌方法,也是饲育无菌动物时饮水灭菌的唯一方法。饲养清洁级动物时,也可用过量氯消毒法(加氯量为 10～15 mg/L)和盐酸酸化法(pH 2.5～3),对自来水进一步消毒后供其饮用。

(七) 热能

动物机体的生长发育、交配繁殖、肌肉收缩、心脏跳动、血液循环、神经传导、肺部呼吸及消化吸收等重要生命活动,均需要与外界环境不断进行物质和能量交换才能实现。在此过程中会不断产生和消耗热能(thermal energy)。实验动物机体消耗的热能主要来源于蛋白质、脂肪及碳水化合物。脂肪及碳水化合物是饲料中动物的主要能量来源,蛋白质则为次要能量来源。碳水化合物为动物饲料中最大的能量来源,常见者为大麦、玉米及小麦中所含淀粉及糖类。饲料完全燃烧所产生的能量称为饲料总能(gross energy),饲料总能并不等于该饲料消化能(digestible energy)或代谢能(metabolizable energy)。消化能是总能扣除粪便中能量,而代谢能则是消化能扣除尿和发酵气体的能量。碳水化合物代谢能值为 17 kJ/g。脂肪为高密度能量来源,代谢能值约为碳水化合物的 2 倍(38 kJ/g)。

不同种类动物由于具有各自的解剖生理学特性及结构,所以对同一种饲料的代谢能存在差异。能量需求则与动物体型、体表面积、活动多寡、生理状况及环境温度有关,通常是以代谢体重(metabolic body weight,自然体重的 0.75 次方)来换算。体型相似的动物,在静止禁食状态下,能量需求约为 450 kJ。维持、生长、怀孕及泌乳状况下所需能量要高于此值。实验动物因被饲养于有限空间中,活动量少,因此维持所需能量与基础代谢能相当。怀孕期动物的采食量会增加,而泌乳期间所需的能量也会远超生长所需。

在随意饲喂的条件下,实验动物会进食至能量需求被满足为止。所以,动物饲喂高能量饲料的摄食量会比低能量饲料少；摄取量减少的同时，其他养分的摄取量也会等比例减少。因此，在设计高能量饲料时，务必调整其他养分含量，避免不足现象产生。在调整饲料时，尤其要注意蛋白质含量。若能量蛋白质比值过高，动物对氨基酸的摄取量会不足，使得生长或繁殖性能变差。反之，若比值较低，则氨基酸会被作为能量的来源，是非常不经济的做法。

动物的热能消耗主要用于维持基础代谢和活动耗能两个方面。基础代谢（basal metabolism）是维持动物基本生命活动的热量消耗，即在无任何活动、全身肌肉松弛、消化系统处于静止状态的情况下，用以维持体温、呼吸及心跳等所需的热能消耗，常用基础代谢率（basal metabolism rate）表示。

二、实验动物的营养利用

(一) 蛋白质的利用

饲料蛋白在动物体内胃液消化酶的作用下初步水解，并在小肠中完成整个消化吸收过程。胃蛋白酶原由胃底部和幽门部的主细胞分泌，在胃酸和已存在的胃蛋白酶作用下，释放出一部分多肽，形成具有活性的胃蛋白酶。胃蛋白酶的作用较弱、专一性较差，除黏液蛋白外，只能促进各种水溶性蛋白质水解成为多肽，主要水解苯丙氨酸、酪氨酸和亮氨酸组成的肽键。动物大量进食氨基酸后，多余的氨基酸大部分由肝脏降解为尿素，小部分在肝脏用于合成蛋白质。氨基酸进入肝脏过多时，可以通过酶的作用加以控制。正常情况下，肝脏中分解氨基酸的酶含量相对较少，大量供给氨基酸时酶的含量会适应性增加，将超过身体需要量的氨基酸分解破坏。肝脏中蛋白质的合成量，则取决于氨基酸摄入量和种类配比模式。这可从核蛋白体的合成反映出来：当氨基酸摄入量很少或不平衡时，多核蛋白体解聚为低核蛋白体和单核蛋白体，核糖核酸分解；氨基酸摄入量充足和比例适宜时则相反。血浆氨基酸受肝脏调节，但当氨基酸摄入量超过代谢限度时，血浆氨基酸浓度会急剧上升。如分别给断乳大鼠和成年大鼠饲喂含不同量色氨酸的饲料，当色氨酸含量超过生长或维持需要的最大量（断乳大鼠色氨酸需要量占饲料的0.1％、成年大鼠色氨酸需要量占饲料的0.03％）时，血浆色氨酸浓度增高。氨基酸进入脑细胞的量，也取决于血浆中其他竞争性氨基酸的浓度。给大鼠色氨酸后，其脑中游离色氨酸的含量增高，5-羟色胺增多；而大鼠进食糖后，则可引起血浆中支链氨基酸含量大幅度下降，促进色氨酸进入脑组织，同样使脑中5-羟色胺含量升高。

(二) 粗脂肪的利用

机体内脂肪主要在小肠被消化。由于脂肪不溶于水，而体内的酶促反应是在水溶液中进行的，所以脂肪必须先乳化才能进行消化。肝脏合成的胆盐在脂肪消化中起重要作用。它首先净化脂肪，并减少其表面张力，然后使脂肪乳化成非常细小的微粒。胰液内含有脂肪酶，脂肪在脂肪酶的作用下进行分解。分解的产物是甘油二酯、甘油一酯、脂肪酸和甘油。低于12个碳原子的短链脂肪酸直接被小肠黏膜内壁吸收。长链脂肪酸再被酯化成甘油三酯，与胆固醇、脂蛋白及磷脂结合，形成乳糜微粒进入淋巴系统，最后进入血液,运送到身体各个组织。在所有食物的脂类中仅有牛奶中的脂类是富含短链脂肪酸的,而长链脂肪酸都要通过淋巴系统运输。长链脂肪酸的吸收是在小肠中,穿过肠黏膜进入至肠黏膜的末端淋巴管,重新与淋巴管中的甘油进行脂化并发生甘油三酯的再合成作用。这些乳糜微粒通过淋巴胸导管和辅助通路,主要在左侧颈静脉和锁骨下静脉的交汇处进入血液。在体温下呈液态的脂类能很好地被消化吸收,而那些熔点超过体温的多种脂类则很难被消化吸收。

(三) 碳水化合物的利用

碳水化合物要消化成单糖才能被吸收,消化过程就是水解过程。唾液淀粉酶的最适 pH 为 6.6～6.8,在食糜没有被胃酸中和之前,能持续作用一段时间,使淀粉和低聚糖能再被消化一部分。麦芽糖、乳糖、蔗糖及麦芽低聚糖都能被消化。但胃里没有消化淀粉的酶。小肠内有胰液的 α-淀粉酶,其作用和唾液淀粉酶相同,将直链淀粉消化成麦芽糖和麦芽三糖,支链淀粉消化成麦芽糖、麦芽三糖及由 4～9 个葡萄糖分子组成的、有 α-1,6 糖苷键的低聚麦芽糖。所以,消化过程分两步进行:①肠腔内的消化,产物是双糖和低聚麦芽糖;②微绒毛膜上的消化,产物是单糖。小肠吸收的碳水化合物主要是葡萄糖、果糖及半乳糖 3 种,经门静脉送到肝脏。葡萄糖不断进入肝细胞后与磷酸反应生成葡萄糖-6-磷酸,这样细胞内的葡萄糖浓度可维持在低水平。在吸收的葡萄糖中,60% 以上在肝内代谢,其余则进入大循环。果糖和半乳糖在肝中转变为葡萄糖。葡萄糖在肝内经分解代谢提供机体所需要的能量,多余的合成糖原保留在肝内,再有多余则转变成脂肪运送到脂肪组织储存。

第二节 | 实验动物营养需要及特点

满足实验动物标准化的营养供给是维持动物健康和获得可靠动物实验结果的重要保证。实验动物的生长发育、繁殖哺乳和抗御疾病等一切生命活动,均依赖于饲料质量和饲养方式。实验动物机体内的某些系统和器官,特别是消化系统的功能和形态是随着饲料的品种变化而变化的。实验动物品种不同,其生长发育和生理状况也会不同,对各种营养的要求就各有特点。常用实验动物中,猕猴和豚鼠的饲料中必须加入足够量的维生素 C,以免因缺乏而引起维生素 C 缺乏病。兔的饮料中应加入一定数量的干草,保证饲料中粗纤维的含量,以防兔腹泻病的发生。小鼠饲料中蛋白质含量不能低于 20%,否则容易发生肠道疾病。

一、常用实验动物的营养需要

受遗传和环境因素的影响,不同品种(系)实验动物之间的营养需要有明显差异;同一品系实验动物在不同饲养环境条件下,也会产生明显的营养需要差异。由于实验动物品种和品系繁多且饲养环境各异,了解和掌握不同种类实验动物的营养需要,对于提高饲养管理水平,保证实验动物质量具有十分重要的意义。实验动物各种营养物质的需要量见表 6-2～6-5。

表 6-2　实验动物常规营养需要量(%)

营养指标	大鼠	小鼠	豚鼠	犬	猫	兔	灵长类
水分≤	10.0	10.0	11.0	7.0	7.0	11.0	7.0
粗蛋白≥	12.0	12.5	18.0	22.0	28.0	16.0	15.0
粗脂肪≥	5.0	5.0	3.0	5.0	9.0	2.0	2.0
粗灰分≤	8.0	8.0	9.0	9.0	8.0	9.0	7.0
粗纤维≤	5.0	5.0	10.0	3.0	4.0	10～12	4.0
钙	0.8～1.8	0.8～1.8	1.0～1.5	1.0～1.5	1.0～1.5	1.0～1.5	0.8～1.5
磷	0.6～1.2	0.6～1.2	0.5～0.8	0.9	0.8	0.5～0.8	0.4～0.7

表 6-3　常用实验动物 100g 饲料中氨基酸含量(%)

氨基酸		大小鼠料	兔豚鼠料	犬料	猫料	灵长类料
赖氨酸	≥	1.32	0.85	1.51	1.57	1.85
蛋氨酸＋胱氨酸	≥	0.99	0.60	0.69	0.80	0.38
精氨酸	≥	1.10	0.75	1.61	1.93	0.99
组氨酸		0.55	0.30	1.64	0.71	0.44
色氨酸	≥	0.33	0.30	0.34	0.32	0.23
苯丙氨酸＋酪氨酸	≥	1.10	1.60	1.78	2.05	1.31
苏氨酸	≥	0.88	0.75	0.98	1.12	0.63
丝氨酸	≥	1.76	1.60	1.95	2.68	1.35
异亮氨酸	≥	1.11	0.85	1.91	1.28	0.82
缬氨酸	≥	1.21	1.00	1.34	1.49	0.90

表 6-4　常用实验动物 1kg 饲料中常量与微量元素的需要量

矿物质		大小鼠	兔豚鼠	仓鼠	犬	猫	灵长类
镁/g	≥	2.0	2.0	2.0	0.2	0.2	0.2
铁/mg	≥	100.0	100.0	120.0	150.0	120.0	120.0
铜/mg	≥	10.0	10.0	9.0	5.0	4.5	5.0
锰/mg	≥	75.0	40.0	30.0	20.0	10.0	20.0
锌/g	≥	18.0	50.0	30.0	15.0	15.0	15.0
碘/mg	≥	0.2	0.2	—	—	—	—
硒/mg	≥	0.1	0.1	0.1	0.1	0.1	0.1
钴/mg	≥	—	—	—	—	—	0.1

表6-5 常用实验动物每100g饲料中维生素含量

维生素		大小鼠	兔	豚鼠	仓鼠	犬	猫	灵长类
A/IU	≥	700	600	350	1 000	800	1 000	550
D/IU	≥	60	30		30	200	100	220
E/IU	≥	12	4	6	10		8	5.5
K/mg	≥	0.3		1.0	0.1			0.1
B₁/mg	≥	0.8		0.4		0.2	0.5	0.4
B₂/mg	≥	1.0		0.5		0.4	0.5	0.5
B₆/mg	≥	1.2	4.0	0.6		4.6	0.4	0.5
烟酸/mg	≥	2.0		5.0		5.0	4.5	1.1
泛酸/mg	≥	2.4		1.2		0.03	1.0	1.3
叶酸/mg	≥						0.1	
生物素/mg	≥						0.005	
B₁₂/μg	≥	1.0	0.5				2.0	11.0
胆碱/mg	≥		100	120			200	
C/mg	≥			150				170

二、常用实验动物的营养特点

(一) 小鼠的营养特点

小鼠属杂食性动物,具有随时采食习性,在夜间更为活跃。小鼠饲喂颗粒状饲料,饲料中蛋白质含量不应低于20%;小鼠喜食含糖量高的饲料,糖的比重可适当大些;泌乳期小鼠喜食含脂量高的饲料;小鼠对维生素A过量敏感,过量维生素A常会造成胚胎畸形。不同品系小鼠对饲料组成要求有一定差别。正常情况下,每周喂水和料2～3次即可。但在生长发育和繁殖哺乳的不同阶段,小鼠对饲料的消耗量及要求会有所不同。小鼠饲料中如果蛋白质消化率高,则饲料中含有12%的蛋白质即可满足其正常需要。饲料中需补充维生素D和维生素A。

(二) 大鼠的营养特点

大鼠饲喂颗粒饲料,喂料量可随不同生长发育阶段,如妊娠、哺乳及交配的需求差异做适当调整。饲料中需补充维生素K。生长期大鼠饲料中含15%～20%蛋白质即可,在生长期后蛋白质需要量锐减,可适当减少其含量,以延长大鼠寿命。生长期的大鼠易发生脂肪酸缺乏,一般饲料中应添加脂肪,饲料中必需脂肪酸应占热能物质的1.3%。大鼠机体对钙、磷等矿物质的缺乏有较强抵抗力,但对镁的需要量较高,应注意补充。

(三) 豚鼠的营养特点

豚鼠饲喂颗粒饲料,其自身不能合成维生素C,对维生素C的缺乏特别敏感,缺乏时可引起维生素C缺乏病、生殖功能下降、生长不良、抗病力降低甚至导致死亡。因此,必须注意在饲料中补充维生素 C。可经常补给新鲜蔬菜或青草等,亦可在饮水中添加维生素 C,随豚鼠各发育阶段调整喂饲量。豚鼠对某几种必需氨基酸需要量很高,其中最重要的是精氨酸。若只用单一蛋白质饲料时若不补充其他氨基酸,则饲料中蛋白质含量须高达 35% 才能使其生长最快。豚鼠饲料中应保证一定比例的粗纤维,一般应达到 12%～14%,若粗纤维不足,则会发生排粪较黏和脱毛现象。

(四) 兔的营养特点

兔饲喂颗粒状饲料。家兔饲料配方中除需要蛋白质、维生素及矿物质外,还应有适量粗纤维饲料。添加饲料以一昼夜吃完为度,防止暴食。随兔不同生长发育阶段调整饲料量及添加剂。必需氨基酸中的精氨酸对兔特别重要,是第一限制性氨基酸。兔可以耐受高水平的钙,其初生时即有很大铁储备,所以不易贫血。兔肠道微生物可以合成维生素 K 和大部分 B 族维生素,并通过食粪行为而被其自身所利用;但繁殖兔仍需补充维生素 K。作为草食动物,应保证兔饲料中的粗纤维在 12% 以上,而饲料中含有 15% 蛋白质左右即可满足。

(五) 犬的营养特点

犬的饲料多样,但应注意各种营养成分的配合;饮水保证充足,自由饮用。对犬来说,除了为满足能量需要供给脂肪和蛋白质外,还应考虑饲料的适口性。犬能耐受高水平的脂肪,并要求日粮中有一定水平的不饱和脂肪酸。犬的维生素 A 需要量较大。尽管肠道内微生物可合成 B 族维生素,但仍需要补充维生素 B。

(六) 猕猴的营养特点

猕猴常采用笼养或舍养方式。舍养房分内、外室,内室可避风、挡雨、防寒,外室供活动。饲喂食物多种多样,主要由谷类主食和瓜果蔬菜等组成,但也需要搭配一些动物性食物。饲料中应含有足够的维生素 C 和矿物质。食物要煮熟或加工成饼干,每日定时、定量分 3 次以上饲喂,必须保证食物质量和卫生,提供足够清洁的饮水。

(七) 小型猪的营养特点

作为实验动物用途的小型猪,对粗饲料有很好的适应能力,对粗纤维的含量要求及消化能力比普通家猪高,但对蛋白质的需要量比普通家猪低。饲养时,应根据小型猪的生长发育规律,在饲料中提供合适的能量,满足其不同生长发育阶段的营养需求,保证其他各种营养成分得到最大限度的利用。

第三节 | 实验动物饲料分类与特点

维持实验动物生长发育、繁殖哺乳等生命活动所需的各种营养素,依赖单一的饲料原料是无法全面满足的。通过选取不同的饲料原料,根据每种原料中的营养物质含量,按照不同实验动物的营养需求进行搭配制备成配合饲料,使配合饲料所提供的各种营养素能满足各种实验动物的营养要求。因此,不同实验动物所需饲料的营养配置和质量标准是保证实验动物质量及动物实验结果可靠性的重要条件之一。

一、实验动物饲料的分类

为了满足实验动物不同生长阶段及生产用途的营养需要,以饲料营养价值评定的实验研究为基础,按科学配方,将多种不同来源的饲料按一定比例均匀混合并按规定的工艺流程生产的饲料,即为配合饲料。根据饲料中的营养成分、组分精细度、理化性状及动物适用性等因素,配合饲料可分成以下几类。

(一) 按饲料的营养成分分类

1. 全价配合饲料　又称全日粮配合饲料。此饲料中含有均衡的各种营养物质和能量,能完全满足实验动物的各种营养需要,且不需添加任何其他成分就可以直接饲喂,是理想的配合饲料。实验动物中的小鼠、大鼠、豚鼠和兔都采用全价配合饲料。

2. 配合饲料　又称基础饲料。它是按照一定的饲料配方由多种原料成分配制而成的混合料,基本上可满足实验动物的需要,但营养不均衡尚需另外添加一定量的青、粗饲料。可因使用目的、饲喂方法及生产方式的不同而有所区别。

3. 代乳饲料　也称人工乳,是专门为各种哺乳期的实验动物配制的可以代替自然乳的全价配合饲料。

(二) 按饲料的精细程度分类

1. 天然饲料　用经过适当机械加工的谷物、麦类、脱水蔬菜、牧草、骨粉及鱼粉等原料配制成的饲料。此类饲料相对加工方便,价格便宜,广泛应用于动物的生产繁殖中。

2. 加工饲料　原料经精炼后配制的饲料,如用酪蛋白做蛋白质来源,糖或淀粉做碳水化合物来源,植物或动物油做脂肪来源,纤维素做粗纤维来源,再加上化学纯无机盐和维生素。此类饲料容易控制营养成分,适用于重复性动物实验。

3. 纯化学物质　采用化学成分纯净的化合物如氨基酸、糖、必需脂肪酸、无机盐和维生素配制而成的饲料。此类饲料的化学成分更为明确,但价格较高,仅适用于营养成分需要严格控制的动物实验。

(三) 按饲料的物理性状分类

1. 粉状饲料　是把所有原料按需要粉碎成大小均匀的颗粒,再按比例混合的一种饲料类型。此种饲料加工方法简单、成本低,但易引起动物挑食,造成浪费,导致饲养效果差。

2. 颗粒饲料　是以粉料为基础经过蒸汽加压成型的块状饲料。此种饲料密度大、体积小、便于加工储存,并易于标准化,动物适口性好,也容易计算动物的食耗量。

3. 膨化饲料　是在高温高压条件下使湿粉通过模管而形成的饲料。这种饲料对猕猴、犬和猫等动物的适口性较好。

4. 凝胶饲料　是将水、琼脂、明胶或其他凝胶剂加入粉料中配制而成的饲料。此种饲料适口性较好,动物乐于接受。但饲料含水量较高,易受微生物污染,必须冷藏保存或需要时临时配制。

5. 液体饲料　用纯化学物质原料配制而成的饲料。它专门供特殊实验使用,也可用于无菌动物、剖宫产幼仔等,但价格较贵,难以广泛应用。

(四) 按饲料的用途分类

1. **按适用动物不同**　可分为大鼠料、小鼠料、豚鼠料、兔料和犬料等。

2. **按动物不同生理时期**　可分为生长繁殖料(适用于生长、妊娠和哺乳期动物的饲料)、维持料(适用于生长、繁殖阶段以外或成年动物的饲料)等。

3. **按动物不同饲养目的**　可分为正常饲料、高脂饲料及高糖饲料等。

二、实验动物的饲料配方

饲料配方是根据实验动物的营养需要、饲料的营养价值、原料的状况及价格等条件,合理地确定各种饲料的配合比例。

(一) 饲料配方质量标准

1. **实验动物的饲养标准或饲料营养标准**　参考国家有关部门制定颁布的《实验动物配合饲料通用要求》(征求意见稿),以及各级实验动物相应的饲料营养标准。配合饲料应混合均匀,新鲜、无杂质、无异味、无霉变、无发酵、无虫蛀及鼠咬。配合饲料产品的混合均匀度应不小于90%。

2. **饲料种类、来源及营养成分价值等**　应对每批购入的饲料进行营养物质含量监测分析,或依据有关饲料管理部门提供的饲料成分分析值。各种原料和添加剂的各项营养指标应采用实测值数据。营养指标均以90%干物质为基础,卫生指标以88%干物质为基础。各项氨基酸、维生素、矿物质及微量元素的指标均以配合饲料中的总含量为标准。

3. **所需要配合的饲料类型及动物预期采食量**　根据是用于维持实验动物正常生长繁殖的标准饲料,还是为了进行与营养因素有关的疾病研究用的模型饲料而定。

(二) 饲料配方基本原则

1. **选用合适的饲养标准**　实验动物生长、维持及繁殖阶段的营养需要量是不一致的,应当根据不同阶段动物的饲养条件及营养需求,来选择设计饲料配方标准。

2. **选用适宜的原料**　设计各种动物的饲料配方不仅要考虑动物的营养需要,还要考虑所用原料的品质、体积、适口性及来源等因素。饲料原料均应符合相关饲料原料的国家或行业标准的质量指标。

3. **要注意经济效益**　选择原料时尽量利用来源丰富的原料品种,并应注意单个品种的价格因素。

(三) 饲料配方计算方法

饲料配方计算方法是现代应用数学、动物营养学及饲料科学相结合的产物,是实现饲料合理搭配,获得高效益、低成本饲料配方的根本手段。采用计算机技术来设计既能满足营养需要又能保证成本最低的饲料配方,已经成为实验动物营养学研究的重要手段,并已得到广泛应用。无论采用何种方法来设计饲料配方,其饲料原料成分配合比例的基础理论数据,均需要通过实验室检测和饲养实验来验证。只有饲料配方经过验证的实验动物饲料,才可以用于生产实践和动物实验。

三、实验动物饲料的加工

不同实验动物使用的饲料种类较多,所采用的饲料配方和加工工艺不尽相同。生产加工过程中的每个环节都会对饲料质量产生显著影响,所以必须严格控制整个生产过程的标准化。饲料加工主要包括原料的粉碎、配合、搅拌混匀、压制成型及分装等基本过程。

(一) 加工过程控制

首先,必须按照质量标准的要求,检查用于加工配合饲料的各种原料有无霉变并进行除杂工作,然后按照要求进行粉碎,妥善保存粉碎后的饲料,严格防止其受潮。其次,按饲料配方要求将各种原料进行仔细计量,然后依次分别投入混料箱内进行配合,防止少投误投。最后,将配合好的饲料在混料箱内经一定时间的搅拌混合,使各种原料均匀分布。混合过程是加工过程中保证饲料质量的核心环节,混合均匀度是饲料质量检定的重要指标之一。影响混合均匀度的因素很多,通常要考虑加工生产设备的性能、原料的比重和体积、搅拌的时间等。对于用量较少的原料,一般应采用逐级稀释的方法进行混合。混合好的饲料粉料需按不同要求进行成型,以制备成不同剂型的颗粒。加工成型过程中既要严格控制适当的温度,又要避免饲料营养成分被破坏,还要保证饲料适当的硬度和适口性。饲料颗粒大小因不同动物而异,一般大鼠和小鼠的饲料直径以 10～12 mm 为宜,兔、豚鼠饲料的直径以 4～5 mm 为宜。

(二) 加工注意事项

饲料加工生产过程中,需根据配方和原料的含水量随时调整合适的蒸汽压力、温度和加水量等。犬和猕猴等实验动物不能吸收生淀粉,饲料原料必须通过高温高压处理制备成膨化颗粒饲料,饲料中的淀粉才能被这些动物吸收利用。但高温加热时间要严格控制,以防止碳水化合物(如葡萄糖)和氨基酸结合,因为结合后的赖氨酸等氨基酸不能被动物机体利用,会导致饲料的营养价值明显降低。同时,还应注意颗粒饲料的硬度,过软易造成浪费,过硬则妨碍动物进食,影响动物的营养需要。加工好的成品饲料应经过充分烘烤或其他方法,将含水量降低至 10% 以下,再按需要用塑料袋密封真空进行分装保存。配合饲料至少应有 2 层包装,内层为牛皮纸袋,外层为加有塑料内衬的编织袋、纸盒或塑料袋。清洁级以上实验动物配合饲料的包装(或真空包装),必须经高压蒸汽消毒灭菌或钴照射灭菌。

四、实验动物饲料的消毒

加工后的饲料在储存和保存过程中都有可能被病原菌污染。为了满足实验动物微生物控制的要求,饲料必须经过消毒灭菌后方可使用。用于饲料消毒的方法很多,最常用的方法包括干热灭菌、高压蒸汽灭菌及辐照灭菌等。应根据实验动物等级、饲料特点和性质、饲料用途来进行选择,以免破坏饲料中的营养成分。清洁级以上实验动物的饲料应采取高压消毒灭菌或辐照灭菌,以符合其特殊要求。

(一) 干热灭菌

将饲料在 $80 \sim 100 ℃$ 的条件下烘烤 34 h。此灭菌方法温度不易掌握,对饲料中营养成分破坏较大,且灭菌不彻底。若温度超过 $80 ℃$,大多数维生素如维生素 A、维生素 C、维生素 B_1、维生素 B_6 等即会受到破坏。

(二) 高压蒸汽灭菌

在 $121 ℃$,$1.0 \, kg/cm^2$ 的高湿高压下加热 15 分钟以上,即可达到彻底灭菌的目的。此灭菌方法时间短,营养成分的破坏比干热灭菌法低。它能应用于大量饲料的消毒灭菌,但必须掌握好正确的消毒时间,以免影响饲料的营养质量及适口性。

(三) 射线照射灭菌

与其他灭菌方法相比,^{60}Co(钴-60)辐射灭菌有许多无法比拟的优势。它是一种冷灭菌方法,具有简单易控、高效无残留及灭菌后饲料保存时间较长等特点。使用 25 kGy 的辐射剂量即可达到 SPF 实验动物饲料的灭菌要求,^{60}Co 放出的 γ 射线穿透力强,可抑制或破坏微生物的新陈代谢,且饲料中营养物质、添加剂不会发生明显改变。此方法可以对饲料进行批量辐照处理,是消灭饲料中各种微生物最彻底、有效的方法。

第四节 │ 营养因素对实验动物的影响

一、饲料化学因素对实验动物的影响

饲料原料中影响动物机体功能的化学成分除了相应的营养素和非营养素外,还包括原料中可能存在的天然毒物及外源性毒物(表 6-6)。天然毒物主要包括光敏物质、硝酸盐及亚硝酸盐、植物毒素(棉籽饼粕里的棉酚、菜籽饼粕里的芥子苷)、动物性原料毒性(鱼粉加工过程中产生的肌胃糜烂素等有毒物质)、抗营养物质(酶抑制剂、植物性红细胞凝集素、植酸与植酸盐、草酸和草酸盐、大豆及其饼粕里的胰蛋白酶抑制因子),以及通过水体、土壤和空气进入植物体中的农药(有机磷、有机氯、氨基甲酸酯类及拟除虫菊酯类杀虫剂)和环境污染物(铅、汞、镉、铬及砷)等。这些物质可被动物直接吸收进入体内并产生毒性作用,从而影响实验动物的质量及动物实验结果。其中,有毒有害物质中的重金属对饲料污染最为严重。一旦饲料受到重金属污染,经饲喂的实验动物将呈慢性中毒状态,并逐渐影响实验动物的免疫功能,影响相关动物实验如药理学、毒理学及肿瘤学等的研究结果。重金属主要通过与动物体内酶蛋白的活性功能基团结合形成稳定络合物,如巯基、氨基、羧基及羟基等,引发机体内酶活性降低甚至失活,导致体内酶系统活性受到抑制,影响正常的生命活动。原料中矿物质、微量元素及重金属对实验动物质量所造成的不良影响通常是隐性的,短时间内实验动物并不会表现出明显的临床症状,而是通

过饲料在动物体内的积累逐渐影响动物的各项生理功能。

表 6-6 饲料中重金属及污染物质含量(mg/kg)

重金属及污染物		含量
马拉硫磷	≤	8
磷化物(以 pH 3 计)	≤	0.05
氰化物(以 HCN 计)	≤	5
氯化苦	≤	2
二硫化碳	≤	10
砷	≤	0.7
汞	≤	0.02
铅	≤	1.0
六氯环己烷(六六六)	≤	0.3
双对氯苯基三氯乙烷(DDT,滴滴涕)	≤	0.2
黄曲霉毒素(μg/kg)	≤	10

二、饲料微生物因素对实验动物的影响

影响实验动物饲料质量的微生物因素很多:当饲料原料卫生不合格,消毒灭菌不彻底,饲料发生霉变,储存、加工、运输和传递过程中的人为失误,以及饲喂饲料成品不规范时,都很容易使饲料受到微生物和寄生虫的污染,导致实验动物饲料质量下降,直接或间接影响动物实验结果的可靠性。污染饲料的微生物主要包括细菌及其细菌毒素、霉菌及其霉菌毒素等。在这些微生物作用下,饲料中蛋白质将被分解为氨、硫化氢、硫醇及 3-甲基吲哚(粪臭素)等;脂肪将被分解产生酸、醛等,导致饲料中营养素的含量发生改变,降低饲料品质,同时分解产物也会对动物机体产生有害作用。而且分解营养素产生的异味也将损害饲料的适口性,从而影响动物对饲料的摄入量。此外,微生物污染及分解所释放的毒素可直接或间接刺激动物免疫细胞,改变机体免疫功能和免疫反应性,导致肠道微生态失衡,影响实验动物机体肠道免疫和营养功能。饲料微生物污染中以沙门菌、黄曲霉菌和黄曲霉毒素对实验动物的危害最为严重。沙门菌是细菌中危害最大的人畜共患病原微生物,易污染鱼粉、肉粉及骨粉等动物性饲料原料,引起鼠伤寒、猪霍乱等。植物性饲料原料如玉米、麸皮、豆粕等,在高温高湿环境下容易发生霉变,滋生大量的黄曲霉菌。黄曲霉菌能利用饲料中的糖分及蛋白质大量繁殖,造成饲料颜色及气味异常、黏稠结块,降低饲料的营养价值及适口性。黄曲霉毒素属肝脏毒素,是由包括 B1、B2、G1、G2、M1、M2、P1、Q、H1、GM、B2a 等十几种具有相似结构的化合物组成的混合物。长期食用含低浓度黄曲霉毒素的饲料,实验动物将出现消化系统功能紊乱、生育能力降低、贫血及饲料利用率降低等临床表现。严重时会引起胚胎内中毒、急性肝炎、肝细

胞瘤及肝癌、血凝不良、机体免疫功能下降,甚至死亡。饲料微生物控制指标见表6-7。

表6-7 饲料中微生物控制指标(个/g)

		大小鼠	兔	豚鼠	仓鼠	犬	猫	灵长类
菌落总数	≤	5×10^4	1×10^5	1×10^5	1×10^5	5×10^4	5×10^4	5×10^4
大肠菌数	≤	40	40	40	40	40	40	40
霉菌和酵母数	≤	100	100	100	100	100	100	100
致病菌(沙门菌)		无	无	无	无	无	无	无

三、饲料营养因素对实验动物的影响

以往的研究表明,机体内任何一种营养素包括碳水化合物、蛋白质、脂肪、矿物质及维生素的过量或不足,均会对实验动物质量及动物实验结果产生不良影响。这些影响通常先表现出机体代谢和基因水平调节方面的变化,然后会出现与机体生理功能有关的临床变化。不同营养素之间既能在肠道吸收水平发挥相互作用,也可以在机体内的代谢调节方面发挥广泛的相互作用。这些相互作用包括拮抗作用、排斥作用和竞争作用3种形式,不仅可发生在碳水化合物、蛋白质及脂肪三大营养素之间、各种矿物质和维生素之间,也可以发生在三大营养素、矿物质和维生素三者之间。单一营养素短期内的过量或不足通常为隐性表现,只有对动物组织细胞进行特异性测定才能发现;当营养素长期过量或不足时动物才会有临床表现。如机体能量(碳水化合物、脂肪)摄入量过多引起的肥胖,铁缺乏引起的贫血等。因此,用某种或几种营养素过量或缺乏的饲料饲喂动物,短期内机体不一定出现临床表现,但机体内部可能已经发生了代谢、基因表达和某些调节功能的改变。使用这些实验动物或其组织细胞及其他材料开展实验研究,所观察到的机体反应将会被增加或降低,影响动物实验结果的可靠性,甚至误导研究结论。全价营养饲料是目前饲养实验动物的主要饲料。实验动物饲料中各营养成分的比例均衡,对实验动物的生长发育和繁殖哺乳起着至关重要的作用。全价营养饲料是保证实验动物质量标准的前提条件之一,也是保证动物实验结果可靠性的重要支撑条件。

(一)蛋白质对实验动物的影响

饲料中蛋白质的含量如偏低,易导致实验动物个体偏小、体重偏轻,影响实验动物的生理生化指标,并对动物实验结果造成不利影响。而饲料中某些营养成分过高,尤其是脂类含量偏高,也可影响实验动物和动物实验的质量。常用实验动物中,啮齿类大、小鼠所需蛋白质的水平为18%～20%;兔所需蛋白质为14%～17%;犬饲料中粗蛋白含量要求达到25%～30%,饲料中动物性蛋白应占全部蛋白质的1/3;猴饲料中粗蛋白质含量应为24%～26%。蛋白质缺乏会导致动物机体消化功能衰退,生长发育受阻;雄性动物交配能力较差,精液质量下降;雌性动物则发情紊乱,受孕率低,易产生弱胎、死胎及畸胎等。低蛋白摄入与股骨颈骨密度降低及活动力下降有关,易造成动物老年性骨质疏松,引起骨质疏松性骨折发生率上升,并影响骨折后的恢复过程。此外,低蛋白饲料亦可导致大鼠血红蛋白、血细胞比容、血清总蛋白降低;并可降低血清中促甲状腺激素、胰岛素和类固醇皮质激素水平。饲料中蛋白质过高则可导致机体肝脏中谷草转氨酶(AST)和苏氨酸脱氢酶(TDH)的活性呈不可逆转性增高。当饲料中蛋白质含量大于 30% 时,蛋白质分解会产生过多的磷酸盐、含硫氨基酸,可抑制大鼠肾脏肾小管对钙的重吸收,引起尿钙升高,导致骨吸收增加及骨矿物质减少。所以,高蛋白饲料也会造成大鼠实验性骨质疏松。

(二)氨基酸对实验动物的影响

蛋白质中不同氨基酸的缺乏亦可引起对机体的多方面损害。如色氨酸缺乏可引起脱毛、白内障、角膜血管增生;赖氨酸缺乏则有碍骨骼钙化并会引发共济失调;蛋氨酸缺乏易引起脂肪肝;精氨酸缺乏则会引发尿液中尿素、柠檬酸盐和乳清酸盐的排出障碍;如缺乏色氨酸、蛋氨酸和组氨酸,鼠鼻和鼠爪上会积累类似卟啉的色素,但这些症状不是特异的,也可能发生其他缺乏症。故饲料中添加蛋白质时应注意蛋白质的品质,尽量使用品质好的蛋白质饲料原料。但实际应用时,各种饲料原料所含的(或缺乏的)氨基酸种类仍有所不同,必须合理搭配使用。当饲料中蛋氨酸供给持续过量,可造成动物生长迟缓,肝、脾及胰等器官发生退行性变性,肾脏肥大等;而当饲料中蛋氨酸供给不足时,则可引起动物肝脏坏死。饲料中赖氨酸不足,小鼠和大鼠可出现脂肪肝、胸腺和胰腺萎缩;当色氨酸不足时,则可造成啮齿类动物机体烟酸缺乏。兔作为草食动物,其饲料中应补充精氨酸和赖氨酸;兔体内肠道微生物可以合成维生素 K 和大部分 B 族维生素,但繁殖时仍需额外补充维生素 K。

(三)脂肪对实验动物的影响

脂肪是构成机体组织的重要成分,也是动物体内合成激素和消化液的主要原料。脂肪氧化释放的能量是动物机体能量的重要来源。脂肪还能促进脂溶性维生素被动物消化、吸收和利用,饲料中缺乏脂肪可造成维生素 A、维生素 D、维生素 E、维生素 K 等脂溶性维生素不能被溶解,导致机体出现脂溶性维生素代谢障碍。脂肪中含有的某些不饱和脂肪酸,如亚麻酸、亚油酸和花生四烯酸等是幼龄动物生长发育所必需的,因此称为必需脂肪酸。当机体缺乏必需脂肪酸时,就会影响实验动物的代谢功能,出现如生长发育停滞、上皮细胞功能异常、皮肤角化不全、创伤愈合不良、抗病能力降低、心肌收缩力差及血小板聚集能力增强等临床表现。必需脂肪酸是机体内组织细胞的重要成分,对线粒体和细胞膜的结构特别重要,在体内还参与磷脂合成,并以磷脂形式出现在线粒体和细胞膜中;它也是磷脂的重要组成部分,并通过磷脂发挥生理学功能。花生四烯酸是一种重要的必需脂肪酸,也是机体内合成前列腺素、血栓素及白三烯的前体,而前列腺素、血栓素及白三烯又是具广泛生理学功能的物质,胆固醇与之结合后才能在体内运转并正常代谢。花生四烯酸缺乏会引起发育缓慢、停止,生殖能力下降,泌乳量减少,脱毛等。当大鼠长期摄入缺乏不饱和脂肪酸的饲料时,容易引起皮肤病、脱毛、尾巴坏死、生长停滞、生殖能力下降及泌乳量减少等症状。体内脂肪还具有减少机体热量散失、维持正常体温的作用;机体内脏器官周围的脂肪垫有缓冲外力冲击、保护内脏的作用,并可以减少内部器官之间的摩擦。犬能耐受高脂肪日粮,但要求日粮中应含有一定量的不饱和脂肪酸。

(四) 粗纤维对实验动物的影响

粗纤维是实验动物利用各种营养成分的主要限制因素。不同食性的实验动物对粗纤维的需求不尽相同。兔、豚鼠等草食性实验动物由于盲肠发达,能有效地消化利用粗纤维,饲料粗纤维含量在16%左右。当饲料中粗纤维含量不足,可造成机体消化功能紊乱,并引发消化道疾病等;豚鼠会出现排粪障碍和脱毛现象。兔饲料中粗纤维含量不应低于15%,通常在饲料中加入一定量干草就可以提高粗纤维比例,有效防止发生兔腹泻病。杂食动物和肉食动物体内粗纤维不易消化,所以犬的饲料中粗纤维相对比例较低。粗纤维吸水量大,可起到填充胃肠道的作用,能给动物以饱腹感;同时粗纤维对肠黏膜具有刺激作用,能促进机体胃肠道蠕动和粪便排出。所以,尽管粗纤维的营养价值较低,但它仍是实验动物饲料中不可替代的营养素。

(五) 矿物质对实验动物的影响

矿物质作为机体生长发育和繁殖哺乳等生命活动中不可缺少的元素,对保证实验动物质量及动物实验结果的可靠性具有重要意义。矿物质在动物机体内虽然不能产热,但其与碳水化合物、脂肪及蛋白质的能量代谢密切相关。机体需求量最大的矿物质元素包括与骨骼形成有关的钙、磷及镁元素;与细胞及组织液渗透压维持有关的钠离子、钾离子、镁离子及氯离子;而微量元素除了具有辅酶功能外,其他如铁、铜与机体内血红素合成有关;碘与甲状腺素合成有关;钴则与维生素 B_{12} 合成有关。

矿物质中常量元素包括钙、磷、钠、氯、硫、镁及钾等,微量元素包括铁、铜、锌、锰及碘等元素。矿物质是动物机体的重要组成部分,如钙、磷等元素是构成机体骨骼的主要成分,它们在维持实验动物生理功能和生化代谢过程中也起着必不可少的重要作用,如铁参与血液对氧的运送过程等。当机体内矿物质供给不足时,就会出现一系列缺乏症,而过量供应时机体则会出现中毒症。矿物质可调节机体体液平衡,维持机体内的酸碱平衡。它们也是机体酶系统的活化剂。当机体内钙和磷缺乏时,生长期动物可发生软骨病,成年动物则会出现骨质疏松。实验动物中兔对缺钙有较强的耐受能力。钙及钾与维持机体神经肌肉兴奋性有关。当机体内钙和钾含量过量或不足时,都会影响实验动物的神经肌肉兴奋性。碘与机体内甲状腺素合成有关。碘缺乏或碘过量都会影响动物甲状腺的功能,直接或间接影响实验动物的质量或动物实验的结果。动物体内缺铁时易患贫血,缺钴时则影响体内维生素 B_{12} 的合成,缺硒则可引起鸡的渗出性皮炎及白肌病。

(六) 维生素对实验动物的影响

维生素是实验动物营养、生长所必需的微量有机化合物,对机体的新陈代谢、生长发育及健康有着极其重要的作用。如果长期缺乏某种维生素,会引起生理功能障碍而发生某种疾病。维生素是维持和调节机体正常代谢的重要物质。实验动物饲料中维生素的含量偏低,易导致实验动物个体偏小,体重偏轻,影响实验动物的生理、生化指标,并对动物实验结果造成不利影响。豚鼠与猕猴体内不能合成维生素C,所以对维生素C缺乏特别敏感,必须在饲料中添加。豚鼠缺乏时可致维生素C缺乏病,生殖力下降,甚至造成死亡。因此,每只豚鼠每日需补充10 mg维生素C,繁殖阶段则需补充30 mg。猕猴缺乏维生素 C 可造成牙龈出血,精神萎靡,长期缺乏或不足甚至会导致死亡。每天定量供给新鲜水果和蔬菜,或在主食中加入维生素添加剂,可以避免猴维生素缺乏症的发生。兔肠道内微生物可以合成维生素 K 和大部分 B 族维生素,但繁殖时仍需额外补充维生素 K。犬作为肉食动物,对维生素 A、维生素 D、维生素 B_1、维生素 B_2 需要量较大,必须在饲料中进行补充。

(七) 水对实验动物的影响

当实验动物体内水分减少 8% 时就可出现失水表现,如机体严重干渴、食欲丧失、黏膜干燥、抗病力下降、蛋白质和脂肪分解加强;当水分减少 10% 时则会引起严重的代谢紊乱;当水分减少 20% 时将导致动物死亡。因此,缺水比缺乏饲料对实验动物健康的影响更大,危害也更严重。动物生产及动物实验时,满足供应实验动物充足的饮水是必不可少的。

四、特殊饲料对实验动物的影响

特殊饲料是指通过改变标准饲料中某些营养素含量及营养素之间的比例,专门用来复制人类相关疾病动物模型的动物饲料。使用特殊饲料给予实验动物开展饲喂实验,可以模拟人类由于膳食中营养素含量过多或不足、营养素之间比例失衡所引发的营养代谢性疾病,观察实验动物饲喂特殊饲料后出现的代谢功能异常、病理生理改变及其发生机制,探讨预防和控制营养代谢性疾病的方法,这已成为复制人类疾病动物模型的重要手段。通过不同特殊配方饲料的应用,目前已经在实验动物中建立了许多不同营养学异常的疾病模型。如高脂饲料建立的大鼠脂肪肝模型,高糖饲料建立的兔和小型猪糖尿病模型,低碘饲料建立的大鼠甲状腺肿模型,高磷饲料建立的兔甲状旁腺功能亢进症模型等。因此,研制和开发不同配方的特殊动物饲料已成为实验动物营养学的重要内容之一。使用特殊饲料开展动物实验的过程中,必须将所使用实验动物的标准饲料作为对照饲料。这样,特殊饲料的动物实验结果才有实际意义,饲喂后出现的机体代谢功能异常才有比较医学价值。根据探讨人类相关营养代谢性疾病的需要,有些特殊饲料适用于研究一种营养素过量或缺乏的动物实验,有些适用于研究多种营养素过量或缺乏的动物实验,还有些特殊饲料则适用于研究营养素之间相互作用的动物实验。所以不同特殊饲料建立的动物模型,既有单营养素代谢异常疾病模型,也有多营养素代谢异常疾病模型。至于如何选择饲料中的特定营养素来研制特殊饲料,则需根据具体的实验目的来确定,与机体能量和营养代谢有关的三大营养物质、各类维生素及矿物质都是特殊饲料的研究内容。

(刘丽均)

第七章 实验动物的生物安全

第一节 | 生物安全概况

除无菌动物外,实验动物都携带一定的微生物。这些微生物在一定条件下可以成为致病病原,并且在实验过程中,动物的攻击行为及现代生物技术的开发和应用,都可能产生相应的不良影响。这些不良影响所危害到的对象,可能是实验动物本身,也可能是饲养动物或从事相关科学研究的工作人员,亦可能是我们学习、工作、生活的自然资源或自然环境。这些不良影响被称为生物危害(biohazard),其最终所影响的都将是人类的健康及人类所生存环境的安全性,所以对实验动物进行生物安全防范极为重要。

一、生物安全的定义

生物安全(biosafety)是针对生物有关的各种因素对社会、经济、人类健康和生态系统所有产生的危害或潜在风险,涉及范围极广,包括科学研究、人员健康、公共卫生、国家稳定及生态环境等众多领域。强调生物安全的最终目的是消除生物危害,保障人员的生命安全。

随着生物技术的发展,特别是转基因技术的发展,如转基因大豆、转基因玉米等相关产品越来越多地进入人们的生活。狭义上,生物安全主要是针对转基因技术可能带来的负面影响而进行的防范。但人们也越来越意识到生物危害及生物安全远不仅限于此。

生物危害可能来源于各种合成的食品添加剂。例如,增稠剂、乳化剂及人工色素;可能来源于药物最初使用时没有意识到的不良反应。例如,曾经的四环素牙;可能来源于某些细菌、病毒、真菌及寄生虫等引起的人畜共患病。例如,布鲁氏菌病、弓形体病;也可能来源于动物或来源不明,并引起人类严重公共卫生危机的疾病。例如,冠状病毒 SARS-CoV 或 SARS-CoV-2。因此,广义上的生物安全所针对的生物危害,包括可以预见而事先有一定准备或防范的风险,也包括目前科学技术尚不能预见的未知潜在风险。通过安全评估和风险控制,尽量减少或消除生物安全隐患,从而达到维护人员身体健康及生存环境良好的目的。

二、生物安全的原理

生物安全有两个很重要的相关基本因素:风险评估和风险抑制。通过合理、有效地结合这两大基本因素,可以在尽量大的范围内达到生物安全的目的。

(一) 风险评估

风险(risk),是一种接触了危险后可能发生不良影响的处境。这种处境可以是因为暴露于危险而引起的,也可以是接触了可能为危险源的人或物而引起的。风险评估(risk assessment)是一种系统评估潜在风险的过程。它与一些特定环境有关,或与研究方案的具体行为活动有关。与生物研究或实验室相关的风险评估,通常需要利用不同的专业工具或程序,对已知传染性或潜在感染性病原体或材料的危害等级、致病性、感染途径、是否具有有效预防或治疗手段等进行评估,并结合可能导致人员感染的接触活动,做出专业评估。而评估遗传工程改造生物的风险性,还必须考虑其被释放到环境中的可能性及后果,并对其可能造成的生态压力进行评估。风险评估所得到的信息,可以为选择适当的设施标准或行为活动内容提供参考,从而减少或消除对人员、社区和环境可能造成的生物危害。因此,风险评估是风险抑制的重要前提,也是保证生物安全的重要基础。

(二) 风险防护控制

风险控制(risk containment),是减轻或消除风险可能造成生物危害的防护行为,其基本方法可以分为二级防护控制。为达到生物安全防护,首先,在第一级防护时,需要为相关人员,避免因为风险暴露而受到危险提供直接保护,这里所使用的设备包括个人防护时戴的手套或口罩,处理病原体或疑似病原体时用的生物安全柜等,也包括处理样品所使用的具体实验步骤及相关仪器设备。其次,在第二级防护时,要防止病原体从小范围如实验室逃逸到外界环境中,污染周边生态环境,以及生态环境中的人员。这就需要通过特殊建筑设施达到屏蔽的目的,也可以通过生物学角度达到控制载体或媒介物(质粒或病毒)侵染特定机体,或限制其在环境中的传播与生存等。这二级防护控制相辅相成,通过各种具体措施之间的灵活组合,以满足生物安全的具体需求。

(三) 生物安全等级划分

根据风险评估的结果及对所操作生物因子要采取的防护措施,按照国际通用标准(包括我国),实验室生物安全防护水平分为一至四级,一级防护水平最低,四级防护水平最高。其中,以生物安全等级(biosafety level, BSL;BSL - 1、BSL - 2、BSL - 3、BSL - 4)表示仅从事体外操作的实验室相应生物安全防护水平;以动物生物安全等级(animal biosafety level, ABSL;ABSL - 1、ABSL - 2、ABSL - 3、ABSL - 4)表示包括从事动物活体操作的实验室相应生物安全防护水平。通过这些分类,最大限度防范生物危害的扩散,达到有效管理生物安全风险的目的。

三、生物安全相关的法律法规

实现生物安全的过程,就是根据生物风险评估结果确定并实施合适的生物安全策略的过程。世界上很多国家都非常重视生物安全管理,并制定了生物安全相关的法律法规,而WHO发布的《实验室生物安全手册》为各国制订生物安全策略提供了基本参考依据。

我国也在实践中出台了一系列与生物安全有关的法规和政策,主要包括:2002年,由卫生部公布的《微生物和生物医学实验室生物安全通用准则》(WS 233 - 2002);2003年,由农业部颁布的《兽医实验室生物安全管理规范》;2004年,由国务院颁布的《病原微生物实验室生物安全管理条例》《兽药管理条例》;2004年,由建设部公布的《生物安全实验室建筑技术规范》(GB 50346 - 2004);2005年,由农业部颁布的《高致病性动物病原微生物实验室生物安全管理审批办法》《动物病原微生物分类名录》《高致病性动物病原微生物菌(毒)种或者样本运输包装规范》;2005年,由国务院公布的《重大动物疫情应急条例》;2008年,公布的《实验室生物安全通用要求》(GB 19489 - 2008)国家标准;2008年,颁布的主席令《中华人民共和国动物防疫法》;2009年,全国认证认可标准化技术委员会颁布的《实验室生物安全通用要求》(GB 19489 - 2008);2009年,颁布的主席令《中华人民共和国进出境动植物检疫法》修正本;2009年,农业部颁布的《动物病原微生物菌(毒)种保藏管理办法》;2011年,科学技术部颁布的《高等级病原微生物实验室建设审查办法》;2012年,住房和城乡建设部、原国家质检总局颁布的《生物安全实验室建筑技术规范》(GB 50346 - 2011)。这些法规和政策对于我国实验动物领域有关生物安全的工作起到了很重要的指导和推动作用。

2020年10月17日,第十三届全国人民代表大会常务委员会第二十二次会议通过了《中华人民共和国生物安全法》,并自2021年4月15日起施行。由此,我国通过正式立法,以更好地维护国家安全,防范和应对生物安全风险,保障人民生命健康,保护生物资源和生态环境,促进生物技术健康发展,推动构建人类命运共同体和实现人与自然和谐共生。

第二节　实验动物的生物安全问题（生物危害）

一、人畜共患病的实验室感染

人畜共患病广泛存在于自然界中。动物携带的病毒、细菌及寄生虫等都可能成为感染人类的病原体。实验动物由自然界中的动物培养而来,同样也会使接触或使用实验动物的工作人员、研究人员存在极高的潜在被感染风险。并且,实验动物设施内一旦发生人畜共患病,不仅严重威胁职业工作人员和实验动物的健康和安全,如果处理不及时、管理措施不到位,其病原体还可能会通过各种途径向实验设施外进行扩散,从而造成疾病在外界的传播和流行,严重危及公共卫生安全。因此,使用符合国家规定的标准化实验动物和实验设施,严格按照动物生物安全等级要求实施防护措施,对人畜共患病的发生进行有效预防和控制,从而确保工作人员和实验动物的健康及安全。

二、实验性病原体感染

感染性动物实验研究时,实验性病原体可能单独只对人类或动物致病,也可能是人畜共患病病原体;病原体还可能在研究过程中因某些操作或培养而发生未知变异。另外,即使是相同的病原体,如果所用的动物种类或接种途径不同,其致病性也可能会不同。因此,虽然工作人员对所操作的病原体可能导致的危害有一定了解,并能在事先采取一定的相关防范措施,但是如果对病原体的危害性估计不足、操作不当,或者发生一些意外情况,还是很可能会造成病原体的感染或扩散。

实验性病原感染常见的途径和方式见表 7 - 1。

表 7 - 1　实验室常见的病原体感染途径及方式

感染途径	感染方式
吸入(包括气溶胶形式)	实验操作时的疏忽:如混合、搅拌、离心、研磨、动物接种等
经口摄入	口吸管,实验室中饮食、吸烟等
	不良习惯:咬指甲、啃笔头等
	误操作:液体误溅入口中等
非肠道意外感染	外伤:被实验动物抓伤或咬伤;被针头、刀片、玻璃等误伤
	皮下或黏膜感染:含病原体的血液(或体液等)误接触或误溅到皮肤或黏膜上

三、实验动物的非实验性感染

如果疏于管理或意外失误,实验动物也可能感染非实验性病原体。这些感染可以使实验动物出现明显的临床症状,甚至发生死亡。但在大多数情况下,这些感染仅引起实验动物的亚临床症状或隐性感染,然后在各种不良因素(包括应激状态)刺激下,加重病情,使个体甚至整个种群出现疾病发生或流行,造成巨大损失。如果未对这些病原体采取有效措施,这些病原体还可能对实验动物所在的周边环境造成生物危害(可能对人,也可能对动物等),破坏生态安全。

四、过敏反应

过敏是机体免疫系统对某些物质的过度反应。这种过度反应会损害正常的身体组织,对健康非常不利。实验动物过敏反应(laboratory animal allergy,LAA)又称为实验动物变态反应。过敏源通常是与实验室或实验动物有关的高分子量蛋白质类。例如,动物的尿液、皮屑和唾液，以及垫料、饲料、霉菌和昆虫等。实验动物工作人员在工作场所接触这些过敏源而出现过敏反应，其中呼吸道是最常见的致敏途径。据统计，20％～30％的实验动物工作者都会对动物蛋白产生过敏反应。5％～10％的人还可能因此诱发哮喘，进而危及生命。大多数实验动物工作者在相关工作开始后的6～36个月，出现LAA，LAA的症状包括打喷嚏、鼻炎、鼻涕、结膜炎、流泪、眼睑肿胀、瘙痒和皮炎。如果管理制度不严格或执行有纰漏，如头发、皮肤等直接暴露在工作环境中，实验动物工作人员还可能将过敏源带出工作环境、带回家中，扩大被感染或致敏范围。

第三节　动物实验中病原微生物的危害评估

一、病原微生物的分类

公认的病原微生物分类标准依据包括：①感染性，包括病原微生物的传染性及感染后对个体或群体的危害程度；②危害性，通过感染前的预防措施效果及感染后的治疗效果来评估。因此，各国对病原微生物的分类基本一致，并通过此分类管理，针对性地进行实验室分级管理，以更好地实现生物安全的最终目的。

在WHO出版的《实验室生物安全手册(中文版)》(第三版)中，将感染性微生物分为4级，其中1级最低，4级最高(表7-2)。我国在《病原微生物实验室生物安全管理条例》中，将能够致人或动物患病的微生物也分为4类。其中第1类和第2类病原微生物统称为高致病性病原微生物，包括能够引起人类或动物严重或非常严重疾病的微生物，比较容易或非常容易直接或间接地在人与人、动物与人及动物与动物间传播的微生物，可以进行一定的预防或治疗，或目前尚无有效预防和治疗措施。例如，埃博拉病毒(ebola virus)、东方马脑炎病毒(eastern equine encephalitis virus)或猴疱疹病毒(herpesvirus simiae)；我国尚未发现或者已经宣布消灭的微生物，如已在全球范围被消灭的天花病毒(variola virus)；2003年3月出现的重症急性呼吸综合征冠状病毒(SARS CoV)，以及2019年出现并于2019年底开始全球大流行的新型冠状病毒(COVID-19)。

表7-2　感染性微生物的危险性等级分类

分级/类		感　染　性				危害性	
WHO	中国	个人风险	群体风险	致病性	传染性	治疗	预防
4级	第1类	高度	高度	强	强	目前一般无有效措施	
3级	第2类	高度	中度	强	较强	可以治疗、预防	
2级	第3类	中度	低度	有	弱	可以治疗、预防	
1级	第4类	无或极低	无或极低	无	无	未发现有危害性	

注：本表仅适用于实验室工作相关参考。

二、病原微生物危害评估与生物安全

病原微生物危害风险评估是保障实验室安全运行的基础。通过风险评估，来识别传染性或潜在传染性微生物的危险特性；可能导致人员接触感染源的活动；接触后导致实验室感染的可能性；以及如果发生此类感染的可能后果。风险评估确定的信息将为选择适当的降低实验室感染风险措施提供有效参考，包括选择使用相对应的生物安全水平操作、安全设备和设施保障措施等。

对相关病原微生物的危害评估可以从以下几个方面着手。

(一) 病原微生物特性评估

每种病原微生物的危险性各不相同，这主要由其本身的特性所决定，包括致病性、传染性、宿主情况、易感动物、自主传播途径、被动感染途径、致病严重程度、预防措施及治疗措施有效性、预后情况。其中，如果传播途径包含空气传播，特别是气溶胶传播的可能性时，此种病原体导致的生物危害程度可能要远高于其他途径的感染。因此，要特别予以重视，严格审核，包括可能接触的病原体浓度及来源，也应纳入相关风险评估中。

(二) 人员因素评估

接触病原微生物的人员是生物风险直接的作用对象。因此，个人的理解程度、对措施的服从程度及人员本身的健康状况等会很大程度上影响生物风险的可能性。因此，为了降低人为因素造成的生物风险，可以从以下几点进行人员因素相关风险评估：①人员本身的受训练程度和工作经验多少，尤其是对于针对性的相关操作或病原体的了解及掌握程度；②人员本身的能力高低和勤奋程度；③人员本身的健康状况；④人员本身对个人防护设备的使用情况；⑤人员本身是否为对某种或多种物质的过敏体质；⑥是否采取相关的预防、急救和治疗措施。

(三) 实验因素评估

科学研究通常涉及大量的实验步骤，这些实验步骤都可能给相关人员带来潜在风险。因此，病原微生物的危害评估中也必须考虑对病原体操作时的实验因素。相关的评估内容包括：①可能造成气溶胶形成的实验步骤，如液体的吹打、涡流震荡及离心等；②自身误接种的可能性，如处理注射针头、刀片等锋利物件时对自体造成的误伤等；③所操作病原体的浓度或体积，浓度越高，体积越大，所造成的可能风险也越大；④所操作病原体的本身特性，如是否为临床相同的病原体，是否为纯培养产物，是否为基因改造产物等；⑤实验所用的动物，如具体使用何种实验动物，此种动物所能造成的咬伤或抓伤风险，此种动物所能引起的潜在病毒或寄生虫等向外传播程度；⑥所用细胞系或病毒载体特性，如反转录病毒载体可感染分裂细胞，有致癌的风险，表达时间较长，可整合到染色体中；而腺病毒可同时感染分裂或非分裂细胞，但其不易整合到染色体中，且表达时间较短；⑦实验产物的毒性程度；⑧是否具有良好有效的针对意外事故(如暴露、溅出、泄漏及设备故障等)发生的紧急预案；⑨具体使用的实验技术，如低温操作、细胞分类等；⑩实验中或实验后使用何种净化程序，如消毒剂或高压灭菌的使用。

(四) 环境因素评估

环境因素评估中包含饲养设施、实验室及相关工作区域的评估,也可能因为病原体本身的致病特性而包含更大范围的环境。因此,这个环境可以是一个特定小区域,到一个省、一个国家、一个洲乃至整个世界。从一个实验室的基本角度考虑,针对不同生物安全等级的病原体需要采取相对应的生物安全等级措施。因此,环境的可靠性包括是否符合具体防护等级要求,或一旦出现高等级防护要求是否也能有满足相应要求的防护等级可以使用。与之相关的具体环境因素可以考虑以下几点:①安全控制的具体措施。例如,设施内的空气流向、压力(压力大小或正负压的选择)、专业认证等。②外在活动方式。例如,建造地点或建筑构造的选择,周边交通情况或交通路径的选择等。③相关工作人员或物品出入的控制管理措施。④实验设施本身的条件。例如,洁净程度,或实验台台面的建筑材料选择等。⑤配合紧急预案的用具配备情况。例如,是否配备急救箱,或所配备的洗眼器等是否能正常工作。⑥是否具有经过专业训练的工作人员。⑦公众人员进入的控制措施。例如,访问者、学生及商业公司人员的进入,需要经过哪些审核措施或遵守何种特定条例。

(五) 实验设备因素评估

操作病原微生物时,无可避免地需要使用实验室多种相关设备。因此,实验设备因素的评估也是病原微生物的危害评估中必须考虑到的重要内容。其评估可以包括以下内容:①设备维护情况。例如,设备本身的状态(是否能正常使用)或设备日常维护频率等。②设备(如培养箱或离心机)本身是否进行定期净化,以减少污染可能性。③是否对设备的使用进行专门培训或规定了正确操作流程。④设备使用时的空气流通或压力情况。⑤设备在实验室中的摆放位置。例如,生物安全柜应摆放在非靠近门的地方,以尽量确保其中所操作的病原体不易流出柜体或房间。

三、病原微生物实验室安全水平

生物实验室是进行与生物科学相关实验操作或研究的场所,根据实验室所操作或研究对象的生物危险性等级,也可以相应地把生物安全实验室安全水平也分为 4 级,其中,安全水平第一级对生物安全隔离的要求最低,第四级要求最高。

(一) 病原微生物实验室生物安全水平第一级

作为满足生物安全要求的基础实验室,虽然其职能是操作没有感染风险的材料,如非致病性的大肠埃希菌等,但对于可能接触到的未知风险的实验材料,所有运行规则和实验操作也都必须尽可能地将可能带来的不安全因素降至最低直至消减为零。相关要求主要包括以下内容。

1. 进入管理　实验室的相关基本信息(如实验室名称/负责人及紧急联系电话)必须张贴于实验室入口处;实验室大门必须保持关闭状态,只有获得批准的人员才能进入实验室工作区域;进入动物实验区域则必须额外申请及授权。

2. 个人防护　工作时必须穿工作服,如要接触血液或体液制品或其他有可能是传染源的实验材料或动物,则必须戴好能起到防护作用的手套;工作结束必须采用正确的方式脱除手套;养成彻底认真洗手的习惯;认真洗手是预防感染最重要的措施之一。不管是否戴手套,每次实验结束或脱去手套,都应立即认真洗手,保持手部卫生,以防止可能的传染物接触到手影响个人健康,或造成传染物的向外扩散;在实验室配备防护镜、防护面罩、口罩等保护性用具。一旦实验中有液体喷溅或人工紫外线照射等风险时,可以方便拿取并佩戴;禁止将实验服穿到实验室以外的地点,如餐厅、图书馆、办公室或卫生间;禁止在实验室内穿露脚趾的鞋子;实验室中还必须禁止一切可引起"病从口入"的行为,如饮食、饮水、吸烟、化妆或佩戴隐形眼镜。

3. 实验程序　禁止在实验室中使用口吸管,或将材料放入口中;小心使用针头和针筒;要有针对泄漏事故的处理措施;所有可能引起潜在感染的事故也都必须上报给实验室管理员,并登记在册以备查询;所有被污染或可能被污染的液体或材料都必须经过特定的去污染净化处理后才能排入下水道或丢弃。

4. 实验室工作区域　实验室必须保持整洁和干净,任何区域的可能污染都必须进行去污染净化处理;实验室的窗可以打开,但必须安装有防止节肢动物进入的装置。

5. 实验室设计和设备的基本要求　生物安全等级一级实验室示意图见图7-1。虽然一级实验室的生物危害程度为最低等级,但是在实验室设计和设备配备时,也必须满足病原微生物实验室的基本要求。例如,实验室必须有足够工作、储存、人员操作或活动的空间;设备摆放不能过于拥挤;实验室家具应该坚固,实验桌台面必须对酸、碱、有机溶剂等腐蚀性试剂或高温有一定的抵抗性;工作区域和人员休息区域,包括饮食或饮水的区域分开;在靠近门(出口)处设有可控洗手或清洁的流水装置;实验室门能自动关闭,有

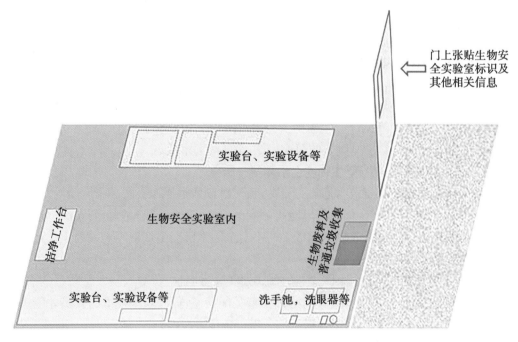

图7-1　生物安全等级一级实验室示意图

一定的玻璃以便能从门外看到室内的情况,并且有一定防火效果;针对可能发生的事故,实验室必须配备急救箱、洗眼器等设备;实验室的下水道要远离日常生活用水通道等。

(二)病原微生物实验室生物安全水平第二级

生物安全水平第二级实验室可以操作及处理风险等级第三类及以下(中国标准)的病原微生物,如沙门菌、抗药性金黄色葡萄球菌等。因此,在满足病原微生物实验室生物安全水平第一级要求的基础上,还必须增加更严格的要求。增加部分如下。

1. 生物危害警示标记的张贴 为减少和防止生物危害,明确生物防范职责及保障事故发生时的及时处理,生物安全水平第二级及以上实验室的进口处必须贴有醒目的警示标识,标识中可包括国际通用生物危害标记和实验室的一些相关基本信息(图7-2)。

2. 实验室中需要配备防传染及去传染设备 生物安全等级二级实验室示意图见图7-3。与一级实验室相比,由于二级实验室操作或接触的病原体会引起人或动物的疾病,因此实验室必须配备生物安全柜,以防在实验操作时可能引起的感染性物质或未知感染的气溶胶散逸传染。实验室的废弃物由于带有或可能带有感染性,也必须与普通废弃物分开丢弃或处理,收

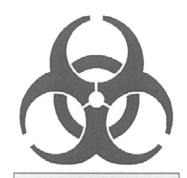

生物安全等级:

实验室名称:

实验室负责人:

紧急联系电话:

外来人员未经许可严禁入内

图7-2 生物危害警示标识示例

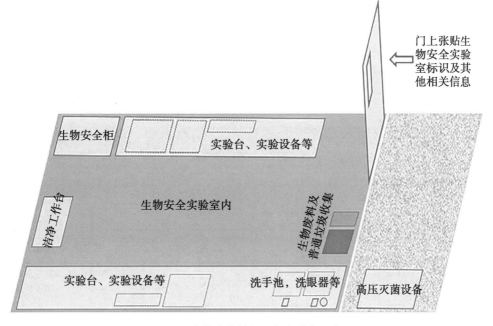

图7-3 生物安全等级二级实验室示意图

集此种废弃物的装置应贴有明显生物危害标志,其处理或是送至专业机构处理,或是在送出去之前,先在实验室邻近位置进行净化去感染处理后再送至专业机构处理。因此,如同生物安全柜,高压灭菌设备也是生物安全二级及以上实验室的必配设备之一。

(三) 病原微生物实验室生物安全水平第三级

病原微生物生物安全三级实验室又被称为防护级实验室(physical containment laboratory)。在这类实验室中,主要操作和处理会引起人类或动物严重疾病的、比较容易直接或间接在人与人、动物与人及动物与动物间传播的、风险等级第 2 类(中国标准)的病原微生物(如结核分枝杆菌、黄热病毒、SARS - CoV - 1 等)。如果要操作及处理大量风险等级第 3 类(中国标准)的病原微生物,也建议在此等级的实验室中进行,以更好确保人员和周围环境的生物安全。此级实验室必须经过国家的专门验证批准才能建立,并受国家严格监管。因此,在满足病原微生物实验室生物安全水平在第一、二级要求的基础上,此级实验室又增加了更严格的相关特殊要求。增加部分如下。

1. 更严格的生物危害警示标记张贴　实验室各个入口处都必须贴有醒目的生物危害标记及相关信息,包括生物安全等级、负责人及紧急联系电话等,或者进入该处的特殊要求(如必须免疫接种后才能进入该区域)。

2. 更严格的个人防护要求　普通的实验服无法满足生物安全三级实验室要求。在此等级实验室中,必须穿戴特殊的安全防护服(最好衣裤相连),并要配套相应的口罩、面罩、防护镜、手套及脚套等装备。穿戴后相关人员全身受到保护,防止病原从呼吸道、皮肤、黏膜等各个途径感染人体。安全防护服在穿戴后,必须经过去感染净化处理后才能送去清洗。

3. 更严格的实验室设计和设备要求　生物安全等级三级实验室示意图见图 7 - 4。

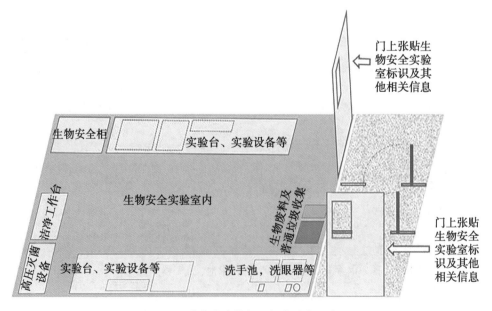

图 7 - 4　生物安全等级三级实验室示意图

基本原则主要包括：三级实验室应设立在远离人员流动的位置。例如，可设立在走廊的尽头处，同时在正式进入前，设立有双门（一进和一出）缓冲室，所有门都可自动关闭，并且同一房间的双门必须设计为紧密连接型（同一时间下，只有一扇门能被打开）；实验室与邻近区域要有压力差，实验室无窗户或窗户必须保持关闭，且极不易被打破；实验室要有独立的通风及下水通道。下水通道还要有防回流装置，实验室空气的进或出都要经过特定的高效微粒空气（high-efficiency particulate air，HEPA）过滤器（filter）处理；整个实验室要设计成一旦发生污染能被迅速封闭，并消毒净化处理；实验室内必须设有能够操作二级风险等级（中国标准）病原微生物的生物安全柜；必须设有高压灭菌器以便能进行去污染的净化处理；在实验室出口处还必须设有免手动的洗手装置。

（四）病原微生物实验室生物安全水平第四级

病原微生物生物安全水平四级实验室为最高防护级别的实验室，在该级别实验室中操作及处理的是能够引起人类或动物非常严重疾病且尚无有效治疗、防护措施或预后很差的风险等级第1类的病原微生物（中国标准），以及以前尚未发现或已经宣布消灭的微生物。例如，埃博拉病毒、马尔堡病毒及天花病毒等。此级别的实验室在正式建立及运转之前就必须进行充分、全面的科学论证，建成后必须受到国家严格监管，并要与国家和地方的健康管理部门及消防、警力、特定医院等紧急反应部门保持非常良好和紧密的联系，以确保能提供最高级别的生物防护，并将生物危害风险降至最低。

因此，在满足病原微生物实验室生物安全水平第三级要求的基础上，此级实验室又增加了更严格的相关特殊要求。增加部分如下。

1. 比三级实验室更严格的操作规程　只有经过严格培训的人员才能进入该实验室，并且人员必须接受发生意外事故（包括受伤或发病）时的紧急撤离训练；人员进出此级别实验室之前必须更换所有衣物和鞋；严格执行双人工作制度，特别是在穿着生物安全防护服的四级实验室中，任何情况下不得单人独自操作。

2. 比三级实验室更严格的一级防护要求　实验室必须建立在独立的建筑物中，或是建立在一个严格安全控制建筑物的独立区域中。整个四级实验室要处于负压状态，进出的空气必须经过 HEPA 过滤。所有的 HEPA 过滤系统都要每年进行检验并通过专业认证；HEPA 滤膜在更换前要能进行去污染处理，或是换下的滤膜要装在特制的密封性特别良好的容器后，再送去做进一步去污染处理或进行焚烧处理；必须配有应急电源。其他的相关要求还包括下列几种或多种措施的合理有效组合。

（1）对于使用生物安全柜的四级防护实验室。例如，要有独立的非再循环通风系统；进入四级实验室区域前要有至少双门的缓冲间；进出时可以提供淋浴，以减少病原微生物的携带和潜在扩散风险；外界的物品或材料都必须经过通过双门联动的高压灭菌消毒或熏蒸室消毒，并在外门被确保关闭后，才能通过打开的内门被送入实验室；使用负压的三级生物安全柜，室内空气可通过 HEPA 过滤系统提供给安全柜，而安全柜排出的气体必须通过双层 HEPA 高效过滤才能排到室外。

（2）对于穿戴生物安全防护服的四级防护实验室。例如，要有独立的房间供气和排气系统；防护服穿戴区域，要求通风系统的供给和排出系统能确保空气从安全风险最小区流到安全风险最大区;防护服穿戴区域和此区域的邻近区域压差和气流流向必须得到严格检测,并安装有报警器;安全柜室、内更衣室、淋浴室和外更衣室的相对压强依次增高,相邻房间之间也应有压差;必须在人员进出时分别提供淋浴;人员在进入操作传染源物质的区域前,必须先进入更衣室和去污染的区域换下所有自己的衣物,再换上全套实验服;人员在离开实验室污染防护区域时,要对安全防护服进行去污染淋浴处理,并在淋浴前脱下所有实验服饰,再在更衣室换上自己原来的服饰;所穿戴的生物安全防护服为正压,有 HEPA 空气过滤呼吸外接装置,并必须保证有额外的独立备用供气装置,以备紧急情况时能使用;在实验室机械或供气出现故障时,也必须有能正常有效工作的警报器。生物安全四级防护服实验室的排放气体在任何情况下都不得在其他区域进行再循环利用。

四、病原微生物实验室工作人员健康安全监督

保证人员健康是病原微生物实验室运行需要考虑的首要环节,相关具体措施与实验室所接触或操作的病原微生物安全等级特点极其相关(表 7 - 3)。

表 7 - 3 生物安全等级相关人员健康安全监督措施

生物安全分级	病原微生物致病性	人员健康安全监督措施
一级	不会或极少引起人类或动物疾病	录用前健康检查;实验室事故或疾病上报
二级	能够引起人类或动物疾病,但一般情况下对人、动物或者环境不构成严重危害,传播风险有限,实验室感染后很少引起严重疾病,并且具备有效治疗和预防措施	录用前健康检查,职业健康评估;疾病或缺勤记录在案,以备查询;生育年龄的妇女要特别注意避免受所接触病原微生物的感染,而孕妇及免疫力低下者必须严禁接触传染源或可能的传染源
三级	能够引起人类或动物严重疾病,比较容易直接或间接在人与人、动物与人、动物与动物间传播	实验室工作人员必须进行定期健康检查,并做好详细的病史记录和有针对性的职业健康检查记录;必须随身携带贴有工作人员照片的医学联系卡,卡中应注明其工作的地点(生物安全防护三级实验室),以及如出现有原因不明的发热症状其工作单位紧急联系人的信息和联系方式
四级	能够引起人类或动物非常严重疾病的微生物,以及尚未发现或已经宣布消灭的微生物	同三级

五、病原微生物实验室废弃物处理

实验室的各项活动或实验操作会带来废弃物的产生。这些废弃物也可能成为污染

或传染源,给接触人员及周围环境带来生物安全隐患。因此,必须有一定的净化处理方式,以降低生物危害风险。根据这些废弃物产生来源的实验室生物安全等级,可以采取相应的处理方式,基本处理原则见表 7‐4。

表 7‐4　实验室废弃物处理基本原则

生物安全分级	废弃物处理基本原则
一级	不需要净化的废弃物可以按普通垃圾处理;尖锐物(如针头、刀片、碎玻璃等)必须收纳在容器中以防误伤
二级	在一级废弃物处理基本原则的基础上,通过高压灭菌或直接焚烧的方式对污染源或传染源进行净化处理
三级	在二级废弃物处理基本原则的基础上,实验室必须设有高压灭菌装置以能进行废弃物去污染净化处理,废弃物如必须运出实验室才能进行去污染净化处理的,则废弃物必须保存在密闭、防打碎、防泄漏的坚固容器中方能向外运输
四级	在三级废弃物处理基本原则的基础上,所有来自生物防护服实验室、去污染处理间、去污染淋浴室或三级生物安全柜的废水都要在最终排放前进行去污染净化处理;热处理是去污染净化处理的首选方法,并且废水还可能需要在排放前修正到中性的 pH 值;实验室区域还必须备有双门联动,连接实验室内外的高压灭菌装置,以及设有能对不耐受高压高湿设备或物品进行有效去污染净化的处理方法

第四节　实验动物设施的管理

一、实验动物设施的生物安全分级

实验动物设施包含两个部分:一为饲养实验动物的设施;二为利用实验动物进行研究的实验室。实验动物是人们从事科学研究、生产、教学等的重要工具,它们需要饲养人员细心照料,也需要实验人员在实验中尽可能地减少它们所受到的伤害或痛苦。同时,实验动物设施也必须做到能最大程度保障人或动物及周边环境的生物安全。

在实验动物设施中,利用实验动物可以对不同级别的病原微生物进行研究。例如,将病原微生物感染动物,然后对此动物进行临床诊断、治疗、预防及未知病原体的鉴定等研究。因此,实验动物设施与病原微生物实验室的生物安全分类及要求相似,从低到高分为 4 个生物安全防护等级:ABSL 一、二、三或四级。随着生物安全级别的增高,所对应的设施建筑或设备等硬件要求,以及实验操作规范等各个方面的要求也越高。其各个生物安全防护等级的主要操作规范和必备设备见表 7‐5。

表7-5 实验动物设施生物安全等级主要操作规范和必备设备表

动物生物安全防护分级	接种的病原微生物风险等级（WHO/中国）	主要操作规范和必备设备
ABSL1 一级	risk1/四级	实行特定人员限制进入制度,穿戴保护性衣物和手套
ABSL2 二级	risk2/三级	在一级动物生物防护的基础上,增加:危险警示标志;具有能防护产生气溶胶操作的一级或二级生物安全柜;在清洗前对笼具和废弃物进行去污染净化处理
ABSL3 三级	risk3/二级	在二级动物生物防护的基础上,增加:进出必须受到控制;必须配置生物安全柜和穿戴特别防护衣物
ABSL4 四级	risk4/一级	在三级动物生物防护的基础上,增加:进出必须受到严格控制;必须配置三级生物安全柜或正压防护服;离开设施前要有淋浴;所有废弃物在拿出设施前必须进行去污染净化处理

(一) 实验动物设施——实验生物安全一级防护

大部分健康的实验动物通过安全检测隔离后,都可以在这个级别的动物设施中进行维护性饲养。如果是非人类灵长类动物,则必须先通过国家相关部门批准,然后才能在此级别实验动物设施中饲养。如果实验动物被接种有最低安全风险的病原体,如非致病性大肠埃希菌等,遵循相应的微生物学操作技术规范,参照病原微生物生物安全一级防护要求。实验动物设施还必须制定并执行相应的规范性运行和操作规程。

(二) 实验动物设施——实验生物安全二级防护

此级别的实验动物设施适用于对人及环境有中度潜在病原体危险的微生物和动物实验操作。这些病原体仅能造成人类轻微感染,传染性不大,能够得到很好的治疗或预防,或者难以在实验室环境中的气溶胶中生存。因此,生物安全二级动物设施防护要求与一级防护类似,但在一级防护的基础上,增加了以下主要内容。

进入前及进入后的相关部位必须要有生物危害警示标识(图7-2);整个设施要易于清洁和维护;设施门向内开启,并能自动关闭;如果存在窗户,窗户玻璃一定要抗裂,能开启的窗户还要有防节肢动物的措施;整个设施也要有防节肢动物和野鼠的措施;整个设施中空气最好设计为内流方向,排出的废气不进入设施内循环,并有充分的通风、加热和光照系统;只有特定的受过专业培训的人员和用于实验的动物才能进入此设施;进入的人员必须穿戴保护性服装或装置,并在离开设施前将其脱下;实验设施中不允许吃喝、抽烟和使用化妆品;要备用生物安全柜(一级或二级)或可以单独清洁供气及 HEPA 排放气体的饲养隔离器,在可能产生气溶胶操作时必须使用二级生物安全柜;也要备有高压灭菌设备,以供消毒灭菌或去污染净化处理;在操作实验动物使用的垫料时,要尽量减少气溶胶或灰尘的产生;锐利的物品要丢入专门的防伤害装置,并作为传染性废弃物进行后续处理;实验动物的饲养笼使用后必须经过去污染净化处理;所有实验相关废弃物或饲养垫料必须去污染净化后才能被丢弃;实验动物尸体必须经过焚烧处理;如果废弃物或动物尸体需要被运出设施后再做去污染净化处理,这个废弃物或动物尸体必须装在严格防裂或开启的箱体中,然后经过严格警惕的运输方法运到目的地,再进行后续处理;完成实验操作后,工作区域要有去污染净化措施,实验人员离开设施前要有洗手装置以供清洗。如果实验过程中受伤,不管受伤程度如何,都要进行及时、正确的处理或治疗,并上报和进行记录,以备查询。

(三) 实验动物设施——实验生物安全三级防护

此级别的实验动物设施适用于操作处理对人员或环境有高度风险的病原体。这些病原体虽然有相应的治疗或预防措施,但其传染性强,可能会通过吸入而导致严重的或潜在的致命疾病。因此,生物安全三级动物设施防护要求在一级和二级防护的基础上,继续增加以下主要内容。

要有非常严格的设施限制准入,进入的人员必须受到严格和专业的培训;设施必须设在远离其他实验室和动物饲养空间的隔离区域,并且要通过具有进出双门的缓冲区域,才能正式进入设施区域;在缓冲区域,要有能洗手或淋浴的装置;整个设施的每个房间都要保障维持持续性的负压状态和定向空气流动,一定要防止空气倒流或变成正压状态;排出的气体不能循环再利用,并必须通过 HEPA 才能被排入外界大气中;整个设施中的窗户必须紧闭并且不能被打开,必须坚固并能防开裂;必须配备高压灭菌装置,感染性废弃物必须经过高温高压的去污染净化处理才能被运出设施;可以在设备中也备有动物尸体焚烧装置;感染病原体的动物饲养笼盒必须被放置在连接通风排气系统的隔离器或房间中;必须尽可能地使用不会或不容易产生灰尘的动物饲养垫料;人员所穿戴的防护性衣物必须在去污染净化处理后才能被清洗;如有相关疫苗存在,必须对人员进行必要的针对性免疫预防。

(四) 实验动物设施——实验生物安全四级防护

此级别的实验动物设施适用于操作处理对人员或环境有极高度风险的病原体。这些病原体没有有效的治疗或预防措施,并且传染性极强,可能会通过气溶胶传播导致非常严重或致命的疾病。因此,类似于四级生物安全实验室,生物安全四级动物设施防护基本要求在一～三级防护的基础上,再增加以下主要内容。

要有更严格的设施限制准入;进入的人员必须受到专业病原微生物专家的严格培训,并必须受到特别批准才能进入该设施;必须实行严格的双人操作制度;人员进入的设施缓冲区域必须设有空气联动锁装置,以防止进和出的两道门被同时误打开;之后进入更衣房间,脱去所有个人衣物,再进入淋浴室,淋浴后进入另一房间更换特殊的防护服;当人员离开设施时,在出口处也要经过逆进口时操作的相关衣物更换程序,脱下工作时的防护服去做高温高压去污染净化处理,淋浴后,换上自己原来的衣物;要有能够传递不耐高温高压处理物品的传递空间,此传递空间要能完成对这些物品的去污染净化处理(如提供紫外消毒),并也具有双门联动装置防止进出的两个口被同时打开;所有动物饲养笼盒都必须被放置在隔离器中;该设施所有建筑和操作要求如同生物安全四级病原微生物实验室的相关要求。例如,必须设立在一个单独的建筑物或在一个严格安全控制建筑物中的独立区域内,工作领域内的所有实验操作活动必须在三级生物安全柜中操作,或由配有生命支持系统与正压通风的人员在二级生物安全柜中操作;设施中所有的空气和水、进与出都要采用如同生物安全四级病原微生物实验室的进入过滤和排出去污染净化措施,最大程度上消除意外释放的可能性;设施必须严格保障负压及定向空气流动状态;所有动物垫料和废弃物必须经过高温高压灭菌处理才能被送出设施;该级别设施还必须对所有员工进行医疗监督。

任何一种未知可疑病原体或可能有严重抗药性的病原体,都必须先在此四级设施中进行研究和操作,直到有足够的数据能支持确认其安全风险程度降低或较低,才能将此病原体移交至一个较低生物安全水平的设施中继续研究或操作。

二、实验动物生物安全实验室中的风险因素

作为涉及实验动物使用的实验室,为了更好地达到生物防护的要求,还有其不同于病原微生物实验室的特殊需求。

对应使用于动物体上的病原微生物制剂的风险因素,需要考虑其正常状态下的传播途径,使用的剂量和浓度,接种途径及可以通过什么途径被排出体外。例如,结核分枝杆菌或麻疹病毒等可引起呼吸道疾病的病原体,可以通过咳嗽排出,并以气体或气溶胶的方式传播疾病,而霍乱弧菌等一些能引起肠道传染病的病原体可通过粪便大量排出,并通过接触的方式感染其他人或动物。而感染实验动物使用的病原微生物如果浓度或滴度高,其生物危害的风险明显要高于低剂量。

实验动物本身特性也会影响生物安全风险因素的评估。例如,使用的实验动物种类、攻击性强弱、是否很容易导致实验人员被咬伤或抓伤;由于人畜共患病的存在,要考虑到实验动物可能携带的机体内外寄生虫及病原微生物是否也能传染人类,传染途径如何,以及人类感染后的治疗与预后效果如何。此外,实验动物本身的毛发、皮屑等也都可能成为一些人的过敏源,引起一定程度或非常严重的过敏反应。

因此,必须根据这些具体情况尽最大可能地做好针对性的生物安全防范措施,将风险降至最低。

三、实验动物生物安全实验室中的主要安全防护设备

(一) 生物安全柜

操作传染性实验材料,可能会因此产生具有传染性的气溶胶和飞溅物,为了更好地保护实验人员和周围环境免受这些物质的传染,生物安全柜是必须使用的重要设备。

所有可以发生能量传递的实验活动都可能造成气溶胶粒子的产生。例如,震荡、搅拌液体或半流动液体,或是将其倒入另一容器中。此外,如接种病原体时在琼脂平板上划线,或对具有传染性的液体进行离心分离,或者对动物进行实验操作,也都可能会产生传染性气溶胶。而实验误操作或设备故障还可能引起传染性物质从容器中飞溅而出。并且,由于人类的肉眼无法看见直径小于 $5\ \mu m$ 的气溶胶粒子和直径在 $5\sim100\ \mu m$ 的小液滴,实验人员在实验操作中很容易忽视这些气溶胶粒子和小液滴可能造成的极大

危害。

生物安全柜装载有 HEPA 过滤器。这种过滤器以特殊的防火材料为框架,框内用波纹状的铝片将其分隔成栅状,里面用乳化玻璃纤维亚微粒进行填充,由此可以捕获 99.97% 直径为 0.3 μm 的颗粒和 99.99% 的较大或较小颗粒。因而,HEPA 过滤器可以很好地捕获目前已知的所有传染源。生物安全柜工作空间中使用的空气可以是经过过滤的无污染空气,从而也避免了所要操作的物质受到外界可能的传染。但与采用垂直流或水平流的超净工作台很不同的一点是,超净工作台提供的空气流是正压,而生物安全柜提供的空气流是负压,它能保障人员不受操作物质可能的传染,并确保从生物安全柜排出的空气是没有病原微生物的。因此,生物安全柜的正确合理使用能很好地降低与避免气溶胶或飞溅物可能造成的生物危害。

1. 生物安全柜的分类　根据生物安全柜的设计原理及能提供的具体保护类型(表 7-6),可以将生物安全柜分为Ⅰ～Ⅲ型。

表 7-6　生物安全柜类型选择参考

生物防护内容(WHO 标准)		生物安全柜类型选择
个人防护,操作 risk 1～3 级的病原微生物		Ⅰ,Ⅱ,Ⅲ型
个人防护,操作 risk 4 级的病原微生物	穿戴生物防护服的实验室	Ⅰ,Ⅱ型
	使用手套式隔离器的实验室	Ⅲ型
对操作物质的保护		Ⅱ型,提供层流空气的Ⅲ型
操作挥发性化学物或放射性物质	常规或大量	Ⅰ型,Ⅱ-B2 型,Ⅲ型
	微量	Ⅱ-B1 型,Ⅱ-A2 型(外排型)

(1) Ⅰ型生物安全柜:是最基本款的生物安全柜(图 7-5)。实验室房间里的空气是通过生物安全柜的前开口以 0.38 m/s 的最小速度通过安全柜工作面空间,并通过排气管经过 HEPA 过滤器从柜体中排出。负压的空气流设计使实验操作中产生的可能具有传染性或危害性的物质远离实验操作者,安全柜的前开口可以允许操作者的手臂伸入柜体工作台区进行实验操作,而透明的玻璃设计给操作者做实验观察带来方便,并且此玻璃窗体也可以完全升起,以便进行清洁工作或其他目的用途。

Ⅰ型生物安全柜工作空间中的空气通过 HEPA 过滤器排出,可能的去向包括:①进入实验室,然后通过建筑物的排气管排放到建筑物外;②直接通过建筑物排气管排到外面;③直接被排向室外。高效空气过滤器可能被安装在生物安全柜的排气通道中,或安装在建筑物的排气管中。为了促进气体排放,有些Ⅰ型生物安全柜要求在柜体中配套有一个排气扇,而其他的则可以依靠建筑物的排气扇帮助排放。

由于被吸入安全柜工作空间的气体为未经过滤的室内空气,Ⅰ型生物安全柜对操作物质的保护性并不稳定或可靠,但由于其设计简单、使用方便,可以对操作人员和周边环境提供保护,也可用于实验人员操作挥发性有毒化学品与放射性元素。因此,Ⅰ型生物

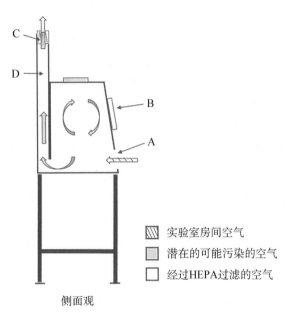

实验室房间空气

潜在的可能污染的空气

经过HEPA过滤的空气

侧面观

图 7-5 Ⅰ型生物安全柜结构示意图

注:A,实验室空气;B,玻璃拉窗;C,排出通道的 HEPA 过滤器;D,排气通道。

安全柜目前仍在世界各地被广泛使用。

(2) Ⅱ型生物安全柜:不同于Ⅰ型生物安全柜,Ⅱ型生物安全柜仅允许经过 HEPA 过滤的空气流入工作空间。因此,其在保护人员生物安全的同时,还可以保护操作材料不受室内空气污染。Ⅱ型生物安全柜可以被用来处理生物风险第 2 级和第 3 级(WHO 标准)的病原微生物,如果人员同时穿戴正压防护服,其还可以被用来处理生物风险第 4 级(WHO 标准)的病原微生物。根据其结构的不同,Ⅱ型生物安全柜又可以分为 4 种类型(A1、A2、B1 和 B2)。

Ⅱ型- A1 生物安全柜(图 7-6):通过前开口,柜体下方的内置风机使室内空气(供给空气)以至少 0.38 m/s 的流入速度进入机柜和前部气格栅。然后,此供气通过供气通道的 HEPA 过滤器向下流到工作台面,并且当空气向下流动时,它会在离台面 6~18 cm 的地方"分裂"成两股气流,一股向下通过前排气管格栅,另一股通过后排气格栅。在工作台面有气溶胶粒子产生时,会立即在向下通过前后排气格栅的气流中被捕获,从而提供最高水平的操作物品保护。空气通过后排气通道进入位于机柜顶部的供气和排气过滤器之间的空间。这些空气中大约 70% 可以通过高效空气过滤器再循环过滤回工作区,剩余的 30% 会通过排气过滤器回到房间里,也可以通过专用管道或通过所在建筑物的排气系统被排往外界。如果Ⅱ型- A1 生物安全柜连接有专用排气系统,则其也可以被用来进行一些挥发性放射性元素和有毒化学品的操作。

Ⅱ型- A2 生物安全柜排气直接通往外界,而Ⅱ型- B1(图 7-7)和 B2 生物安全柜是在Ⅱ型- A1 生物安全柜的基础上做了部分改动。虽然同样类型不同厂家的具体产品间也会存在一定差异,但这些不同型号生物安全柜(包括Ⅰ型、Ⅱ型和Ⅲ型生物安全柜)之

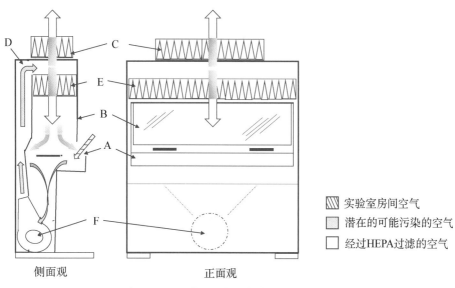

图 7-6　Ⅱ型-A1 生物安全柜结构示意图

注:A,前部开口;B,玻璃拉窗;C,排出通道的 HEPA 过滤器;D,后部排气通道;E,供气通道的 HEPA 过滤器;F,风机。

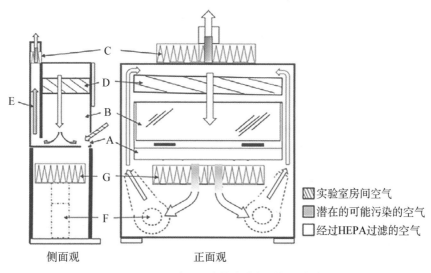

图 7-7　Ⅱ型-B1 生物安全柜结构示意图

注:A,前部开口;B,玻璃拉窗;C,排出通道的 HEPA 过滤器;D,供气通道的 HEPA 过滤器;E,负压排气通道;F,风机;G,进气通道的 HEPA 过滤器。此型安全柜的排气必须接入所在建筑物的排气系统。

间的主要不同点表现在:通过前开口的进气速度;在工作台面上再循环的空气量和从柜体中排出的空气量;排气系统是将气体排到房间,还是通过专用的排气系统或通过建筑物排气系统排到外界;压力布置;柜内是否有处于负压状态的被污染的管道,或被污染的管道是否被负压管道所围绕。表 7-7 归纳了现有各型生物安全柜的主要差异。

表 7-7 不同型号生物安全柜的主要差异

型　号	空气进入速率 (m/s)	空气流(%)		排出系统
		再循环利用	排出	
Ⅰ型*	0.36	0	100	硬管
Ⅱ型-A1	0.38~0.51	70	30	排气至房间或套管连接
Ⅱ型-A2 排出气直接排入外界*	0.51	70	30	排气至房间或套管连接
Ⅱ型-B1*	0.51	30	70	硬管
Ⅱ型-B2*	0.51	0	100	硬管
Ⅲ型*	无	0	100	硬管

注：* 所有被污染的管道，或者处于负压状态，或者被负压管道所围绕。

(3) Ⅲ型生物安全柜(图 7-8)：为实验人员提供最高级别的生物安全保护，可以用来处理最高生物风险的第 4 级(WHO 标准)病原微生物。此型生物安全柜密封性极好，其供气必须经过 HEPA 过滤器过滤，而排出的气体也必须通过两个 HEPA 过滤器；日常操作时，整个柜体内部一直处于负压状态(约 124.5 pA)；实验操作均通过前窗的厚橡胶手套进行。实验用品通过安全柜侧面的隔离通道被送入柜体内，Ⅲ型生物安全柜也可连接至双门高压灭菌器，用于去污染净化处理所有进出该柜体的物质。

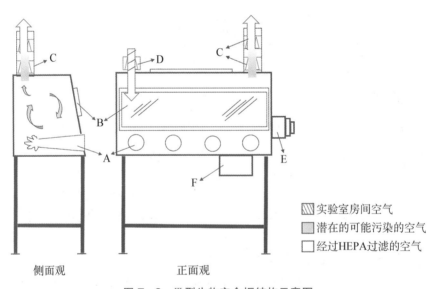

图 7-8 Ⅲ型生物安全柜结构示意图

注：A，手套装置；B，玻璃拉窗；C，排出通道的双 HEPA 过滤器；D，供气通道的 HEPA 过滤器；E，双向传递口或连接高压灭菌器；F，化学浸泡槽。此型安全柜的排气必须接入所在建筑物的独立排气系统。

2. 生物安全柜的放置及使用主要注意点　交通或可能产生气流干扰的位置，开关窗、开关门及靠近送气调节器的位置都可能影响生物安全柜的定向进气，生物安全柜的放置应远离这些位置。并且机柜后面、上方和两侧都应至少留出 30 cm 的间隙。为尽量避免打扰工作定向气流,实验者胳膊与手进出安全柜时速度要慢,并且当胳膊和手已进入安全柜后要稍做停留,让气流有时间清理胳膊和手的表面后,再进行实验操作。

Ⅱ型生物安全柜工作台面前端及后端的格栅要保持通畅,不能被其他物体所遮挡;物品在放入安全柜内时要有去污染处理,如用 70% 的酒精喷洒表面;可能产生气溶胶的设备(如混合仪、离心机等)要放在工作台面的后方,远离操作者。

Ⅱ型- A1 和Ⅱ型- A2 生物安全柜不使用时可关闭。而其他类型,如Ⅱ型- B1 和Ⅱ型- B2 生物安全柜,必须始终保持空气硬管流通,以维持室内空气平衡。生物安全柜应在开始工作前和工作完成后至少继续保持 5 分钟的打开状态,使柜体达到洁净状态。

禁止在生物安全柜中使用明火设备(如点燃的酒精灯)。因为它们不仅会破坏气流定向模式,而且可能产生火灾隐患。

使用生物安全柜时,也应该穿戴个人防护服。防护服可以在进行生物安全 1 级和 2 级相关工作时穿戴;生物安全 3 级和 4 级实验室应该使用后封闭防护服以确保更好的人员保护(正压防护服实验室除外);弹性袖口可以用来保护实验员的手腕;手套应该拉至套住衣服的手腕而不是穿在里面;口罩和安全眼镜也是常用的生物防护用品。

(二) 负压柔性薄膜隔离器

负压柔性薄膜隔离器是一种独立的安全装置,可以安装在一个移动支架上,整个工作区域被封闭在一个透明的、悬挂在钢框架上的聚氯乙烯(polyvinyl chloride, PVC)薄膜外罩中,并始终保持低于外部大气压的内部压力,即保持负压状态。装置的进气需要通过一个 HEPA 过滤器,排出气体需要通过两个 HEPA 过滤器。因此,无须在建筑物外另外安装排气管道。此装置类似一个大型生物安全柜或小型生物安全实验室,里面可以配备培养箱、显微镜和其他实验室设备,如离心机、动物笼具等。物品可以在不影响生物安全的前提下,通过进样和取样口运入或取出隔离器。实验员必须穿戴个人防护用品。

在不适合常规生物安全柜安装或维护的场所,特别是临时工作现场,负压柔性薄膜隔离器可以给操作者及周围环境提供很好的生物安全保护,并可以被用来处理高风险 3 级或 4 级病原微生物(WHO 标准)。

(三) 个人防护用品

个人防护设备和衣物作为一级防护屏障,有助于将接触气溶胶、飞溅物和意外接种等的生物安全风险降至最低。所涉及的防护部位主要包括眼睛、头面部、躯干、手、足、耳及呼吸道等全身各处。在实验室工作时,必须穿戴个人防护用品。具体应该穿戴何种防护服和设备应根据所执行工作操作的防护级别来定。在离开实验室之前,应脱下防护用品,卸除的顺序为:外层手套→面罩或护目镜→隔离衣→口罩或防毒面具,防护帽→鞋套(可再戴新手套)→内层手套。如发现卸下的个人用品有明显污染或受到潜在污染时,必须先戴一副干净手套后,再卸去其余装备。所有个人防护用品都应禁止穿戴离开实验场所。在脱去个人防护用品后还应该洗手,以减少将病原体带出实验室的可能性,降低可能造成生物危害的传播概率。实验室中使用的一些个人防护装备及其应用所能提供的保护总结见表7-8。

表7-8 实验室个人防护用品

装 备	可防范的风险	安全特性
实验服装	衣物污染	后封闭式;保护个人生活便服
塑料围裙	衣物污染	具有防水性
鞋套或脚套	撞击和飞溅	不露脚趾
护目镜	撞击和飞溅	防碎裂镜片(有视力矫正或戴于常规眼镜之外);侧面带有护罩
安全眼镜	撞击	防碎裂镜片(有视力矫正);侧面带有护罩
防护面罩	撞击和飞溅	保护整个面部;如有事故发生,易于取下
防毒面罩	吸入气溶胶	多种型号可供选择。例如,一次性使用;全脸或半脸净化;全脸或带罩空气净化;配有供气装置
手套	直接接触病原微生物;创伤	多种类型可供选择。例如,一次性乳胶手套,乙烯手套,丁腈手套;保护手套;不锈钢网手套

正压防护服是一种连身工作服,由宇航服改良而成。其生命保障系统具有能提供大量清洁呼吸气体的正压供气装置。为防止外界物质入内,相对周围环境防护服内气压为持续正压。正压防护服适用于涉及高危生物风险物质的操作,一般在四级生物安全水平时使用。正压防护服脱除次序为:解开颈部和腰部系带→将隔离衣从颈肩处脱下→将外面的污染面卷向里面,然后将其折叠或卷成包裹状,并丢弃在消毒箱内。

防护面罩/面具可同时保护面部和喉部,可以防范潜在面部碰撞、感染性材料飞溅或滴落接触整个脸部的危险。防护面罩采用防碎裂塑料制成,形状与脸型相配,通过头戴或帽子佩戴。佩戴防护面罩的同时,还可佩戴护目镜或安全眼镜。实验完毕后,应先脱下手套后,再用手卸下防护面罩。

护目镜也用于有可能发生污染物质喷溅的工作中,应该戴在常规视力矫正眼镜或隐形眼镜的外面,以避免飞溅和撞击的风险及生物危害。

安全眼镜主要由屈光眼镜或平光眼镜配以专门镜框,镜框用可弯曲的或侧面有护罩的抗裂碎材料制成。然后将镜片从镜框前面装上。安全眼镜的防护效果弱于护目镜,即使侧面带有护罩的安全眼镜也无法对喷溅提供充分的保护。

防毒面具适用于进行高度危险性的操作。例如,清理溢出的感染性物质。防毒面具中装有过滤器,可以很好地保护佩戴者免受气体、蒸气、颗粒和微生物的侵害。配套有一体性供气系统的防毒面具可以给人员提供更彻底的保护。使用时,应根据危险类型来选择合适的防毒面具,过滤器也必须与防毒面具的类型正确匹配。此外,为了达到理想的防护效果,每个防毒面具都应与操作者的面部做适应测试。

在进行实验室操作时,操作者的手可能受到病原体的污染,也可能受到"锐器"的伤害。因此,一次性乳胶、乙烯基或腈类外科手套被广泛用于实验室操作,以及用于处理传染源、血液和体液。如果使用的是可重复使用手套,则必须注意它们的正确去污染净化处理和清洗处理。处理传染性物质后,应摘下手套并彻底洗手。在生物安全柜内工作或离开实验室前,使用过的一次性手套应与受污染的实验室废物一起丢弃。如果乳胶手套可能会引起实验室某个或部分人员的过敏反应,则实验室应另外提供乳胶手套的替代品,如丁腈手套或乙烯基手套。当涉及锋利工具的使用(如验尸)时,应戴上不锈钢网手套,以防止切片时的误割伤,但此种手套不能防止刺伤。

（黄　缨）

第八章 实验动物常见感染性疾病及其控制

第一节 感染性疾病的危害

实验动物是来源于野生动物、通过特定的培育而形成的适合科学研究的动物品系。作为生命科学的重要研究工具和基础,实验动物被广泛应用于医学、药学、宇航学及遗传学等众多领域。因此,实验动物必须符合微生物学分类等级规定的要求,才能满足科学实验的基本要求,并在保证得到重复性好、准确度高的实验结果的同时,不会对相关实验人员和饲养人员的健康造成危害。

自然环境中存在着种类繁多的微生物和寄生虫。除了无菌动物,实验动物体表和体内,以及饲养实验动物的设施内都或多或少地携带有数种微生物或寄生虫。即使是无菌动物,虽然其自身不携带任何微生物和寄生虫,但其饲养设备所处的空间环境也不是完全无菌的。并且在实验动物生产、饲养、繁殖及实验研究时,通常采用群体集中饲养的方式,在此过程中,虽然有相对独立的因素,如多个饲养笼、饲养架、饲养房间、饲养人员,但整个群体还是处于一个共同环境中,固定生存于一定的范围内。因此,如果出现如饲养不当、饲养设施故障、实验因素诱发、实验或饲养人员违规操作及动物死亡等异常生产饲养条件或实验条件时,动物体本身或周围存在的微生物,或本身及附近环境中原来并不存在的由别处环境带来的病原体,就可能大量增生成为致病因素,并在动物群体中造成疾病的暴发和流行。由此可能会引起大批实验动物的质量下降,甚至死亡。

一、对生产的影响

实验动物疾病暴发后,实验动物的生产厂商或饲养单位必须立刻对患病动物的种群采取措施。如果所发生的疾病为能够引起实验动物大批量死亡的传染病,如鼠痘、犬瘟热、兔病毒性出血热等,不管发病的实验动物是否能够耐受、痊愈,一旦在种群中检测出来,此种群中的所有动物都必须被淘汰,并对动物所在的饲养室、实验室及相关设施进行严格消毒,消毒之后还需要重新引种建群。这些措施的执行会占据大量人力,影响实验动物的正常生产供应,并消耗大量的时间和物资,从而造成巨大经济损失。

二、对科学研究的影响

实验动物是为科学研究服务的。实验动物感染疾病死亡会使科学研究采集数据中断,由此拉长实验过程;如果外界环境或状况发生变化,即使暂时未死亡的感染动物也很可能会因为对这些变化产生应激反应而加重病情,造成疾病的再次流行、导致死亡;未死亡感染动物的非健康状态,不管是宏观行为表现上有明显改变,还是行为表现改变并不显著,仅仅在微观的免疫应答或是新陈代谢上的改变,也都会干扰动物实验的顺利进行,影响实验结果的准确性,并可能因此而得出错误的结论。

三、对人员健康的影响

实验动物给人类的科学研究提供了巨大帮助,但是实验动物所携带的病原微生物或寄生虫除了可能对动物本身健康造成危害,其中的一些病原体还会传播给人并导致疾病。这些疾病称为人畜共患病。病毒、细菌、寄生虫和真菌都可能引起人和动物体之间的相互传染,如禽流感、登革热、马鼻疽、布鲁氏菌病、链球菌脓毒症和隐孢子虫病等。这些病原体可能导致人或动物患上许多不同类型的疾病,从轻微到严重,甚至引起死亡。即使有些被感染动物只是携带者或只有轻微不良反应,它们携带的病原体却可能会引起人类严重的健康问题。据估计,人类每 10 种已知传染病中有 6 种以上是由动物传播的,而人类每 4 种新出现的传染病中就有 3 种是由动物传播的。因此,如果实验动物出现感染性疾病,很可能会由实验动物传染给生产饲养或使用实验动物的相关人员,对这些人员的健康和安全造成严重威胁。

第二节 感染性疾病的表现形式

动物或人如果感染了病原体,病原体的致病力及机体自身的免疫抵抗力决定了感染的表现形式。病原体进入机体后,如果其本身致病力不强,或被胃酸等处于机体防御第一线的非特异性免疫屏障清除,或由事先存在于体内的特异性被动免疫(来自母体或人工注射的抗体)中和,或被特异性主动免疫(通过预防接种或之前感染后获得的免疫)清除,则机体并不会因此而出现感染,也不会传播疾病。但是如果病原体本身致病力比较强或很强,机体又无法清除或抵御其入侵,根据病原体感染程度的不同,机体可能出现以下几种表现形式。

一、显性感染

显性感染(apparent infection),又称为临床感染(clinical infection),指病原体入侵

机体后,不仅存在并大量繁殖,机体随之出现明显临床症状,包括相关炎性变化或组织损伤,或其他各种病理改变。如果感染发生很快,对机体的影响严重但短暂,称为急性感染(acute infection);如果感染持续数月甚至数年,则称为慢性感染(chronic infection)。不同的感染性疾病,或同一种感染性疾病在不同群体中出现显性感染的比例可能不同。显性感染过程中被感染的机体会有很强的传染性;感染结束后,机体中的病原体可能被清除干净,机体不再传染疾病;但也有一些显性感染者中的病原体并没有被清除而成为病原体的携带者,或称为恢复期携带者,此时机体仍然具有传染性。发生显性感染后的机体会获得巩固性的免疫能力,不易受到同种病原体的再次感染。这种巩固免疫能力的持续时间,不同的感染可能不一样,而不同的机体也可能有很大不同。例如,流感病毒可以在短期内反复感染同一机体,并使其出现临床症状,而疱疹病毒感染者痊愈后,大部分机体的抗体水平会在很长一段时间甚至终身存在。但如果机体免疫力非常低下时(如 AIDS 患者),机体还是有可能因受到疱疹病毒的侵袭,再次或多次出现相关感染症状。

二、隐性感染

隐性感染(inapparent infection),又称为亚临床感染(subclinical infection),指的是机体受到病原体感染却没有表现出明显的临床症状或体征。病原体侵入机体后,虽然引起机体发生特异性免疫应答,但不引起或只引起轻微的病理学变化或组织损伤。因此,在临床上不表现明显症状、体征,也无明显生化改变,只能通过免疫学检查才能发现。对于大多数传染病而言,隐性感染是最常见的表现,其发生的数量远远超过显性感染(10倍以上)。隐性感染过程结束以后,部分机体中的病原体被清除,并可以获得不同程度的特异性主动免疫,但还有部分个体成为病原体携带者。这部分动物或人称为健康携带者或无症状携带者。

三、病原体携带者

病原体携带者(pathogen carrier)是指体内有病原体,并能够将病原体排出的个体。根据所携带病原体的不同,可以分为带菌者、带病毒者及带虫者等。在临床疾病开始前的潜伏期内能够传播病原体的个体称为潜伏期携带者(incubatory carrier),而那些已经从疾病中恢复,但仍能传染给其他个体的人或动物称为恢复期携带者(convalescent carrier)。按其携带病原体持续时间在 3～6 个月以下或以上,又可分为急性或慢性携带者(acute/chronic carrier)。由于病原体携带者能排出病原体,却又都没有临床症状,所以往往不会被意识到其具有传播病原体的能力。因此,一般也不会采取特别的预防措施来防止病原体的传播。在许多感染性疾病如伤寒、痢疾、霍乱、白喉、流行性脑脊髓膜炎和乙型肝炎等中,携带者是重要的传染源。但也不是所有感染性疾病都有病原携带者,如麻疹和流行性感冒,病原体携带者就极为罕见。

四、潜伏感染

潜伏感染(latent infection)是一种无症状的感染。病原体感染机体后寄生在某些部位,但不引起显性感染。由于机体无法将病原体完全清除,病原体便可长期潜伏下来。但在特定情况下,如机体免疫力下降或出现多种病原体混合感染时,病原体可能被激活,导致机体表现出临床症状。与病原携带者状态不同,在潜伏感染期间病原体一般不排出体外。例如,结核分枝杆菌可以在机体内生存而不会使机体患病,这就是所谓的隐性结核感染。大多数吸入结核分枝杆菌并被感染的人,其身体能够与细菌抗衡并阻止其生长。潜在结核病感染者,通常有结核菌素皮肤试验阳性反应或肺结核血检阳性,却不表现临床症状,也不能把结核分枝杆菌传染给其他个体。但如果这些潜在感染者不接受潜在结核感染的治疗,则可能会发展成肺结核。许多有潜在结核感染的个体从未真正患上肺结核。在这些个体身上,结核分枝杆菌可以在一生中都保持不活跃而不会导致疾病。但是在其他个体身上,特别是在那些免疫系统较弱的个体中,这种细菌会变得活跃,不断增殖并最终导致肺结核。并非每种感染性疾病都存在潜伏性感染,常见的潜伏性感染性疾病有单纯疱疹、带状疱疹、疟疾及结核等。

第三节　感染性疾病的流行病学特征

一、三个基本因素

(一)病原体
每种感染性疾病都是由特定的病原体引起的,这些病原体可以是病毒、细菌、寄生虫或真菌。

(二)机体
病原体必须在机体上存在才可能引起感染。感染性疾病如果还具有在个体间传播的特点,则其具有传染性。不同传染性疾病在个体传染上的能力不同。因此,在预防传染性疾病在个体间传播时,要根据其传播疾病的能力来制订相关预防及隔离方案。

机体感染病原体后,无论是显性还是隐性感染,都能诱发机体产生针对病原体及其产物的特异性免疫。感染后产生的免疫属于自然免疫,而通过抗体转移获得的免疫属于被动免疫。这些保护性免疫都可通过抗体检测而获知,但其在机体中存在的时间长短,每种疾病不尽相同,不同个体间也存在一定差异。

(三)环境
实验动物所处的环境,是感染性疾病发生的空间位置所在,是影响病原体和暴露机会的外在因素。它可以是包括地质和气候等的物理因素,传播病原体的昆虫等生物学因素,以及拥挤及卫生状况或设施日常管理等的社会因素。所以,环境条件的改变,也是实验动物发生疾病流行的重要诱发因素之一。

有些感染性疾病只在特定环境中容易发生。例如,潮湿、温暖的环境容易滋生外寄生虫;还有一些疾病会随着动物的转运或人员的流动,而由一个地区或国家传入另一地区或国家。因此,饲养设施的正常运转、饲养和实验操作的规范化及转运动物的检验检疫对防止动物感染的发生和流行非常关键。

如果某种传染病在某地发病率处于近年发病率一般水平,被称为散发性流行病(sporadic epidemic);当其发病率显著高于一般水平时,被称为流行病(epidemic);如果发病超出国界或洲界时,则被称为大流行病(pandemic)。

二、三个基本环节

(一) 传染源

指病原体在体内生长、繁殖,并将其排出体外的人和动物。可以是显性感染者、隐性感染者或病原体携带者。

(二) 传播途径

是病原体离开传染源到达易感人群或动物群的途径,传播的途径有很多种,可大体分为直接传播和间接传播。

1. 直接传播　在直接传播中,传染源通过直接接触或液滴传播从传染源转移到易感宿主。

(1) 直接接触(direct contact):是通过皮肤接触或性交等发生的。直接接触也指接触被污染的带有感染性病原体的土壤、植被或物体等。例如,钩虫可以通过直接接触受污染的笼具、垫料等在个体间传播。

(2) 液滴传播(droplet spread):是指通过喷嚏、咳嗽甚至说话时产生的相对较大、短程的液滴传播疾病。由于液滴在掉落到地面前,通过非常短距离的喷雾就可以进行传播,所以被归类为直接传播。脑膜炎球菌感染就可以通过这种液滴直接传播疾病。

2. 间接传播　指通过悬浮的空气颗粒、无生命的物体或有生命的媒介将病原体从传染源个体转移到被感染个体。

(1) 空气传播:当悬浮在空气中的尘埃或液滴核(droplet nuclei)携带病原体时,就会发生空气传播(airborne transmission)。空气中的粉尘包括已在土壤或表面沉降又被气流重新悬浮的物质。尺寸小于 $5\,\mu m$ 的干燥残留物被称为液滴核。与落在几米内的水滴形成鲜明对比的是,液滴核可能会长时间悬浮在空气中,并可能被吹到很远的地方。气溶胶(aerosole)是指悬浮在气体介质中的固态或液态颗粒所组成的气态分散系统。这些固态或液态颗粒的密度与气体介质的密度可以相差微小,也可以相差悬殊。气溶胶颗粒大小通常为 $0.01\sim10\,\mu m$。如炭疽的传染,可以从一个离开设施的患有炭疽的动物传染给之后进入同一设施的动物,就是因为之前动物所传播的炭疽杆菌,在该动物离开后的一段时间内仍然可以以液滴核或气溶胶形式悬浮在空气中。

（2）物体传播：可能间接传播病原体的无生命物体包括食物、水、生物制品（血液）和笼盒、笼盖等。运输动物的交通工具也可能被动地携带病原体。此外，这些物体可提供一种环境，使病原体在其中生长、繁殖或产生毒素，并最终感染其他个体。例如，肉毒杆菌毒素的产生可能是因为不适当的罐装食品提供了支持肉毒杆菌产生肉毒杆菌毒素的环境，然后动物食用了含有肉毒杆菌毒素的食物后发生中毒感染。

（3）媒介传播：蚊子、跳蚤和蜱类等可以作为媒介，通过纯机械方式携带病原体进行传播，病原体也可能通过这些媒介而生长或发生变化，然后再传染给其他个体。例如，苍蝇可以携带志贺氏菌，然后机械传播给其他动物。而麦地那龙线虫（*Dracunculus medinensis*）病的病原体在传播给人类之前，必须在中间宿主剑水蚤中经历脱皮生长后才能成为具有感染性的虫体。

（三）易感动物群

对某一传染病缺乏特异性免疫的动物群体称为易感动物群。例如，犬细小病毒病是一种严重危害犬类的传染病，6 月龄以下的幼犬尤其容易被感染，总感染率可达 75% 以上。

第四节　实验动物感染性疾病的预防及控制

一、预防措施

1. 引进动物的隔离检疫　首先要从可靠的、有质量合格证的单位引进动物，而不要从疫区引进动物。接收动物时，要按国家标准严格验收，并且动物必须先暂收到隔离检疫间。在隔离期间再次确认健康，才能在出隔离期后与原设施内动物合群或投入使用。为补充种源或开发新品种而捕捉的野生动物，必须先在当地进行隔离检疫，并取得当地动物检疫部门出具的证明。这些野生动物运抵实验动物场所后，须经再次隔离检疫方可进入实验动物饲育室。

2. 交叉感染的预防　为防止交叉感染，不同种类、品系和年龄的动物应分开饲养，并严格区分实验动物的繁育区、动物实验区或检疫区。要严格防止野生动物如野鼠、苍蝇等进入实验动物场所。动物如果非正常死亡，必须检查确认其死亡是非传染性疾病所造成的。严防饲养人员串岗，外来购买或领用实验动物者均不得进入饲养环境。

3. 无害化处理　所有死亡动物，包括正常淘汰和非正常死亡的患病动物，必须采取焚烧等无害化处理。相关的实验废弃物也不能随意丢弃，必须进行分类，并根据废弃物的危害程度决定具体采取何种无害化处理措施。。

4. 实验动物的免疫接种　对国家标准要求必须实施预防接种的实验动物一定要定期进行免疫接种。比如，普通级实验犬必须做好狂犬病、犬细小病毒、犬瘟热及传染性犬肝炎病毒的免疫接种，以防止传染性疾病的发生和流行。

5. 人员的健康检查　为尽量避免动物传人及人传动物的可能性,与实验动物有接触的工作人员要定期进行健康检查,患有传染性疾病的人员不得从事实验动物工作。

6. 卫生消毒制度　为降低环境设施中的病原体含量,必须严格遵守卫生消毒制度,定期对动物房舍和饲养用具进行消毒。若发生危害性大的疫病,如鼠痘、流行性出血热等,应采取封锁等综合性措施。动物设施消毒处理后1个月方可解除封锁,解除封锁前还应再次进行消毒处理。

7. 饲养管理和卫生防疫规程　制定饲养管理和卫生防疫规程,并严格按照规程进行操作,同时做好各种相应记录。一旦发现情况要及时汇报,并针对具体情况妥善处理、记录在案。例如,发现实验动物患有传染性疾病时,必须立即视情况对这些动物予以销毁或者隔离治疗。对可能被感染的实验动物要进行紧急预防接种,并对设施内外可能被污染的区域立即采取严格消毒措施,同时报告上级实验动物管理部门和当地动物检疫、卫生防疫单位,以能更好地采取紧急预防措施,防止疫病蔓延。

8. 饲料及垫料的管理　实验动物使用的饲料、垫料存放环境应该干燥、通风,饲料还必须达到相应的国家标准,以保证实验动物营养的摄入。

二、控制措施

患有传染性疾病的实验动物,即使是正在进行实验的动物,都必须迅速被隔离或淘汰。如果发生危害性大的疫病,特别是人畜共患病如鼠疫等,应立刻划定封锁区域,坚决执行封锁制度,并采取消毒等综合性措施。做好对大动物和珍稀动物的紧急免疫接种,并对其进行及时和合理的治疗。对于病死或淘汰的动物,必须采取焚烧等综合性措施合理处理,并及时处理传染源,切断传染病流行的环节。

三、应急处理措施

当发现突然不明原因的动物群体性死亡或发病时,应立即报告相关上级部门。发生实验动物烈性传染病时,要立即向学院实验动物管理委员会报告,并视具体情况立即采取相应的检疫及隔离、消毒等措施。发生人畜共患病时,不仅需要立即报告学院实验动物管理委员会,还必须立即上报当地卫生防疫部门,以能更好地采取紧急措施,防止疫情蔓延。同时,要将死亡或发病动物所在区域划分为污染区,并和邻近区域分隔开来,该区域门窗必须暂时封闭。如果疫情发生在屏障系统中,则必须关闭此区域的通风系统。

进入污染区域的人员必须进行登记,并严禁进入其他动物饲养室,同时也要禁止无关人员进入该污染区。对污染区域要定期监测,离开该污染区的人员或物品必须进行严格消毒。

组织专业人员分析判断是否发生了动物传染病,必要时进行实验室检查。一旦确定传染病的发生,必须将患病动物所在区域的所有动物全部扑杀,将所有尸体装入专用箱并送到病死畜禽无害化处理站进行焚烧销毁。

发生传染病流行时,饲养室和实验室内外环境必须采取严格的消毒、杀虫及灭鼠措施,同时整个区域要封锁和隔离;解除隔离时,也应再次进行消毒、杀虫和灭鼠等处理。

在传染病流行发生后 24 小时内,事件当事人(如为事故原因引起)和相关部门负责人要写出事故经过和危险评价报告呈交给应急小组组长,并记录归档。任何现场暴露人员都必须接受医学咨询和隔离观察,并采取适当的预防治疗措施,以将可能的损害尽力降到最低。

四、定期监测

对实验动物携带的微生物及寄生虫要有严格的控制,其控制水平是实验动物质量高低及标准化程度的重要标志。所以要保证实验动物的质量,必须有一定的程序对动物进行定期监测。此监测必须遵照国家有关部门颁布的标准,并采用国际公认的技术或方法定期进行。并且,不仅实验动物单位本身要自行监测,还应由具有第三方公证资格的质量监督机构定期监测,双管齐下以确保监测结果的准确性。

同时,坚持预防为主的原则,控制动物传染病流行的 3 个基本环节——传染源、传播途径和易感动物群,并结合卫生防疫、消毒灭菌及通过积极有效的预防措施,保证实验动物的质量。

第五节 常见的实验动物感染性疾病

一、病毒性疾病

(一)小鼠病毒性传染性肝炎

1. 病原学　由小鼠肝炎病毒(mouse hepatitis virus,MHV)引起。MHV 为冠状病毒科、冠状病毒属的单链 RNA 病毒。目前已报道的病毒株或分离株已有多种,各病毒株的致病力有一定差异。这些病毒株主要可分为两类,一类为主要在呼吸道增殖的毒株;另一类为主要在肠道增殖的毒株。MHV 对氯仿和乙醚敏感,对脱氧胆酸钠有一定抵抗力,对甲醛敏感,对热也敏感,56℃下 30 分钟能被灭活,但在−70℃下存活良好。

2. 流行病学　MHV 的自然宿主是小鼠,也能感染裸鼠和其他免疫缺陷小鼠,小鼠病毒性肝炎也是实验小鼠最主要的疾病之一,携带病毒的小鼠遍布全世界。但目前还未发现其能感染其他物种,包括和它亲缘关系很近的大鼠。不同品系的小鼠对 MHV 的易感性也不同,其中 BALB/c 及 ICR 小鼠较易感。

肝炎病毒具有高度传染性,可以经多种方式传播病毒。感染的小鼠可经呼吸道分泌物、粪便和尿液传播病原体。因此,直接接触感染小鼠或被污染的粪便和垫料等是主要的传播途径。MHV 也可通过胎盘由感染的母鼠垂直传染给胎鼠。

3. 临床症状　成年小鼠感染后大多数不表现明显的临床症状,只有在应激因素等的作用下才会呈现显性感染,出现严重临床症状。小鼠可表现为被毛松乱、抑郁、活动减少、消瘦和营养不良。幼鼠自发性肝炎时,发病急,病程短,可致死,其发病率和死亡率均很高。裸鼠感染弱毒株时常呈亚急性或慢性肝炎变化,即所谓的进行性消耗性疾病,并最后死亡。

4. 诊断　通常基于血清学,如酶联免疫吸附试验(ELISA)对此病可做出诊断,也可结合临床组织病变等进行综合分析诊断。MHV 有不同的亚型,可引起小鼠肝坏死,肝脏表面散在出血点和灰黄色坏死点,也可引起小鼠脱髓鞘性脑炎或腹泻。也可取病鼠肝、脑组织制成组织悬液,接种 DBT 细胞,观察特征性的巨大融合细胞或蚀斑。

5. 对研究的不良影响　虽然 MHV 通常不引起显著临床症状,但其仍然会对感染的机体产生不良影响,包括精神状态、行为表现和免疫系统微观上的改变等,从而对实验结果的解读造成极大干扰。

对于免疫功能不全的小鼠,其病理学影响包括:肝、肺、脾、肠、大脑、淋巴结和骨髓的坏死改变;具有 T 淋巴细胞标记的细胞分化;酶活性、胆红素浓度和对抗羊传染性支气管炎的抗体反应改变;增强巨噬细胞的吞噬活性;异种移植瘤的排斥反应和肝脏再生能力受损等。

对于免疫功能健全的小鼠,其病理学改变包括:短暂免疫刺激后的免疫抑制;胸腺退化;小细胞性贫血和铁动力学改变;淋巴细胞增殖反应减少;抗体分泌减少;吞噬活性降低;肝再生能力下降;血细胞生成减少;肝窦数量减少;非肥胖糖尿病小鼠的糖尿病发病率降低;胸腺细胞凋亡改变;对注射铁离子的吸收增加;对病原体的敏感性或抗药性增加;IL-12 和干扰素(IFN)水平升高;肝脏活动改变;以腹水为表现的多发性骨髓瘤病变;诱导产生甲胎蛋白和抗视网膜病变;诱导巨噬细胞促凝血活性等。

6. 预防和扑灭　从可靠的、无 MHV 感染的种群引进动物,对使用的接种肿瘤的细胞株在使用前进行筛选检测,并加强饲养管理和环境消毒,严禁病毒侵入。平时做好定期检测,一旦发现感染必须全部淘汰,并对用具及环境进行彻底灭菌消毒,然后重新引种。对于非常珍贵的品系,可以停止繁殖 2 个月后,通过生物净化,达到去除感染源的目的。

(二) 鼠痘(小鼠传染性脱脚病)

1. 病原学　由鼠痘病毒(poxvirus of mice, MPV)引起。MPV 为痘病毒科、痘病毒亚科、正痘病毒属的包膜 DNA 病毒。MPV 对干燥、低温抵抗力较强,55℃下 30 分钟可被灭活,在潮湿环境 60℃下 10 分钟即可被灭活。对酸(pH 3.0)敏感。氧化剂、次氯酸盐和氯化锰都能灭活病毒。甲醛也可破坏 MPV 的传染性,如在 0.1％甲醛液中 48 小时即能使 MPV 失去活力。MPV 可在离体的 Vero、HeLa 及仓鼠细胞中生长。

2. 流行病学　MPV 的自然宿主为小鼠,不同品系实验小鼠的易感性差异很大,C57BL/6 和 AKR 小鼠对 MPV 感染有抵抗力,但 BALB/c、A、S、WRDBA/2、CBA 和 C3H 小鼠为易感染品系,野生小鼠也能被感染。

MPV 病毒主要经粪口途径、尿液污染或直接接触感染动物。皮肤擦伤被认为是

MPV 进入机体的主要途径。给小鼠接种痘病毒感染的肿瘤细胞或血清制品也会引起疾病暴发。MPV 还可通过妊娠母鼠垂直感染胎鼠。

3. 临床症状　小鼠的临床症状可以分为急性、亚急性、慢性或隐性4种表现。

急性期时,小鼠发病率高,死亡率高,被毛粗乱,食欲减退,驼背,结膜炎,面部肿胀,并可能在4～12小时内死亡。病理学变化可见肝坏死严重,脾、肠也可见到坏死灶。

亚急性期时,从外观上就能看到小鼠面部水肿,四肢、尾巴等皮肤糜烂,或四肢和尾巴坏死脱落。所以,鼠痘也被称为小鼠脱脚病(infectious ectromelia)。

小鼠慢性或隐性感染仅表现为生长缓慢,产仔减少,或外观健康,无临床症状,但在某些因素如运输等应激状态中,或小鼠手术及接种肿瘤等,都可能引起所在种群鼠痘暴发,造成大量死亡。

4. 诊断　通常基于血清学如 ELISA 对此病进行筛选诊断,也可结合临床组织病变等进行综合分析诊断。例如,脾脏、淋巴结、胸腺和肝脏坏死、小肠黏膜糜烂、皮肤和肝脏的细胞质出现包涵体;也可取样受损的皮肤或脾脏进行聚合酶链反应(polymerase chain reaction,PCR)检测,帮助诊断该病。

5. 对研究的不良影响　鼠痘可严重影响机体的体液和细胞介导的免疫应答;引起小鼠自身免疫性疾病;抑制吞噬细胞的吞噬能力;对移植免疫的影响可加速同种异系、甚至同系小鼠间皮肤移植的排斥反应;干扰致瘤作用的研究,被感染后的组织易被误诊为浸润性肺癌;能抑制某些化学药物的致瘤作用。

6. 预防与扑灭　从可靠的、无 MPV 感染的种群引进动物,对引进的小鼠和小鼠组织必须作隔离及检测。禁止非工作人员出入饲养区,防止野生动物接触实验小鼠。

如果饲养的实验小鼠发生鼠痘暴发及流行,由于其高传染性和死亡率,一般建议发病动物全群淘汰。零星发现时,可以尝试用生物净化方法来保住重要品系,相关用具彻底灭菌或消毒,饲养室也要消毒处理。

(三) 仙台病毒感染

1. 病原学　由1型副流感病毒引起,由于其最先由日本仙台的一个实验室分离得到,所以亦称仙台病毒(Sendai virus)。仙台病毒为副黏病毒科、副黏病毒属的单股负链RNA病毒。此病毒能够凝集几乎所有种类的红细胞,如小鼠、豚鼠、人、鸡、大鼠、绵羊及兔的红细胞,所以又被称为日本血凝病毒(hemagglutinating virus of Japan)。仙台病毒对热及乙醚敏感,酸性条件下极易灭活。仙台病毒可特异性地在气管上皮细胞中复制,并于第3天从上皮细胞出芽释放。

2. 流行病学　仙台病毒的自然宿主是啮齿类动物。在未感染过病毒的易感动物种群中,新生鼠和幼鼠最易感,常发生严重肺炎,并于3～5天内死亡。NIH、C3H、DBA/2等品系小鼠对本病毒敏感,而C57BL/6、BALB/c等品系小鼠抵抗力较强。此病毒可以在鼠群中长期存在,开放环境中的大/小鼠感染非常普遍,呈地方性流行。

本病多发于冬春季,主要通过直接接触和空气传播。鼠群中35～49日龄的小鼠由于主动免疫功能尚不成熟,接触本病毒后更易感染,并成为鼠群中的传染源。

3. 临床症状　大鼠或小鼠感染本病后可有两种表现类型。急性型病鼠常表现临床症状,即被毛粗乱、呼吸困难及消瘦等。慢性型多见于小于 50 日龄的小鼠,呈亚临床感染。孕鼠死胎率升高,新生乳鼠死亡率上升。

4. 诊断 通常基于血清学,如 ELISA 或免疫荧光试验(IFA)对此病进行筛选诊断,也可结合临床组织病变等进行综合分析诊断。例如,可依靠小鼠特异的发病日龄做出初步诊断。病理解剖学可见病鼠肺脏有散在的、大小及数量不一的出血点,或呈杨梅色,内有血性泡沫样液体,胸腔和心包腔有积液,胸膜粘连。也可将病鼠的鼻咽冲洗液或肺浸液进行细胞传代,进而依靠血凝试验、补体结合试验或 IFA 检查病毒或抗体进行确诊。

5. 对研究的不良影响 仙台病毒感染可对实验研究结果产生严重干扰。例如,改变机体细胞和体液介导的免疫应答,并可改变被感染肿瘤细胞的表面抗原及其致癌性。

6. 预防与扑灭 本病防治的关键是建立无病毒感染的鼠群,严格控制新动物的引进,及时、定期进行检测,发现病鼠后应立即淘汰整个鼠群。对于重要品系,应先仅保留鼠群中的成年鼠,再用生物净化方法建立新种群。同时,严格的消毒和管理制度是防止传染病发生和流行的必要措施。

(四) 乳鼠流行性腹泻

1. 病原学 乳鼠流行性腹泻(epidemic diarrhea of infant mice, EDIM)由小鼠轮状病毒(mouse rotavirus)引起。该病毒为呼肠孤病毒科、轮状病毒属双股 RNA 病毒,其外壳上具有区别于其他轮状病毒的特异性抗原。EDIM 病毒对热敏感,pH 3~9 条件下稳定,无血凝素,对乙醚、氯仿、脱氧胆酸盐和胰酶有抵抗力。EDIM 病毒不能在鸡胚中生长,也不能在体外细胞培养中传代。

2. 流行病学 通常,第一胎的、14 日龄内的小鼠最为易感,大、小鼠对本病的易感程度会随着日龄的增长及免疫力的提高而下降,C57BL 小鼠对本病毒具有相对较高的抵抗力,而 C3H 小鼠对其敏感。本病是一种高度接触性传染病,主要通过消化道和呼吸道传播。开放饲养的小鼠中本病发病率很高。

3. 临床症状 乳鼠感染本病毒后,显性发病早期表现为腹泻、脱水、消化不良、皮肤皱缩,肩背皮肤上有干燥白色痂皮,有时可见皮肤发绀。乳鼠可正常吃奶,但因为消化不良而积于胃中,透过腹壁可看到胃内充满白色乳汁。乳鼠躯体后部沾满黄色稀便。发病后期粪便变干而阻塞肠道,甚至引起直肠嵌塞而死亡。轻型患病乳鼠 2~5 天可自行康复。成年感染小鼠为隐性感染,成为传染源,不断向外排出病毒。

4. 诊断 可用 IFA 或 ELISA 检测病毒抗体。也可结合流行病学、临床症状和病理解剖学特点做出综合诊断。病理解剖学可见病鼠消瘦、小肠膨胀、大肠内无成形粪便。小肠绒毛上皮细胞空泡内偶见圆形嗜酸性包涵体。或取小鼠小肠内容物进行病毒分离,再接种 4~14 日龄无菌小鼠,4 天后取小肠研磨提纯,电镜下可见典型病毒粒子。由于EDIM 病毒不能在细胞培养中生长,可以用牛和猴的轮状病毒作为抗原检测抗体。

5. 对研究的不良影响 可对具有腹泻和生长不良症状的疾病研究造成干扰,病鼠如果出现短暂性的胸腺坏死,还可能对免疫学方面的研究造成干扰。

6. 预防与扑灭 本病的预防首先要依靠建立无 EDIM 病毒的动物繁殖群,并彻底截断病毒传播途径。加强饲养管理,做好消毒灭菌,以彻底切断传播途径,并做好定期监测。一旦发生本病,应立即淘汰整个鼠群,尸体焚烧,饲养室及相关用具彻底消毒。利用生物净化技术可建立无 EDIM 病毒的重要品系种子群,然后再扩大繁殖。

（五）淋巴细胞性脉络丛脑膜炎

1. 病原学　由淋巴细胞性脉络丛脑膜炎病毒(lymphocytic choriomeningitis virus,LCMV)引起。此病毒为沙粒病毒科、沙粒病毒属的单链 RNA 病毒,仅有一个血清型。该病毒对化学消毒剂敏感,乙醚、0.1% 甲醛及去污剂都能杀死 LCMV。耐酸、碱能力极差,也极不耐热,56℃下 20 分钟即可被灭活。因此,偏酸或偏碱溶液、紫外线照射和加热均可将其灭活。LCMV 可在小鼠、地鼠、猴及牛等多种哺乳动物,以及鸟类甚至蜱虫细胞系中生长。

2. 流行病学　啮齿类鼠科和仓鼠科动物是 LCMV 的自然宿主。小鼠、豚鼠、地鼠、犬、猴、鸡、兔和棉鼠均对 LCMV 易感,幼龄地鼠和豚鼠也较为敏感,自然感染的成年豚鼠仅为隐性感染,而大鼠不易感。人类感染 LCMV 也非常广泛,世界各地都有感染的相关报道。

只有带毒小鼠和金黄地鼠可以向种内或种间动物传播病毒,病毒可经唾液、鼻腔分泌物和尿液排出体外,而被感染者主要通过皮肤、黏膜或吸入途径感染。LCMV 也可经胎盘垂直传播。

3. 临床症状　自然感染或人工接种的小鼠,临床症状可因年龄、品系、感染途径及病毒株的不同而出现 3 种不同表现型:脑型、内脏型和迟发型。①脑型:成年鼠脑内接种病毒后 5～6 天,会出现部分小鼠突然死亡,其他小鼠可能表现出被毛粗乱、懒动、嗜睡或消瘦,也常见结膜炎和面部水肿。倒提病鼠时,小鼠可出现头部震颤、肢体痉挛及后肢强直性伸展的症状。小鼠出现上述症状后 1～3 天内会死亡。自然感染的小鼠也会出现类似症状,部分小鼠死亡,另一部分小鼠可在数周后幸存下来,但大多数幸存的小鼠也仍然会因免疫系统的过度消耗而一直保持很瘦弱的状态。②内脏型:病鼠可表现弓背、嗜睡及结膜发炎等症状,还有部分小鼠可伴有腹水。③迟发型:常见于子宫内感染和出生后 1～2 天内感染的小鼠。病毒在这些小鼠体内增殖,但在很长一段时间内不表现出临床症状,直到 9～12 个月后,受感染的病鼠出现多种非特异性症状,如体重减轻、弓背、被毛粗乱、蛋白尿或腹水等。

4. 诊断　可用 ELISA 检测病毒抗体。也可用中和抗体检测技术:将被检血清与 LCMV 混合后,接种小鼠或豚鼠足掌,阴性者不产生足掌肿胀。另外,还可进行病毒分离与鉴定:将病鼠的脑、肝等脏器制成匀浆接种于易感成年小鼠脑内,小鼠通常在接种后 4～5 天发病,病鼠震颤、痉挛、随即死亡。取病死小鼠的脑组织制成冰冻切片,再通过 IFA 检查脑细胞中的 LCMV 抗原。

5. 对研究的不良影响　LCMV 能在树突状细胞、B 淋巴细胞和巨噬细胞中大量复制,抑制机体的体液和细胞免疫应答,因此会对免疫学相关研究产生不良影响。而在肿瘤学研究中,由于其常引起移植肿瘤污染,因此对肿瘤学研究及代谢研究也会有不良影响。

6. 预防与扑灭　首先要防止野鼠进入动物房。饲料应妥善保存,防止被野鼠污染。对健康群应进行定期监测,对污染群应全部淘汰。若为非常珍贵的小鼠品系,可筛选无病毒血症及抗体阴性的种鼠,再通过生物净化建立无 LCMV 的鼠群。

(六) 流行性出血热

1. 病原学 由流行性出血热病毒(epidemic hemorrhagic fever virus,EHFV)引起。此病毒为布尼亚病毒科、汉坦病毒属的负性单链 RNA 病毒。EHFV 血清学分型至少可分为 11 型,前 4 型已经被 WHO 认定:1 型,汉坦病毒——野鼠型(Hantann virus);2 型,汉城病毒——家鼠型(seoul virus);3 型,普马拉病毒——棕背鼠型(puumala virus);4型,希望山病毒——田鼠型(prospect hill virus)。此病毒对脂溶剂敏感,乙醚、氯仿、丙酮及去氧胆酸盐等均可灭活,pH 5.0 以下,60℃下 1 小时及紫外线照射 30 分钟也能灭活此病毒。此病毒可在人肺癌细胞和非洲绿猴肾细胞(Vero 细胞)中生长。

2. 流行病学 鼠科动物是其自然宿主,其他一些哺乳动物也携带 EHFV,如猫、兔、犬及猪等,证明其有多宿主性。这些动物多属偶然性携带。在中国,黑线姬鼠和褐家鼠是主要宿主。实验动物中的大、小鼠都能感染这个病毒,但小鼠感染的概率非常小,主要是大鼠感染并发病。实验大鼠携带本病毒可造成流行性出血热的流行,并危害与动物接触的人员健康。

EHFV 的传播途径有很多,包括接触、垂直传播或虫媒(螨)等。实验大鼠感染主要是由于与带毒野鼠接触,或由于螨叮咬,或被带病毒的血液、尿液污染伤口;人感染是由于接触带病毒的动物及其排泄物,或吸入污染的飞扬尘埃形成的气溶胶。我国 20 世纪后期多次发生人类感染流行性出血热病毒,特别是实验人员或饲养人员感染较多,在多个省市均有发生。

3. 临床症状 鼠科动物感染本病毒后呈隐性感染或持续带病毒状态,一般不表现临床症状及明显的病理学变化,或者只有很轻微的肺炎症状。

不同地域的病毒血清型可能不同,同一区域的病毒血清型也可能不同,从而对人的致病性也不一样。人感染后轻者出现感冒症状,重者症状主要分为两种。一种被称为出血热肾病综合征,表现为发热、出血、少尿、蛋白尿及肾衰竭等;另一种被称为汉坦病毒肺综合征或心肺综合征,主要表现为发热、恶心、腹痛、呼吸衰竭及心力衰竭等。但是患者症状消失、恢复健康后可获得对此病毒的持续免疫力。人感染汉坦病毒的致死率曾经超过 25%,但随着汉坦病毒 DNA 疫苗的出现及医疗水平的提高,死亡率已降至 1% 以下。

4. 诊断 常用 IFA 或 ELISA 检测病毒抗体。早期患者的血清、外周血的中性粒细胞、淋巴细胞和单核细胞,以及尿和尿沉渣细胞,应用汉坦病毒的多克隆或单克隆抗体均可检出汉坦病毒抗原。病原检测也是肾综合征出血热病毒常用的诊断方法,鼠肺冰冻切片 IFA 检测是经典的病原检测方法。近年来,荧光定量 PCR 技术也常用于大鼠肾综合征出血热病毒的检测。

5. 预防与扑灭 实验大、小鼠群定期进行血清学检测,发现感染立刻全群淘汰,或对重要品系做生物净化。加强实验室或饲养设施管理,防止野鼠进入,防止饲料、垫料等被野鼠排泄物污染,防止动物伤口被鼠类排泄物污染;工作人员和实验人员要加强防护措施,与实验动物接触或进入动物房都应佩戴口罩,防止被其咬伤,并进行定期体检。

（七）兔病毒性出血症

1. 病原学　由兔出血症病毒（rabbit hemorrhagic disease virus，RHDV）引起。此病毒为细小病毒科、细小病毒属的病毒，能凝集人"O"型、大鼠、绵羊和鸡的红细胞，人"O"型红细胞对它尤其敏感。此病毒对氯仿和乙醚不敏感，耐酸，并且对紫外线和干燥等不良环境的抵抗力较强。

2. 流行病学　本病四季均可发生，各种家兔均易感，长毛兔尤其敏感。哺乳期仔兔基本不发病，刚断奶幼兔有一定的抵抗力，但3月龄以上的青年兔和成年兔发病率和死亡率非常高（可高达95%以上），所以又被称为"兔瘟"。传染源主要是病兔和带毒兔，病兔的所有器官、血液、各种分泌物和排泄物中都带有病毒，可以通过人或污染的环境多渠道传播，传染力极强。

3. 临床症状　潜伏期较短，通常为3～5天。青年兔或成年兔感染往往呈现急性或亚急性感染，最急性型病兔事先可能不见任何征兆，死前多有短暂兴奋，如尖叫、挣扎、抽搐及狂奔等，然后倒地抽搐后瞬间死亡。也有病兔表现为急性型，其精神沉郁，食欲废绝，被毛粗乱，迅速消瘦，呼吸困难，体温升高至41℃以上，鼻流出血性分泌物，死前突然兴奋，尖叫几声便倒地死亡。以上两种类型多发生于青年兔和成年兔，并在2～3天死亡。其最明显的大体直观病理学变化是脏器广泛充血、出血。流行后期或断奶后的幼兔感染后多表现为慢性型，出现体温升高、精神不振、不爱吃食、爱喝凉水及消瘦等表现，病程2天以上，其中有些病兔最后衰弱而死；也有些病兔不会死亡，但会成为带毒者而感染其他家兔。

4. 诊断　可结合流行病学、临床症状和病理解剖学特点做出综合诊断。各脏器广泛性充血和出血为本病的特征性病理学变化，可通过病毒接种试验、红细胞凝集试验和红细胞凝集抑制试验等确诊。兔瘟在临床上常被误认为兔巴氏杆菌病或兔魏氏梭菌性肠炎，要注意鉴别诊断。

5. 对研究的不良影响　这是实验兔的一种急性、热性、败血性和毁灭性的传染病，能导致研究立刻中断。

6. 预防与扑灭　要定期对兔群进行检测，引种时也要严格检疫。本病尚无特效药物治疗，预防接种是防止兔瘟的最佳途径。小兔断乳后每只皮下注射1 mL疫苗，成年兔每次注射1～2 mL，疫苗注射后5～7天即可产生免疫力，免疫期4～6个月，所以应每年注射疫苗2～3次。一旦发生兔瘟，应立即封锁兔场，隔离并淘汰病兔，未发病的兔要紧急接种疫苗，死兔必须按规定焚烧，并对笼具、兔舍及环境彻底消毒。

（八）狂犬病

1. 病原学　由一种嗜神经病毒即狂犬病病毒（rabies virus）感染所引起。此病原体属于弹状病毒科、弹状病毒属。完整的狂犬病病毒呈子弹形，长度大约为200 nm，直径约为70 nm。整个病毒由最外层的脂质双分子层外膜、结构蛋白外壳和负载遗传信息的RNA分子构成。目前普遍认为狂犬病病毒有4个不同的血清型。狂犬病病毒对外界抵抗力非常弱，在表面活性剂、甲醛、氯化汞（升汞）及酸碱环境下会很快死去，并且对热和紫外线极其敏感。

2. 流行病学　本病为一种以急性直接接触性感染为主的人畜共患病。病毒主要存在于机体中枢神经组织和唾液腺内,犬、浣熊、臭鼬、狐及狼等动物都是狂犬病病毒的储存宿主,蝙蝠的唾液腺也可携带此病毒。犬仍是目前发现的主要发病者,也是感染人或其他动物的主要传播媒介。无症状的隐性感染动物可长期排放病毒,并成为人和动物狂犬病的传染源。人类主要通过被病犬或携带者咬伤,经皮肤、黏膜的损伤被感染。

3. 临床症状　该病毒侵害中枢神经系统,病犬临床症状可以分为两种,主要为狂暴型。病犬极具攻击性,表现为两耳直立、双目直视、眼红、流涎、狂叫乱跑、见人就咬、步态不稳。发病后的临床表现可以分成三期:第一期为前驱期或侵袭期,表现为低热、食欲不振、恶心、头痛、倦怠及周身不适等,酷似"感冒";继而出现恐惧不安,对声、光、风及痛等较敏感;第二期为兴奋期,突出表现为极度恐怖、恐水、怕风、发作性咽肌痉挛、呼吸困难、排尿排便困难及多汗、流涎等。所以狂犬病也被称为恐水症;第三期为麻痹期,表现为痉挛停止,患者逐渐安静,但出现迟缓性瘫痪,尤以肢体软瘫为多见。眼肌、颜面肌肉及咀嚼肌也可受累,表现为斜视、眼球运动失调、下颌下坠、口不能闭及面部缺少表情等。最后因呼吸中枢麻痹或衰竭而死亡。也有少数以麻痹期表现为主的感染者。狂犬病的整个病程一般不超过 6 天,偶尔也有病程超过 10 天的感染者。狂犬病的潜伏期一般为 1 周~1 年,平均为 3~8 周。如果被咬的部位为靠近脑部的头面部或颈部,发病则快于被咬在其他部位。

4. 诊断　对狂犬病的诊断可以通过临床症状或者实验室检验。实验室检验可通过脑组织内基小体检验,或者荧光免疫方法检查抗体,或者分泌物动物接种实验,或者血清抗体检查和反转录 PCR 方法检查病毒 RNA 等。病理学切片检查可见大脑海马神经元细胞的胞质内出现包涵体。

5. 预防与扑灭　定期检测,加强犬和猫的饲养管理,发病的犬、猫应立即处死及焚毁。预防接种对防止狂犬病发病非常重要。因此,要定期注射狂犬病疫苗,控制动物间传播。接触动物的饲养人员和研究人员也应做好免疫接种以降低感染风险。人和犬怀疑被病犬咬伤时,应立即彻底消毒伤口,挤出淤血,局部用肥皂水、0.1%氯化汞溶液、酒精、碘酊消毒,并立刻去医疗机构用血清治疗或免疫接种。疑似患有狂犬病的动物也应立即执行安乐死,并在处死前或处死后采样以做进一步诊断。

(九) 犬细小病毒病

1. 病原学　由犬细小病毒 2 株(canine parvovirus strain 2,CPV - 2)引起。该病毒为单链 DNA 病毒。目前,此病毒被发现有 3 种抗原变种:2a、2b 和 2c。该病毒对乙醚有抵抗性,也有一定耐热性,在 56℃下至少能稳定存在 60 分钟,并在 pH 3~9 稳定,但其对甲醛敏感,4%甲醛液、10%戊二醛溶液和 5%~6%次亚氯酸钠的 32 倍稀释液均对此病毒有杀灭作用,紫外线也能将其灭活。犬细小病毒在猫肾细胞中能很好地繁殖。

2. 流行病学　犬是主要的自然宿主,任何年龄的犬都可以被感染,但小于 6 周龄的幼犬会因母体来源的抗体保护而发病率低,随后由于母体来源的抗体水平下降,6~20 周龄幼犬特别易感,接受过免疫预防接种的成年犬中也有报道出现过严重感染者。除了家犬,其他犬科动物如郊狼、丛林犬、食蟹狐和鬣犬等也可能被感染。并且随着病毒抗原的漂移,病毒已经能感染猫、小熊及貂等动物。

自然感染主要通过直接和间接接触。该病发病率为20%~100%,致死率为10%~50%,4周龄内的幼犬死亡率最高。犬的粪、尿、呕吐物和唾液中都含有病毒,被病毒污染的食物、垫料和环境等都可造成传染,康复犬的粪尿中也可长期带毒。因此,隐性感染的犬及康复犬的排泄物都是本病危险的传染源。

3. 临床症状　犬细小病毒病是一种急性、烈性、致死性传染病,病毒在宿主体内心肌细胞和肠上皮细胞中繁殖,引起非化脓性心肌炎或出血性肠炎,也常被称为病毒性肠炎。

该病潜伏期为7~14天。多数感染者呈现肠炎综合征,少数可呈现心肌炎综合征。肠炎病犬初期精神沉郁、食欲废绝、偶见发热(40℃以上),随后发展为频繁呕吐和剧烈腹泻,粪便中经常带血。病犬迅速脱水,衰竭而死。从起病症状轻微发展到严重一般不超过2天,整个病程一般不超过1周。心肌炎型多见于4~6周龄幼犬,一般不表现症状或仅有轻度腹泻,但会突然衰竭并出现呼吸困难和死亡。

4. 诊断　根据流行病学和症状可做初步诊断,确诊可以依靠测定抗体滴度及粪便血凝素滴度等方法。本病毒和猫瘟热(泛白细胞减少症)病毒有相似的抗原性,两者存在着血清学交叉反应。因此,诊断时要注意区分。

5. 预防与扑灭　定期监测,按规章制度严格日常管理与操作,并做好疫苗免疫工作。疫苗免疫是预防发病的根本措施,6周龄的幼犬应每2~4周接种一次疫苗直至16周龄,然后每年至少接种一次。一旦发病,应迅速隔离病犬,其余犬接种疫苗。被病犬污染的犬舍饲具、用具、运输工具应进行严格消毒,消毒剂可采用2%的NaOH、含氯石灰(漂白粉)、次氯酸钾等。病犬临床症状消失后也应至少隔离2周。对接触病犬的饲养员或实验员也要限制流动,避免间接传染。本病无特效治疗方法,多是对症治疗。脱水时应大量输液,同时使用抗生素防止继发感染。

(十) 犬瘟热

1. 病原学　由犬瘟热病毒(canine distemper virus, CDV)引起。CDV是属于副黏病毒科、麻疹病毒属的单链RNA病毒。犬瘟热病毒多数为球形,病毒粒子的直径为110~550 nm,大多数为150~330 nm,亦有畸形和长丝状的病毒粒子。CDV对紫外线辐射、热及干燥非常敏感,对氧化剂、洗涤剂和脂类溶剂的抵抗力也很弱。室温下,病毒寿命短,存活在组织和渗出液的时间在20分钟到3小时之间。

2. 流行病学　本病四季均可发生,并以冬春季多发。主要发生于3~12月年龄的幼犬,其他年龄犬也可感染。除家犬外,狼、狐、鬣狗、浣熊、小熊猫、灵猫、狮子及老虎等野生动物也可发病,特别是水貂、雪貂极易感染本病。也有海洋哺乳动物感染的例子。例如,贝加尔湖和里海海豹感染CDV,其病毒株可能起源于陆生食肉动物。虽然尚未有人被CDV感染的报道,但在非人灵长类中有恒河猴和食蟹猴感染CDV的报道,并且这些灵长类动物被感染后具有很高的死亡率。这使人们对潜在的CDV人畜共患病存在担忧。

CDV为高度接触性传染,病犬的眼、鼻分泌物、唾液及粪尿中都含有病毒,但以呼吸道、飞沫和食物饮水为主要传播方式,也可以经胎盘垂直传播。人的衣服和鞋等服饰也可携带病毒。犬瘟热潜伏期随传染源的不同长短差异较大。来源于同种动物的潜伏期为3~6天。来源于异种动物的潜伏期有时可长达30~90天。

3. 临床症状 此病呈现复相热(反复发热,起伏不定)、鼻炎、支气管炎及呼吸和消化严重障碍,犬瘟热开始的症状是体温升高,持续1~3天。然后消退,非常类似感冒痊愈的特征。但几天后体温再次升高,持续时间不定。病初有干咳,后转为湿咳,呼吸困难,呕吐、腹泻及肠套叠,最终因严重脱水和衰弱而死亡。少数病例出现脑炎症状,此症状大多在上述症状后的10天左右出现。但由于犬瘟热病毒侵害中枢神经系统的部位不同,症状也有所差异,主要为行为异常,包括抽搐、痉挛、不自觉咀嚼、失明或瘫痪等症状。一旦CDV侵入机体并得以繁殖,还容易引起葡萄球菌、链球菌及支气管败血波氏杆菌等的继发感染,使得病情更复杂。很多被感染动物在疾病暴发后2~4周内死亡。

4. 诊断 通过临床症状可做出疑似诊断。然后可以通过从感染的组织内找到包涵体或利用雪貂分离病毒,以及通过荧光抗体技术或ELISA等进行确诊。

5. 预防与扑灭 主要采取综合性防疫措施,定期监测并进行疫苗接种。发现病犬应及时隔离治疗,病死的犬尸要焚毁,并对环境、犬舍及用具等进行严格消毒,防止互相传染和扩大传播。

(十一) 犬传染性肝炎

1. 病原学 由犬腺病毒Ⅰ型(canine adenovirus type Ⅰ)所引起。此病毒对外界环境的抵抗力强。

2. 流行病学 本病经由口或直接接触含病毒的分泌物而感染,任何犬种、性别、季节皆会发生,以2~3月龄年幼及年老的犬最易感。病犬的唾液、粪、尿均可带毒。病愈的犬可长期排毒。

3. 临床症状 主要造成肝、肾、脾及肺脏的损伤而引起全身循环障碍。急性病例可于24~36小时内死亡,感染7~10天时会因眼角膜水肿导致眼睛变成蓝色,所以又称蓝眼病。

潜伏期3~5天,病初体温升高达41℃,精神委顿、食欲废绝,烦渴(过度饮水后发生呕吐,而后再饮)。口腔黏膜充血、呈鲜红色,扁桃体发炎,颌下淋巴结明显肿大。眼有浆性-脓性分泌物,怕光。皮肤、黏膜出血,偶有黄疸、腹痛、腹泻,有时便血,拱背。肝区触痛,病犬痛苦呻吟。小便呈深黄或红茶色。白细胞数减少,20%~30%的犬出现角膜混浊。有的病犬伴有神经症状,四肢和颈部肌肉痉挛,运动性共济失调,后肢麻痹或昏睡。死亡率为20%左右。病犬痊愈后有持久的免疫力。人工感染可使接种病毒的狐和犬发病,但不能使雪貂发病。

4. 诊断 可以通过结合临床症状、发现肝细胞核内包涵体、补体结合试验等血清学检测结果进行确诊。由于本病常与犬瘟热并发感染,故要综合判断及细心诊断。

5. 预防与扑灭 定期监测及免疫接种,严格执行规范的卫生饲养措施。新进犬要隔离检疫。如发现病犬,病初可用成年犬血清10 mL皮下注射,隔日注射1次,共2~3次。静注50%葡萄糖液(加维生素C 250 mg)20~40 mL,或ATP连用3天。每日口服葡醛内酯(肝泰乐)3次,每次2~3片。病犬还应及时隔离,病犬接触过的笼具等要彻底消毒,场地可用3‰氢氧化钠溶液消毒。疫病流行期间幼犬要皮下注射健康犬血清,每周1次,每次3mL,共注射2次。

(十二)猴B病毒病

1. 病原学 由猴B病毒(simian B virus)引起。此病毒又称为猴疱疹病毒1型(cercopithecine herpesvirus 1),属于疱疹病毒科、疱疹病毒亚科、单纯疱疹病毒属。在目前发现的35种非人灵长类疱疹病毒中,只有B病毒对人有致病性。B病毒对乙醚、脱氧胆酸盐及氯仿等脂溶剂敏感,对热也敏感,56℃下30分钟即可被灭活。紫外线也可将其灭活。

2. 流行病学 猴是本病毒的自然宿主,感染率为10%~60%,台湾猴、日本猕猴、帽猴、食蟹猴等均可被感染,也可感染猴、兔、豚鼠及小鼠。病毒主要经性交、咬伤或带毒唾液经损伤的皮肤或黏膜直接传播,也可以通过污染物间接传播。野生猴B病毒抗体阳性率远高于自繁猴。B病毒可由感染处经外周神经传到中枢神经系统形成潜伏感染。病毒还可长期潜伏于上呼吸道或泌尿生殖器官附近神经节及组织器官,可经唾液、尿液、精液间歇性排毒。B病毒的感染率随着年龄的增长而上升。

3. 临床症状 猴感染B病毒后,多数情况下呈良性经过,初期在舌表面和口腔黏膜与皮肤交界的唇缘出现疱疹,最后形成溃疡表面,有纤维素性坏死痂皮,7~14天可自愈。人感染该病毒的发病率不高,一旦发病,症状会非常严重,主要表现为上升性脊髓炎或脑脊髓炎,死亡率可高达70%~80%,即使存活下来的人,也会有严重的神经损伤后遗症。

4. 诊断 血清抗体是检测此病的主要诊断方法,多用酶联免疫吸附试验测定或免疫荧光法检测。由于猴B病毒对人的危害性较大,一般不提倡使用病原体分离的诊断方法。操作此病毒要求在生物安全等级最高的4级实验室中才可进行。近年来,病毒核酸检测方法也应用于猴B病毒感染的病原体检测,检测灵敏度很好,可以检测到低于10个拷贝的病毒DNA。

5. 预防与扑灭 定期检疫,立刻淘汰阳性猴,建立B病毒阴性的隔离区。与猴接触的饲养和研究人员都要重视自身防护工作,一旦被咬伤或抓伤,要立即用肥皂水洗净伤口,再用碘酊消毒,并隔离观察3周,一旦出现临床症状,要及时进行对症治疗。

二、细菌性疾病

(一)嗜肺巴斯德杆菌

1. 病原学 由嗜肺巴斯德杆菌(*Pasteurella pneumotropica*)引起。根据菌株的序列特点,在2017年时又被重新分类,分类后最主要感染实验大、小鼠的菌株为嗜肺啮齿杆菌(*rodentibacter pneumotropicus*;*rodentibacter heylii*)。本菌革兰氏染色阴性,无运动性,是多形球状杆菌,菌体两端着色较浓。可产生吲哚、尿素酶、硫化氢,可分解木糖、海藻糖。

2. 流行病学　可感染多种动物,包括小鼠、大鼠、豚鼠和地鼠等。本菌为条件性致病菌,动物感染后可呈隐性感染,成为动物上呼吸道及消化道的常居菌(resident flora)。当动物抵抗力下降、细菌毒力高或细菌数量多时引起动物发病。健康动物通过呼吸道、消化道感染,也可通过外伤或生殖器官感染。幼鼠可在出生后的第一周内被感染。

3. 临床症状　感染的小鼠多呈散发的亚临床发病。严重者病理学解剖可见肺有散发脓肿,在裸鼠等免疫缺陷小鼠中表现非常明显;也可表现为化脓性中耳炎、泪腺炎、子宫炎、淋巴结炎及泌尿系统的化脓性炎症,并常与其他细菌混合感染而引起动物发病。若本菌与仙台病毒混合感染,可引起致命性肺炎。与肺炎支原体混合感染也可引起并发症而使病情复杂化。

4. 诊断　可采样后进行细菌分离培养,在血平皿中 37℃ 培养 24 小时后,阳性菌落表面突起,呈灰白色,不溶血或轻微 α 溶血,光滑似露滴状,直径 1～2 mm。然后涂片镜检;也可作生化检查或用标准血清做凝聚反应即可确诊;也可利用分子生物学实验帮助检测。

5. 对研究的不良影响　本病原可引起免疫缺陷小鼠严重的并发症,也可使感染的具有亚临床症状的免疫功能正常小鼠(如 C56BL/6)体内多种炎性因子升高,从而干扰实验结果。

6. 预防与扑灭　本病的预防应依靠建立良好的环境卫生条件及严格规范地执行规章制度。定期监测,如发现感染,通过生物净化方法建立无嗜肺巴斯德杆菌的小鼠群是最佳选择。治疗可采用饮用水中每日给药恩诺沙星(enrofloxacin,85 mg/kg),连续给药 14 天,一般连续给药 7 天可消除临床症状,再 4 周后的菌落检测中可呈现阴性结果。

(二) 泰泽氏病

1. 病原学　由毛状芽孢杆菌(*Bacillus piliformis*)引起。因泰泽(E. Tyzzer)在日本华尔兹(Waltzing)小鼠群中首先描述而被命名为泰泽氏菌病(Tyzzer's organism)。毛状芽孢杆菌为革兰氏阴性菌,周身鞭毛,有运动性,可形成芽孢,具有多形性。其生长对细胞的选择非常苛刻,无细胞的培养基上不能生长,可通过卵黄囊途径接种鸡胚来增殖。其芽孢在体外可生存数年,在尸体内很易自溶。

2. 流行病学　本病可通过食入被本菌污染的食物后经消化道感染,也可垂直传播。小鼠感染后往往呈隐性感染,当机体免疫力下降时发病。过分拥挤、环境内高温高湿、长途运输、X 线照射及使用皮质类固醇药物等应激因素都可促使本病发生。

3. 临床症状　本病的首发症状是出现突然死亡,其他动物表现为被毛逆立、嗜睡、严重腹泻,粪便呈水样或黏液状。动物脱水,食欲废绝,常在 2～4 天死亡。病理解剖学可见肝脏肿大,表面散布灰白色、黄色圆形坏死灶。小肠内充满黄色液体,肠壁淤血、水肿,回盲结合部有出血、溃疡灶。镜下可见肝细胞发生凝固性坏死和溶解,病灶周围有中性粒细胞浸润,病灶边缘的肝脏活细胞内可见成束的、状似毛发的杆菌。肠上皮细胞坏死脱落,肠壁固有层及黏膜下层组织水肿,有中性粒细胞和淋巴细胞浸润,上皮细胞内可见菌体。

4. 诊断　可利用 ELISA 进行血清学诊断；也可取病鼠肝脏组织或肠组织作涂片，镜下观察到典型的成束、细长革兰氏阴性杆菌即可确诊；或通过采样接种经可的松激发的小鼠，观察小鼠是否出现典型病理学变化来确诊。

5. 对研究的不良影响　在免疫学研究中，当动物处于免疫抑制状态时，可引起隐性感染的小鼠暴发本病，从而导致实验失败。

6. 预防与扑灭　建立良好的环境卫生条件及严格规范地执行规章制度，防止饲料污染，加强饲养室消毒。提高动物体质，防止应激因素。定期监测，如发现感染，通过生物净化建立无泰泽氏病的小鼠群是最佳选择。

(三) 鼠棒状杆菌病

1. 病原学　由鼠棒状杆菌（*Corynebacterium Kutscheri*）引起。此病原体革兰氏染色阳性，呈小棒槌状或微弯曲，排列不规则，散在或成对，呈"V"形或栅栏状排列。无运动性，不形成芽孢。可分解葡萄糖、蔗糖、麦芽糖和甘露糖，产酸不产气，不分解甘露醇、乳糖，尿素酶阳性，明胶液化，硝酸盐还原试验阳性。

2. 流行病学　在许多物种中都有发生，但有些菌株可以引起如小鼠、大鼠或仓鼠的交叉感染；而有些菌株具有种属感染特异性。实验动物感染多呈隐性。本菌可经口鼻或皮肤伤口感染，并可在盲肠长期存在，机体抵抗力下降时进入血液而引起发病。某些应激因素如强烈照射、手术处理、运输及营养不良等也可诱发本病。

3. 临床症状　可引起小鼠或大鼠的假结核病，也可引起免疫缺陷小鼠的皮肤角化病。隐性感染的小鼠一般不表现临床症状。急性发病时，发病率、死亡率均较高。小鼠消瘦、被毛逆乱、呼吸困难、关节肿大、皮肤发生溃疡脓肿，甚至形成皮下瘘管，肢体可因坏死而脱落，动物于 1 周内死亡。慢性发病时，临床症状不明显。病理解剖学可见肠黏膜出血溃疡，有小脓肿形成，肠系膜淋巴结肿大。本菌可进入血液形成脓毒败血症。经血液循环扩展到各个脏器，在肺、肾、心、肝及淋巴结形成脓肿，呈灰白或黄色结节，内有干酪样渗出物。其他部位可发生皮肤溃疡、化脓性关节炎及腹膜炎病变等。病理切片可见脓肿周围有巨噬细胞和中性粒细胞浸润，实质细胞发生坏死。

4. 诊断　可取病鼠的脓肿组织涂片，根据形态查找致病菌。也可取病鼠鼻咽气管分泌物及肾、肺的病灶组织进行培养。普通培养基或 5% 血液培养基 37℃ 条件下 48 小时，可形成 1 mm 左右的白色菌落，呈突起半球状，涂片不乳化，表面光滑不溶血。然后取可疑菌落进一步作生化鉴定或血清学玻片凝集试验，或分子生物学实验鉴定。结合以上所有结果即可确诊。在检查可疑病鼠前，还可注射可的松诱发动物发病以提高检出率。

5. 对研究的不良影响　感染小鼠，特别是感染免疫缺陷鼠会严重影响研究的顺利进行。

6. 预防与扑灭　定期监测，健全饲养管理制度，切断传播途径，并通过生物净化建立无棒状杆菌感染的鼠群，从而排除本病原体对实验的潜在严重干扰。

(四) 铜绿假单胞菌病

1. 病原学　由铜绿假单胞菌（*Pseudomonas aeruginosa*，又称绿脓杆菌）引起。此病原体为革兰氏阴性菌,可产生绿色色素,氧化酶试验阳性,半固体动力试验阳性,42℃生长试验阳性。

2. 流行病学　该菌为条件性致病菌,容易滋生于潮湿、温暖的环境中,包括皮肤或水中。一旦在宿主动物中滋生,还可存在于鼻咽部、口咽部或胃肠道,并通过接触传染给其他易感动物。

3. 临床症状　大部分实验动物感染本病原体后呈隐性感染状态,但免疫缺陷动物如 SCID 小鼠若感染则易患败血症。病鼠可表现出结膜炎、流涕、头部水肿、体重减轻及皮肤感染。免疫抑制小鼠也可能出现胃肠道溃疡。全身感染者还会出现严重白细胞减少症,尤其是中性粒细胞减少症。也有出现慢性增殖性耳蜗炎症或前庭器官炎症等症状。

4. 诊断　可采样后进行细菌分离培养,铜绿假单胞菌可在萘啶酸乙酰三胺(nalidixic acid cetrimide,NAC)液体培养基中均匀混浊生长,大部分菌株能在培养液上半部形成绿色色素;而在 NAC 琼脂平皿上,可形成扁平、边缘不齐呈锯齿状的 2~3 mm 菌落,大部分菌落可产生绿色色素而使培养基呈现绿色,部分菌株需延长培养时间才可产生色素。然后取可疑菌落进一步作生化鉴定或分子生物学实验鉴定。结合以上所有结果即可确诊。

5. 预防与扑灭　定期监测,严格执行规范的饲养管理制度,切断传播途径。铜绿假单胞菌容易产生耐药性,容易耐受胺盐类消毒剂(如苯扎溴铵)。因此,通过生物净化建立无铜绿假单胞菌感染的鼠群是最佳选择,从而排除本病原体对实验的潜在严重干扰。

(五) 金黄色葡萄球菌病

1. 病原学　由金黄色葡萄球菌(Staphylococcus aureus)引起。此病原体为革兰氏阳性菌,无荚膜、无芽孢,直径为 0.5~1 μm,血浆凝固酶试验阳性。

2. 流行病学　葡萄球菌无处不在,它们可以存在于皮肤上、鼻咽部或胃肠道中,也可以在笼具或房间中存在,或由人员携带。葡萄球菌性皮炎与宿主基因型、动物的整体健康状况及环境污染程度有一定关联。C57BL/6、C3H、DBA 和 BALB/c 是葡萄球菌属的易感动物。低年龄动物比成年动物易感。该菌通过接触在易感动物中传播。

3. 临床症状　葡萄球菌可使感染动物,尤其是免疫缺陷小鼠(如裸鼠),出现化脓性结膜炎,眶周和眶后脓肿,小鼠包皮腺炎和脓皮病。能造成伤口化脓,可引起面部、耳部、颈部等处的湿疹性皮炎,继而发展成溃疡性皮炎。雄性小鼠的生殖道黏膜如果被葡萄球菌感染,可产生包皮脓肿等。

4. 诊断　可采样后进行细菌分离培养,在高盐甘露醇培养基上形成 1 mm 左右、凸起、黄色的菌落。菌落周围的培养基由红变成黄色。继续挑菌落接种血琼脂平皿,37℃培养 18~24 小时,可形成白色或金黄色、凸起、圆形、不透明、表面光滑及周围有 β 溶血环的菌落。然后取可疑菌落进一步作生化鉴定或分子生物学实验鉴定。结合以上所有结果即可确诊。

5. 预防与扑灭　定期监测,严格执行规范的饲养管理制度,切断传播途径。尽量降低动物抓挠等行为的可能性,以减少皮肤损伤的概率。通过生物净化建立无金黄色葡萄球菌感染的鼠群,可以排除本病原体对实验的潜在严重干扰。

（六）肺炎克雷伯菌肺炎

1. 病原学　由肺炎克雷伯菌（*Klebsiella pneumoniae*）引起。此病原体为革兰氏阴性短杆菌,大小为(0.3~0.5)μm×(0.6~6.0)μm,单个、成双或成短链排列,有荚膜。连续传代后荚膜消失,无芽孢。本菌转种克氏双糖或三糖铁琼脂培养基37℃培养18~24小时,斜面产酸,底层产酸产气,或仅产酸不产气,硫化氢阴性。本菌还具有硝酸盐还原试验阳性、丙二酸盐试验阳性、尿素酶阳性、赖氨酸脱羧酶阳性及鸟氨酸脱羧酶阴性、利用葡萄糖和乳糖、靛基质阴性、半固体动力试验阴性等特点。

2. 流行病学　该菌为条件性致病菌,自然状态下可存在于小鼠的皮肤、口腔及消化道,但SPF级大、小鼠中规定不能带有此病原体。病原携带者主要通过空气接触传染给其他易感动物。

3. 临床症状　其在一定条件下可引起亚健康的人或动物的严重呼吸道感染,导致肺泡的严重损伤,并产生血样、褐色或黄色的果冻状痰液。

4. 诊断　可采样后进行细菌分离培养,肺炎克雷伯菌可在胆盐硫乳琼脂(deoxycholate hydrogen sulfide lactose, DHL)琼脂平皿上形成菌落。淡粉色、大而隆起、光滑湿润、呈黏液状,相邻菌落易融合成脓汁样,接种针挑取时能拉出较长的丝。然后取可疑菌落进一步作生化鉴定或分子生物学实验鉴定。结合以上所有结果即可确诊。

5. 预防与扑灭　定期监测,严格执行规范的饲养管理制度。通过生物净化建立无肺炎克雷伯菌感染的鼠群,可以排除本病原体对实验的潜在严重干扰。

（七）沙门菌病

1. 病原学　由沙门菌属（*Salmonella*）病原体引起。目前主要发现有两种。一种为邦戈沙门菌（*S. Bongori*）,主要感染变温(冷血)动物,偶尔也能感染人类;另一种为肠道沙门菌（*S. Enterica*）,包含约2500种血清型,是引起人类食源性疾病的主要病原体之一。其他还包括如与小鼠有很大关联的鼠伤寒沙门菌（*Salmonella typhimurium*）和肠炎沙门菌（*Salmonella enterica serovar Enteritidis*）。沙门菌为革兰氏阴性杆菌,无芽孢,无荚膜。

2. 流行病学　沙门菌的宿主广泛,昆虫、鸟类、啮齿类动物、猫、犬、非人灵长类动物或人都可以成为其携带者,免疫力下降、接触重金属及环境温度异常等因素会增加疾病的严重性。SPF级大、小鼠等实验动物中规定不能带有此病原体。哺乳期和断奶期小鼠比成年小鼠更容易发病。病原携带者主要通过消化道传染给其他易感动物。

3. 临床症状　急性发病时,肠胃炎是最常见的症状,但排出的可能仍是成形粪便,小鼠还可表现出厌食、体重减轻、嗜睡、皮毛暗淡和拱背等症状,偶见结膜炎。亚急性感染时,可引起腹胀,并出现肝大和脾大。慢性发病时可表现为厌食和体重减轻。

4. 诊断　采样后进行细菌分离培养,沙门菌可在DHL琼脂平皿上形成2mm左右、无色半透明、表面光滑湿润的菌落,部分菌落带黑心或全黑。取可疑菌落做进一步生化鉴定或分子生物学实验鉴定。结合以上所有结果即可确诊。

5. 预防与扑灭　定期监测,严格执行规范的饲养管理制度。通过生物净化建立无沙门菌感染的实验动物群,可以排除本病原体对实验的潜在严重干扰。

三、寄生虫病及其他

(一) 弓形体病

1. **病原学** 由刚地弓形虫($Toxophasma\ gondii$)引起。该病原体是单细胞原生动物寄生虫,寄生于细胞内,可随血液流动到达如心、肝、淋巴结等全身各部位。其生活史中出现 5 种形态,包括:①滋养体(trophozoite)期,也称为速殖子(tachyzoite)期。此阶段其在有核细胞内迅速分裂,多个滋养体占据整个宿主的细胞质,所以也称为假包囊。②包囊(cyst)期,也称为缓殖子(bradyzoite)期,包囊大小为 $50\sim100\ \mu m$,囊内有数个至数千个缓殖子,可长期存活于组织内。这是虫体在宿主体内的休眠阶段,见于慢性病例,破裂后可释放出虫体。③裂殖体期,在终宿主猫的肠绒毛上皮细胞内,早期可见其含有多个细胞核,成熟时则含香蕉形的裂殖子。④配子体期,在猫肠细胞内进行的有性繁殖期虫体。⑤卵囊期,出现于猫肠道中,会随粪便排出体外。前 3 期为无性生殖,后 2 期为有性生殖。弓形虫生活史的完成需双宿主,在终宿主(猫与猫科动物)体内,上述 5 种形态俱存;在中间宿主(包括禽类、哺乳类动物和人)体内,则仅有无性生殖而无有性生殖。无性生殖常可造成全身感染,有性生殖仅在终宿主肠黏膜上皮细胞内发育造成局部感染。弓形体的卵囊对低温有很强的抵抗力,$-80^{\circ}\!C$ 时可存活 20 天,$-20^{\circ}\!C$ 为 60 天,$-5^{\circ}\!C$ 为 120 天。但卵囊对干燥环境抵抗力不佳,相对湿度 82% 时,孢子化卵囊 30 天失去感染力,而 21% 时为 3 天。弓形体对消毒剂的抵抗力很强,$4^{\circ}\!C$ 环境中,滋养体和包囊在 50% 乙醇、0.01% 甲醛,包囊在 5% 苯酚等溶液中可存活 15 分钟。

2. **流行病学** 弓形虫感染在全世界都非常普遍,几乎所有恒温(温血)动物均可作为弓形虫的储存宿主。弓形虫主要寄生在猫的肠上皮细胞内。小鼠、大鼠、豚鼠、人、鸡及鸽等也都可以感染弓形虫而成为其中间宿主。猫科动物的粪便中常带有卵囊。猫的身上和口腔内常有弓形虫包囊和活体。犬的身上和口腔内常有包囊或活体。

先天性弓形虫病可通过胎盘垂直传染,孕妇在妊娠期初次受染。本身一般无明显症状,但无论孕者为显性还是隐性感染,均可传染胎儿。后天获得性弓形虫病主要经口感染,食入被猫粪中感染性卵囊污染的食物和水,或未煮熟的含有包囊和假包囊的肉、蛋或未消毒的奶等均可感染。昆虫如蟑螂、蝇等都可机械性携带该虫而传播疾病。

秋冬季和早春发病率最高,可能与此时期的宿主抵抗力较低、而外界条件适合卵囊生存有关。

3. **临床症状** 一般分为先天性和后天获得性两类,隐性感染多见。猪比较易感,感染后,严重者可出现稽留热、呼吸困难、呈犬坐式、结膜出血及耳尖坏死等症状。牛弓形体病较少见,感染严重时也可出现呼吸困难、咳嗽、发热等症状,犊牛感染时甚至会在 $2\sim6$ 天内出现死亡。怀孕动物或人感染后,容易出现流产、早产或死产,或产后婴儿出现脑积水、小脑畸形及精神障碍等症状。

4. **诊断** 弓形体病患者临床表现复杂,其症状和体征缺乏特异性,容易造成误诊。

确诊主要依靠病原学和免疫学检查。病原学检查包括直接镜检、动物接种或组织培养、DNA 杂交等方法；免疫学检查主要检测抗体和抗原，可采用 IFA、间接血凝试验、ELISA 及放射免疫试验等方法。

5. 对研究的不良影响　感染后的实验动物会严重干扰实验结果，如 T 及 B 淋巴细胞的免疫功能受到长期抑制。

6. 预防与扑灭　定期监测，严格执行规范的饲养管理制度。通过生物净化建立无弓形虫感染的鼠群，可以排除本病原体对实验的潜在严重干扰。同时，做好个人防护，及时处理可能被动物污染的食物、饮用水和饲料，定期消毒，做好环境卫生，防止野鼠或蟑螂等进入设施。孕妇也应尽量避免与有潜在可能携带弓形虫的动物接触，以防感染并伤及腹中胎儿。

对该病的治疗可采用磺胺类药物，但如果用药较晚，可能仅会使症状消失，但不能抑制虫体进入组织形成包囊，从而成为带虫者。此外，也可使用磷酸氯喹啉或磷酸伯氨喹来进行治疗。

（二）兔球虫病

1. 病原学　由艾美耳科、艾美耳属的兔球虫引起。很多动物包括大多数脊椎动物及少数无脊椎动物都可以感染球虫，但兔球虫有严格的宿主和寄生部位特异性，只感染兔。目前，有报道的兔球虫一共有 17 个属，其中 16 个为肠球虫，1 个为肝球虫。兔球虫的生活史可分为裂殖生殖、配子生殖和孢子生殖 3 个阶段，前 2 个阶段在胆管上皮或肠上皮细胞内进行，第 3 阶段在外界环境中进行。球虫卵囊在外界环境中，当温度为 20℃，相对湿度为 55%～75% 时，经 2～3 天即可发育为感染性卵囊。卵囊对化学消毒药物和低温的抵抗力很强，但对日光和干燥很敏感，直射阳光在数小时内可杀死卵囊。紫外线对各个发育阶段的球虫都有很强的杀灭作用。

2. 流行病学　兔球虫病是家兔最常见的、危害最严重的一种原虫病。本病四季皆可发生，多见于温暖多雨季节。断奶至 3 月龄的幼兔感染率最高，死亡率也很高。成年兔一般为隐形感染，并成为感染的来源。接触球虫污染的饲料、饮水、笼具及衣物都可使兔发病，人、工具、野鼠和苍蝇等也均可成为本病的机械传播媒介。

3. 临床症状　按球虫的种类和寄生部位不同，该病可分为肠型、肝型和混合型 3 种，临床上常见的为混合型。感染后的症状，肠型多表现为腹泻（水泻、黏液状或带血）、精神萎靡、消瘦；肝型多表现为厌食、消瘦、腹泻、精神萎靡、生长迟缓或突然死亡。发病后期，幼兔多出现神经症状，四肢痉挛或麻痹，最后常因极度衰竭而死亡。死亡率为 40%～70%，甚至可以高达 80%。病程可持续数周。即使病愈，仍然会保持长期消瘦和生长发育不良。

4. 诊断　根据流行病学、临床症状和病理学变化可做出初步诊断，确诊需做进一步实验室诊断。实验室诊断方法：可取肠黏膜的白色小结节、肝脏的白色结节压片，进行卵囊镜检；或取粪便直接涂片检查；也可采取粪便饱和盐水漂浮法检查卵囊。

5. 对研究的不良影响　高死亡率，或肝脏损伤、体重下降等不良健康状态都会对研究造成极大困扰。

6. 预防与扑灭 定期监测,加强兔场管理,成年兔和幼兔分开饲养;断乳后的幼兔要立即分群,单独饲养。笼具等严格消毒,并保证粪便不污染饲料和饮水,消灭兔场内可能的传染源,同时做好环境卫生,保持清洁、干燥和通风,杜绝传播可能。如果发现感染球虫,可选用磺胺-6-甲氧嘧啶、磺胺二甲基嘧啶、氯羟吡啶(Lerbek)等药物进行治疗。

(三) 支原体病

1. 病原学 由支原体(*Mycoplasma*)引起。支原体是一种大小介于细菌和病毒之间,没有细胞壁,革兰氏染色阴性的简单原核生物。其形态多样,有杆形、球形及分枝状等。支原体对清洁剂和消毒剂抵抗力弱,对干扰细胞壁合成的抗生素不敏感,但对干扰蛋白质合成的抗生素敏感。

2. 流行病学 支原体对猪、牛、禽及啮齿类实验动物等都有广泛的致病性,是 SPF 级大、小鼠必须排除的微生物。支原体可通过吸入而传染,也有动物(如大鼠)被发现可发生支原体垂直传播。支原体还可通过污染的细胞株感染植入这些细胞株的动物。

3. 临床症状 不同的支原体可引起不同的组织或器官患病,但大多呈隐性感染,主要以侵害呼吸系统和生殖系统为主。当有仙台病毒或巴氏杆菌联合感染时,病情会比单纯支原体感染要严重许多。小鼠和大鼠最易感染的部位是呼吸道和关节,感染后主要表现为炎症反应,包括充血、水肿及浆液性分泌物形成。嗜神经支原体可引起小鼠的翻滚病,头部震颤/身体翻滚,急性发作后小鼠可在数小时内死亡。

4. 诊断 支原体感染的表现症状(如呼吸道感染症状)并无特异性,需结合病理学及实验室检查才能确诊。实验室检查主要通过血清学检测或与分子诊断技术等方法相结合。PCR 技术对支原体感染的早期诊断有极其重要的意义。

5. 对研究的不良影响 支原体可以对呼吸系统的实验造成干扰,也能因为改变的免疫反应而对相关研究结果造成干扰,并且可能给麻醉的动物带来更大风险。

6. 预防与扑灭 定期监测,严格遵守规章制度,做好日常卫生消毒工作。采取生物净化的方式,建立无支原体的动物种群,并保持种群的无支原体状态,可以很好地消除其对研究可能造成的潜在影响。

(四) 钩端螺旋体病

1. 病原学 由致病性钩端螺旋体(*Leptospira*)引起。该病原体是一种纤细的螺旋状微生物,菌体有紧密、规则的螺旋。革兰氏染色阴性,菌体的一端或两端弯曲呈钩状,沿中轴旋转运动。旋转时,两端较柔软,中段较僵硬。在显微镜暗视野中可见黑色背景下发亮的活动螺旋体。钩端螺旋体对热、酸、干燥及一般消毒剂抵抗力均不佳。

2. 流行病学 钩端螺旋体病在世界各地普遍存在,尤以热带和亚热带多发。我国绝大多数地区也都有不同程度的流行,并以南方各省较为严重。此病原体对人健康危害很大,是我国重点防治的传染病之一。啮齿类、猪和犬的钩端螺旋体感染很常见,并且其宿主在自然界中分布非常广泛,很多哺乳动物及野生动物均可成为其传染源。但不同种螺旋杆菌的传播效率有很大不同。

人可因直接接触感染动物的尿或组织,或间接接触其他污染环境而感染,损伤的皮肤或暴露的黏膜是本病原体进入人体的常见途径,潜伏期为 2~20 天。

3. 临床症状　按照症状可将钩端螺旋体病分为败血症期和免疫反应期,亦可按照发展过程分为早期、中期和晚期。大多数感染者为轻症或隐性感染者,可无任何明显症状,或仅有类似上呼吸道感染的症状,严重者可出现肠炎、腹泻等症状。实验性接种感染或特别严重者也可出现肝、肾功能衰竭、肺大出血甚至死亡。

4. 诊断　通过常规血象检查、病理学检查、特异性病原体检测分离、血清学试验及钩端螺旋体 DNA 探针技术可做出诊断。本病重要特征之一为血沉加快,一般可持续2~3 周。动物接种也是可靠的方法,但所需时间较长。DNA 探针杂交技术是一种灵敏度高的早期诊断方法。PCR 方法简便,适用于数量较多标本的流行病学调查。

5. 预防与扑灭　要彻底消灭动物室周围的鼠类,减少接触野鼠和污染水的机会。同时重视个人防护,做好环境卫生,加强消毒工作。对犬等大型动物可注射钩端螺旋体多价菌苗进行免疫预防。

（黄　缨）

第 九 章

实验动物选择与动物实验设计

动物实验设计的目的是在最短的时间内,用最少的人力和物力,获得科学、正确的实验结果。因此,实验动物选择是生物医学研究中首先要考虑的重要问题。只有选择合适的实验动物用于动物实验,才能简化实验操作,节约实验经费,优化研究条件,保证动物实验研究的质量,获得精确的实验结果。由于实验动物都具有各自的生物学特性,不同的动物实验也都具有不同的实验目的,所以每一项动物实验都有其最理想的实验动物。如果实验研究中选择了不适当的实验动物,常会影响动物实验结果的科学性,降低实验结果的比较医学意义。因此,医学研究中首先要根据研究目的和实验要求来选择动物,再结合动物实验操作技术、动物实验条件控制及动物价格等因素来设计动物实验。用于科学研究的实验动物如无特殊要求,通常应符合个体间的均一性、某些遗传性能的稳定性及比较易于获得这 3 个基本要求。

第一节 | 实验动物选择的基本问题

一、动物品种与品系

具有不同生物学特性的不同品种或品系动物,其对同一实验反应的结果有较大差异,同种实验动物内的不同品系或同品系内的各亚系之间,对同一实验反应的结果也存在差异。如果实验结论只针对具体使用的品种或品系,则仅使用一个品种或品系即可满足;假如实验结论是针对整个物种在内的普遍性研究,则需使用多个来源不同的品种或品系才能得到满足。实验设计时必须考虑动物品种或品系的选择,才可以增强实验结果的比较医学意义。如果选择两个以上品种或品系动物进行实验,则首先应选择小型实验动物,然后再使用大型实验动物。常用实验动物的选择顺序依次为小鼠、大鼠、豚鼠、兔、犬及猴等。

不同品种动物有各自独特的生物学特性,所以对同一实验刺激的反应不尽相同。如雌激素能终止啮齿类动物大鼠、小鼠的早期妊娠,但不能终止人类的妊娠。吗啡对大鼠、兔、犬、猴及人主要起中枢抑制作用,而对小鼠和猫则主要起中枢兴奋作用。降血脂药氯贝丁酯(安妥明)可造成犬下肢瘫痪,而对其他实验动物则无此类不良反应。因此,不同品种实验动物存在的各种特殊反应,在选择实验动物时必须注意。

即使同种但不同品系动物对同一实验的反应也会存在差异。DBA 小鼠对音响的刺激非常敏感,闻电铃声音刺激后可出现明显的癫痫症状,甚至死亡,而 C57BL 小鼠则缺乏这种敏感性,根本不出现此反应。C57BL 小鼠对肾上腺皮质激素的敏感性要比 DBA 小鼠及 BALB/c 小鼠高 12 倍。DBA/1、DBA/2、BALB/c、A 及 C3H 品系小鼠等对鼠痘病毒易感,而 C57BL/6 和 AKR 小鼠品系则对其有抵抗力,能迅速产生免疫反应。不同品系小鼠对同一致癌物的反应也有明显差异,TA2、C3H 及 A 品系小鼠易致癌,C57、C58 及 TA1 等品系小鼠不易致癌。雌性 C3H 小鼠乳腺癌自发率可高达 90%,而 BALB/c、C57BL/6J、C57BR 小鼠品系则为低发乳腺癌品系。AKR、DBA/2、L615 及 C58 品系小鼠为白血病高发品系,而 C3H、DBA/1 及 DBA/2 品系小鼠则为白血病低发品系。

二、年龄与体重

年龄也是影响动物实验结果的重要因素。不同年龄实验动物的解剖生理特征及生物学特性存在明显差异,其对实验处理的反应也与年龄有关。所以在实验研究中,应根据实验目的来选择适龄的动物。一般情况下,幼龄动物较成年动物敏感;年龄较小动物的生理功能未达到成年水平;老龄动物的代谢活动及生理功能较为低下,反应也不灵敏,通常仅在老年医学研究中使用。因此,一般动物实验如无特殊要求均应选用成年动物。急性实验中常选用成年动物,但慢性或长期实验由于需要较长的观察时间,通常选用年龄较小动物或幼年动物。急性毒性实验需雌雄两性动物同时分别进行,每个剂量组两性动物数应相等,通常使用小鼠体重以 18～25 g、大鼠 180～240 g、豚鼠 200～250 g、兔 2～2.5 kg、猫 1.5～2.0 kg、犬 6～15 kg 为宜。在标准化饲养管理条件下,小型实验动物可按体重来推算年龄,实验动物年龄与体重一般呈正相关。但体重大小也常受每窝哺育仔数、营养、饲养密度及温度等环境条件限制,有时不一定准确,此时需要提供实际年龄。一般来说,选择实验动物时年龄应尽可能一致、体重应大致相近,相差不得超过 10%。所以,选用实验动物时要了解实验动物之间、实验动物与人之间的年龄对应,以便更好地进行分析和比较。主要实验动物成年和幼年体重见表 9-1。

表 9-1　不同年龄实验动物体重

动物	成年动物体重	幼龄动物体重
小鼠	18～28 g	15～18 g
大鼠	180～280 g	80～100 g
豚鼠	350～650 g	150～200 g
兔	2～3 kg	1.5～1.8 kg
猫	1.5～2.5 kg	1.0～1.5 kg
犬	6～15 kg	6～8 kg

三、性别

同一品种(系)不同性别的动物,对同一药物作用的敏感性及同一实验刺激的反应均有差异。一般情况下,雌性动物对外界刺激和药物的敏感性要稍高于雄性动物,但性别产生的这种差异要比动物品种(系)及个体差异小。动物实验研究中,如对性别无特殊要求,一般宜选用雌雄各半,以避免因性别差异所造成的实验结果误差。当然,当已知有些药物或实验因素明确不受性别影响时,研究人员可以根据具体实验设计的需要任意选择。

四、生理与健康状况

在选择实验动物个体时,还应考虑动物特殊的生理状态,如妊娠、哺乳及发情等。处于妊娠期、哺乳期等特殊生理状态的动物,对外界刺激的反应常有所改变。实验中如无特殊实验要求,一般应避免使用处于特殊生理状态的实验动物。如实验有特殊要求,则需明确动物的怀孕期、哺乳期等指标,然后再进行选择。健康动物对各种刺激的耐受性要强于患病动物,患病动物很容易在实验过程中发生死亡。选择实验动物时必须保证实验动物的健康状况,实验动物潜在感染对实验结果会有很大的影响。因此,实验时应剔除外观瘦弱、营养不良和明确患病的动物。总之,应选择符合等级标准的健康动物进行实验,才能保证获得可靠的实验结果。此外,实验环境条件对动物实验结果也有很大的影响,必须保证不同级别实验动物具有符合其级别的动物实验环境及条件,否则营养不良、冷热不调、通风不良、噪声干扰等因素均会造成动物实验过程中机体抵抗力下降或产生疾病,严重干扰动物实验。

五、相关国际规范

国际上,普遍要求动物实验达到实验室操作规范(good laboratory practice,GLP)和标准化操作规程(SOP)。这些规范对实验动物的选择和应用、实验室条件、工作人员素质、技术水平和操作方法等都要求标准化。所有药物的安全评价试验都必须按规范进行,这是对实验动物选择和应用的总体要求。

六、标准化动物

实验动物被称为"活的生化试剂",要保证这个"活的生化试剂"遗传学和微生物学背景的纯洁度,就需要建立一个标准化的操作规程。所谓标准化动物,即指在遗传学、微生物学、环境及营养学等各方面都得到有效控制的实验动物。在动物实验过程中,满足实验动物的标准化比较容易,而满足标准化的动物实验条件则相对较难。必须根据动物实验研究的目的来选用相匹配的标准化实验动物,只有这样才能够排除因实验动物携带细菌、病毒、寄生虫和潜在疾病对实验结果准确性的影响,才能够排除因实验动物杂交、遗传学污染和遗传学不均质造成的个体间差异,使实验数据更具可靠性及重复性,也使实验结果和结论更具说服力。

(一) 微生物学背景

在微生物学标准中,一般可根据实验动物常见病原微生物的致病性、毒力及是否存在于动物体内,将实验动物分成 4 级。一级动物,即普通级(conventional animal),指体内不携带人畜共患病病原微生物的实验动物,如汉坦病毒、沙门菌等。二级动物,即清洁级(clean animal),指在一级动物的基础上还不能携带实验动物特有的致病微生物,如仙台病毒、肺支原体等。三级动物,即 SPF 级(special pathogen free animal),指在二级动物的基础上还不能携带特殊病原微生物,通常指广泛存在于自然界、对实验动物致病力较低的条件性致病微生物,如金黄色葡萄球菌、铜绿假单胞菌等。四级动物,即无菌动物(germ free animal),指体内不存在任何可检测到的活的微生物和寄生虫的动物。

(二) 遗传学背景

遗传学背景主要指动物的品系(strain)。实验动物的分类除生物学分类的基本单位种(species)以外,还有品系之分。品系是指由有计划的交配方法维持下来的、来源(即祖先)清楚的、具有某种特征的动物群。实验室接触较多的有近交系,即纯系动物(inbred strain)和封闭群(closed colony)动物,前者指兄妹或亲子交配 20 代以上形成的动物群,如 BALB/c 和 C57BL 小鼠;后者指长时间内没有从群体外引入新的动物(新基因),群体的世代繁殖只能靠内部动物间交配来维持的动物群,如常用的昆明小鼠。

第二节 | 实验动物选择的基本原则

一、相似性原则

(一) 结构、功能及代谢

医学研究的根本目的是探索人类疾病的发病机制,寻找预防、诊断及治疗这些疾病的方法。生物医学研究领域中应用实验动物与人类某些相似的特性,通过动物实验和疾病模型的研究来探讨人类疾病的发生、发展规律,已成为一种重要的研究手段。因此,选择实验动物时必须首先考虑动物的物种进化程度,在满足实验目的及要求的情况下,尽量选择在结构、功能、代谢方面与人类相近的实验动物开展研究。

哺乳动物之间有许多组织结构上的相似点,其生命功能基本过程也很相似。一般实验动物越高等,进化程度就越高,其功能、代谢、结构越复杂,反应愈接近人类。如猴、狒狒、猩猩及长臂猿等灵长类动物与人类分类地位最近,它们是研究人类脊髓灰质炎、结核、脑炎、肝炎、痢疾和麻疹等疾病的理想实验动物。猕猴是制造和鉴定脊髓灰质炎疫苗的唯一实验动物。猕猴的生殖生理与人非常相似,月经周期约28天,它是研究人类生殖课题的首选动物,亦是放射医学、牙科学、病毒学、胚胎学、妇产科学、病理学、解剖学、生理学、毒理学、营养学、行为学及外科学等实验研究的常用动物。如以高胆固醇膳食饲喂猴、犬、猪、兔及鸡等动物时,均可诱发动物的高脂血症或动脉粥样硬化,但猕猴和猪除有动脉粥样硬化外,还会发生心脏冠状动脉前降支斑块和大片心肌梗死,疾病特征与人类更为相似。必须注意的是,动物进化程度越高,并不一定所有器官和功能都越接近人,实验动物和人类的生活环境不同,其生物学特性亦存在许多异同之处,选择时应充分了解各种动物生物学特性的共性及个性,并与人类特性进行比较,然后再做出合适的选择。

(二)解剖生理学特点

不同实验动物具有不同的解剖生理学特点,应用其相应的解剖生理学特点来选择符合实验要求的实验动物,也是动物实验课题设计时实验动物选择的一项重要内容。实验动物和人类一样,其躯干的椎骨包括颈椎、胸椎、腰椎、荐椎和尾椎。不同种类动物椎骨存在很大差异。此外,牙齿齿式与实验动物食性密切相关,草食性动物和肉食性动物具有显著差异,前者的臼齿上面扁平且稍有一点凹状,而后者则与其相反,臼齿呈凸状且面积小;反刍类草食性动物无上腭切齿,而兔则切齿外突;杂食性动物如猪的齿式则与人类的情况一致。实验动物肠道部分的长度与动物食性亦有密切关系:草食性动物饲料中粗纤维含量高,而肉食性动物的饲料中粗纤维含量很低,所以草食性动物比肉食性动物肠道要长得多。实验动物肝脏分叶的方式也存在差异:啮齿类动物的肝脏构成复杂,小鼠肝脏可分为4叶,即右叶、左叶、中叶及尾叶;而大鼠肝脏则分为6叶,即左叶、左副叶、右叶、右副叶、尾状叶和乳头叶,且无胆囊。实验动物肺的形态及肺脏分叶因动物种类不同而有很大差异,哺乳类和鸟类之间差异显著。心脏形态和构成随动物进化等级的提高逐渐完全,血液、循环系统也逐渐向闭锁系统进化。完全心室、心室壁特殊心肌的分布因动物种类不同而不同。常用实验动物中犬的心脏形态和功能与人的心脏最相似。脑的形态上,越是低等的动物,其嗅球所占比例就越大,越是高等的动物其嗅球功能就越弱。犬的甲状旁腺位于两个甲状腺端部的表面,位置比较固定,而兔的甲状旁腺则分布比较散,位置不固定。犬适合做甲状旁腺摘除实验,兔则适合做甲状腺摘除实验。兔颈部的交感神经、迷走神经和减压神经是分别独立行走的,而人、牛、马、猪、犬、猫及蛙等动物的这些神经不单独行走,而是混合行走于迷走、交感干或迷走神经之中。如观察减压神经对心脏的作用,则必须选用兔。这3根神经中,如切断迷走神经,可立即造成肺水肿动物模型。多胎动物和单胎动物的子宫解剖形态存在明显差异,常用实验动物中除了非人灵长类动物外都是双角子宫。多胎动物中不同动物种间也有差异。不同动物的乳腺分布和乳房的位置也存在差异,单胎动物在局部,而多胎动物在胸腹部,分布较广。

(三)病理生理学特点

大多数哺乳动物与人类一样,其心率、呼吸频率和体温三者之间成正比关系,发热时心率和呼吸频率都增加。恒温动物的体温具有一定的昼夜变动范围,且体温变动与行为类型有关。实验动物生理学观察指标常随着动物种类、年龄及周围环境变化而有所差异。因此正常的生理参考值亦有较大的变动范围,实验动物选择时应按照实际情况具体分析。选择实验动物时要予以注意的生理学指标包括实验动物的性成熟、性周期、妊娠期、哺乳期及寿命等。寿命越长，性成熟就越晚，妊娠期也越长。此外，实验动物的产仔数、排卵方式及繁殖季节也是很重要的生理学指标。大多数实验动物，如猴、犬、大鼠、小鼠等是按一定周期排卵的，而兔和猫属于典型的刺激性排卵动物，只有经过交配刺激，才能够排卵。因此，兔和猫是避孕药物研究的常用动物。多胎动物中近交系产仔数比封闭群少。兔对外界温度和体温变化十分灵敏，最易产生发热反应，反应典型且恒定，而大鼠和小鼠的体温调节不稳定，所以兔是进行发热、解热和检测热源等实验研究的最理想动物。中国地鼠易产生真性糖尿病，其血糖可比正常值高出 2～8 倍，胰岛的退化适合于糖尿病的研究。犬是红绿色盲，不能以红绿色作为刺激条件进行条件反射实验；犬的汗腺不发达，不宜用于发汗实验；犬的胰腺小，适宜用作胰腺摘除术；犬的胃小，易作胃导管，便于进行胃肠道生理学研究。一般动物可自身合成维生素C，豚鼠体内缺乏合成维生素C的酶而不能合成，导致对维生素C缺乏敏感，因而可用来做维生素C缺乏试验。豚鼠易于致敏，适于做过敏性研究。大鼠无胆囊，不会呕吐，不能做胆囊功能的研究，适合做胆管插管收集胆汁，进行消化功能的研究。犬、猫、猴等动物呕吐反应敏感，宜选做呕吐实验。兔、豚鼠呕吐反应不敏感，小鼠、大鼠无呕吐反应，不宜选做呕吐实验。

二、可靠性原则

现代生命科学的研究要求动物实验结果精确可靠、重复性好，并具有良好的比较医学意义。选用标准化的实验动物并在标准化的条件下进行动物实验，是保证动物实验结果具有准确性、重复性及可比性的重要条件。应按照动物实验的要求，根据不同微生物等级动物的特点、应用范围及课题水平，来选择相匹配的实验动物等级。实验动物的遗传学及微生物学级别必须要与动物实验条件、实验技术和方法及试剂等相匹配。既要避免用高精密度的仪器、先进的技术方法、高纯度的试剂与低品质、非标准化的、反应性能低的实验动物相匹配，又要防止用低性能的测试方法、非标准化的实验设施与高级别和高反应性能的实验动物相匹配，造成不必要的资源浪费。

三、重复性原则

理想的动物实验结果应该具有良好的重复性，甚至可以标准化重复。为保证动物实验的重复性，在实验设计时应充分查阅与本课题相关的实验动物与动物实验两方面的文献资料，并选用少量动物进行必要的预实验。经过广大科研人员长期实践经验的积累，各专业领域中相关动物实验及模型准备，都有自己常用的实验动物品种或品系。为检验所采用动物实验的重复性，在实验前应先做预实验，通过直接观察来了解所选择的实验动物是否适合本课题的研究。此外，预实验除了可以了解实验的可行性外，还可熟悉所选动物的生物学特性及饲养管理特点，并可检查与实验动物相配套的动物实验条件。在实验设计时，必须选用标准化的实验动物和标准化的动物实验设施，以保证动物实验结果的重复性,同时可以排除许多非实验因素的干扰。实验动物品种和品系、性别与年龄、体重、健康情况;饲养管理;实验及环境条件,环境因素和应激、实验技术与方法;药物质量、给药剂型、剂量与途径、镇痛和麻醉等用药情况;所用仪器型号、精确度和灵敏度;以及实验人员操作技术熟练程度等方面要保持良好的一致性。这些一致性是重复性的可靠保证。查阅文献是为了了解与本领域和本项目有关的以往研究结果,以及使用实验动物的情况及采取的动物实验条件,有利于充分利用前人的研究成果,制订深入研究的计划,增加研究内容的创新性,使得实验动物选择及应用更有效、更准确,更好地为自身的课题服务,使研究更简洁、高效,更具有特色和创新性。

四、可控性原则

复制实验动物疾病模型时必须强调从研究目的出发,熟悉诱发的条件、宿主的特征、疾病的表现和发病的机制,即要充分了解所需动物模型的全部信息,分析是否可能得到预期的结果。实验动物模型应适于多数研究者使用,容易复制,实验中便于操作和采集各种标本。复制模型的成败往往与环境的改变有着密切关系。饮食改变、拥挤、过度光照、噪声、屏障系统的破坏等,都可能给动物疾病模型带来严重的影响,要尽可能使动物模型处于最小的变动和最少的干扰之中。在复制供医学实验研究用的动物模型时,应尽量考虑今后临床应用,便于控制疾病的发展和研究的开展。

五、经济性原则

在不影响实验质量的前提下,尽量选用容易获得、价格便宜和饲养经济的实验动物;尽量满足实验方法简便易行,实验成本低的选择原则;选用容易获得、最经济和最容易饲养管理的实验动物,是实验动物选择的一项主要内容。许多啮齿类的实验动物,如小鼠、大鼠、地鼠及豚鼠等也可以复制出十分近似于人类疾病的动物模型;它们容易满足遗传学背景明确,体内微生物得到控制的条件;且啮齿类动物繁殖周期短,具有多胎性,容易饲养,价格便宜,而且供应量较大,在性别、年龄及体重等方面可任意选择。目前,在急性毒理学实验实际应用中以大鼠和小鼠为主,尤以使用大鼠较多,但大鼠并不是对所有外来化合物都最敏感;兔常用于研究化合物的皮肤毒性,包括对黏膜的刺激;猫、犬也用于急性毒性试验,但因价格贵不易于大量使用;猪为杂食动物,对一些化合物的生物学效应表现与人有相似之处,尤其是皮肤结构与人近似,但因其体型大、来源较少,价格较贵,不便大量使用;猴、狒狒、猩猩等非人灵长类动物,进化程度高,与人类最接近,在许多研究中有着不可代替的优点,但由于来源稀少,且繁殖周期长,饲养困难,又受到相关动物保护法规的限制,目前不能普及和大量使用。除非不得已或某些特殊的研究项目(如痢疾、脊髓灰质炎等)的需要,应该尽量避免选择此类动物进行实验研究。同样,当涉及用犬及猫等观赏动物开展动物实验时,除了经济因素,还应考虑动物保护的要求。在同样能够满足动物实验要求的前提下,原则上应该先选择啮齿类动物。

第三节│特殊实验的动物选择

一、药理学实验动物选择

1. 临床药物代谢动物学研究　首选动物及性别应尽量与药效学或毒理学研究所用动物一致。

（1）药物动力学参数测定：最好使用犬、猴子等大动物，可在同一动物上多次采样。

（2）药物分布实验：大、小鼠较方便。

（3）药物排泄实验：一般首选大鼠，胆汁采集可在乙醚麻醉条件下行胆管插管引流。

2. 一般药理学研究　主要是药效作用及广泛药理学作用的研究。动物：小鼠、大鼠、猫、犬等性别不限。

3. 神经系统药物研究

（1）促智药物：成年大、小鼠，一般应用幼年、老年鼠。

（2）镇静催眠药物：成年小鼠，便于分组。

（3）抗痛药物：成年大、小鼠，以雄性为宜。

（4）镇痛药物：需在整体动物上进行，常用成年小鼠、兔，也可用豚鼠、犬等，雌雄兼用。

（5）中枢性肌松药物：小鼠、猫。

（6）解热药物：首选兔。兔的品种、年龄、室温、动物活动情况等不同，对发热反应速度和程度有明显影响，应按药典规定进行。

（7）神经节传导阻滞影响药物：首选猫，最常用的是颈神经节，因其前后部易于区分。

4. 心血管系统药物研究

（1）抗心肌缺血药物：犬、猫、兔及大、小鼠。

（2）抗心律失常药物：豚鼠。小鼠不便操作。

（3）降压药物：犬、猫、大鼠。不宜用兔：因其外周循环对外界环境刺激极敏感，血压变化大。

（4）治疗心功能不全药物：犬、猫、豚鼠、兔。一般不用大鼠。

（5）降血脂药物：大鼠、兔。模型动物：遗传性高脂血症 WHHL 兔。

（6）抗动脉粥样硬化药物：一般用兔、鹌鹑。

（7）抗血小板聚集药物、抗凝血药物：大鼠、兔，个别也可用小鼠。

5. 呼吸系统药物研究

（1）镇咳药物：首选豚鼠，对化学刺激或机械刺激都很敏感。猫：生理条件下很少咳嗽，可用于刺激喉上神经诱发咳嗽，在初筛基础上进一步肯定药物的镇咳作用。

（2）支气管扩张药物：常用豚鼠，气道平滑肌对致痉剂药物反应敏感。大鼠：某些兔疫和药理学特点与人类较近。

(3) 祛痰药物:一般用雄性小鼠,兔及猫。

(4) 犬:适用于观察药物的镇咳作用持续时间。

(5) 兔:对化学、电刺激不敏感。

(6) 大、小鼠:实验可靠性差。

6. 消化系统药物研究

(1) 胃肠解痉药物:大鼠、豚鼠、家兔、犬等,雌雄均可。

(2) 催吐、止吐药物:犬、猫、鸽等。兔、豚鼠、大鼠,无呕吐反射,故不选用。

7. 泌尿系统药物研究　利尿、抗利尿药物:以雄性大鼠或犬为好。

8. 内分泌系统药物研究　肾上腺皮质激素类药物:大、小鼠,雌雄均可。

9. 计生药物研究

(1) 终止中期妊娠药物,子宫收缩药物:雌性大鼠、豚鼠、兔、猫。

(2) 女用避孕药物:雌性大鼠、仓鼠、兔、猕猴。

(3) 男用避孕药物:雄性近交系大鼠,猕猴。

10. 精神药物研究

(1) 抗焦虑药物:成年大鼠、小鼠、兔。

(2) 抗抑郁药物:大鼠、小鼠,其次为犬、猪。

二、毒理学实验动物选择

1. 急性毒性实验　大多为LD_{50}实验,也有不少国家对一部分药不再要求做LD_{50},可节约大量的动物和药品。如药物毒性很小,则进行耐受剂量实验。常用大鼠、小鼠,最常用的为封闭群动物。

2. 长期毒性实验　观察连续给予受试药物的影响,需两种以上动物才能较正确地预示受试药物在临床上的毒性反应,常用两种,一种为啮齿类大鼠,另一种为犬、猴、小型猪。大鼠为封闭群,犬为 Beagle 犬。

3. 生殖毒性实验　3 个独立试验:①一般生殖毒性试验;②致畸敏感期毒性试验;③围生期毒性试验。

不同种属动物对药物敏感性不同,应用 2 种以上动物。

(1) 啮齿类:小鼠、大鼠及仓鼠。

(2) 非啮齿类:兔、犬及灵长类。

4. 致突变及致癌实验　长期致癌:①对动物要求高,常用 F344 大鼠,A 系小鼠,基因敲除小鼠;②对环境要求高;③排除一切其他致癌因素。

5. 药物依赖性实验　观察期一般较长,项目较多。都采用大、小鼠及猴。

6. 其他毒性实验　药物毒性试验及原则之一是,给药途径必须与将采用的临床给药途径一致。

(1) 外用药毒性:皮肤给药。无论急性或长期,一般用兔、豚鼠、大鼠。

（2）外用药的刺激过敏试验：豚鼠宜用于过敏实验，兔适用于刺激实验。

（3）栓剂：年轻兔、大鼠。

（4）滴鼻剂、吸入剂：参考临床给药途径，用大鼠、豚鼠及兔。

（5）眼科以兔为宜。

（6）生物制品，生物工程产品：有较为严格的种属特异性。

第四节　动物实验分组的基本原则

动物实验研究主要是通过对样本的系统研究而得出初步结论，再将样本结论外推到总体，并尽量使样本结论能够真实地代表总体。但实验动物种系和个体间差异、实验环境差异、药品纯度、仪器稳定性、样本大小等都可能造成实验误差，影响样本结果的代表性。为避免或缩小可能产生的误差，实验设计时必须注意控制误差，并遵循以下原则。

一、随机原则

动物分组应严格按照随机分组原则进行，即运用"随机数字表"实现随机化；运用"随机排列表"实现随机化；运用计算机产生"伪随机数"实现随机化；保证每只动物都有同等的机会被分配到各个组别中。运用统计学知识来设计实验，减少外在因素和人为因素的干扰。为避免各组之间产生的差别，必须对动物随机分组的实验结果进行科学的统计分析，以保证动物实验结果的科学性。随机是减小实验差异的最基本方法。

二、对照原则

动物实验过程中设立可与实验组相比较的对照组，以消除各种非实验因素对动物的影响，对保证动物实验结果的可靠性具有重要意义。实验研究一般都随机分设对照组。

1. 自身对照组　指就实验数据而言，实验动物本身在实验处理的前、后两个阶段的各项相关数据，分别是对照组和实验组的实验结果，此法可排除生物间的个体差异。

2. 平行对照组　有正对照组和负对照组两种。给实验组的动物某种处理，而给正对照组的动物用同样方法进行处理，但并不采用实验所要求的药物或手段，负对照组则不给予任何处理。

3. 具体分组时，应避免人为因素，应随机对所有动物进行编号，然后将其双数为 A 组（实验组），单数为 B 组（对照组）即可，或反之。如果要分若干个组时，应该用随机数字表示，进行完全的随机分组。根据动物实验的要求，通常还应该设立下列对照组。

（1）空白对照：不施加任何与实验处理有关因素的对照组。只有通过对照的设立，才能清楚地看出实验因素所起的作用。

（2）性别对照：按照动物性别设立的与实验因素无关的空白性别对照组。

（3）年龄对照：按照动物年龄设立的与实验因素无关的空白年龄对照组。

（4）阳性对照：施加与实验处理因素明确有关的对照组，作为一个标准测量各实验组间差异的程度，检查工作体系的可行性。

（5）阴性对照：施加与实验处理因素明确无关的对照组，即排除假阳性。

（6）同体对照：对照与实验因素在同一实验动物身上进行。

（7）交叉对照：可以在同一个体进行自身对照试验，也可在不同个体中进行组间交叉对照试验。交叉对照试验适用于以下情况：①每种药物的药效都是短暂的；②延长总的治疗周期并不缩小各种药物治疗效果之间的差别；③所设计的交叉对照试验不致因先后两次或多次疗程而过量；④所用交叉设计无顺序影响，或虽有顺序影响，但通过交叉试验这种顺序效应能得到平衡。

三、重复原则

重复是保证实验结果可靠的重要措施之一，包括重现性和重复数两个方面。重现性是指在不同空间和时间条件下，按同样的实验方法和条件，可获得同样的实验结果。只有可重现的结果才是科学、可靠的，不能重现的结果可能只是偶然现象，没有科学价值。重复数指的是，实验要有足够的次数或例数。重复数的主要作用是估计和降低实验误差，增强实验结果的代表性和精确度。样本数过少则实验处理的效应将不能充分显示；样本数过多，则会增加动物实验工作中的困难及经费开支。因此，开展实验前必须先确定最少的样本例数，既可按一般估测方法确定，也可通过统计学方法进行测算确定。一般估测的样本数：小动物（小鼠、大鼠）每组 10～30 例：计量资料每组不得少于 10 例，计数资料每组不得少于 20 例；中等动物（豚鼠、兔）每组 8～20 例：计量资料每组不得少于 8 例，计数资料每组不得少于 20 例；大动物（犬、猫）每组 6～20 例：计量资料每组不得少于 6 例，计数资料每组不得少于 20 例。

四、急性实验和慢性实验

选择正确的实验方法是保证动物实验结果科学性的重要因素。按照研究时间的长短，目前，常用的动物实验方法主要有急性实验和慢性实验。急性动物实验的实验时间较短，一般为 24 小时到 2 周。急性实验具有时间短、方法简便及成本较低的优点，但不能说明整体动物在生理条件下的功能活动规律，在实际应用中对其实验结果应慎重考虑。慢性动物实验保持了动物机体的完整性及其与外界环境的统一性，动物处于比较接近自然的生活状态；慢性实验的实验结果具有较好的客观性和可靠性。但慢性动物实验具有观察时间较长、动物实验条件控制要求较难、耗费成本较高等缺点。动物种系选择无论采用何种实验方法，必须符合国家标准和有关规定。啮齿类动物首选大鼠，非啮齿类动物首选犬。慢性实验大鼠周龄为 6～8 周，实验开始时每个性别动物体重差异不应超过平均体重的±20%。每组动物数至少 40 只，雌雄各半，雌鼠应为非经产鼠、非孕鼠。

犬应选用月龄不超过 9 个月的幼犬,通常选用 4～6 月龄,实验开始时每个性别动物体重差异不应超过平均体重的±20％,每组动物数至少 8 只,雌雄各半,雌犬应为非经产犬、非孕犬。每组动物的数量应按具体动物实验周期的长短、实验类型及统计学要求而定。如果是需要定期处死动物进行检验的慢性实验,就要求选用较多的实验动物,以补足动物处死所丧失的动物数量,确保实验结束时有符合统计学要求的动物数量存在。

五、动物实验结果外推

生命科学研究领域中获得的动物实验结果最终都要外推到人类,为人类疾病的诊断、治疗和预防提供有价值的实验参考资料,这就是动物实验结果的外推。在动物身上复制人类疾病模型,目的在于从模型动物身上找出可以解释临床疾病的有关规律,最后再推广(外推)应用于临床,这就是外推法(extrapolation)。由于实验动物和人类之间存在的差异,实验因素(包括药物)对于人类和实验动物之间的作用效应亦是相对的,既有相同反应,亦有相反反应。为避免人类承担的风险,使用外推法时必须慎重。任何一种疾病动物模型都不可能完全复制出人类临床疾病的所有表现,动物实验只是一种间接性的研究,实验结果可能只在一个局部或一个方面与人类情况相似。因此,通过动物实验得到的结论,其正确性是相对的,最终还必须在人身上得到充分验证。鉴于不同实验动物具有不同的功能和代谢特点,为了确保动物实验结果的正确性,使其更加具有外推应用价值,对同一实验结果最好采用两种以上的实验动物进行比较实验观察。所选用实验动物,应该一种为啮齿类动物,另一种为非啮齿类动物。使用近交系实验动物做实验研究,虽有实验结果易于重复并能进行定量比较的优点,但在近交系育成过程中所造成的近交衰退与人体的正常生理条件差异很大,很多应用近交系动物获得的实验结果并不适用于大多数人。所以,更要慎重对待近交系动物的使用,避免因滥用动物而导致在人体上的失误,从而造成难以想象的后果。

(齐丛丛)

第 十 章　医学研究动物实验指导

第一节｜动物实验的准备

一、动物实验的基本原则

在开始动物实验前,实验人员必须理解该动物实验的最终目的,以及其对人类或动物的健康、福利将做出的巨大贡献。出于道德义务和人道主义,研究人员应尽可能减少和避免对实验动物的不必要伤害,必须在动物权利法规的框架下最优化使用动物,即要重视实验动物的福利,其基本点是让动物在康乐的状态下生存,在无痛苦的状态下死去。实验人员必须牢记"善待活着的动物,减少动物的死亡痛苦"及"Bad animals mean bad science"。实验前,必须周密考虑,只有在没有更合适方案的前提下,才可以进行可能对动物产生危害或痛苦的操作。为尽可能减轻动物在实验过程中的痛苦,应在不与实验目的相抵触的前提下,使用镇痛剂、镇静剂和麻醉剂。当动物在实验中的痛苦得不到缓解时,应立即采取人道的方法对其实施安乐死。

二、实验动物的订购与运输

购入或领取实验动物时,应向动物供应部门索取该动物相应等级的、由国家主管部门颁发的质量合格证书、动物遗传学背景资料、微生物检查资料和动物年龄与健康等方面的资料。

如果购入或领取的是清洁级以上的实验动物,则应采用带有空气过滤膜的无菌运输罐或带过滤帽的笼盒运输,并严格检查笼盒是否密封。

通过外观检查动物的健康情况,主要包括:①皮毛,有无光泽、出血,是否干燥;②眼部,有无眼屎、流泪、白内障或角膜损伤等情况;③耳部,有无外伤、耳壳曲折及中耳炎等情况;④四肢,有无弯曲、脱臼、外伤及关节炎等现象;⑤肛门,有无下痢、血便、脱肛等现象。

三、动物实验场所的准备

动物实验设施及实验后动物饲养室的环境条件，对动物实验的正常进行及最终能否获得可靠的实验结果至关重要。动物实验设施与实验后动物饲养室或场所必须符合相应的实验动物微生物学等级要求。尤其是对于清洁级以上的动物，在实验中和实验后的饲养设施环境都必须严格防止微生物污染，对屏障环境的要求要达到《实验动物国家标准》。

手术室的准备工作内容依据实验动物室的性质、规模和任务而定。手术室与动物饲养室、动物观察室相邻，以便动物的传送和观察。手术室内基本设施准备包括：紫外灯、手术台、输液架、手术无影灯、动物麻醉机、呼吸机、吸引器及升降器械桌等。手术室要定期清洗、消毒，并在术前一天做彻底清洁：用 2% 甲酚（来苏尔）、5% 苯酚或 1：200 稀释的 84 消毒液等进行地面喷洒、擦洗消毒；术前 1 小时打开紫外灯进行空气消毒；术后应立即清洗地面，擦洗手术台、器械台。

四、动物实验器械与物品的准备

对动物实验中所需要使用的仪器设备和用品，动物外科实验室应尽可能配备齐全，条件有限的情况下，也应至少配置常用、用途广、通用性强的基本设备，以保证常规实验能够顺利开展，设备包括以下几种：

1. 常规设备　冰箱、天平、恒温箱、离心机及搅拌器等。
2. 固定设备　手术台、手术显微镜、无影灯、器械台、麻醉台、麻醉用品、药品橱、敷料槽、吸引器、输液架、氧气瓶、电子秤及注射用具等。
3. 检测设备　测定生理、生化、生物电及器官功能指标的各种分析仪器和扫描仪。例如，半导体测温计、心电图机、动物用血压表及多导生理记录仪等。
4. 其他设备和用具　常用手术器械（表 10-1）、体外循环装置等。

表 10-1　常用手术器械

种　类	器　械
一般外科器械	手术刀、手术剪、手术镊、止血钳、持针钳、拉钩、缝针、缝线等
眼科手术器械	手术刀、眼科剪、眼科镊、持针钳、缝针、缝线等
显微手术器械	显微组织镊、显微止血钳、显微剪刀、显微持针钳、显微血管夹等

五、实验人员的准备

为保障接触动物实验的科研人员和技术人员的安全，尽可能避免发生生物危害，实验人员应遵循以下要求。

（1）接触动物或动物组织时必须戴上手术手套。

（2）在实验室、手术室，要求穿着专用手术服、实验服，实验结束后脱下，集中统一处理。

（3）对过敏或有过敏史的工作人员，在上岗前要进行针对实验动物的过敏反应测试。实验时，无论是否过敏者，所有参与人员均必须穿着无菌服或防护服，佩戴口罩，尽量减少和动物的直接接触。

（4）对随意来源的动物，尽可能在生物安全柜内操作，如不具备安全柜，至少要在通风橱或超净台内进行实验。

第二节 动物实验常用操作技术

一、实验动物抓取与固定

抓取与固定是动物实验操作的最基本技术，正确的操作应不损害动物健康、不影响指标观察、不被动物伤害，同时保证实验的顺利进行。在抓取、固定前，应先对动物的习性有所了解。操作时大胆、迅速、准确、熟练，争取在动物感到不安前完成抓取和固定。

（一）小鼠的抓取与固定

小鼠属于小型啮齿类动物，性情较为温和，但动作敏捷，抓取不当也易被其咬伤。抓取时动作既要轻缓，以免对动物造成惊吓，又要避免用力过度，以免造成小鼠窒息或颈椎脱臼。抓取时，先用右手捏住鼠尾提起，然后将其放在鼠笼盖或粗糙平面上，向后拉其尾部，小鼠会做向前挣扎的反应。这时迅速用左手的拇指和食指抓紧其头颈部皮肤，将鼠体置于左手手心，用左手无名指和小指夹紧鼠尾和后肢（图 10 - 1）。右手即可进行注射、灌胃等实验操作。

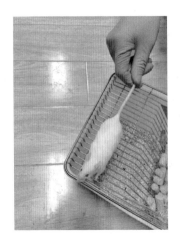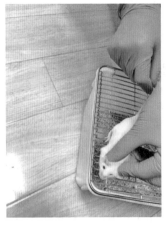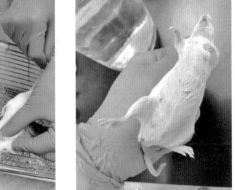

图 10 - 1 小鼠的抓取与固定

进行解剖、外科手术或心脏采血时,需固定小鼠。可取一块边长 15~20 cm 的木板,在板前方边缘钉入 1 根钉子,左右边缘各钉入 2 根钉子,小鼠麻醉后,再用线绳将鼠头部和四肢固定在木板上。

尾静脉采血或注射时,可将小鼠装入有机玻璃制、木制或金属制的固定盒内,将尾巴暴露于盒外进行操作。亦可采取更简易的方式,如倒放一个烧杯,扣住小鼠仅露出尾部。

(二) 大鼠的抓取和固定

大鼠的牙齿尖锐有力,惊恐或暴怒时易咬人,故不宜用袭击方式抓取,抓取时最好戴上防护手套。抓取 4~5 周龄以内的大鼠可以采取与抓取小鼠类似的姿势。周龄较大的大鼠从鼠笼中取出后,放在笼盖上,轻轻向后拉尾,当大鼠向前爬时用左手拇指和食指夹住其颈背部,注意不要过紧,同时用其余三指及掌心握住其身体中段并拿起,翻转为仰卧位,以右手固定其尾部或后肢(图 10-2)。

如需长时间固定时,先对其进行麻醉,取仰卧或俯卧位,四肢用胶布缠绕,再用钉子透过胶布钉于固定木板上。用一根棉绳拉住大鼠的 2 只上门齿固定于其头部后方的木板上。

(三) 豚鼠的抓取和固定

豚鼠性情温顺,一般不会伤人。对于成年豚鼠,可用左手大把抓起,将左手食指和中指置于其颈背部两侧,拇指和无名指置于其肋部,用手指夹住其左右前肢将豚鼠抓起,继而反转左手,用右手的拇指和食指夹住左右后肢,使其身体伸直(图 10-3)。其他方法参考大鼠抓取的操作。

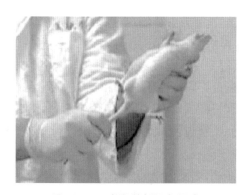

图 10-2 大鼠的抓取与固定

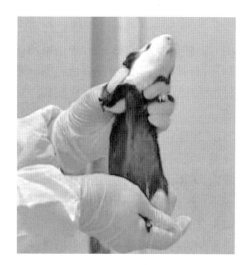

图 10-3 豚鼠的抓取与固定

(四) 家兔的抓取和固定

家兔易于驯服,一般不咬人,但其脚爪较锐利,抓取时仍需注意。抓取时用一只手抓住其颈背部皮肤并提起,另一只手托住腰部将其从笼子里拿出。注意不能以抓住双耳的方式提起家兔,这样会造成家兔的挣扎,不易抓稳。经口给药时,徒手固定的方法为:让助手坐在椅子上,用一只手抓住其颈背部皮肤,同时捏住双耳,固定住头部;另一只手抓住其两个后肢并用大腿夹住,腾出这只手再抓住两前肢将其固定。之后即可开始后续操作。

(五) 犬的抓取和固定

犬性情凶猛。在麻醉和固定时,为避免其咬伤人,可用绷带、布条等将其嘴部捆住后,在其下腭打结,再绕到颈后部再次缠绕打结以求牢固,亦可用口网将其口部套住。进行前肢静脉注射或采血时,将犬放于操作台上,助手一手固定颈部、一手握牢前肢。麻醉后的犬,可用粗棉带分别捆住四肢,再将粗棉带固定于手术台两侧的钩子上,再进行手术。

(六) 猴的抓取和固定

从笼内抓猴一定要有饲养人员从旁协助。饲养人员右手持短柄网罩,左臂紧靠门侧,防止笼门敞开时猴子乘机逃逸。右手将网罩塞入笼中,由上至下进行罩捕。罩到猴子后,立即翻转网罩并取出笼外,置于地上,由罩外抓住猴子颈部,掀开网罩后,用一只手将猴子的手臂反背握住,另一只手将猴子的两个后肢抓住,完成固定。在室内或大笼里捕抓时,需两人合作,用长柄网罩。慢性实验用的猴子,可给其戴上铁链条,每次抓取时,将链条抽紧固定于笼壁,反背其双臂提出,也可用固定架进行固定。

二、实验动物手术无菌操作

(一) 手术器械和物品的消毒与灭菌

1. 金属器械　对不常用或新开启的器械,用温热的洗涤剂去除表面的保护性油脂,再用清水冲去残留的洗涤剂,烘干备用。做灭菌操作前,结构复杂的器械最好先拆开或半拆开;有弹性锁扣的器械如止血钳、持针钳等,要先将锁扣松开,以免影响弹性;锐利的器械用纱布包裹其锋利部,防止变钝;注射针头、缝针需放入容器内,以防散落;手术器械可统一包在一个布质包单内,便于灭菌和使用。手术器械常用高压蒸汽灭菌法灭菌。

2. 敷料、手术巾、手术衣帽及口罩　多次重复使用的这类物品均为纯棉材料制成。事先按一定的规格分别将手术巾、手术衣整理、折叠好,并将帽子、口罩放入折叠好的手术衣内,再用大布单将上述物品包好,准备灭菌。一般采用高压蒸汽灭菌方法。灭菌的包裹不宜过大,包扎不宜过紧,在灭菌锅中的排列不宜过密,以免妨碍蒸汽穿行,影响灭菌效果。

3. 术后器械及物品的处理和保存　手术器械用后及时清点,洗净擦干或用烤箱烤干,之后放入干燥的器械柜保存。不常使用的可涂一层凡士林或液状石蜡保存。对于接触过化学毒剂的器械,需先用酒精棉球擦拭,再擦干保存。手术和实验中产生的废物,须经无害化处理后按医学垃圾有关规定统一处理。

消毒与灭菌常用干热灭菌法和高压灭菌法,各种物品的材质和种类不一,灭菌的条件也有所不同(表 10 - 2、10 - 3)。

表 10‑2　常用物品干热灭菌的条件

物　品	温度/℃	灭菌时间/min
甘油、液状石蜡	160	30
眼科器械、刀剪	180	30
装于金属筒内的吸管	180	30
吸管、试管、注射器	180	60
粉剂、凡士林	160	120
注射油剂	160	120

表 10‑3　常用物品高压灭菌的条件

物品种类	蒸汽压力(kg/cm²)	表压/kPa	蒸汽相对温度/℃	灭菌时间/min
敷料类	1.06~1.10	103.42~110.32	121	15
橡胶类	1.06~1.10	103.42~110.32	121	15
瓶装溶液类(<500 mL)	1.06~1.10	103.42~110.32	121	20
瓶装溶液类(>500 mL)	1.40	137.90	126	15
器械类	1.40	137.90	126	10
器皿类	1.40	137.90	126	15

（二）手术人员的准备

参加手术的人员，在进入手术室后，先在更衣室更换手术室专用的衣裤、鞋帽和口罩，以免将外界灰尘带入手术室。帽子要盖住全部头发，口罩要遮住口鼻。认真修剪指甲并锉平整，除去甲缘积垢。手臂化脓性感染和呼吸道感染者不得参加手术。

（三）手术场所的术后管理

手术间在每次手术时都难免受到不同程度的污染，其中尤以手术台面、地面和手术用品为甚。为保障手术的无菌环境，需要建立严格的清洁卫生管理制度。每次手术完毕或每日工作结束后都应该彻底洗刷地面，清除所有污液、污物。另外，每周至少彻底大扫除一次。对手术台和室内用品，应使用1∶1000的苯扎溴铵（新洁尔灭）擦拭。

三、常用实验动物的性别判定

（一）大鼠、小鼠的性别判定

根据外生殖器，即阴茎或阴蒂与肛门之间的距离来判定新生幼仔的性别。一般间隔短的为雌性，长的为雄性。成熟期的雌性有阴道口，乳腺明显，雄性有膨起的阴囊和阴茎。

（二）豚鼠的性别判定

豚鼠的妊娠期较长，新生仔鼠有被毛，眼睛能睁开，性别容易通过外生殖器的形态判别。成熟雌性外生殖器的阴蒂突起较小，按住这个突起拨开大阴唇皱褶可看到阴道口。需注意的是，豚鼠的阴道口除发情期外，有膜闭锁。雄性的外生殖器有包皮覆盖的阴茎小隆起，轻按包皮小凸起的基部，可辨别突出的龟头。

(三) 兔的性别判定

成年兔的性别根据外生殖器形态较易判别,而新生仔兔的性别判定较大鼠等困难。根据肛门和尿道口之间的距离及尿道口的形态可判断雌雄,肛门和尿道口间的距离雄性是雌性的 1.5~2 倍。用手指压靠近尿道口下腹部,雌性的肛门和尿道口间的距离不会明显延长,尿道开口仍指向肛门方向;而在雄性中其距离会明显延长,尿道开口和肛门的方向相反。尿道开口的形状,雌性是裂缝、细长形,雄性则是圆筒形。

四、实验动物被毛去除方法

动物的被毛常会影响实验操作或对实验结果的观察,所以实验中常需要去除或剪短动物被毛,有时在标号或区别动物时也需要剪毛或脱毛。

(一) 剪毛法

此法适用于皮肤实验和外科手术实验。为避免剪伤动物皮肤,应用专用弯状剪毛剪去除动物被毛。该法去除被毛不够彻底,一般还要再用剃刀进行剃毛。

(二) 拔毛法

此法适用于体表的静脉采血和注射等。可简单用手拔除少量被毛使动物体表静脉裸露,局部消毒灭菌后即可进行实验操作。拔毛不但暴露了血管,还刺激了局部组织,起到扩张血管的作用;也可以用胶布或医用橡皮膏在去毛部位反复轻贴轻拉去毛。

(三) 剃毛法

此法适用于皮肤实验和外科手术实验。一般用刮毛刀或电动剃毛刀,去除被毛较为彻底。

(四) 脱毛剂法

此法常用于大动物无菌手术及观察动物局部皮肤血液循环和病理变化。该法去除被毛较彻底,但对皮肤有一定的刺激性。常用脱毛剂配方如下。

(1) 硫化钠 3 g,淀粉 7 g,肥皂粉 1 g,加适量水调成糊状软膏。

(2) 硫化钠 8 g,淀粉 7 g,糖 4 g,甘油 5 g,硼砂 1 g,加水 75 mL。

(3) 硫化钠 8 g,溶于 100 mL 水中。

另外,目前市场上已有不少现成的脱毛化妆品,没有明显的刺激和致敏作用,用于动物脱毛的效果比较理想。

五、实验动物编号标记方法

实验前,通常要对动物进行分组,这就需要对它们进行标记以便区分。标记的基本要求是标号清晰、易辨识、持久、简便、适用、无毒、无明显损伤。

(一) 染色标记法

此法是用化学药品在动物身上的明显部位,如被毛或四肢上进行涂染,以染色部位、颜色的不同来区分动物,是最常用、最简单的动物标记方法。常用的染料有 0.5% 中性红或品红溶液、涂染呈棕黄色的 2% 硝酸银溶液、涂染呈紫色的甲紫溶液。一段时间后，这些染料会逐渐褪色。因此，此法仅适用于实验周期短、毛色浅的实验动物。

(二) 耳孔法

用专用打孔器直接在实验动物的耳朵上打孔进行编号，根据耳朵上打孔的位置和数量区分动物。耳孔法可以标记三位数以内的号码。简易的耳孔法是用剪刀在动物的耳廓上剪出位置和数量不同的缺口来标记区分动物。需注意的是，在打孔后要用消毒滑石粉涂抹在打孔部位，以防伤口自行愈合。啮齿类动物较适合这种标记法。

(三) 剪趾编号法

是根据前后肢被剪断脚趾的数量来区分动物的标记方法。此法只适用于出生 14 天内的仔鼠。

(四) 烙印法

是直接将编号烙在动物身上的方法。对犬等较大动物，可将号码烙印在其体表的明显部位，如耳、四肢上，烙好后用酒精、黑墨涂抹伤口。对家兔、豚鼠等较小动物，可用数字号码钳在其耳朵上刺上号码。进行以上操作时需要对动物进行局部麻醉。

(五) 挂牌法

是用编好号码的金属牌固定在动物的耳部，或是通过项圈固定于动物颈部的标记方法。金属牌应选用不生锈、刺激小的材料。此法适用于犬、猫及猴等体型较大的动物。

(六) 电子芯片法

在动物颈背部皮下埋植预先编好号码的微型集成电路片，用特定读取数据的装置进行识别，是目前国际上较流行的永久标记方法。

六、实验动物生理学指标检测方法

(一) 体温

1. 耳温仪　将探头接触动物外耳道，几秒钟后即显示读数。

2. 水银体温计　大多用于测量动物的肛门温度，固定 5 分钟后读取结果。

(二) 呼吸频率

1. 人工观察　测定时必须使动物处于相对安静的状态，用肉眼观察动物 1 分钟内的呼吸次数。

2. 生理记录仪　在进行药理学实验时，常会用到多导生理记录仪，将呼吸探头连接于动物的气管或胸壁上，该法的呼吸频率检测最为准确。

(三) 心率

1. 人工测量　在动物安静状态下，用手指按压股动脉测定每分钟的脉搏次数。适用于如犬、猴等体型较大的动物。

2. 生理记录仪　将心电探头连接于动物胸壁，测定心电的同时亦可测定心跳次数。

(四) 血压

1. 直接测压法　将多导生理记录仪的血压感受器插入麻醉动物的体内，测定血压。

2. 间接测压法　对体型较大的动物,可使用人用血压计;对啮齿类动物,可把血压感受器置于尾根部,测定动物的尾动脉血压。但此法易受各种因素的影响,测定结果不稳定。

七、实验动物给药途径和方法

(一) 注射给药

1. 静脉注射　即将药液直接注入静脉管内。注射前,用酒精棉擦拭待注射部位消毒并使血管扩张,注射时针头与血管平行,回抽见血说明针头已进入静脉,可缓慢推送药液。如注射部位出现发白、皮下出血或肿胀,注射阻力增大的现象,则说明针头不在血管里,应马上停止注射。注射完毕拔出针头时,用干棉球按压入针位置片刻以止血。大小鼠一般采用尾静脉注射,鼠尾左右两侧和背侧各有一根静脉,均可采用;豚鼠一般采用前肢皮下静脉;家兔采用耳外缘静脉;犬则选择前肢头静脉或后肢小隐静脉。如需要反复多次注射,应尽可能从血管末端开始,之后逐步朝向心端移动。

2. 腹腔注射　腹膜的吸收力强,腹腔注射也是动物实验中常用的给药途径。啮齿类动物注射时,操作人员先用左手抓取、固定动物,使其腹部朝上,并使之处于头低位,这样可使内脏移向上腹;右手则持注射器,在腹部的下 1/3 处略靠外,并朝向头部方向平行刺入皮肤 0.5～1 cm,再将针竖起呈 45°夹角穿过腹肌、腹膜刺入腹腔,缓慢注入药物。兔、犬的进针位置是腹白线侧方。

3. 肌内注射　进针选择肌肉丰满、内无大血管经过的部位。一般多选臀部,小动物常用大腿外侧。注射时,针头快速刺入肌肉,无回血即可注入。

4. 皮下注射　一般选后肢大腿外侧、颈背部或下腹部等少皮下脂肪的部位。轻轻提起待注射部位的皮肤,将针头刺入皮下,若针头容易摆动则说明针头已在皮下,如无回血即可注入。

5. 皮内注射　是将药液注入动物背部脊柱两侧皮肤的表皮和真皮之间的注射方式,一般用于接种或皮肤过敏检测。局部去毛消毒后,针头与皮肤表面呈 30°夹角刺入,注入药液后皮肤表面即鼓起小包,注射后略等几秒再拔针,如小包未马上消失,说明药液已被注入皮内。

常用实验动物不同给药途径的最大注射量见表 10 - 4。

表 10 - 4　常用实验动物不同给药途径的最大注射量

注射途径	小鼠(mL/10 g)	大鼠(mL/100 g)	豚鼠(mL/只)	兔(mL/kg)	犬(mL/只)
静脉注射	0.1～0.2	0.3～0.5	1.0～5.0	2.0～3.0	5.0～15.0
肌内注射	0.05～0.1	0.1～0.2	0.2～0.5	0.1～0.3	2.0～5.0
腹腔注射	0.1～0.2	0.5～1.0	2.0～5.0	2.0～3.0	5.0～15.0
皮下注射	0.1～0.2	0.3～0.5	0.5～2.0	0.5～1.0	3.0～10.0

（二）经口给药

1. 喂饲 将药物混入饲料或饮水中饲喂给动物的给药方式。掺入的药物应不易挥发，不与饮食发生化学反应，没有特殊气味。这种方法虽简单、对动物的干扰小，但各动物每次的服药量差异大，难以控制。

2. 灌胃 动物实验中，经口给药多用灌胃法。此法剂量准确、易控。一般动物在灌胃前应禁食 4~8 小时，以免胃内容物过多影响药物的注入和吸收。啮齿类动物灌胃时，动物取垂直体位，将连接灌胃针的注射器顺入动物口中，沿着咽后壁慢慢顺入食管，如遇阻力或动物挣扎，应立即停止进针以免损伤食管或误入气管。常用实验动物的一次最大灌胃量见表 10 - 5。

表 10 - 5 常用实验动物的一次最大灌胃量

动物	体重/g	最大灌胃量/mL
小鼠	20~24	0.8
	25~30	0.9
	>30	1.0
大鼠	100~199	3.0
	200~249	4.0~5.0
	250~300	6.0
	>300	8.0
豚鼠	250~300	4.0~5.0
	>300	6.0
兔	2 000~2 400	100.0
	2 500~3 500	150.0
	>3 500	200.0
犬	10 000~15 000	200~500

3. 经口滴入 用注射器、吸管或移液管将药液或悬浊液滴入动物口腔送至咽部，让其自行吞咽。可将药物配制成淀粉糊剂以减少药液漏出口外，滴入口腔后可给予动物较喜欢的食物，伴随药物一起进入胃部。

4. 经口吞咽 将药物按一定剂量装入药用胶囊，送入动物口腔。为避免动物咬碎或吐出，应把胶囊直接送至咽部。此法多用于较大的动物如犬、兔及猫等。

（三）呼吸道给药

主要用于粉尘、喷雾药品的给药及需要通过气溶胶感染方式进行的微生物感染实验。呼吸道给药方式包括鼻腔内给药和气管内给药。进行病毒感染时，需使用专用气溶胶发生器。

八、实验动物体液采集方法

(一) 血液采集

1. 大小鼠尾静脉采血

(1) 剪尾或切开尾静脉采血：需血量少时适合采用本方法。首先，固定动物后将尾部毛剪去，消毒，然后浸泡在45℃左右的温水中数分钟，也可用乙醇反复擦拭使尾部血管扩张。擦干尾表面，用剪刀剪去尾尖 (小鼠1～2mm，大鼠5～10mm)，用血红蛋白吸管吸取血液或让血液自由滴入盛器。采血结束后消毒伤口并压迫止血。也可在尾部作一横切口，割破尾动脉或静脉后收集血液。小鼠每次可采血0.1mL，大鼠0.3～0.5mL。

(2) 针刺尾静脉采血：大鼠用血量不多时，可采用本法，如仅做白细胞计数或血红蛋白检查等。固定动物后，先将鼠尾用温水擦拭，再用乙醇擦拭消毒，使鼠尾充血。用注射针头在尾尖部向上数厘米处刺入尾静脉，拔出针头时即有血液滴出，然后局部压迫止血。如需长期反复取血，应先靠近尾末端穿刺，以后再逐渐向近心端穿刺。

2. 大小鼠眼眶静脉丛采血　采血时，用乙醚将动物浅麻，被采血眼眶取向上固定位。用特制、尖端外径1.4～1.8mm的采血玻璃管于眼眶和眼球之间刺入，至蝶骨后略微转动，血液会自动流出。采血完毕后用灭菌纱布压迫眼球不少于30秒以止血。采血部位可在3～7天内恢复，通过左右眼交替使用来实现反复采血。此法适用于做定时定期的血液检查。

3. 豚鼠心脏采血　固定动物后，用酒精消毒胸部，用手指定位心脏搏动的位置，穿刺针向该位置正中经左侧肋间刺入2cm左右，轻轻回吸注射器即有血液吸出。

4. 兔耳缘静脉采血　固定好动物后，用酒精棉球反复涂擦耳部边缘静脉，并用手指弹动兔耳使静脉充盈。用左手食指和中指夹住静脉近心端，大拇指和小指夹住耳缘，无名指和小指放在耳下，右手持注射器从静脉末端将其刺破，血即由破口流出。

5. 兔耳中动脉采血　兔耳中央动脉易发生痉挛性收缩。因此，要用手多揉搓或用灯泡照烤兔耳使其充分充血。于中央动脉的末端，沿动脉平行向正方持针头刺入，即有动脉血进入针筒。此法可一次采血15mL。

(二) 尿液采集

1. 代谢笼的使用　可将动物放在代谢笼里饲养，通过笼下的大小便分离漏斗将粪尿分开收集。

2. 压迫膀胱　固定动物后，按压骶骨两侧的腰背部或轻压膀胱的体表部位以促其排尿。

(三) 消化液采集

1. 胃液采集　通过饲料刺激使动物胃液的分泌增加，再用插胃管方式抽取胃液。

2. 胆汁采集　动物麻醉后仰卧，自剑突下及正中线做3～5cm长切口，切开腹膜，暴露腹腔，将肝脏翻起找到胆管，分离出胆囊或胆总管，用注射器抽取胆汁。

3. 胰液采集　在胆总管和十二指肠交界处分离出胆总管，小心勿触碰胰腺以免影响其分泌。分离后在靠肠端结扎作为牵引线,在管壁上斜开一小口,并插入收集管收集胰液。

(四)淋巴液采集

1. **大鼠淋巴液采集** 麻醉并仰卧位固定,做腹部消毒。用手术刀自剑突向下正中方向及沿左侧肋缘向下外方分别做切口;推开内脏,暴露横隔与腹主动脉,胸导管即紧贴于腹主动脉左后侧;分离胸导管并扎线标记。操作人员以左手提线头将胸导管提起,在其上剪一斜口;右手持塑料导管插入胸导管收集淋巴液。

2. **小鼠淋巴液采集** 麻醉并取仰卧位固定,分离暴露胸导管或右淋巴管,在淋巴管下穿线标记。操作人员左手提线头将淋巴管提起,右手持塑料导管插入淋巴管收集淋巴液。此法也适用于豚鼠和家兔。

(五)脑脊液和骨髓采集

1. **大小鼠脑脊液采集** 将麻醉动物固定,头部下垂与体位呈45°夹角以使枕颈部充分暴露,从头部至枕骨粗隆作中线切口4 mm,再至肩部1 mm,钝性分离,剪去枕骨至寰椎的肌肉,暴露硬脑膜,用22号针头于枕骨和寰椎间2 mm处刺破,以微量吸管吸取脑脊液。采集后取出吸管,封闭吸管的另一端。向脑池注入与采出的脑脊液等量的无菌生理盐水。

2. **大小鼠骨髓采集**

(1)挤压法:将动物处死后仰卧位固定,取出胸骨或股骨,去除骨表面的组织和血液,剪去其一端,用止血钳夹住另一端略微加压将骨髓挤出。

(2)离心法:将动物处死后仰卧位固定,分离股骨周围的肌肉,离断股骨两端的韧带,取出股骨;清理股骨表面的组织和血液,并将两端剪去,露出骨髓腔;用镊子夹住股骨中央,置于小离心管上方,并将一端开口对准离心管口;将注射针头插入骨髓腔,推入少量的小牛血清;用针头上下捣碎骨髓,并逐渐推出全部的小牛血清;用离心管收集骨髓和小牛血清的混合物,并用长滴管伸到离心管底部反复吹打以使骨髓充分分散;最后将离心管管口封闭,离心后取沉淀。从动物处死到骨髓采出的时间应控制在10分钟以内,剪去股骨两端时要充分暴露骨髓腔,并注意不要剪裂股骨。

第三节 实验动物的麻醉

一、常用麻醉方法

(一)局部麻醉

采用局部麻醉药阻滞神经末梢或神经干、神经节及神经丛的冲动传导,产生局部麻醉区。特点是可以维持动物的清醒状态,对重要器官功能的干扰小,麻醉并发症少,适用于大中型动物的短时间实验。

1. **表面麻醉** 利用局部麻醉药的组织渗透能力,透过黏膜阻滞表面神经末梢。在口腔和鼻腔黏膜、眼结膜及尿道等部位施行手术时,常将麻醉药涂敷、滴入或喷洒于表面或进行尿道灌注,使这些部位局部麻醉。

2. **区域阻滞麻醉** 于手术区的四周和底部注射麻醉剂阻断疼痛的向心传导,常用普鲁卡因。

3. **神经干(丛)阻滞麻醉** 指在神经干(丛)的周围注射麻醉剂以阻滞传导,使其所支配的区域无疼痛感。常用利多卡因。

4. **局部浸润麻醉** 指沿手术的切口逐层注射麻醉剂,依靠药液的张力作用弥散浸入组织,麻醉感觉神经末梢。常用普鲁卡因。

(二) 全身麻醉

麻醉药剂经呼吸道吸入或静脉、肌内注射后,产生中枢神经系统抑制作用。抑制程度的深浅和药物在血液中的浓度相关,动物呈现意识丧失、疼痛消失、肌肉松弛和反射抑制等现象。当麻醉药物从体内排出或在体内被代谢后,动物会逐渐恢复清醒状态,无后遗症。

1. **吸入麻醉** 通过使动物吸入挥发性麻醉剂或气体麻醉剂达到麻醉效果。常用的挥发性麻醉剂包括乙醚、氯仿、氟烷和甲氧氟烷等;气体麻醉剂包括环丙烷、一氧化二氮等。这种麻醉方法的优点是易于调节麻醉深度,并且麻醉终止较快。

2. **注射麻醉** 包括肌内注射麻醉、腹腔注射麻醉和静脉注射麻醉。非挥发性和中药麻醉药均可用于腹腔和静脉注射麻醉,简单易行。腹腔给药麻醉多用于大小鼠和豚鼠,而较大体型的动物如犬、猫、兔等则多用静脉注射麻醉。常用的注射麻醉剂有戊巴比妥钠、硫喷妥钠、氨基甲酸乙酯等。在麻醉兴奋期时动物会挣扎不安,为防止注射针滑脱,可先用吸入麻醉进行诱导,待动物安静后再通过腹腔或静脉注射给药麻醉。考虑到个体差异等因素,一般先施以麻醉药总用量的 2/3,观察动物体征变化,如已达到所需的麻醉程度,则不再加药,以避免麻醉过深而抑制延髓呼吸中枢导致动物死亡。

二、常用麻醉药物

(一) 局部麻醉药

1. **普鲁卡因** 无刺激性、毒性小、见效快,注射后 1~3 分钟内即可发生麻醉作用,可维持 30~45 分钟。使用浓度为 0.5%~1%,常用于局部浸润麻醉。

2. **利多卡因** 弥散性好,组织穿透力和效力比普鲁卡因强 2 倍。使用浓度为 0.25%~0.5%,常用于局部浸润麻醉。

(二) 全身麻醉药

1. **氯胺酮** 该注射剂注射后动物很快进入浅睡眠,不引起中枢神经系统的深度抑制,一些保护性反射依然存在,麻醉安全性较高,起效快、持续时间短。

2. **异氟烷** 属吸入麻醉药,需精密蒸发器配合使用。麻醉诱导和复苏都较快。麻醉时无交感神经系统兴奋现象,有一定肌松作用,对肝脏的毒性小。

3. 巴比妥钠 安全范围大、毒性小、麻醉潜伏期短、维持时间长,一般用生理盐水配制,腹腔或静脉注射给药。

4. 苯巴比妥钠 该药在普通用量下对动物的呼吸、血压等无明显影响,一般在实验前 0.5～1 小时给药。

5. 戊巴比妥钠 给药后对动物的呼吸和循环系统无明显抑制作用。一次给药的有效时间为 2～4 小时,使用浓度为 1%～3%。

6. 硫喷妥钠 为黄色粉末,易吸水,水溶液不稳定,因此需要现配现用。该药对呼吸有一定程度的抑制作用,注射时速度要缓慢。静脉注射起效快,一次给药的麻醉维持时间仅 0.5～1 小时,在较长时间的实验中需重复注射以维持麻醉。常用的使用浓度为 1%～5%。

7. 氨基甲酸乙酯 较为温和,安全性高,一般用于基础麻醉。

8. 846 合剂 即速眠新注射液,是静松灵、乙二胺四乙酸、盐酸二氢埃托啡和氟哌啶醇的复方合剂。该合剂的麻醉效果好、不良反应小、使用方便。解除麻醉可用苏醒灵3 号,用量按与 846 用量 1∶1 静脉注射或 2∶1 肌内注射,一般肌内注射后 5～10 分钟动物即可苏醒。

常用麻醉药的用法见表 10-6。

表 10-6 常用麻醉药的用法

麻醉药	动物	给药方式	剂量(mg/kg)	常用浓度/%	维持时间
乌拉坦	大小鼠	皮下、肌内	800～1 000	20	2～4 小时
		腹腔	1 500～2 000	5～10	
	蛙	淋巴囊	0.1 mL/100 g	20～25	
	兔	静脉	750～1 000	30	
	兔、犬	腹腔、静脉	750～1 000	20～25	
巴比妥钠	大小鼠、豚鼠	皮下	200	6	
	兔	腹腔	200	6	
	犬	静脉	225	10	
硫喷妥钠	大鼠	腹腔	40	1	15～30 分钟
	小鼠	腹腔	15～20	1	麻醉力强,宜缓慢
	兔	静脉	7～10	2	注射
	犬	静脉	20～25	2	
戊巴比妥钠	大小鼠、豚鼠	腹腔	40～50	2	2～4 小时后加量
	兔、犬、猫	腹腔	40～50	3	1/5,可再维持 1
		静脉	30	3	小时以上,麻醉力
					强,易抑制呼吸
苯巴比妥钠	兔	腹腔	150～200	3	2～4 小时
	犬	腹腔	80～100	3	
		静脉	70～120	3	

三、麻醉的注意事项

动物麻醉前一般应禁食 8～12 小时。

麻醉剂的用量除参考一般标准外,还要考虑个体差异,也应注意体重和所需用量的关系并不是绝对成正比。例如,衰弱或过胖的动物,其单位体重所需的剂量就比较小。

动物在麻醉期间体温调节功能会受到抑制,体温容易下降,为避免动物死亡,不影响实验的准确性,应注意采取适当的保温措施。如实验桌内装灯、电褥或台灯照射等。室温低的情况下,如进行长时间的慢性实验,麻醉剂在注射前温度应该加热至动物体温水平。

静脉注射必须缓慢进行,同时观察肌肉紧张、角膜反射和对皮肤夹捏的反应。如这些反应有明显减弱或消失时,应立即停止注射。配制的麻醉剂浓度不可过高,以免麻醉过急。

时刻关注麻醉深度。控制好麻醉深度是顺利完成实验并获得可靠结果的基本前提,如麻醉过深,动物各种反应受抑制,易造成动物死亡,影响实验结果;麻醉过浅,会引起剧烈疼痛,使动物呼吸、循环及消化等方面的功能发生异常变化,造成实验结果偏离和误差。因此,麻醉深度必须适宜。麻醉过量要及早发现并采取救治措施,如施行人工呼吸,给予苏醒剂,注射强心药、肾上腺素及尼可刹米(可拉明)等,同时静脉注射 5% 温热的葡萄糖溶液。

第四节 实验动物的处死、活检、尸检及处理

一、实验动物的处死

实验动物的处死方式应根据动物实验的目的、实验动物品种及需采集标本部位等因素进行选择。但不论采取哪种方式,都应遵循安乐死原则。实验动物的安乐死,是指在不影响实验结果的前提下,使实验动物在短时间内无痛苦地死亡。这要求在必须杀死动物时,应尽可能减少动物的痛苦,同时避免引发其他动物的恐惧感。

评价所采用的安乐死方法是否合理,要综合考虑以下因素:导致知觉丧失和不引起动物疼痛、悲伤、焦虑的能力,导致意识丧失所需的时间,方法的可靠性和不可逆性,与目的相适应的可兼容性,动物种类、年龄和健康状态的兼容性,人员的安全性及对观察者和手术者情绪的影响,药物的可用性和人员滥用的可能性等。安乐死时最好先抑制动物的中枢神经,使其失去知觉,解除疼痛感。巴比妥盐及其衍生物是动物安乐死的首选药;给药方式以静脉注射最佳,腹腔注射通常需要较大的药物剂量,并且延长了动物死亡时间和死前挣扎。氯胺酮、甲苯噻嗪等药物虽高剂量注射可致动物死亡,但也会造成动物死亡前的疼痛和抽搐,因此不能作为动物安乐死药物。常用方式有以下几种。

（一）物理性安乐死

常用方式有颈椎脱臼法和电击法。颈椎脱臼法是啮齿类动物最常用的无痛苦处死方法。操作人员以一只手的拇指、食指向下按住动物头部及颈部，另一只手抓住尾部用力向后拉，造成颈椎脱臼，致使脊髓和脑髓离断、动物无痛苦死亡。此法亦可用于禽类和1kg以内的仔兔。

（二）化学性安乐死

1. 过量麻醉剂加放血　使用大剂量麻醉药将动物麻醉后，在股三角做横切口，将股动脉、股静脉全部暴露并切断，让血液流出，或采用心脏放血法，导致急性大出血、休克乃至死亡。此法适用于各种实验动物，特别是对犬、猴的处死。

2. 二氧化碳吸入　吸入浓度40%的二氧化碳会很快达到麻醉的效果，长时间持续吸入会导致动物死亡。动物吸入后不经历兴奋期即死亡。此法简单易行、便宜、安全，多用于家兔、小型犬的处死。

二、实验动物的活检

1. 肝脏活检　动物麻醉后，剃除前胸和上腹的被毛并消毒。在剑突下1cm处用套管针刺穿皮肤、肌肉和腹膜；用特制的注射针刺入；将针头与动物呈45°夹角，在动物呼气时迅速刺入肝脏、抽取。肝组织被抽入注射器后迅速拔出针头，用纱布或海绵按压针刺部位数秒，以防皮肤、肌肉出血。将肝组织由注射器注出到培养皿上，再转移至保存瓶内。此法适用于实验性肝炎检测。

2. 淋巴结活检　动物麻醉后，腹股沟或腋窝剃毛、消毒；手术切开腹股沟淋巴结1.0~1.5cm，钝性分离，用血管钳分离淋巴结，小心勿直接夹住淋巴结而造成淋巴细胞被挤压；分离出淋巴结，去除周围脂肪组织，用刀片轻轻切取，固定于中性4%甲醛溶液中，或切成小块用2.5%戊二醛固定做电镜标本，或直接投入液氮冷冻保存。

3. 骨组织活检　以猴为例，术前禁食12小时，复合麻醉后使动物呈俯卧位；沿髂嵴切开皮肤，逐层分离肌肉，达到髂嵴，锯出1cm髂嵴，用骨凿轻轻切下；用纱布擦去标本上的骨锯末，浸于70%乙醇固定，做切片；修复骨膜和筋膜，用水平缝合关闭第3层臀肌和表层肌肉及皮下脂肪组织。

4. 阴道组织活检　以犬为例，选用改进的直肠镜配以冷光源作阴道镜用，可观察阴道黏膜的变化，并可插入活检钳；活检钳头端略倾斜，装在转管杆上，可用于系统观察和定位取材。取材大小约为2mm×1mm×1mm，放入4%甲醛溶液中固定。每只犬每2周可取材一次。需要注意的是，体重小于9kg的Beagle犬常不能用直肠镜取材，特别是当动物未处于发情期、阴道黏膜无弹性时，这时可使用7cm阴道窥器，以可弯曲纤维冷光源照明。

三、实验动物的尸检

实验后对动物进行尸体解剖是动物实验的重要内容。对死亡动物的观察以肉眼为主,必要时辅以放大镜、量尺及称量工具等。对尸体的外观及各组织器官的形状、大小、重量、质地、色泽、表面和切面的形态、与周围组织的关系等都要做细致的观察、测量、取材和记录,必要时留下影像资料。

（一）解剖流程

（1）操作人员穿戴好解剖服、帽子、口罩、手套,必要时戴好防护镜或面具,穿上胶鞋。解剖前需准备的物品包括麻醉药、注射器、解剖记录单、照相机、垃圾袋、解剖剪、骨钳、直镊、刀片、电锯、生理盐水、标本固定容器、标本固定液、铅笔及签字笔等。

（2）对犬、猴等较大动物的解剖一般需要两个人一起完成,一人作为解剖者负责检查、观察动物尸体内外大体病变及做出诊断,并对组织器官进行取材和固定;另一人作为解剖助手负责编写检查号码、对所取组织进行核对、病理记录和标本的再固定。

（3）解剖前核对动物的数量、性别及分组等信息。确认标本容器与要解剖动物的大小、所取脏器的多少是否匹配,固定液是否满足后续实验所需等。

（4）对犬、猴等较大动物进行解剖时取仰卧位,使用2%甲酚水或其他消毒液将被毛浸湿,以防毛发干扰操作。对活体动物进行解剖时,必须使用适当的麻醉剂使动物进入深麻状态,剥离股动脉将血放净后才进行解剖,不然会影响对脏器的观察和病理切片的质量。

（5）沿正中线从耻骨前缘至下颚剪开皮肤,分离皮肤和肌肉;沿腹正中线切开剑状软骨至肛门之间的腹壁,再沿肋缘纵切腹壁到脊柱,完全暴露腹腔脏器后对这些脏器进行取材、观察。

（6）用直镊提起剑突,沿左右两侧肋软骨结合处向上剪断直至胸锁关节,切开胸骨、肋软骨,暴露胸腔脏器,对这些脏器进行取材和观察。切断颈部肌肉暴露气管,剥离下颌骨组织,切断舌头与下颌骨的连接。整体摘出舌头、喉头、气管、食管及甲状腺。

（7）将动物头部屈曲,进行头部检查,剥离头部皮肤,切断后颈部肌肉,在第1颈椎关节处切断脊髓。用手术刀剥离头部肌肉,用电锯沿颅周锯开颅骨除去头盖骨。剪去硬膜、小脑天幕,切断眼窝后缘进而切断左右耳根部及视神经连接,再将脑剪下。小心剥离垂体,放入包埋盒或纱布内固定。剥离颈部至腰部背侧皮肤,除去肌肉,切除两侧椎板暴露脊髓,以便观察。

（二）观察的方法和步骤

1. **体表检查** 复查动物的编号、性别、实验分组,记录死亡或活杀时间、解剖时间;检查动物的外形、年龄、胖瘦、毛色、皮肤出血情况,生殖器官的病变等;有无尸冷、尸僵和腐败现象。这些对判断死亡时间都有重要意义。动物死后1小时,自头部开始出现尸僵现象,最先从下颌开始,继而到颈部肌肉,再到胸和腹部肌肉、上肢,最后到下肢。尸僵过程一般会持续24小时左右,之后开始尸解。因此,根据尸僵发生的部位即可推测动物死亡时间。动物急性死亡的尸僵出现早,持续时间长,且僵直程度高。尸僵受周围温度影响,周围的气温较高时尸僵开始会较早,尸解较快,反之则时间较晚,尸解较迟。如果动物死亡时间超过4小时而未采取任何防止组织自溶的措施,那么再进行组织病理学检查的意义就不大了。体表检查的内容包括以下几个方面。

（1）发育状态：是否与年龄、品种相称；各个部位的发育比例是否正常，有无畸形；有无肢体肿胀、骨折或肿瘤。

（2）营养状态：用手抚摸动物的背、腰部，营养良好时，背腰部厚实，皮肤有弹性。营养不良时，背腰部肋骨明显，椎骨突出。

（3）被毛和皮肤：毛发色泽、疏密、有无脱落；皮肤的颜色、弹性，有无出血、创伤、脓疡、疥癣及湿疹。

（4）眼睛有无分泌物，眼睑有无发炎，上呼吸道如鼻腔的分泌物的多少，肛门周围有无污物。

（5）皮下检查：皮下组织有无水肿、缺水及出血等，浅表淋巴结有无肿大等。

2. 腹腔脏器检查

（1）观察腹膜和大网膜的颜色和状态，腹腔内脏器的位置、大小是否正常，膈肌与肝脏是否存在粘连，腹腔内有无积液、血液或炎性渗出物，腹腔内的脂肪是否丰盈。

（2）剥离胰腺取出脾脏，观察其大小、厚薄、硬度，以及包膜的紧张度、表面平整度，是否有皱纹；观察胃的充盈情况，剪断贲门上部和幽门下部，取出胃组织，观察浆膜面。沿胃大弯剪开，经生理盐水清洗后，观察黏膜是否有出血和感染坏死灶；检查大小肠有无出血、水肿。取出十二指肠至直肠末端肠段，检查肠系膜淋巴结是否有肿大、出血。各肠段的浆膜面有无粘连、充血、穿孔或渗出物。剪开肠管检查有无寄生虫，黏膜面有无脱落、出血、水肿、感染、坏死等。

（3）肝脏和胆囊：观察各叶与膈肌面及侧面的形状、色泽，有无充血、出血、淤血或脂肪变等，左右叶上缘切开几个切面，检查有无膨隆，小叶结构是否清晰，门静脉区、胆管和血管是否有扩张等。剪开胆囊，检查黏膜和胆汁性状是否正常，有无结石、寄生虫等。

（4）肾脏和输尿管：观察肾脏的色泽、大小和左右对称性，表面有无出血；剥离包膜是否容易，包膜和肾表面有无粘连。横切肾脏检查皮质和髓质的厚度、有无出血，三层结构是否清晰，肾盂有无出血或充血等。肾淋巴结有无异常，输尿管有无扩张。

（5）膀胱和生殖系统：检查膀胱胀满的程度，从尿道后部剪开前列腺和膀胱，检查尿液的性状，有无结石、血尿，膀胱黏膜有无出血。剪开睾丸鞘膜检查睾丸大小，将睾丸和附睾一并切开，检查有无病变。检查雌性动物是否怀孕，子宫有无积水、卵巢是否肿大等。

3. 胸腔脏器检查

（1）胸腔内有无积水，检查胸腔和胸膜的颜色与状态，观察各脏器的位置及彼此间的相互关系。

（2）检查心包的色泽、光滑度、心包积水量、性状；剪开心包膜，暴露心脏，观察心脏外观和心外膜的情况；切开左右心房和心室，检查血量，各内壁是否有出血和感染；各瓣膜、心肌、乳头肌等是否正常。

（3）两肺的表面与胸壁有无粘连，肺表面有无出血或炎症，有无实变或肺气肿；切开肺组织，检查切面是否有实变、气肿或萎缩发生，轻轻挤压时，有无内容物从小气管被挤出。

4. 其他检查

（1）上消化道：舌黏膜有无出血、溃疡；咽部、两侧扁桃体表面有无出血、炎性渗出物;剪开食管检查黏膜表面有无出血、溃疡。

（2）上呼吸道：喉头声门周围的黏膜及气管黏膜有无出血、水肿及炎性渗出液。

（3）脑和脊髓：剪开硬脑膜将脑取出,检查脑的两侧是否对称,沟回有无异常,有无软化区域。切开脑组织,检查实质和髓质的厚度、颜色及两者的界限是否清晰,有无出血灶、梗死灶、脓肿、瘢痕及干酪样坏死等。检查垂体的体积、色泽、质地及有无出血等。

四、实验动物的尸体处理

动物尸体不可与生活垃圾或医疗垃圾混在一起,而应将其用塑料袋密封,放入专用冷藏柜保存,最后集中统一做焚烧处理。小动物尸体包装好后,应注明使用者的姓名、单位和处理日期,并在冷藏柜登记簿上登记。

感染性动物的尸体应先经高压蒸汽灭菌处理后再行转移。如怀疑动物感染了其他疾病,应及时查明;处理具放射性物质的实验动物,应依辐射防护委员会的规定处理。

较大的动物尸体需适当肢解后再进行焚烧;无焚尸炉的单位可委托有资质的部门代为处理,不得未经处理擅自抛弃。

第五节 生殖学动物实验基础

一、动物的选择

理想实验动物最好满足以下条件:价格低廉、容易操作、自然死亡率低、易确定交配时间、受精率高、易繁殖、妊娠期短、产仔数多、流产率低、检查胎仔方便、对受试品敏感、代谢过程及胎盘的结构、功能与人类接近等。然而,至今还没有能同时具备所有这些条件的实验动物。因此,在选择动物时,要具体问题具体分析,针对主要的研究目的进行动物选择。

非人灵长类动物在种系上最接近人类,实验结果与人类的一致性高,但由于其获得困难、价格高昂、管理难度大、费用高及实验周期长,在实际应用中受到很大的限制。目前,使用上仍以啮齿类动物和家兔为主。

1. 小鼠　交配率和受孕率高,孕期短而一致,产仔多,对致敏作用敏感,自发畸形率较低。但小鼠的早期胎盘为卵黄囊胚胎,和人类的差异较大。这种差异可能对实验结果产生影响。雌性小鼠的生育年龄为50～60日龄,体重20～30 g;雄性小鼠的生育年龄为60日龄,体重20～35 g。

2. 大鼠　具有与小鼠类似的优点,但是其对致敏作用有较大的耐受性,实验容易出现假阴性结果。早期是卵黄囊胚胎,也可能出现假阳性结果。雌性的生育年龄为100日龄,体重200 g;雄性的生育年龄为100日龄,体重300 g。

3. 家兔　其胎盘结构与人类接近,但自发畸形率较高,孕期不一致。另外,兔属于食草动物,消化功能与人类不同,不适合经口染毒。雌兔生育年龄为 5～6 个月,体重 4.5 kg;雄兔生育年龄为 6～7 个月,体重 4 kg。

二、啮齿类动物发情周期各阶段的确定

啮齿类动物发情周期分为 4 个阶段:发情前期、发情期、发情后期和发情间期。一般在发情期后的 2～3 天即可排卵。动物交配通常发生于发情前期或发情期早期,这段时间持续较短,大约 24 小时。分娩后 24 小时可受孕。发情期各阶段雌性动物会发生多方面变化,这是受卵巢功能控制的。卵巢能分泌两类激素:一类是由卵巢颗粒细胞分泌的雌激素;另一类是由黄体细胞分泌的孕激素。发情期小鼠雌激素的分泌最为旺盛,主要行使刺激副性器官与胸腺生长的功能。雌激素对动物成年时期副性器官的发育、成熟、副性征的出现、发情周期内子宫内膜和阴道黏膜增生性变化都有重要作用。

在发情周期的不同阶段,大鼠阴道脱落上皮细胞会产生一系列变化。用阴道分泌物涂片可以观察不同阶段上皮细胞的类型和分布等特点,据此可判断动物处于发情周期的哪个阶段。阴道涂片常见的 3 种细胞包括:①角化上皮细胞,体积较大,很薄,呈片状,多边形,可见钝角,有许多皱褶,可通过适当染色予以辨识;②有核上皮细胞,体积中等,呈椭圆形或圆形,有易着色的细胞核;③白细胞,体积较小,呈圆形,透亮。在发情后期,这 3 种细胞均可见(表 10-7)。采用阴道涂片法判定发情周期,准确、简便且实用。根据涂片观察结果判断发情周期的不同阶段来安排交配,不仅能有效防止假阳性受孕的发生,更能提高整体受孕效率。需注意的是,不同阶段阴道脱落细胞的变化是一个连续的过程,要切实观察一个发情周期不同阶段阴道涂片的典型变化,必须采用定时、连续的制片方法。另外,啮齿类动物的发情前期开始于夜间,而且持续时间短,所以较难观察到。

表 10-7　发情周期不同阶段阴道分泌物涂片的细胞学变化及卵巢和外生殖器变化

| | 发情前期 | 发情期 | 发情后期 | | 发情间期 |
			第一阶段	第二阶段	
持续时间	9～18 小时	6～10 小时	18～24 小时	12～24 小时	36～42 小时
阴道分泌物	大量有核上皮细胞,少量角化上皮细胞	大量角化上皮细胞,但细胞分散,未聚集成团	少量角化无核上皮细胞,并聚集成团	角化上皮细胞周围存在许多白细胞	有大量白细胞,有核、无核上皮细胞均有,但细胞量少,混有黏液
卵巢	卵泡迅速增长	有许多大卵泡,卵子生成	发生排卵	卵子在输卵管中,黄体形成	黄体持续或消失
外生殖器	阴门略有肿胀,阴道干燥,阴道口张开	阴门肿胀明显,阴道干燥,阴道口张开	阴门仍肿胀,阴道内有干酪样集块	阴门肿胀消失,阴道黏膜湿润	阴门无肿胀,阴道黏膜湿润

阴道涂片法以大鼠为例,一人以左手抓取大鼠,右手拉住尾巴稍用力向后拉,充分暴露阴道;另一人用滴管吸生理盐水1 mL后插入大鼠阴道深部,反复冲洗4～5次,然后将冲洗液涂于载玻片上,空气中自然干燥;涂片可以加甲苯胺蓝提高反差以使细胞核更清晰。在低倍镜下观察细胞类型,高倍镜下观察细胞的具体形态。

三、动物的交配方法

(一) 自然交配

1. 啮齿类动物　小鼠性成熟的标志是母鼠阴道打开,出现求偶周期,乐于接近雄鼠,表现出交配欲望;雄鼠睾丸下降,精子生成。对于性成熟的动物,按2∶1或1∶1的雌雄比例,每天下午同笼。第二天早上取出雄鼠,以4～5天为一个周期进行交配。为提高交配的成功率,可在交配的前2天,将装有一只雄鼠的小栅栏筐放入有10只雌鼠的笼中,一起生活两个晚上。在第三个晚上放出雄鼠与雌鼠交配。经上述"预接触"的雌鼠,30%～40%可查见阴道栓。当同一批雌鼠交配结束后,再换下一批雌鼠同雄鼠交配。

2. 兔　健康、性成熟的兔每月发情2次,每次持续3～5天,发情时表现出追逐、骑跨等行为,外阴部黏膜出现水肿,变红及变紫。交配时雌雄同笼,雌兔和一只雄兔第一次交配完成后与第二次同另一只雄兔再交配的时间间隔为10～12小时。这样的复交可提高雌兔的受孕率。

(二) 人工授精

该方法在兔中多有采用,而大小鼠一般不用。人工授精法准确性高,方法可靠。

1. 雄兔的精液采集　用左手将收集管放入人工阴道中,用K-Y凝胶状液体润滑人工阴道,将左臂弯曲使动物头部放在左臂上并骑跨一条腿,用右手抓住兔的颈背部,左手持人工阴道放在后腿之间逗弄。一般在1分钟内雄兔即可射出精子。回收小瓶取出凝胶,将标本放入烘箱,尽快进行精子计数。注意点如下。

(1) 用于采集精液的雄兔应在8月龄以上,每周可采集3次,每次1 mL,经数次采集后精子计数和总量应无明显减少。

(2) 人工阴道的大小要适中,温度在40～50℃,如温度过高不仅会损伤精子,还可能引起动物排尿,污染精液。

(3) 采集所用设备以肥皂水和清水彻底清洗,以75%乙醇消毒处理采精管,晾干备用。采集前,将人工阴道、生理盐水、精液吸量管和采精管在烘箱内加热到50℃,30～40分钟。

(4) 合格的精液样本应该为乳白色,如含有血液或尿液,则不能使用。

2. 雌兔的人工授精　用一根干净温暖的人工授精管吸取0.25 mL精液,操作者取坐姿,将雌兔放在两膝之间,抓住雌兔的颈背部,使兔背向人,用另一只手抓住兔的后腿,将尾巴向外拉起,暴露外生殖器;将授精管尖角深入阴道内,深度为授精管的1/4,当感受到阻力时,缓慢转动并继续插入8～10 cm,加压活塞注入精液;精液注入后缓慢退出授精管。如在授精时雌兔排尿,则要重新操作。每只雌兔的授精操作需 15～30 分钟。需注意,人工授精前,经雌兔耳缘静脉注射黄体激素 1 mL/kg,可以促进排卵,注射 2 小时后进行人工授精。

四、动物妊娠的判别

交配后的雌鼠会在阴道口形成白色阴道栓。阴道栓的形成是由于雄鼠精液和雌鼠阴道分泌物相混合,同阴道上皮等在空气中变硬将阴道口封闭而形成。小鼠的阴道栓一般在交配后 12～24 小时内自行脱落,大鼠的阴道栓通常在交配后的 2～8 小时自行脱落。这样特殊的过程和结果,使得阴道栓成为判断动物是否交配过的重要标志。雌雄合笼后的次日清晨,要尽快检查阴道栓。如不易见到阴道栓,就需要做深部探查:用眼科镊轻轻插入阴道,撑开阴道口,检查阴道栓的有无。未查到阴道栓的雌鼠仍放回繁殖笼,有阴道栓的即将这一天定为妊娠的第 0 天。有时阴道栓可能会在检查前已脱落,所以也要注意查看鼠笼底盘有无脱落的阴道栓。

五、大小鼠的剖宫产手术

一般情况下,由于胎盘的屏蔽作用,母体内的正常微生物菌群及大多数病原微生物不能通过胎盘感染胎仔。因此,胎仔无论是体表还是体内都处于"无菌"状态。通过无菌剖腹获取胎鼠由无菌母鼠代乳,并维持仔鼠于无菌隔离器中,是获得无菌鼠的唯一途径。

(一) 小鼠的剖宫产手术

进行手术前常规准备,隔离器用 2% 过氧乙酸喷雾处理,密封 2 小时,通风 24 小时,无菌检查合格后备用。隔离器内用品高压蒸汽灭菌后传入。雌鼠经合笼后,当发现食欲突然下降,烦躁不安并有做窝行为、外阴潮红并处于开口状态时,说明该动物已临产,应尽快进行剖宫产手术。

手术步骤:以颈椎脱臼法处死孕鼠;将其整体浸入 5% 聚维酮碘(碘伏)溶液中,浸湿毛发后立即取出,仰卧位固定在动物固定板上;沿腹中线剪开腹部皮肤、腹肌和腹膜,暴露子宫;用止血钳分别夹住子宫颈部和两侧输卵管,在止血钳外部剪断,连同止血钳取出子宫;放开止血钳,用纱布裹住子宫,放入传递袋;通过隔离器拉动传递带的系带,将子宫拖入隔离器内。以无菌水冲洗子宫;切开子宫取出胎仔;清洁胎仔口鼻上的羊膜、羊水,拧断脐带,擦干身体,促其呼吸,体色由紫转为鲜红色后放入鼠盒中保暖。用注射器将墨汁注入小鼠的皮肤进行编号。

(二) 大鼠的剖宫产手术

通过检查阴道栓确定配种日期,发现预产征兆时立即进行手术。手术在产前 2 小时内进行成功率大。手术过早会影响胎仔的存活率,过晚则可能丧失机会或易造成感染。

手术步骤:二氧化碳麻醉动物,仰卧位固定在动物固定板上;以 5% 聚维酮碘溶液将胸腹部浸湿消毒,盖上手术巾,沿着腹中线切开皮肤;用止血钳将切开的皮肤和手术巾钳合;分离皮肤和肌肉,用聚维酮碘消毒胸骨柄到后腹部,沿着胸剑骨处至后腹部切开腹肌以暴露子宫,注意不要划破肠管;用止血钳夹住子宫颈和两侧的输卵管并切断;将子宫放入传递袋,经灭菌槽后移入隔离器内;用灭菌水清洗子宫后,将子宫撕破取出胎仔;之后操作同小鼠。

六、去势和输精管切断手术

(一) 大小鼠的卵巢切除

大鼠和小鼠的卵巢在肾脏下方,呈小球状,表面凹凸不平。

小鼠多采用背部切口;动物全身麻醉后,取俯卧位固定;以肋下 0.5 cm、脊柱处 1 cm 为中心去毛、消毒,切开皮肤,切口约 0.5 cm,钝性分离肌肉;在离脊柱肋下剪开腰肌约 0.5 cm,可见两侧包绕卵巢的脂肪组织及紧密相连的子宫角;轻轻夹住脂肪组织将其拉出创口,在子宫角上部及下部的输卵管部位做结扎;结扎后用眼科剪剪断子宫角,将卵巢摘除,再将脂肪组织推回腹腔内;将腹膜与肌层一起缝合,再缝合皮肤。背部切口手术创伤小,视野清楚,易操作,不需牵拉其他脏器,手术时间短。

大鼠多采用腹部切口;动物全身麻醉后,取仰卧位固定。腹部去毛、消毒。沿正中线切开腹部皮肤、分离腹肌。找到卵巢后以丝线结扎,用眼科镊取出卵巢。缝合创口并消毒。

(二) 卵巢子宫切除术

指将雌性动物的卵巢和子宫一并切除,用于较大体型动物如犬的雌性去势。以犬为例,手术准备包括,先检查动物是否处于发情状态,如是则最好不要手术,以免切除卵巢时发生大出血;术前禁食 12 小时,以免肠道内容物充满,影响对卵巢的探寻。

1. 卵巢切除 于腹壁脐后方至耻骨前部剪毛、消毒;在腹中线一侧的脐部后方向耻骨切开皮肤,切口长度按动物体型大小而定;分离皮下组织,切开腹白线处的腱膜和腹膜,用食指或卵巢钩伸入一侧腹腔的背部探寻子宫角;左右卵巢和子宫角分别位于左右肾脏后方的腰沟内,屈伸指关节将其夹在手指和腹壁之间并钩出;也可在膀胱背侧找到子宫体,沿子宫体向前寻找子宫角;卵巢子宫暴露后用食指和拇指钝性扯断卵巢悬韧带,将卵巢引近创口;先在卵巢系膜无血管区开小口,用三把止血钳钳夹卵巢系膜和血管,在靠近卵巢的第一和第二把止血钳间剪断卵巢系膜;绕过第三把止血钳打一单结,随即撤掉这把止血钳,将结收紧后再打第二个单结;再在第二把止血钳下方做一贯穿结扎;用镊子夹住卵巢系膜断端边缘,撤除第二把止血钳。以同样的方法摘除另一侧的卵巢。

2. 子宫切除 两侧卵巢摘除后,将两段子宫的阔韧带展开,沿子宫角旁向后撕开子宫阔韧带至子宫体部,将阔韧带束结扎;牵拉两侧的子宫角,将子宫体和子宫颈引出创口外;在子宫颈前方,用 3 把止血钳并排夹住子宫体,从前、中止血钳之间剪断子宫体;然后分别打开中、后止血钳,贯穿结扎子宫体,并同时结扎子宫体两侧的血管;最后用镊子夹住子宫体的残端,确认没有出血后将其送入骨盆腔,常规闭合腹壁上的切口。手术后的 3~5 天给予抗生素以防感染。

（三）小鼠输精管切断术

1. 腹部横切法　小鼠取仰卧位固定,酒精棉消毒并湿润右下腹皮肤,沿右侧腹股沟上缘剪开皮肤,切口长 1.5 cm,向下继续剪开肌肉和腹膜;将右侧睾丸挤入腹腔内,从切口处轻轻提出,沿睾丸向上寻找输精管,输精管直径约 1.5 mm,灰白色;在距睾丸近端 1~1.5 cm 处穿两根单股手术缝线,相距 1~2 mm 打两对方结扎输精管,并在两个结之间剪断输精管。将睾丸推回腹腔,依次缝合腹膜、肌肉和皮肤。重复上述操作完成对侧切断。

2. 阴囊纵切法　小鼠取仰卧位固定。轻压腹腔将睾丸推回阴囊,沿阴囊壁正中线作 1 cm 长切口,在中线左侧的阴囊包膜作 5 mm 长切口,向左侧挤推睾丸,找出输精管,用眼科镊夹出,以止血钳分离周边脂肪组织,在距睾丸近端 1~1.5 cm 处穿两根单股手术缝线,相距 1~2 mm 打两对方结扎输精管,并在两结之间剪断输精管。重复上述操作完成对侧切断。

第六节　动物实验后的管理

动物受实验条件和操作的影响,机体原有的平衡状态被破坏,各系统功能发生了改变,饮食、代谢等方面的正常功能均会受到不同程度的影响。若管理不当,则可能导致动物发生不利于实验的变化,甚至死亡,对实验产生严重影响。因此,实验后的动物管理对研究工作的正常进行是非常重要的。

一、饮食卫生

动物在实验后,可能会发生食欲下降甚至丧失的现象。实验者应细心观察动物的饮食情况,想办法尽快恢复动物的食欲,使之能够通过营养物质的摄入和消化补充水分、盐分和能量。有些动物可能暂时丧失饮食能力,需要通过人工的方法进行食物补给。

二、健康护理

受试动物经过实验后,兴奋、应激状态可能会持续较长时间。实验室应尽可能使其安静下来,尽快恢复正常状态,以防动物发生意外损伤。还有些动物在实验中麻醉的时间较长、麻醉剂的用量较大,实验后仍处于昏睡状态,这时需要实验者使其平卧,防止因舌、咽部肌肉松弛而引发窒息,并注意保护动物角膜、舌、鼻、口腔黏膜等易损伤部位。对麻醉时间较长、体温有所下降的动物要实施保温措施。

三、环境控制

实验后,动物的抵抗力也会受到不同程度的影响,因此工作人员要控制好受试动物的环境条件。麻醉后的动物体温会降低,应及时调整室内的温度、湿度,以防动物感冒。经常更换动物垫料,实验后动物的垫料最好每日一换,同时注意垫料的杀菌消毒,防止创伤部位的感染。饲养区域应保持安静,避免较强的光线照射,给动物较为理想的恢复环境。

(许彤辉)

第十一章 人类疾病动物模型

第一节 | 概　　述

一、人类疾病动物模型的定义

人类疾病动物模型(animal model of human disease)是指在生物医学研究中建立的具有人类疾病模拟表现的动物实验对象和相关材料。由于人类疾病的发生和发展过程非常复杂,在多数情况下受伦理限制不可能也不允许我们在人体上做实验或试验。因此,仅通过临床表现和尸体解剖等所得到的信息往往难以使我们全面了解并阐明疾病的病理、病因、发生及发展规律,更遑论寻找到合适的治疗措施。因而,在医学研究中通过在动物体内复制、模拟人类的各种疾病及某些生命现象,就成为探索生命奥秘和战胜各种人类疾病的重要途径。研究者通过各种干预手段诱导实验动物产生某些类似人类疾病的临床表现、病理学特征和发生、发展规律,借以对人类疾病进行深入研究。研究者通过对疾病动物模型的间接性实验研究,并有意识地改变那些在自然条件下不易控制的因素,可以在短时间内获得大量难以从人体获得的、具有可比性的宝贵疾病材料。借助疾病动物模型的实验结果,研究者可以更全面地揭示这些疾病的性质和规律,并将这些实验结果应用于人类疾病的诊断、预防和治疗的研究中。

截至目前,人们已经通过各种手段发现并建立了大量的人类疾病动物模型,并将其广泛应用于相关疾病的医学研究,有效地帮助我们诊断和防治疾病。一般情况下,疾病动物模型主要作为工具、活试剂、活仪器应用于检测、测试或测验。特别是在药物开发研究中,疾病动物模型在药物的疗效、剂量、不良反应和安全性等多方面评价、测试中,扮演着极为重要的角色。另外,应用动物模型的目的还在于,在同人类相关疾病进行全面比较研究中,探索疾病的病因、机制、表现特征和自然转归过程等,以帮助我们更有效地对疾病进行诊断、预防和治疗。人类疾病动物模型的研究是有关实验动物的应用科学。在疾病动物模型的研究中,要控制好疾病模型的复制条件,掌握模型动物的生物学特性和疾病特点,以保证疾病动物模型的可靠性和实验结果的可重复性。

二、使用人类疾病动物模型的意义

1. 避免人体实验 临床上,许多疾病如中毒、外伤、烧烫伤、放射病及肿瘤等,不可能在人身上进行复制研究。应用动物模型作为人类的替难者来承担这些疾病实验、研究工作中的风险,可以允许我们在人为设计的实验条件下对这些动物进行反复观察和研究。这不仅克服了人类研究中经常遇到的伦理、社会限制等方面的问题,还允许我们采用不能在人身上应用的实验方法,甚至根据研究需要,在必要时可以对动物组织、器官进行有目的损伤,乃至处死动物。

2. 简化并缩短研究周期 临床上,很多疾病潜伏期长、病程长且发生、发展过程缓慢,如肿瘤、高血压及慢性支气管炎等,有些致病因素需隔代甚至几代人才能显现其影响,这无疑影响了对疾病系统性研究的进程。而与人类相比,许多实验动物的生命周期很短,可较容易地实现几代、几十代的观察和研究。

3. 样品易得且结果易分析 疾病动物模型作为人类疾病的"仿制品",能全程模拟再现这些疾病各阶段的各种特征,便于研究者按研究目的随时收集各种材料和样品。如模型动物的组织、器官、细胞、血液、尿液、染色体及基因等,以了解疾病病理学反应的整个过程。另外,一些实验动物具有个体小、生命周期短、对疾病治疗反应快等特点,因而应用这些动物建立的疾病动物模型更方便于研究过程中的实验管理和操作。

4. 提供发病率较低的疾病材料 人类某些疾病的发病率相对较低,如某些代谢性、遗传性、免疫性、内分泌及血液系统疾病等;还有某些疾病如麻风病、AIDS 等,潜伏期较长。通过建立这些疾病相对应的动物模型,并在实验设定的时间段从这些模型动物身上获取研究所需的实验材料,使我们在较短时间内能够获得大量有价值的疾病材料,这将大大缩短对此类疾病研究的时间。

5. 有助于更全面地认识疾病的性质 能同时引起人类和特定动物群体感染的人畜共患病,如 AIDS、严重急性呼吸综合征、禽流感、血吸虫病、弓形体病、流行性出血热及手足口病等,对人类的健康危害极大。人类和动物感染此类疾病的病原体后,疾病的表现形式和危害性可能会有所不同。通过建立人畜共患病动物模型开展比较医学研究,可以使我们更充分地了解同一病原体在不同机体内的病理学特点差异,有助于更全面地认识这些疾病,为人畜共患病的诊断、预防和治疗提供有价值的信息。

6. 实验条件高度可控及增加实验可比性 人类疾病在发生、发展过程中,会受到多种因素的影响。即使同一种疾病,由于患者的年龄、性别及体质不同,其表现形式也会出现很大的差异,从而增加研究难度。应用动物模型,可对研究对象的品系、年龄等因素进行选择和控制,确保病因的单一性和一致性。

三、人类疾病动物模型的复制原则

1. 相似性原则 之所以建立人类疾病动物模型,其目的是要从对它们的研究中得到适用于人体的相关规律。但动物与人毕竟不是同一类生物,在设计人类疾病动物模型时的一个重要原则就是,所复制的模型要尽可能地接近人类的疾病状态,最好是能找到与人类疾病相同的动物自发性疾病。复制的动物要经过一系列检查,对其病症与人病症相似程度进行详细判定。

2. 可靠性原则 在复制疾病动物模型时,应了解所选动物与研究内容有关的生物学特性,并必须选用背景资料完整的实验动物,以避免动物模型建立时受到非实验因素的影响和干扰。在复制过程中,如动物易自发出现某些不相干病变,或产生与被复制疾病易混淆的病症,则不宜选用该动物建模。

3. 重复性原则 影响复制模型重复性的因素很多,主要包括动物因素和环境因素两个方面。动物因素如遗传、年龄、性别及疾病因素等。环境因素如气候、营养、居住及人为因素等。保持这些因素的一致性是实现动物模型复制重复性的必要保证。一般应选择学术界公认的经典动物模型来建立疾病模型,这样更易使建立的模型规范化、可重复。如采用非经典模型,则早期预实验是必不可少的。

4. 适用性和可控性原则 建立人类疾病动物模型时要考虑到将来的临床应用和疾病控制。例如,大小鼠对革兰氏阴性菌有较强的抵抗力,很难造成腹膜炎。因此,不适用于实验性腹膜炎造模。动物如对一些致病因子过于敏感,易造成死亡,实验中难以控制,则不适用于相关研究。

5. 易行性和经济性原则 复制动物模型时,应尽可能遵循方法易行和经济易行的原则。虽然非人灵长类动物如猴子和人类很接近,复制的疾病相似性高,但由于其数量少、价格昂贵、饲养代价大,实验中难以被广泛采用。许多小动物如多种啮齿类动物,已成功复制多种人类疾病,特别是它们的遗传学背景大多明确,体内微生物可控,模型性状显著、稳定,质量、规格有多种选择,并且价格低廉、易得,且易于管理。因此,应尽量选用。

第二节 人类疾病动物模型分类

经过几十年的研究及应用,目前人类疾病动物模型已积累了两千多种。这些模型已在医学发展中发挥了重要作用,受到各国研究者的重视。为更好地应用和研究动物模型,人们对人类疾病动物模型进行了分类。

一、按产生原因分类

1. 诱发性疾病动物模型(induced animal model) 又称实验性动物模型(experimental animal model),指研究者应用物理、化学、生物、手术或复合的致病因素作用于动物后,造成其组织、器官或全身的损害,出现某些类似人类疾病的功能、代谢或形态结构方面的病理学变化,即人为诱发动物产生某些类似于人类疾病的模型。目前,这类模型在生命科学研究领域中被应用的数量最多,也最为广泛。这种模型的主要优点是复制方法简便,制作时间短,实验条件简单、易控;缺点是受人为的主观因素影响较大,非实验因素干扰较多,诱发的动物模型与自然产生的疾病在某些方面有所不同。另外,有些人类疾病通过人工方法无法诱发。

2. 自发性疾病动物模型(spontaneous animal model) 指未经任何人工处理,在自然条件下动物自然发生的疾病,或由于基因突变产生异常表现,并通过遗传学育种定向培育保留下来的动物模型,主要包括近交系的肿瘤疾病模型和突变系的遗传疾病模型。这类动物模型的优点在于,一定程度上排除了人为因素,疾病表现与自然发生的人类疾病更为接近,应用价值较高。缺点是被发现的种类有限,来源缺乏,饲养要求高。

3. 抗疾病性动物模型(negative animal model) 指特定的疾病不会在某种动物身上发生,此种动物即为抗疾病性动物模型。人们可借助这种动物模型探讨其对该疾病具有天然抵抗力的机制。例如,哺乳动物均对血吸虫病易感,但生活在洞庭湖流域的东方田鼠则不感染血吸虫。因此,东方田鼠非常适用于进行抗血吸虫病发病机制及抗病的研究。

4. 生物医学动物模型(biomedical animal model) 指利用某些健康实验动物的正常生物学特征提供与人类疾病特征相似的疾病材料。例如,沙鼠缺乏完整的基底动脉环,左右大脑供血相对独立,是研究脑缺血的理想动物模型。这类动物模型的构建基础是其独特的生物学特征,但由于在分类学和解剖生理学方面与人类存在较明显不同,导致这类动物模型和人类疾病的特点存在一定差异。所以,需要研究者作具体的分析和比较,从中寻找出有价值的疾病信息。

二、按系统范围分类

1. 疾病基本病理学过程动物模型(animal model of foundementally pathologic processes of disease) 指各种致病因素在一定条件下作用于实验动物,使这些动物表现出功能、代谢、形态结构等方面共同性病理学变化过程的动物模型。这些共同性病理学变化不是某种疾病所特有的,而是在多种疾病中都可能发生的。主要包括发热、呕吐、腹泻、炎症、休克及电解质紊乱等。这类动物模型对于某些特定疾病的发病机制及药物筛选等方面的研究具有一定的应用价值。

2. 各系统疾病动物模型(animal model of different system disease) 指与人类各系统疾病相对应的人类疾病动物模型。这种动物模型按系统分为呼吸、消化、心血管、泌尿、神经、血液与造血系统、内分泌、骨骼等的动物模型;按科分为妇科病、儿科病、传染病、皮肤科病、外科病、寄生虫病、物理损伤病和职业病等动物模型。

3. 按模型种类分类 包括整体动物、离体器官与组织、细胞株及数字模型。

4. 按中医学体系分类 中医学动物模型,指利用中医学独特的"辨证论治"理论体系,在实验动物身上复制出不同的临床症候,并以不同的证型表现出来的动物模型。历经近半个世纪的研究,目前中医学动物模型已逐步形成独特的、较完整的体系,包括理论体系、评价标准、处置措施和观察指标等。根据中医学证型可分为阴虚、阳虚、气虚、血虚、脾虚及厥脱症等动物模型。按中药理论分为解表药、清热药、泻下药、温里药、止血药、止咳药、化痰药、平喘药、安神药、补益药、理气药、祛风湿药、利水渗湿药、平肝息风药及活血化瘀药等动物模型。中医学动物模型,不论从"证"还是从"药"进行分类,每个证的动物模型都不止一种动物或一种方法。然而,在动物模型的具体分类评价标准方面,目前仍没有达成共识,许多模型还有待进一步改进与完善。

第三节 | 常用人类疾病动物模型

一、肿瘤动物模型

肿瘤动物模型是肿瘤学研究领域中常见的实验模型,也是基础和临床医学研究中不可替代的重要工具。根据肿瘤动物模型的成因,可将其分为自发性肿瘤模型、诱导性肿瘤模型、移植性肿瘤模型和转基因肿瘤模型。其中,移植性肿瘤模型是应用最广泛的肿瘤动物模型之一,尤其是免疫缺陷动物建立的人源肿瘤的异种移植模型,在肿瘤的基础和应用研究中发挥着举足轻重的作用。

(一) 自发性肿瘤模型

自发性肿瘤动物模型(animal model of spontaneous tumor)是选取不经人工实验处置而自然发生肿瘤的动物而建立的模型。该动物模型虽然不受人工干预,但是可以人工选取发病率较高的实验动物肿瘤模型作为研究对象,这样能大幅缩短实验周期。而同时低发病率的实验动物肿瘤模型亦可作为对照。

1. 自发性肿瘤动物模型的优缺点　自发性肿瘤通常具有的优点是:①相较于人工实验诱发的肿瘤,该动物模型与人类所患肿瘤更为相似,有利于将动物实验结果推及到人类肿瘤的研究中;②肿瘤发生条件比较自然,有可能通过细致观察和统计分析而发现新的致癌环境或其他的致癌因素,并且可以着重观察遗传因素在肿瘤发生中的作用。

但是该类动物模型也有明显的缺点:①肿瘤的发生情况可能各异,偶然性强;②不可能在短期内获得大量肿瘤学材料;③观察时间可能较长,实验耗费较大。这些缺点一定程度上制约了其广泛应用,特别是在肿瘤药效学研究中的应用。

2. 常见的自发性肿瘤动物模型　即使有上述缺点,但是很多自发性肿瘤动物模型在研究人类疾病时仍具有重要价值。其原因是:①有些肿瘤无法通过诱发产生;②诱发性肿瘤动物模型与自然发生的肿瘤存在一定差异。为此,有些学者对诸如鼠、猫和犬等哺乳动物的肿瘤发生情况进行了大范围普查。通过后续的遗传育种将发病率高的肿瘤动物保留下来,并培育成具有特定遗传学性状的突变系以供研究。

啮齿类动物是医学研究领域使用数量最多的实验动物之一。人们对其自发性肿瘤的种类及发病率的资料更全面。一般来说,近交系小鼠的自发性肿瘤发生率远高于其他哺乳动物。乳腺、肺、肝和造血系统等是自发性小鼠肿瘤常见部位。而且其自发性肿瘤在组织发生和病理形态学过程中都与人类肿瘤有相似之处。此外,野生型小鼠的寿命一般只有 2～3 年,而且繁殖力强,适合于实验室科研需求。基于上述原因,它也已成为肿瘤实验研究中最为常用的动物模型。

(1) 小鼠自发性乳腺肿瘤:乳腺肿瘤是小鼠最常见的自发性肿瘤之一。肿瘤大多发生在出生后的 1 年里,有些动物甚至出现肺转移病灶。小鼠乳腺肿瘤发生受多种环境因素的影响,主要包括辐射、化学致癌物、激素、病毒、遗传学背景和饲料等,其中病毒感染为最主要因素。小鼠常用品系中,C3H 和 A 系小鼠为乳腺肿瘤高发品系。其中繁殖期 C3H 雌鼠的乳腺肿瘤发病率接近 100%,A 系生育雌鼠乳腺肿瘤发病率一般在 80%左右,明显高于未生育雌鼠。而 BALB/c、AKR 和 C57BL 等品系小鼠为乳腺肿瘤低发品系。BALB/c 雌鼠发病率仅为 3%,而 C57BL/6J 背景的雌鼠发病率只有 1%。

(2) 小鼠自发性肺肿瘤:小鼠自发性呼吸道肿瘤主要为良性肺腺瘤和肺腺癌。其肿瘤发病率与小鼠品系有关。譬如,18 月龄的 A 系小鼠,肺肿瘤发病率可高达 90%,而 C57BL 系则通常不到 10%。

(3) 小鼠自发性肝脏肿瘤:小鼠肝细胞癌占小鼠自发性肝脏肿瘤的绝大多数,而胆管细胞肿瘤占比极少,并且雄性小鼠发病率明显高于雌性小鼠。此外,其发病率与小鼠品系密切相关。譬如,肝脏肿瘤的高发品系包括 CBA/J 小鼠和 C3H 小鼠,低发品系包括 C57BL/6J 等品系小鼠。其中,14 月龄以上的 C3H 系雄鼠自发性肝脏肿瘤的发病率约为 85%。

(4) 小鼠自发性白血病:以淋巴细胞性白血病为主,高发品系为 C58 和 AKR 等。其中在出生后 1 年内,95%以上的 C58 小鼠都会罹患白血病。

(5) 小鼠其他自发性肿瘤:除上述常见自发性肿瘤以外,其他如卵巢肿瘤、血管内皮瘤、胃肠道肿瘤、先天性睾丸畸形瘤、垂体瘤、肾腺癌和骨肉瘤等肿瘤,在不同小鼠品系中也有高低不等的发病率。但是发病率均和小鼠的品系、性别及年龄等有关(表 11-1)。

表 11-1 小鼠自发性肿瘤及其发病率

肿瘤类型	小鼠品系	发病率/%	肿瘤类型	小鼠品系	发病率/%
乳腺肿瘤	FM	>90	肝脏肿瘤	C3H	70～85
	RⅢ	88		CBA/J	65
	A	～80		FLS	45
	C3H	>70	白血病	C58	95～97
	PBA	75		AKR	80～90
	DBA	50～75	肺肿瘤	A	90
	DD	63		SWR	80
	BALB/c、C57BL/6J	<5		C57BL、DBA/1	<10

（续表）

肿瘤类型	小鼠品系	发病率/%	肿瘤类型	小鼠品系	发病率/%
卵巢肿瘤	BALB/c	75.8	胃肠道肿瘤	I	100
	RⅢ	50～60		NZO	15～20
	C3HeB/Fe	64	睾丸畸形瘤	TER/SV	30
	C3HeB/De	47		129/RrJ	5
	CE	33	垂体瘤	C57BL/6J	75
	RF	4.4	肾腺瘤	BALB/cf/cd	60～70
血管内皮瘤	HR	19～33	骨肉瘤	Simpson	53

（二）诱发性肿瘤模型

诱发性肿瘤动物模型是在实验条件下通过使用各种致癌因素来诱发动物发生肿瘤所构建的动物模型。因为肿瘤诱发的因素和条件的可控性,诱发肿瘤的比例又远高于自然发病率,所以该类动物模型在肿瘤实验研究中得以广泛应用,并且已在肿瘤病因学、遗传学及生物学等方面的研究中取得重大成就。

1. 诱发性肿瘤模型的优缺点　与自发性肿瘤模型相比,诱发性肿瘤模型具有制作方法简便,实验周期相对短和较易人为控制等优点。另外,该肿瘤模型所形成的癌变率远高于自然发病率,且恶性程度较高,更易建立肿瘤细胞系和移植性肿瘤动物模型。同时,它也可以在相对短的时间内大量获得,可基本重现人体癌变过程的动物个体,所以该类动物模型在肿瘤实验研究中有更广泛的应用。

但是值得注意的是,有些动物器官的解剖学结构仍有差异,并且诱发的肿瘤动物模型与人体产生的肿瘤在发病机制和肿瘤内在特征等方面仍有所不同。其次,有些人体肿瘤类型尚难以在动物体内用人工方法来诱发相应的肿瘤。再者,诱发肿瘤动物模型的成功率多数达不到100%,且肿瘤发生的潜伏期个体差异较大,不易同时获得相近病程或瘤块大小较均一的动物。诱发的肿瘤组织浸润和转移能力较低,高恶性级别的样本有限。最后,由于对动物实验环境保护的日益重视,诱发性肿瘤动物模型的研究应用受到了很大限制。

2. 诱发性肿瘤动物模型的建立方法　包括物理学方法、化学方法和生物学方法。物理学方法为使用放射线照射或局部注射放射性同位素致瘤的方法。化学方法通常采用化学致癌物来诱导动物产生肿瘤。这些化学致癌剂包括了苯并芘[benzo(a)pyrene,B(a)p]、联苯胺(benzidine)、亚硝胺类(nitrosamine)和黄曲霉毒素类(aflatoxin)等。而生物学方法则采用能诱发动物肿瘤的病毒(如小鼠白血病病毒和SV40病毒)来诱发肿瘤。因为病毒致癌的倾向性,所以研究者可按照实验需求自主选择对应的病毒。譬如,鸡白血病病毒(avian leukosis virus,ALV)、小鼠白血病病毒(murine leukemia virus,MLV)和猫白血病病毒(feline leukemia virus,FLV)分别针对鸡、大小鼠和猫产生相应的白血病。而有些特定物种来源的病毒可以在不同物种中产生肿瘤。譬如,猫肉瘤病毒(feline sarcoma virus,FSV)可使猫、大鼠及猴等其他物种发生肉瘤。

诱导肿瘤的不同方法大致分为原位诱发和异位诱发。原位诱发是将动物靶组织或靶器官在一定时间内直接接触一定剂量的致癌物,进而在靶组织或靶器官中产生肿瘤。而异位诱发则是接触过致癌物的动物组织或器官被埋于动物皮下而产生的诱发肿瘤。无论哪种诱导肿瘤的方法,选择合适的动物品系、致癌物、致癌方法及其给予剂量、途径和时间等都是非常关键的实验变量参数。这些会影响到动物的存活率、诱发时间和肿瘤的诱发频率等结果。下面重点就致癌物的给予途径展开分类讨论。

(1)气管灌注法:将制成溶液或悬浊液的致癌物直接灌注动物气管内诱发肿瘤。因为给药途径的特殊性,所以此法多用于金黄仓鼠和大鼠来构建肺癌实验动物模型。

(2)口部给药法:在动物饲料或者饮用水中按适合比例混合致癌物,采用自然喂养或经灌胃器递送来诱导动物体内发生肿瘤病变。自然喂养要关注动物的日均摄入致癌物的量,减少成瘤率的组内偏差。而灌胃法能更准确地按剂量给药的同时可降低环境污染的概率。因为该法主要通过消化道给予致癌物,所以它是建立食管癌、胃癌、肝癌和大肠癌等消化道肿瘤的常用方法。

(3)涂抹法:将致癌物(煤焦油、3,4-苯并芘和 20-甲基胆蒽)涂抹于动物的背侧或耳部皮肤从而诱发肿瘤。该法是诱发皮肤癌常用方法,亦可用于局部诱发的上皮类肿瘤实验。

(4)注射法:将制备成溶液或悬浊液的致癌物注入动物的皮下、腹腔、胸腔、静脉和肌肉等部位,进而诱发肿瘤。

(5)埋藏法:将溶解性不佳的致癌物或者致癌剂处理过的组织/器官进行皮下或其他适宜组织内包埋或移植来诱发产生实验动物的肿瘤模型。

(6)穿线法:将类似多环芳烃类致癌物和预制的线结置于无菌试管内。通过物理加热升华致癌物促使其吸附于线结之后。将含有该类致癌物的线结穿入诸如卵巢、宫颈或腺胃等动物的器官内,进而诱发相应的肿瘤模型。

3. 化学致癌物特点

(1)芳香胺及偶氮染料类致癌物:该类致癌物通过体内产生的代谢产物引发致癌效果,因此通常需要大量且长期给药,所产生的肿瘤多发生于肝脏和膀胱等器官。同时,其致癌作用受到个体激素水平及种属的影响。

(2)亚硝胺类:该类致癌物具有致癌性强和致癌范围广的特点。有些亚硝胺类致癌物具有小剂量一次给药即可致癌,甚至可以通过胎盘致癌的特点。值得注意的是,不同的亚硝胺类致癌物有明显的器官亲和性,可以用于特定器官的致癌物。例如,N,N-二甲基亚硝胺(N,N-nitrosodimethylamine)等对称的衍生物常引起肝癌。此外,食管癌的致癌物常用不对称的亚硝胺,如苄基(甲基)亚硝胺[benzyl(methyl)nitrosamine],而膀胱癌的致癌剂常用 N-亚硝基二丁胺(N-nitrosodibutylamine)。

(3)黄曲霉毒素:黄曲霉毒素(aflatoxin,AF)是真菌毒素中已知毒性和致癌性最强的一种化合物,属于 1 类致癌物。它不仅能诱发多种脊椎动物发生肿瘤,并且可以诱导肝脏在内的多种脏器产生肿瘤。

4. 诱发性肿瘤模型 模型详见表 11-2。

表 11‑2　化学致癌物诱导的动物肿瘤模型汇总

肿瘤类型	致癌物	英文缩写	动物类型	致癌率/%
肝癌	二乙基亚硝胺	DEN	大鼠	>70
	4‑二甲基氨基氮苯	DBA	大鼠	60
	2‑乙酰氨基芴	2‑AAF	大鼠	80~90
	亚氨基偶氮甲苯	OAAT	小鼠	55
	黄曲霉毒素 B1	AFB₁	大鼠	45
胃癌	甲基胆蒽	MC	Wistar 大鼠	
	甲基硝基亚硝基胍	MNNG	雄性 Wistar 大鼠	
	不对称亚硝胺		昆明小鼠	
食管癌	苄基(甲基)亚硝胺	MNBA	大鼠	>85
	二氢黄樟素	dihydrosafrole	大鼠	20~70
肺癌	二乙基亚硝胺	DEN	小鼠	>90
	乌拉坦	Urethane	A 系小鼠	>90
鼻咽癌	N, N′‑二硝基哌嗪	DNP	大鼠	>90
	二乙基亚硝胺	DEN	大鼠	
膀胱癌	N‑甲基‑N‑亚硝基脲	MNU	雌性 Wistar 大鼠	100
	N‑甲基甲酰胺	FANFT	Fisher344 雄性大鼠	100
	N‑丁基‑N‑(4‑羟丁基)亚硝胺	BBN	小鼠和 Fisher344 大鼠	100
宫颈癌	20‑甲基胆蒽	MC	雌性小鼠	
结肠癌	二甲基肼	DMH	雄性 Wistar 大鼠	
	甲基硝基亚硝基胍	MNNG	雄性 Wistar 大鼠	
脑癌	N‑乙基‑N‑亚硝基脲	ENU	Wistar 大鼠	
	甲基胆蒽	MC	昆明小鼠	
皮肤癌	硫化钡		小鼠	
胰腺癌	4‑羟基氨基喹啉	4‑HAQO	大鼠	
口腔癌	4‑硝基喹啉‑1‑氧化物	4NQO	大鼠	
胆管癌	呋喃	Furan	大鼠	
	3'‑甲基‑4‑二甲氨基偶氮苯	3'‑Me‑DAB	大鼠	100
骨癌	铜系元素的硝酸盐溶液		Wistar 大鼠	41.7~81.5
白血病	Co⁶⁰(钴‑60)γ 线、中子、β 电子		LACA 小鼠	30~40

（1）肝癌。

1）二乙基亚硝胺（diethylnitrosamine，DEN）诱发大鼠肝癌：取体重约 200 g 大鼠，按性别分笼饲养。可用 0.25% DEN 水溶液以 10mg/kg 剂量，每周一次经口灌胃诱导，或者稀释 10 倍放于饮水瓶中自由饮用，隔日更换 DEN 的水溶液。4 个月的历程中会逐步出现肝炎、肝纤维化、肝硬化直至最后肝癌的阶段。该动物模型的肝癌发生率为 70%~100%。

2）4‑二甲基氨基氮苯（4-dimethylaminoazobenzene，DBA）诱发大鼠肝癌：用含 0.06% 的 DAB 饲料喂养大鼠。由于维生素 B₂（又称核黄素）能抑制 DBA 引发的致突变作用，所以在饲料喂食时要控制饲料中维生素 B₂ 在 2mg/kg 以内。喂食 4~6 月后可见大量的肝癌发生。

3）2-乙酰氨基芴[N-(2-fluorenyl)acetamide，2-AAF]诱发大鼠肝癌：将含 0.03％ 的 2-AAF 的标准饲料喂食成年大鼠。每日每只大鼠平均摄入 2～3 mg 的 2-AAF 的 情况下，80％～90％的动物会在 3～4 个月后罹患肝癌。

4）亚氨基偶氮甲苯(orthoaminoasotoluol，OAAT)诱发小鼠肝癌：用 1％(w/v)的 OAAT 苯溶液以隔日一次，每次 2～3 滴的频率涂抹在小鼠肩胛间的皮肤上，一般涂抹 100 次。7 个月以上小鼠肝癌发生率为 55％。此外，可将溶于葵花籽油的 OAAT (2.5 mg)经皮下注射入 C3H 小鼠。每隔 10 天一次，共 4 次，也可诱发肝癌。值得注意 的是，OAAT 的致癌性具有通过孕鼠母体胎盘产生跨代转移的效应。

5）黄曲霉毒素 B1(aflatoxin B1，AFB1)诱发大鼠肝癌：先将 AFB1 溶于分析级丙酮 后与玉米油充分混合。在避光的通风橱内将丙酮挥发后，以终浓度 1 ppm 的量混于饲 料。连续喂养 6 个月并停止喂食 AFB1 6 个月后，肝癌诱发率为 45％。如果 AFB1 与 25 ppm 的二甲基亚硝胺(dimethylnitrosamine，DMN)一并喂食，那么在同样实验期内， 肝癌发生率可达 79％。

（2）胃癌。

1）甲基胆蒽(methylcholanthrene，MC)诱发小鼠胃癌：首先用一端打结的普通细 线置于盛有 MC 的玻璃试管内。利用酒精灯火的加温使得液化的 MC 逐渐渗入线结。 之后，在无菌手术下于 20 g 成年小鼠的腺胃黏膜面穿挂含有 MC 的线结。手术埋线后 4～8 个月可诱发胃癌。

2）N-甲基-N′-硝基-N-亚硝基胍(N-methyl-N′-nitro-N-nitrosoguanidine， MNNG)诱发小鼠和大鼠胃癌：用 MNNG 溶液(500 μg/mL)以每 3 周一次，每次 0.4 mL 的方式对 20 g 成年昆明小鼠进行灌胃操作。12 个月后增加到 0.6 mL 的灌胃量。该方 法可诱发胃腺癌。亦可采用 0.01％的 MNNG 的饮用水，以每 2 日一次开展给 100 g 的 Wistar 雄性大鼠喂食。在 1 年左右即可诱发胃腺癌。

3）不对称亚硝胺诱发小鼠胃癌：以 0.25 mL/kg 的不对称亚硝胺对成年小鼠进行灌 胃给药。100％的小鼠在灌胃 3 个月后出现前胃乳头状癌，而 7～8 个月后有 85％～ 100％的小鼠发生前胃癌。不同品系的小鼠对该诱导方法敏感程度依次从昆明小鼠、A 系到 615 系小鼠逐渐降低。此外，还可用甲基亚硝基脲(N-methyl-N-nitrosourea， NMU)以 500 μg/kg 给 Wistar 大鼠开展连续 16 周的灌胃给药。大鼠的胃窦处会发生高 分化或者中度分化的胃腺癌。

（3）食管癌。

1）苄基(甲基)亚硝胺(N-methyl-N-benzyl nitrosamine，MBNA)诱发大鼠食管癌：给予 大于 100 g 的 Wistar 大鼠自由饮用含有 MBNA 的水和掺有 MBNA 的饲料，维持大鼠每日 摄入的 MBNA 量在 0.75～1.5 mg/kg 体重。在喂食 80 天以后可见诱发的食管癌。

2）二氢黄樟素(dihydrosafrole)诱发食管癌：使用掺入 2 500～10 000 ppm 的黄樟素 饲料对成年大鼠进行喂食。20％～75％的大鼠会产生食管癌。

（4）肺癌。

1) 二乙基亚硝胺(diethylnitrosamine，DEN)诱发小鼠肺癌：DEN 处理能成功地在 A/J 和 FVB/N 等小鼠品系中产生肺腺癌。对鼠龄 15 天的 FVB/N 小鼠进行腹腔单次注射 15 mg/kg 体重的 DEN 溶液。在注射后的 12 个月可以观察到 78％的 FVB/N 小鼠出现肺腺癌。刚成年的 A/J 小鼠在注射 50 mg/kg 体重的 DEN 溶液后亦会产生肺腺癌。若以每周一次的频率进行皮下注射 56 mg/kg 的 DEN 水溶液，在注射后半年小鼠的肺癌发生率可达 94％。

2) 乌拉坦(urethane)诱发肺腺癌：因为雌性小鼠对于乌拉坦的致癌敏感性高于雄性小鼠，所以一般建议用雌性小鼠开展实验。按照 1 mg/g 体重的致癌剂量，给予每只 8～10 周龄的 FVB 和 A/J 雌性小鼠仅一次腹腔注射 10％乌拉坦生理盐水液。14 周之后可以观察到 FVB/N 小鼠的肺部出现 4～6 个良性肺腺瘤，而 A/J 小鼠的肺腺瘤数目可达到 20～30 个。在 30 周后会出现肺腺癌。如果要增加荷瘤数目和程度，给予每只 7 周龄的雌性 FVB/N 小鼠每次腹腔注射 10％乌拉坦生理盐水液(1 mg/g 体重)。每周一次，总共 3 周的注射频率。在注射 10 周后，每只 FVB 小鼠的肺部可见肺腺瘤病灶数目也可以增加至超过 20 个。

3) 苯并芘[B(a)P]诱发肺癌：B(a)P 是吸烟过程产生的公认的致肺癌化合物，因此可以用于肺癌模型的制作。按照剂量和给药途径的不同，可以产生不同发病时间的肺癌模型。譬如，将溶于橄榄油的 B(a)P 以 50 mg/kg 体重的剂量，按照每周 2 次的频率连续 4 周给小鼠经口灌胃，那么小鼠会在 16～18 周产生肺癌。而腹腔一次注射 100 mg/kg 体重剂量的 B(a)P 后，小鼠在 20～22 周后产生肺癌。如果模拟人持续性暴露于 B(a)P 的场景，每周给予小鼠 3 mmol 的 B(a)P，连续 8 周总计 24 mmol。那么在 18 周后小鼠也会逐步产生肺腺癌。

4) 气管内注入硫酸铵气溶胶和甲基胆蒽等诱发肺癌：硫酸铵气溶胶是 PM2.5 雾霾颗粒的重要成分，而甲基胆蒽可模拟香烟烟雾中蒽类致癌物。在大鼠长期吸入硫酸铵气溶胶 13 个月后，所有大鼠体内均可检测出肺腺癌。给金黄仓鼠的气管内每周一次注入 0.1 mL 混合 5 mg 甲基胆蒽的 0.2％明胶作悬浮剂，共计 6 次。62.5％的动物会在 53 周后检测出肺癌。

(5) 鼻咽癌。

1) N-N′-二硝基哌嗪(N，N′-dinitrosopiperazine，DNP)诱发大鼠鼻咽癌：经皮下以 40 mg/kg 体重的剂量将致癌物 DNP 注射入 6 周龄 Wistar 大鼠(100～150 g)。每周 2 次注射，共计 8 次。最后每只大鼠累计注射了 99.5～122 mg 的 DNP。在注射后 251 天，30％的大鼠出现鼻咽癌。注射后 365 天鼻咽癌的发生率达到 90％。

2) 二乙基亚硝胺(DEN)滴鼻法诱发鼻咽癌：首先用 1％吐温 80 新配的 33.3％ DEN 悬液备用。随后，从已经麻醉的大鼠(120 g)前鼻孔插入针尖已钝化处理的 8 号针头直抵鼻咽腔。最后经注射器灌注 20 μL 约含 6.7 mg 的 DEN 悬液。如此每周 1 次，共计 15～20 次，可成功诱发鼻咽癌动物模型。

(6) 膀胱癌。

1) N-甲基-N-亚硝基脲(N-methyl-N-nitrosourea，MNU)诱发膀胱癌：首先以柠

檬酸缓冲液(pH 6.0)为溶剂,配成 20 mg/mL 的 MNU 备用。6～7 周龄雌性大鼠在麻醉并用硬膜外麻醉导管导尿后,向膀胱内每次灌注 2 mg 的 MNU。给药频率为两周 1次,共计 4 次。8 周后膀胱癌的发生率为 100%。

2) N-甲基甲酰胺{N-[4-(5-nitro-2-furyl)-2-thiazolyl]formamide,FANFT}诱发膀胱癌:用含 0.2%的 FANFT 饲料喂养 Fisher344 雄性大鼠(250 g)可诱发膀胱癌。如果大鼠连续服用含 FANFT 的饲料大于 25 周,那么所有大鼠在 20 月龄前会因膀胱癌过大而死亡。

3) N-正丁基-N-(4-羟丁基)亚硝胺[N-butly-N-(4-hydroxybutyl) nitrosamine,BBN]诱发膀胱癌:将 0.1%浓度的 BBN 溶解在饮用水中,并在饮水瓶中向小鼠提供含 BBN 的水 4～6 个月。每周 2 次更换含 BBN 的水。BBN 给药 4～6 个月后收集膀胱并进行分析。在 BBN 暴露 3 个月时出现组织学异常,4 个月后尿路上皮增厚,并在 6 个月后发展成肌肉浸润性膀胱癌。也有实验通过取 10 只雌性 Fisher344 大鼠从实验开始到第 8周给予含 0.05% BBN 的饮用水,至 20 周截止。该方法诱发的膀胱癌模型成瘤率高,从膀胱增生到肌肉浸润性膀胱癌的整个发展进程与人类膀胱癌的进程有较高的相似度。

(7) 宫颈癌。

20-甲基胆蒽(20-methylcholanthrene,MC)诱导小鼠宫颈癌:5～6 周龄的未配种的雌性 Swiss/Rb 小鼠在阴道扩张器的帮助下,以 10 mg/kg 体重的剂量将附有 MC 的棉纱线穿入宫颈。线的一端在穿出右宫角背部后,打成线结固定于宫颈口,而另一端固定于背部肌肉。为了防感染,须术后连续 3 天注射青霉素。30 天可以从组织学上观察到原位癌,半年后可诱发宫颈癌。

(8) 结肠癌。

1) 二甲基肼(dimethylhydrazine,DMH)诱发大鼠结肠癌:先利用 EDTA 溶液来制备 0.4 g/mL 的 DMH 储存液(pH 6.5)。给 4 周龄的雄性 Wistar 大鼠进行每周一次的皮下注射 DMH(21 mg/kg 体重),连续注射 21 周即可诱发大肠癌。在最后一次给药后的 1 个月内可陆续处死动物观察结肠癌的发生情况。

2) N-甲基-N′-硝基-N-亚硝基胍(MNNG)诱发大鼠结肠癌:因为经口递送 MNNG 能引起胃癌,所以诱发结肠癌模型采用注射法。先配置 0.67%MNNG 乙醇溶液作为储存液。随后用磨平的腰椎穿刺针头由 6 周龄的 Wistar 大鼠的肛门插入直肠 7～8 cm 深处,注入 0.3 mL 的 MNNG 储存液。每周 2 次,共计 25 次。

(三) 移植性肿瘤模型

移植性肿瘤动物模型(animal model of transplantated tumor)是指将动物或人来源的肿瘤移植到同种、同系或异种动物体内得以形成肿瘤的动物模型。该类移植性肿瘤经体内传代成系后,其组织学类型、移植成活率、增长速率、侵袭和转移以及宿主荷瘤寿命等生物学特性趋于稳定。并且因其传代次数低,所以产生的移植瘤保留较好的原有组织学特征。它比自发性和诱发性动物肿瘤更具有可操作性,移植性肿瘤接种成功率可达100%,而且能够在限定时间内获得大量生长均匀的荷瘤动物模型。因此,该方法是抗肿瘤药物筛选最常用的体内方法。

1. 移植性肿瘤分类 按照移植肿瘤的方式,可分为同种移植和异种移植两大类。将动物肿瘤移植于同种或同系动物体内让其生长称为同种移植,是肿瘤实验研究中较常用的一种动物模型构建方式。该方法具有肿瘤样本来源较易、实验耗费低、成瘤率高及瘤体生长快等特点。目前,国内外已建立许多不同起源和特性的可移植性肿瘤细胞系或肿瘤组织,并以此构建了许多动物模型,包括实体瘤、腹水瘤、淋巴瘤和白血病。

通过将人源或动物来源的肿瘤移植于不同种属的受体动物体内并生长的移植方式称为异种移植。异种个体之间的免疫排斥是异种移植的重要技术壁垒。早期的方法采用放射线照射、胸腺切除和给予免疫抑制剂等方法来克服,但效果均不甚理想。随着以裸小鼠为代表的先天性免疫缺陷动物的发现和普及,这才使异种移植研究进入一个新阶段。目前,国内外已相继发现并培育出一系列免疫缺陷动物,从啮齿类动物扩展到马、牛等大型哺乳类动物;从单一 T 细胞缺陷的裸小鼠扩展到多种免疫细胞联合缺陷小鼠。目前,大多数人源肿瘤类型均已在免疫缺陷动物体内异种移植成功,并在肿瘤学领域的研究中得以广泛应用。

2. 移植性肿瘤动物模型的优缺点 一般来说,移植性肿瘤动物模型具有肿瘤生长速率接近、个体差异小、接种成瘤率高和易于客观判断疗效等优点。该方法实验周期较短,实验参数易于控制。成功建立的可传代的移植瘤可保障实验的长期性和可重复性。而其缺点在于移植的肿瘤仍会具有一些移植来源的肿瘤不同的生物学或组织学差异。首先,容易建系的移植性肿瘤一般是恶性程度较高的肿瘤细胞群体。缺少早期癌变或者恶性程度低的肿瘤对象。其次,传代代数多会改变原有的肿瘤异质性及肿瘤微环境。再者,免疫缺陷动物作为宿主个体,缺乏某些免疫细胞对肿瘤细胞的作用。最后,动物来源的肿瘤与人类肿瘤在细胞代谢等层面具有一定差异,所以要注意该模型对于研究人类恶性肿瘤的局限性和片面性。

3. 移植性肿瘤模型的构建方法 根据肿瘤移植部位可分为异位移植和原位移植。异位移植包括皮下、腹腔、肾包膜下、肌肉、睾丸包膜下和脑内等多种移植部位。其中皮下移植应用最多。

(1) 皮下移植模型:可选取的皮下移植部位较多,包括常规皮下移植(腋窝皮下、背侧皮下和大腿外侧皮下等),以及特殊皮下移植(爪垫皮下、耳郭皮下、尾部皮下及阴茎皮下等),其中以背侧皮下最为常用。

(2) 腹水瘤模型:将动物实体瘤细胞注入同种受体动物腹腔内,或将实体瘤移植于受体动物腹壁内,待肿瘤生长后产生含大量瘤细胞的腹水。将这种带瘤腹水给同种同系动物移植传代后,即可成为腹水瘤。此模型移植方法简单,成功率高。

(3) 肾包膜下移植模型:血管丰富的肾皮质区可为癌细胞的生长提供充足的营养和血供。移植瘤种植位置在肾包膜下且肾实质组织表面,这样便于肿瘤侵袭行为的观察及定量研究。最后,体内未移植的一侧肾脏可作为对照组。

(4) 肌肉内移植模型:肌肉组织内分布着毛细血管网,营养物质和氧气等生长所需的物质充沛。此模型易于接种和观察,但不易定量。

(5) 睾丸包膜下移植模型:与肾脏类似,血管和淋巴管丰富的睾丸组织可为肿瘤细胞提供充足的营养;移植瘤在睾丸包膜下便于对肿瘤侵袭观察;体内未移植的一侧睾丸可作为对照组。同时,因为睾丸位置表浅,所以该模型便于在体观察肿瘤生长状态。

(6) 脑内移植模型:将同种或异种肿瘤细胞接种于动物脑内均能呈侵袭性生长。但因颅腔空间较小,荷瘤量过大易导致动物死亡。

(7) 原位移植:亦称为正位移植或常位移植。移植部位通常包括机体的乳腺、肺、胃、肝、前列腺、膀胱及卵巢等组织器官。与异位移植相比,原位移植的瘤组织块能够保留瘤细胞与间质之间、瘤细胞与宿主之间的相互作用。因此,其生物学特性更接近于移植前的肿瘤生物学行为。与细胞悬液法相比,原位移植组织块法的成瘤率及转移率均明显提高,且晚期可出现恶病质及广泛转移,与临床肿瘤患者相似。因此,原位移植模型采用组织学完整的瘤组织块是比肿瘤细胞悬液更为理想的移植材料。

4. 肿瘤移植的实验室常用方法

(1) 瘤悬液移植法:选择接种后肿瘤处于指数期生长且健康状况较好的宿主。动物处死后,用碘酊和酒精消毒操作部位皮肤。切开皮肤后,在无菌条件下取下瘤块,去除坏死组织后称重,剪成小块,用玻璃匀浆器研磨均匀并通过滤网过滤后,按照 $1:3 \sim 1:4$ 的比例加入生理盐水,稀释成瘤细胞悬液。用台盼蓝染色法计数,使活细胞数为 $5 \times 10^6 \sim 5 \times 10^7$ 个/mL。用碘酊、酒精消毒动物的接种部位,每次抽吸前将细胞悬液混匀,用 1 mL 注射器每点注射 0.2 mL 肿瘤细胞悬液。

(2) 细胞移植法:单层培养的肿瘤细胞在消化脱壁并经 PBS 洗涤 2 次后,稀释为一定浓度的细胞悬液。进行活细胞计数并配制 $5 \times 10^6 \sim 5 \times 10^7$ 个/mL 的细胞悬液,置于冰上。在用碘酊、酒精消毒动物的接种部位后,混匀细胞悬液并用 1 mL 注射器抽吸 0.2 mL 细胞悬液,注射于接种部位。整个操作控制在半小时之内完成。

(3) 瘤块接种法:选取接种后 7～10 天内长势良好的荷瘤宿主。处死后,消毒操作部位的皮肤。然后切开皮肤,剥离并选取生长良好而无变性坏死、淡红色的瘤组织,在无菌平皿内剪成 2 mm³ 小块。将装有少许灭菌 PBS 或其他营养液的平皿放置于冰块上,通过无菌套管针抽吸瘤块,接种于同种受体动物腋窝皮下。亦可在受体动物的腋下剪开一个小口,用无齿眼科镊夹取小块瘤块,送入切口内。腋窝部皮肤松弛,能允许肿瘤生长得较大,宿主动物的寿命也可延长。接种操作的时间应尽可能缩短,从瘤块取材到接种结束一般在半小时内完成。

目前,肿瘤学研究领域应用免疫缺陷动物已建立很多原位移植模型,并取得了许多具有实用价值的研究成果。这些模型包括乳腺癌原位移植、肺癌原位移植、胃癌原位移植、肝癌原位移植、神经系统原位移植、前列腺癌原位移植、膀胱癌原位移植、肠癌原位移植及卵巢癌原位移植等。

二、心血管系统疾病动物模型

(一) 高血压模型

高血压动物模型可以分为急性实验性高血压和慢性实验性高血压。其中,急性实验性高血压模型可通过注射外源性儿茶酚胺类等体液加压物质直接刺激中枢神经系统的方法来建模。但是该模型的缺点是所产生的高血压维持时间不长。慢性实验性高血压动物模型包括遗传性高血压动物模型，以及用药物、手术或其他附加因素处理产生的神经原型、肾型、饮食型和内分泌型等各类慢性实验性高血压动物模型。虽然后者为外界手段诱导产生的慢性高血压模型，与人类高血压病的临床不完全一致，但仍是目前筛药的重要动物平台。相较于大鼠和犬，家兔血压升高不够显著，而猴的实验成本高，因此实验中常用于高血压造模的动物是大鼠和犬。

1. 遗传性自发高血压模型　自发性高血压大鼠（spontaneous hypertensive rat，SHR）由京都大学两位学者冈本浩三（Kozo Okamoto）和青木久藏（Kyuzo Aoki）在20世纪60年代初成功选育获得。该种高血压大鼠出生5周龄时血压可达20.0 kPa（150 mmHg），成年后大鼠血压平均为22.7～24.0 kPa（170～180 mmHg），最高可达26.6 kPa（200 mmHg），远高于正常大鼠14.7～16.0 kPa（110～120 mmHg）的收缩压。除了高血压自发率达100%以外，SHR大鼠还可见高血压性心血管病变。因此，遗传性高血压动物模型能模拟人类高血压病的自然过程。对照的大鼠是wistar kyoto大鼠（WKY大鼠），没有遗传性高血压特征。

2. 听源性高血压　将4月龄大鼠置于隔音室内笼养。发音器是一个音频振荡器，连接一个20W高音扬声器，产生在700～1000周/s中随机变换的噪声。每30秒一次的噪声刺激并且数月内日夜不止。连续3个月后大鼠血压普遍从正常平均收缩压（15.1±1.1）kPa［（113±8 mmHg）］，升高到17.3～18.7 kPa（130～140 mmHg）。有40%动物收缩压甚至高达21.3 kPa（160 mmHg）。此种高血压动物模型可适用于降压药物的筛选。

3. 实验性肾动脉狭窄性高血压　将麻醉的大鼠、犬或家兔呈俯卧位姿势，从脊柱旁约2 cm处开始，在左右侧离肋骨缘作4 cm长的皮肤切口，小心暴露肾脏并钝性分离出一段肾动脉。用一定直径的U型银夹或Ω型银环（150～200 g大鼠选用环直径为0.2～0.25 mm，6～8 kg犬选用的环直径为0.8～1.2 mm，家兔选用环直径为0.5～0.8 mm）套在肾动脉上。以血流量在狭窄后下降50%～70%为最终指标，造成肾动脉狭窄。如果一侧肾动脉狭窄，则应摘除另一侧肾。术后几天内血压开始攀升，1～3月后达到可长期维持的高峰。以家兔为例，术后2周和4周，血压从术前13.3 kPa（100 mmHg）逐渐升到16.7 kPa（125 mmHg）和18.0 kPa（135 mmHg）。2个月后可高达18.7～25.9 kPa（140～194 mmHg）。一般情况下，收缩压大于21.3 kPa（159.8 mmHg）的动物即可认为肾血管性高血压制备成功。此种肾型高血压模型与临床高血压病的改变相同，降压药治疗效果也与临床患者相同。

4. 肾外异物包扎高血压模型　原理上，该手术诱发的肾周围炎相关的纤维素性鞘膜通过挤压肾实质来造成肾组织缺血、肾素增加和血压上升。建模过程如下：120～150 g成年大鼠经常规麻醉后，无菌条件下从第10胸椎到第3腰椎处沿脊椎中线切开皮肤，小心剥离自创口中挤出的肾脏，并将剪成"X"形的双层乳胶薄膜（或玻璃纸、火棉胶等材料），绕肾门将肾脏交叉包扎。以相对侧切开并在分离后切除右肾，缝合创口。一般情况下，70%以上的大鼠在术后20天出现收缩压升高至50%以上。术后1%氯化钠溶液的饮水配置可作为高血压的促进因素。通常以收缩压＞21.3 kPa 的动物作为高血压动物。

5. 去氧皮质酮盐性高血压模型　醋酸去氧皮质酮(deoxycorticosterone acetate, DOCA)为盐皮质激素,具有抑制肾素-血管紧张素发生的作用,通过加剧细胞外液增多导致血压升高。所以该诱导模型属于内分泌型高血压动物模型。100~150 g 成年雄性 SD 大鼠常规麻醉后作切除左肾。术后大鼠皮下注射 50 mg/kg 体重的 DOCA,溶剂是橄榄油。每周给药 5 天,连续 5 周,同时 5 周内用 1％氯化钠溶液的饮水作为高血压的促进因素。给药 1 周后血压开始攀升,约 70％的大鼠在 5 周后会形成持久的高血压。

(二) 心肌缺血和心肌梗死模型

构建心肌缺血和心肌梗死动物模型的常见方法有结扎法、异物栓塞诱导、电刺激法和饮食诱导法。其中结扎方法是建立很早且至今仍普遍使用的方法,分为结扎冠状动脉法和结扎左旋冠脉法两种,以结扎冠状动脉法为主。此外,采用多处冠脉分支结扎来形成梗死区域的方法所产生的动物存活率要高于冠状动脉主干结扎法。其次,异物栓塞诱导指的是利用汞、油质、石松子孢或者现在常用的手术递送塑料微粒等异物形成弥散性或选择性冠状动脉阻塞。其中塑料微粒数量、球体尺寸和导管术递送方式等选项使得有很多潜在的动物模型探索空间。再者,通电造成冠状动脉栓塞的电刺激法现今使用得并不多。此外,人们还成功地通过高脂饮食诱导法产生了冠状动脉粥样硬化继而引发心肌缺血的小型猪模型。

随着材料科学的发展,一种遇水膨胀的纤维素环(ameriod)被广泛应用于心肌梗死动物建模中。不同于常规的异物栓塞方法,固定于不锈钢金属圈内 Ameriod 被套在指定的冠状动脉上。术后 2 周以上遇水膨胀的 Ameriod 逐渐压迫并导致冠状动脉闭塞。该法简单且动物存活率高,但是也要注意发病的过程并不完全与人类动脉粥样硬化相似。

心肌梗死建模所选用的动物大多为哺乳动物,包括犬、大鼠、兔和猪等。其中,小型猪个体适中且冠状循环系统结构与人类相近,所以它是心肌梗死理想的实验模型。其他动物或多或少受限于个体体积小、解剖结构上与人不尽相同或者实验成本等不同问题。以下介绍常见的心肌缺血和心肌梗死的动物模型制备方法。

1. 结扎法大鼠心肌梗死模型　以右卧位固定被常规麻醉法麻醉的 250 g 成年大鼠。无菌条件下暴露气管并在插入气管导管后连接上呼吸机。随后从第 3 和第 4 肋间开胸,剪断两根肋骨暴露心脏。用 7-0 眼科无创带线缝合针穿过冠状动脉左前降支深部(0.5~1.0 mm),并打结。依次常规缝合手术切口。心电图检测及病理组织学检查作为证实心梗状况的依据。

2. 球囊法小型猪心肌梗死模型　在麻醉固定小型猪后,建立通过股静脉通路来补液及给药的途径并实行心电监护。颈总动脉穿刺插入鞘管后,完成 200 U/kg 体重的肝素抗凝以及静脉给予 5 mg/kg 体重的利多卡因(lidocaine)的防止室颤的造模准备。随后,在 X 线机透视和水溶性泛影葡胺(meglumin diatrizoate)造影定位指引下,完成导管开口与冠状动脉开口同轴。最后,通过球囊导管送入球囊至左前降支中下 1/3 处并用造影确认阻断血流。在退出全部手术器械后缝合颈部切口,完成心肌梗死模型的制备。

3. 电刺激法心肌缺血模型　以 0.8~1.6 mA 的弱刺激和 4~8 mA 的强刺激交替

刺激成年雄性家兔右侧下丘脑背内侧核,每隔1~3分钟刺激5分钟。

(三) 心律失常模型

心律失常(cardiac arrhythmia)指心搏频率、心律起源部位、心脏冲动传导和节律等任一项出现异常。多选用兔、大鼠和小鼠等动物的整体心脏为研究对象。常用造模药物为乌头碱(aconitine)和肾上腺素(adrenaline, epinephrine),尤以乌头碱缓慢静脉注射造模为常用方法。其中,静脉注射乌头碱的速度直接决定着动物心律失常出现的快慢和维持时间。在使用剂量上,一般给予兔100~150 μg/kg,大鼠30~50 μg/kg或者小鼠1 mL (5 μg)/4 min。如果以1~5分钟慢速注射且所用剂量偏下限,动物的心律失常通常在3~10分钟出现,维持90~120分钟。如果以3~5秒的快速注射方式,且所用剂量偏上限,动物的心律失常出现时间约为15秒。通常,心律失常维持在45~80分钟。此外,高浓度的肾上腺素快速静注犬(100 μg/kg)或豚鼠(40 μg/kg),可产生短阵性室性心动过速、动物多源性早搏等模型。因为该类药物诱导的动物的心律失常随着药物的血药浓度下降而自行消失,所以造模的动物可多次实验,并做自体的对照组。

(四) 动脉粥样硬化模型

1. 高脂肪高胆固醇饲料喂养法　该喂食诱导法的优点是低死亡率且便于长期观察,因此是目前比较常用的方法。缺点是耗时长,不同物种的诱导效率不一样。家兔、鸽和鸡等属于容易造模的动物。高脂血症在喂养数周内即产生,而早期的动脉粥样硬化病变也在数月内就出现。相较而言,大、小鼠和犬则较难造模。那么,为了促进病变的形成,高脂饲料中可以添加蛋黄、胆酸和猪油等成分,或者丙基硫氧嘧啶、甲基硫氧嘧啶、维生素D、甲亢平、苯丙胺或烟碱等都有促进作用。具体的建模方法如下。

(1) 兔诱发模型:给三组2 kg左右的成年兔每天分别喂食0.3 g、0.5 g和1.0 g不同剂量的胆固醇,主动脉粥样硬化斑块出现的时间从4个月分别缩短为3个月和2个月。如果在前3周饲料中加入15%蛋黄粉、0.5%胆固醇和5%猪油,并在之后的3周饲料中不再添加胆固醇,那么100%的动物也会产生主动脉斑块。所以,兔是一种高脂高胆固醇饲料敏感的常见动脉粥样硬化动物模型。值得注意的是,兔的病变组织形态等与人类的病变组织类似,但是其病变组织中脂类和巨噬细胞含量大于人类。

(2) 大鼠诱发模型:雄性成年大鼠连续7~10天喂食加了10%猪油、1%~4%胆固醇和0.2%甲基硫氧嘧啶的基础饲料;或者连续1周喂食加了10%蛋白蛋黄粉、5%猪油和0.5%胆盐的基础饲料。两种饲养方式均可形成高胆固醇血症的大鼠模型。

(3) 小鼠诱发模型:雄性成年小鼠连续7天喂食含有10%猪油和1%胆固醇的高脂饲料或者该混合饲料中再添加0.3%的胆酸,检测的血清胆固醇含量分别为(343±15)mg和(530±36)mg。

2. 高胆固醇饲喂与免疫学方法联合致急性动脉粥样硬化模型　成年雄性兔一次性静脉注射250 mg/kg的牛血清白蛋白,即日开始灌胃含30%胆固醇、10%猪油、2%脱氧胆酸钠和2%丙硫氧嘧啶的高脂高胆固醇饲料,再辅以普通饲料和自由饮水,共喂养6周可以建模。仅饲养3周后,兔的血清中总胆固醇量和低密度脂蛋白(LDL)量显著升高,其动脉壁出现明显大小不等黄色粥样斑块的动脉内膜病变灶。

3. 注入同型半胱氨酸法　给家兔皮下注射浓度为 1 mg/mL 的同型半胱氨酸硫代内酯(dl-homocysteine thiolactone;溶剂为 5％葡萄糖溶液),每日 20～25 mg/kg 体重,连续 20～25 天后,会出现典型的动脉粥样硬化。若在上述实验方案的喂食饲料中添加 20％的胆固醇,那么该模型的成功率为 100％。

三、消化系统疾病动物模型

(一) 肝硬化

肝硬化(hepatic cirrhosis)是临床常见的慢性进行性肝病。营养代谢障碍、工业毒物或药物、病毒性肝炎和酒精中毒等都是诱发肝硬化的因素。小鼠和大鼠是常见的诱导肝硬化的动物模型。

1. 四氯化碳(CCl_4)诱导性肝硬化模型　四氯化碳在肝细胞的细胞色素 P450 酶促反应下生成三氯甲基自由基,进而影响线粒体的结构和功能,促进肝细胞坏死。现今,四氯化碳诱导是经典的制作诱导性肝硬化模型的方法。以下是 3 个略有不同的试验方案:①对 150～200 g 成年雄性大鼠经腹腔注射 30％ CCl_4 液状石蜡溶液 2 mL/kg,每周 2 次,共 7 周。②经皮下首次注射 40％ CCl_4 大豆油溶液 5 mL/kg,之后降至 3 mL/kg,按照每 3 天一次的频率,一共 14 次注射给药。上述两种方案在实验开始后的前 2 周饲喂 80％ 玉米面和 20％猪油混合饲料,而后 2 周在原有饲料中掺入 0.5％胆固醇。并以 30％乙醇作为 42 天实验的唯一饮品。③经皮下首次注射 50％ CCl_4 大豆油溶液 5 mL/kg,之后降至 3 mL/kg,按照每 4 天一次注射。第 5 次起改为肌内注射,共 15 次。实验期间饮用水替换成 10％乙醇,饲喂常规颗粒饲料,持续 60 天。在上述方案中,腹腔注射 30％ CCl_4 溶液的大鼠造模 7 周时,其肝组织出现纤维化,大部分形成假小叶。连续 42～66 天皮下注射 40％和 50％ CCl_4 溶液的大鼠,肝硬化模型成功率为 72％～100％,并且动物存活率为 46％～77％。

肝硬化模型的肝脏病理学变化呈现为,慢性炎性细胞浸润至相邻的肝脏组织中,纤维隔包裹的结节性病变,胆管增生和胆管纤维化。因为此类模型制作具有实验周期短、模型成功率高和死亡率低等优点,所以特别适于批量化造模。

2. D-氨基半乳糖(D-Gal)诱导性肝硬化模型　首先,配置含有 10％的 D-氨基半乳糖的生理盐水溶液(pH 7.0)。然后,选用体重 150～200 g 的 Wistar 雄性大鼠,经腹腔注射 250 mg/kg 的 D-氨基半乳糖溶液,一周 6 次。6 个月可形成肝硬化模型。该造模方法有较强的动物耐受性,较特异的肝脏毒性和可重复性。

(二) 胃肠溃疡

1. 急性胃溃疡动物模型　对提前 48 小时禁食但不禁水的成年大鼠,经口灌胃 5 mL/kg 的无水乙醇 1 小时后处死,或腹腔注射 20～48 mg/kg 吲哚美辛(消炎痛)4 小时后处死。用注射器将 10 mL 10％甲醛溶液(福尔马林)经食管灌入大鼠胃内后,拔出针头结扎。然后,在线结扎处两端的食管和十二指肠处切断并摘下全胃。固定 30 分钟后沿大弯剖开,即可在腺胃部观察出血点及局灶性黏膜缺损。

2. 慢性胃溃疡动物模型 冰乙酸型胃溃疡大鼠模型制备过程简单、成功率高且重复性好。该方法所产生的胃溃疡程度深且范围大,表型与人类的慢性胃溃疡相似,并且自然愈合时间长(约 60 天)。因此,这里主要介绍该模型的制备方法。

选取体重约 200 g 的雄性成年 Wistar 大鼠,在建模前禁食不禁水 24 小时。随后进行常规麻醉。可以采用以下 3 种不同的方法给予冰乙酸。①冰乙酸注射法:大鼠开腹后,微量注射器在胃窦前壁浆膜下近肌层处注入 10~50 μL 的冰乙酸。以注射处出现一个白色小点、无乙酸液体渗出且未注入胃腔为宜;②冰乙酸涂抹法:将蘸过 100%乙酸溶液的棉签涂抹在胃的浆膜面;③冰乙酸贴纸法:直径为 5 mm 的浸泡适量冰乙酸的圆形滤纸片敷贴在胃的浆膜层,持续 30 秒,共 2 次。术后 14 天可观察到溃疡处。

3. 十二指肠溃疡动物模型 在建模前,对成年 Wistar 大鼠进行禁食不禁水 24 小时后。随后一次性皮下注射 400 mg/kg 半胱胺盐酸盐(cysteamine hydrochloride)。也可以首次皮下注射 300 mg/kg,6 小时后同样途径再注射一次半胱胺盐酸盐 100 mg/kg。在首次给药 24 小时之后,处死大鼠并收集十二指肠,观察溃疡情况。

4. 免疫法诱导的溃疡性结肠炎动物模型 2,4-二硝基氯苯(2,4-dinitrochlorobenzene,DNCB)是一类小分子化合物,可以作为半抗原与组织蛋白结合形成完全抗原,进而激发机体产生 T 细胞介导的免疫反应。

将成年大鼠的颈背部脱毛,用 2%的 DNCB 丙酮橄榄油溶液滴背,每天 1 次,连续 14 天。第 15 天将直径 3 mm 的硅胶导管插入结肠 8 cm 处,用 0.25 mL 的 0.1% DNCB 的乙醇溶液灌肠,第 16 天注入 2 mL 的 8%乙酸溶液,15 分钟后用 5 mL 生理盐水冲洗。造模完成后 2 周,在病理组织学上可以观察到溃疡表型,完成溃疡性结肠炎模型的建立。

5. 化学法诱导的溃疡性结肠炎动物模型 硫酸葡聚糖钠(dextran sulfate sodium,DSS)是一种硫酸多糖体,可抑制上皮细胞增生,破坏肠黏膜屏障,导致肠道菌群失调。该方法具有简单易行、成功率高和重复性好的特点。给予成年大鼠 3%或 5%的 DSS 溶液自由饮用。随着饮用时间延长,直肠破坏越发严重。在第 6 和第 7 天,结肠结膜出现多发性溃疡和淋巴细胞浸润且出现便血现象。在病理学上和人类的溃疡性结肠炎类似。

(三) 病毒性肝炎

1. 甲型肝炎病毒感染模型 甲型肝炎病毒(hepatitis A virus,HAV)属于小 RNA 病毒科嗜肝病毒属。HAV 感染动物模型主要是狨猴和黑猩猩为主的非人灵长类动物。有报道显示狨猴在肝脏病理学反应、肝功能改变及甲肝抗体等方面都优于恒河猴。此外,树鼩、豚鼠等亦可在某些实验条件下感染 HAV。以下对常见的狨猴模型进行介绍。

首先,确定所用的 1~4 岁、体重 250~400 g 的狨猴为抗 HAV 阴性,并且肝功能指标丙氨酸转移酶(ALT)、天冬氨酸氨基转移酶(AST)和异柠檬酸脱氢酶(ICD)的酶活性正常。然后,将甲肝急性期患者粪便配制成 20%(w/v)的粪便悬液。经过免疫电镜、ELISA、中和试验等证实 HAV 阳性。接着每只狨猴经静脉注射 1 mL 的该粪便悬液。在接种感染 1 周后,狨猴逐渐出现明显的临床肝炎指征:体内的 ALT、AST 和 ICD 均异常升高;2 周后狨猴体内的抗 HAV 呈阳性;4 周后镜下可见狨猴肝脏类似人类甲型肝炎感染的病理学改变。

2. 乙型肝炎病毒感染模型　乙型肝炎病毒(hepatitis B virus，HBV)属于嗜肝DNA病毒科。由于其感染宿主的种属范围小、感染特异性苛刻,若以濒危动物黑猩猩作为感染 HBV 的模型并不适合普通实验研究。所以,建立感染 HBV 的动物模型一直是相关研究中的限速步骤。现在利用禽类乙型肝炎病毒感染禽类是一个很好的造模方案。同时,利用非人灵长类动物树鼩(tree shrew)的 HBV 感染模型也是最近研究 HBV 致病机制的可推广的优良模型。

(1) 鸭乙型肝炎模型:1 日龄鸭经腹腔接种 100 μL 含 7.8×10^7 病毒拷贝数的鸭乙型肝炎病毒(DHBV)阳性血清。DHBV 感染 2 周后阳性率约为 89%,4 周后更高达94%。所产生的相应的细胞免疫应答及病毒特异性体液可持续 22 周。值得注意的是,若采用 10 日龄鸭,感染比例会大大下降;而用 14 日龄以上的鸭来接种病毒,则体内不产生病毒血症,无法建立有效的 DHBV 感染模型。

(2) 树鼩乙型肝炎模型:收集乙肝病毒 e 抗原(HBeAg)及乙肝病毒表面抗原(HBsAg)均阳性的乙肝患者血清。将 0.5 mL 该血清通过大腿内侧股静脉接种于树鼩体内,在首次接种 3 天后经腹腔注射等量同样血清 1 次。成功感染 HBV 的树鼩的血液中应检出 HBV DNA、HBsAg 或抗 HBs,以及具有感染性的完整的 HBV 颗粒的 Dane颗粒;肝组织免疫组织化学检测可见 HBcAg;并可从肝脏细胞中检测到以整合形式存在的 HBV DNA,同时树鼩可发生血清 ALT 升高。该类树鼩模型仍在不断优化中,产生了很多急性和长期 HBV 感染模型的制备方法。

3. 丙型肝炎病毒感染模型　丙型肝炎病毒(hepatitis C virus，HCV)属于有包膜的单股正链 RNA 黄病毒科。现阶段自然感染的动物模型以黑猩猩为佳。但因动物自身原因的限制,其他非人灵长类动物有着不可替代的作用。

(1) 非人灵长类感染模型:首先确定所用的成年食蟹猴或恒河猴在接种前 1 个月和前 1 天都是 HAV、HBV、HCV、HDV 和 HEV 阴性,并且 ALT 酶活性正常。随后对实验猴实施麻醉,静脉滴注罹患丙型肝炎的患者的混合血浆 5 mL/kg。接种感染 2 周后猴体内出现抗 HCV 抗体阳性,并且血清 ALT 逐渐升高直至接种感染的 10~12 周。感染过程中,血清 HCV RNA 反复阳性。

(2) 树鼩感染模型:首先收集丙型肝炎患者血清。对每只成年树鼩经尾静脉注射0.3 mL 该血清。在接种第 3 天,每只树鼩再经腹腔注射 1 次 0.2 mL 同样来源的丙型肝炎患者血清。在接种后 2~3 周,树鼩血清 HCV RNA 呈间歇性阳性,但不稳定,原因是树鼩对于 HCV 的感染率较低。在接种后 9~11 周时,体内血清 ALT 水平升高;树鼩肝组织中 HCV 抗原阳性,在肝组织中可以检测到 HCV 的核心(core)蛋白及负链HCV RNA。

四、代谢性疾病动物模型

(一) 糖尿病

1. 自发性糖尿病模型　自发性糖尿病动物模型的建立一般有两种方式,一种是基因敲除建立,另一种是通过育种产生。前者的典型动物模型有 *ob/ob* 小鼠;后者有 NSY 小鼠和 GK 大鼠等。其中,育种筛选的方法常为葡萄糖耐量试验选育高血糖的个体而来。详细的相关动物模型信息呈现在表 11-3 中。

表 11-3　自发性糖尿病动物模型汇总

模型名称	遗传背景	糖尿病类型	特　征
NOD	小鼠	1 型	自身免疫过程导致 β 细胞损伤,雌鼠发病率显著高于雄鼠
ob/ob	小鼠	2 型	胰岛素抵抗等症状、高胰岛素血症和高血糖症
db/db	小鼠	2 型	胰岛素抵抗、高血糖、肥胖、高胰岛素血症、高甘油三酯血症
KK	小鼠	2 型	胰岛素抵抗等症状、高胰岛素血症和高血糖症
NSY	Jc1-ICR 小鼠	2 型	24 周龄鼠的胰岛素分泌功能已严重受损,48 周龄鼠的累积发病率雄性为 98%,雌性 31%;各年龄阶段都不表现严重肥胖和明显的高胰岛素血症,胰岛也无肿大或炎性变化
BB	Wistar 大鼠	1 型	自身免疫性胰岛 β 细胞坏死引发胰腺炎和胰岛素缺乏有关;大鼠通常在 60~120 日龄时发病,数天后就出现严重的酮血症、低胰岛素和高血糖
OLETF	大鼠	2 型	高血糖、高胰岛素血症、高甘油三酯血症、胰岛素抵抗、中度肥胖是其主要特征,发病率有性别差异,25 周龄雄性 OLETF 大鼠的发病率达 100%
Zucker fa/fa	大鼠	2 型	典型的高胰岛素血症肥胖模型,外周胰岛素抵抗,无酮症表现和轻度糖耐量异常,高胰岛素血症,类似人类的非胰岛素依赖性糖尿病,血糖正常或轻度升高
GK	Wistar 大鼠	1 型	非肥胖、胰岛素抵抗、胰岛纤维化、胰岛素分泌不全等典型的 2 型糖尿病特征;大鼠在长期糖尿病后会出现各种并发症,如神经系统疾病和肾病
LEW.1AR1/Ztm-*iddm*	Lewis 大鼠	1 型	约 2 月龄时发病,发病率 20%,无性别差异;以高血糖和多尿、糖尿及酮尿为特征;胰岛内有炎性细胞浸润,发生胰腺炎的部位 β 细胞迅速凋亡
WBN/kob	大鼠		慢性胰腺炎导致胰岛素分泌不全,对于外因性胰岛素有高感受性,低体重;起始发病时间为 9 月龄,相较其他模型较晚,发病经过很缓慢

(1) NOD 小鼠:又名非肥胖糖尿病,属于 Ⅰ 型糖尿病模型。该动物模型由 1980 年日本盐野义研究所 Yoshihiro Tochino 团队首次在《实验动物学》杂志上报道的利用 JCL-ICR 小鼠的衍生 CTS 系近亲交配选育而来。此小鼠存在免疫细胞的自身免疫性杀伤胰岛 β 细胞引发低胰岛素血症。大约 12 周时,雌鼠的胰岛素含量明显下降,而雄鼠要晚几周。发病初期就有高血糖、尿糖、多尿和消瘦症状。在 30 周内雌鼠发病率为 80%,而雄鼠只有 20%。

(2) *ob/ob* 小鼠:为 Ⅱ 型糖尿病模型。此纯合子小鼠因 *ob* 基因编码的瘦素蛋白(leptin)缺乏而引起肝糖原异生。高血糖诱导胰岛素持续分泌进而促进胰岛素抵抗。动物表现为肥胖、葡萄糖耐受和高胰岛素血症。

（3）*db/db* 小鼠：表型类似于人类的Ⅱ型糖尿病。该动物模型由 C57BL/KsJ 小鼠近交常染色体单隐性基因突变后培育而来。该基因缺陷是由于编码瘦素受体蛋白的 *Lepr* 基因点突变导致。*db/db* 小鼠在 1 个月内就开始贪吃，继而引发胰岛素抵抗、高血糖、肥胖、高胰岛素血症及高甘油三酯血症等特征。小鼠的寿命不超过 10 个月。

2. 诱发性糖尿病模型

（1）四氧嘧啶诱发糖尿病模型：四氧嘧啶（alloxall，AXL）在进入体内后能迅速被胰岛 β 细胞摄取。前者通过产生氧自由基导致 β 细胞坏死，进而抑制胰岛素分泌和造成血清胰岛素水平降低。制备前动物均禁食不禁水 24 小时，按 50 mg/kg 的四氧嘧啶剂量经小鼠尾静脉一次性注射。2 天后动物血糖会明显升高，并分别在 2～3 周内保持稳定的高血糖水平。如果采用腹腔注射，雌鼠最适造模浓度为 180 mg/kg，而雄鼠为 200 mg/kg。值得注意的是，四氧嘧啶导致糖尿病的同时也会产生毒性损害肝和肾组织，并且通过此类方法造模的部分小鼠的糖尿病症状可自发缓解。因此，目前已经很少使用。

（2）链脲佐菌素诱发糖尿病模型：链脲佐菌素（streptozotocin，STZ）对一定种属动物的胰岛 β 细胞具有选择性的破坏作用，毒性相对四氧嘧啶小。这些特点使得 STZ 成为现今在实验室诱发糖尿病动物模型的常用化学物质。成年雄性大鼠禁食 12 小时以上，一次性腹腔注射 65～70 mg/kg 剂量的 STZ 枸橼酸缓冲液（pH 4.5，4℃）。在注射 24 小时后，血糖即可明显升高，5 天后尾静脉血糖≥16.7 mmol/L 为成功建模的标准。该模型可在 2～3 周内维持稳定的高血糖水平。实验中，禁食时间越长、尾静脉推注 STZ 溶液速度越快，越容易产生高血糖表型。一般雄性大鼠的造模成功率高于雌性大鼠。

（二）肥胖模型

除了上面糖尿病模型中瘦素及瘦素受体的缺陷导致的肥胖表型外，饲料诱导的肥胖（diet-induced obesity，DIO）模型是常用的动物模型。高脂饲料属于高密度高热量的饲料。在野生型小鼠中，C57BL/6J 对于饲料的高热量非常敏感，所以常被用作 DIO 小鼠模型。常用肥胖模型饲料脂肪热量为 60%、45% 或 42%。一般雄性比雌性更敏感。

五、免疫性疾病动物模型

（一）免疫功能低下

目前，利用诸如环磷酰胺（cyclophosphamide，CTX）、地塞米松（dexamethasone）、氢化可的松（hydrocortisone）和环孢素 A（cyclosporine A）等化合物进行化学造模是常见的方法。其中，环磷酰胺因为是烷化剂中的一类免疫抑制剂，又是肿瘤化疗药而被广泛应用，所以它是现在免疫功能低下动物模型制备的常用方法。方法如下：约 20 g 雌性成年昆明鼠引进动物房后观察 3 天。之后连续 3 天经口灌胃 80 mg/kg CTX。随后每周 1 次给予相同剂量进行适时强化。进行小鼠实验前后体重对比并可观察到外周血淋巴细胞和脾脏细胞中 NK 细胞的比例及其活性都显著下降。

（二）诱发性免疫缺陷

实验诱导免疫缺陷动物的方法有 4 种：①免疫器官切除；②使用免疫抑制剂；③使用大剂量激素；④电离辐射方法。下面以免疫抑制剂诱发免疫缺陷举例。

巨噬细胞的清除：利用巨噬细胞内吞的特性，从 4℃冰箱取出装有氯膦酸盐脂质体（clodronate liposomes）的试剂瓶并摇晃均匀，从中吸取 200 μL 脂质体包裹的氯膦酸至室温后，通过尾静脉注入小鼠体内。当巨噬细胞内吞该脂质体并在巨噬细胞溶酶体磷酸酶的作用下释放出膜不通透性的氯膦酸后，后者会在细胞中不断累积直至巨噬细胞凋亡。氯膦酸在从死亡的巨噬细胞释放后存在的半衰期只有 15 分钟，随尿液排出体外。实验最终通过免疫组化或流式细胞术检测巨噬细胞清除效率。

（三）诱发性红斑狼疮模型

系统性红斑狼疮（systemic lupus erythematosus，SLE）是一种常见于育龄女性的自身免疫性疾病。其病因不明，但是会引发免疫过度活化，导致多器官损伤。现在常见的诱发性 SLE 动物模型有以下几种。

1. 降植烷诱导的 SLE 小鼠模型　常采用成年雌性 C57BL/6 或 BALB/c 小鼠，单次腹腔注射 0.5 mL 降植烷（pristane）。小鼠在注射 1 个月后逐渐产生抗 dsDNA 和抗 Sm 等多种自身抗体。而在注射 6 个月后大部分小鼠会产生免疫复合物性肾小球肾炎等典型的 SLE 特征。虽然该方法对大多数小鼠品系都适用，但是各品系的小鼠对于注射 pristane 后的抗体的生成种类及个体存活情况不一。譬如有近半数的 SJL/J 小鼠在注射 pristane 后会存活下来，而 BALB/c 小鼠可存活 1 年以上。

2. 空肠弯曲杆菌与弗氏完全佐剂诱发的模型　空肠弯曲杆菌（*Campylobacter jejuni*，CJ）是一种人畜共患的水源性病原体。在抗原制备阶段，用含有 0.3% 的甲醛生理盐水冲洗下在琼脂板上培养 24 小时 CJ 菌苔。4 000 r/min 离心 30 分钟后，生理盐水洗涤 2 次。重悬于生理盐水后，在分光光度计 540 nm 波长下调整吸光度为 1.25（约等于 3×10^9 CFU/mL）。用空肠弯曲杆菌悬液与等量弗氏完全佐剂（Freund's complete adjuvant，FCA）混匀至完全乳化后，取 50 μL 给体重约 20 g 的雌性成年 BALB/c 小鼠免疫。15 天后取约 3×10^9 CFU/mL 的细菌悬液 0.2 mL 加强免疫 1 次。对照组给予生理盐水。该模型的优点为诱导时间短、重复性高、鼠体内的抗 dsDNA 抗体含量高。其诱导的 SLE 表型与自身免疫性疾病相似度高。

（四）特发性血小板减少性紫癜模型

特发性血小板减少性紫癜（idiopathic thrombocytopenic purpura，ITP）特指缺乏明确外源性致病因子所产生的自身抗血小板抗体，导致血小板被破坏。构建模型分为以下 4 步。

1. 分离小鼠血小板　成年 BALB/c 小鼠经心脏采血方法获取小鼠全血，随后置于含有 EDTA-2Na 抗凝剂的管子中。静置 30 分钟后，800 r/min 离心 10 分钟。将富含血小板的上清液移至干净离心管中，以 3 500 r/min 离心 10 分钟后，留下富含血小板的沉淀物。滴加 50～100 μL 的 1% 草酸铵溶液，玻璃棒轻搅后追加 1% 草酸铵溶液至 2～3 mL，静置 5 分钟以溶解红细胞。3 500 r/min 离心 10 分钟后收获沉淀物，用少量血小板洗涤液反复吹打后离心。最后制备血小板悬浮液。

2. 免疫制备抗血小板抗体　用上述制备的血小板悬液分别混合于等量弗氏佐剂或弗氏不完全佐剂作为抗原,注射于豚鼠至少四处不同注射点。第 5 周通过不含有抗凝剂的方式进行心脏取血。560 r/min 离心 10 分钟后获取豚鼠抗小鼠血小板血清(guinea pig's anti-platelet serum,GP - APS)的上清,于−20℃保存。

3. 抗血清处理　GP - APS 在 56℃水浴 30 分钟后用等量的 BALB/c 小鼠红细胞吸附至少 2 次,用生理盐水稀释成不同浓度的 APS 备用。

4. 小鼠血小板减少性紫癜建模　采用约 20 g 体重的成年 BALB/c 小鼠,经腹腔一次性注射 1∶4 稀释的 GP - APS 100 μL,造成小鼠一过性血小板减少。之后在注射 GP - APS 后的第 1 天开始,每隔 1 天经腹腔注射预先制备好的 GP - APS,100 μL/次,至第 13 天,使小鼠慢性持续血小板减少。注射 GP - APS 后,小鼠可出现竖毛、精神萎靡和逐渐消瘦等症状。注射后 1～3 天为小鼠死亡高峰时间。死亡小鼠可见腹腔、肠道及尿道出血等多处出血表现。

六、神经系统疾病动物模型

(一) 脑卒中动物模型

1. 全脑缺血动物模型

(1) 两动脉阻断全脑缺血动物模型:由于沙土鼠之外的啮齿类动物脑血液循环中有比人类更丰富的侧支循环,仅结扎双侧颈总动脉不足以明显降低其脑血流量,因而需要应用降压药等降低其动脉血压和脑血流量。具体方法为,选取成年 SD 大鼠,将其麻醉后仰卧位固定,手术区常规消毒及脱毛。作颈前正中切口,分离并夹闭双侧颈总动脉,同时结合降压药三甲噻吩、酚妥拉明或采用静脉放血等方法将动脉血压降低至 6.7 kPa(50 mmHg),脑血流量降低至正常的 5%～15%,造成急性脑缺血。这种方法的优点是,操作简单,一次手术即可完成,并阻断可逆。该模型模拟了临床上休克、心功能不全、脑血管严重狭窄或阻塞合并血液低灌注引起的脑循环障碍,会造成不同程度的脑组织缺血损伤,可用于缺血再灌注损伤的研究。

(2) 四动脉阻断全脑缺血动物模型:选取成年 SD 大鼠。麻醉后取仰卧位固定,手术区常规消毒及脱毛。颈前正中切口,分离双侧颈总动脉,套线备用。同时作枕部切口,借助手术显微镜分离暴露第 1 颈椎横突并找到左右横突孔,将灼热的电烙铁尖头(直径为0.5 mm)直接插入翼突孔,插入时间为 1～2 秒,深度为 2～3 mm,电凝双侧椎动脉造成其永久性闭塞。24 小时后用乙醚浅麻大鼠,颈部常规消毒,打开颈前正中切口,将套在双侧颈总动脉下的备用线结扎关闭两侧颈总动脉,导致大脑严重缺血。本模型的优点是,检验缺血模型是否成功的指标明确,有较好的可复制性,可用于缺血再灌注研究。缺点是手术复杂,个体差异大,成功率不高,术后存活率仅为 50%～80%。

2. 局灶性脑缺血动物模型

(1) 线栓法:成年雄性 SD 大鼠麻醉后仰卧位固定,术区常规消毒、脱毛。切开右侧颈部皮肤,钝性分离胸锁乳突肌及胸骨舌骨肌,以暴露右侧颈总动脉及迷走神经。结扎颈总动脉、颈外动脉及其分支动脉。分离右侧颈内动脉,至鼓泡处可见其颅外分支翼腭动脉,于根部结扎该分支。在颈内动脉近端备线、远端放置动脉夹,在颈外动脉结扎点,即距颈内、颈外动脉分叉 5 mm 处剪一小口,将一直径为 0.22~0.24 mm(4~0 号)的尼龙线经颈外动脉上剪口插入。插入前加热使插入端变钝,并做好进入线长度标记。扎紧备线,松开动脉夹,将尼龙线经颈外动脉、颈内动脉分叉处送入颈内动脉,向前进入 17~19 mm 时会有阻挡感,说明栓线已穿过大脑中动脉,到达大脑前动脉的起始部,堵塞大脑中动脉开口,造成脑组织局部缺血。

(2) 电凝法:成年 SD 大鼠麻醉后取右侧卧位固定,术区常规消毒、脱毛。在左侧眼外眦到左外耳道连线的中点,垂直于连线切开皮肤约 2 cm。沿颧弓下缘依次切断咬肌、颞肌,将这些肌肉推向前上,操作时注意避免损伤面神经及动脉。用牙科钻在颧骨和鳞状骨前联合前内 2 mm 处钻孔开颅。手术显微镜下切开硬脑膜,暴露并游离大脑中动脉。用电压为 12V 的双电极电灼损毁 Willis 环起始至嗅沟段的大脑中动脉。为防止电极的电流对脑组织造成电损伤,在操作过程中须不断向大脑中动脉周围滴加生理盐水,并尽量缩短电极在大脑中动脉上的作用时间。

(二) 脊髓损伤模型

啮齿类动物钝性挫伤或压伤模型与人类的脊髓受伤情势接近,一方面是病理学变化接近临床,早期表现为损伤部位弥散性出血、坏死、水肿,之后部分组织修复再生,慢性期表现为脊髓实质萎缩,胶质瘢痕增生,中央囊腔出现;另一方面,钝性损伤模型的损伤区边缘脊髓组织保持完好,残存白质的数量和运动功能保留程度一致。

1. 脊髓挫伤模型　其原理是利用机械力撞击脊髓,使脊髓在应力作用下产生弹性形变而导致损伤。具体方法为,暴露大鼠的背侧脊髓,保留硬脊膜,用标准质量的重物沿中空导管自由落下撞击脊髓,可通过改变下落的高度控制损伤程度。该模型的优点是,成本低,易操作,损伤平面明确,损伤后的病理学变化和功能障碍都很典型,损伤的程度可调节,重复性好,感染概率小,在形态学、功能改变及电生理检查等方面与临床表现一致,是研究脊髓损伤后形态功能改变及治疗的良好模型。缺点是需切除椎板,容易造成脊髓血管和脊神经的损伤,撞击部位不易精确控制,重物反弹会使脊髓遭受多次撞击,中度损伤模型的可重复性差。

2. 脊髓压迫损伤模型　其原理是利用压力作用影响脊髓组织及其血液供应而造成损伤。可采用多种致伤方法,其中,利用动脉夹和球囊压迫造成损伤的方法易操作、可准确控制压伤范围和程度,因此最为常用,但和实际脊髓损伤的相关性较差。动脉夹压迫损伤模型是应用特制的动脉夹垂直钳夹暴露的脊髓,可通过调节钳夹力和钳夹时间制作程度不同的脊髓损伤模型;球囊压迫损伤模型的原理是机械压力造成对脊髓组织的直接损伤,以及脊髓受压组织缺血缺氧。方法为在大鼠脊髓腹侧椎管内放置不同规格的水囊,在固定压迫时间和致伤速度的前提下,通过改变水囊体积可制作出损伤程度不同的模型。

3. 脊髓横断损伤模型　多采用锐利刀片横断或半横断脊髓,或切除脊髓的部分节段造成脊髓横断性缺损,主要用于脊髓损伤后的再生、修复研究。该模型的优点是,操作简单,重复性好,引发的功能障碍直接源于脊髓横断的原发损伤。缺点是由于临床上患者极少发生脊髓的完全离断,因此与临床相关性不高,并且术后动物的死亡率高,不易护理,不适合慢性损伤再生研究。部分横断模型可选择性切断脊髓,造成轻度神经功能障碍,死亡率低,易护理,适合长时间观察,在脊髓再生研究中有重要价值。

(三) 神经源性疼痛模型

神经源性疼痛是由外周或中枢神经系统损伤或疾病所引起的疼痛综合征,一般包括自发疼痛和诱发疼痛,后者又大致包括痛觉超敏和痛觉过敏。神经源性疼痛的发生机制还不明确,现有治疗方法的效果均不理想,特别是麻醉性镇痛药吗啡等对多种神经源性疼痛的疗效甚微。神经源性疼痛动物模型的建立,使研究者可以应用临床研究中不能采用的方法对该病的发病机制和治疗方法进行研究。该模型多是通过人为地在动物的感觉传导通路上制造损伤而建立,损伤部位包括外周神经干、脊神经及脊髓等,损伤方法包括机械损伤、冰冻损伤及缺血性损伤等。

1. 外周神经损伤的神经源性疼痛模型

(1) 外周神经横切:较常见的是坐骨神经横切,在切断神经前须在其近心端做结扎以防神经再生。还应注意邻近的神经末梢可能长入被切断神经所支配的区域,产生所谓的"边界区痛敏现象"。该手术较简单,造成的损伤稳定,多被用来研究外周神经损伤的可塑性变化。但是该模型由于外周感觉的缺失,不适用于诱发疼痛的研究。

(2) 外周神经松结扎:将大鼠的坐骨神经分离后,以数条肠线将神经松弛地结扎,使神经外膜略受压。一般认为这会造成神经的慢性束缚性损伤,从而导致部分神经纤维的变性坏死。该模型造成的神经损伤程度不易控制,动物模型可能出现对冷、热和机械刺激反应过敏的现象。

(3) 外周神经半切断:将大鼠坐骨神经上段分离,以丝线插入大转子附近神经中,将 1/3~1/2 的神经纤维扎紧。这一方法不会造成任何特定区域的感觉丧失,但可引起较明显的对热和机械刺激的痛觉超敏现象。另外,该模型产生的诱发痛并不局限于受损神经一侧,未受损侧的后肢也会产生痛觉超敏。这一方法的缺点是,神经损伤程度不易控制,重复性差。

(4) 脊神经切断:将大鼠的 L5 和/或 L6 的脊神经分离并切断。由于大鼠后肢感觉主要通过 L3~L6 背根进入脊髓,因此该手术只造成动物后肢的部分去传入。手术产生的损伤程度较一致,但操作较为复杂。模型以单侧为主,对冷热及机械刺激产生痛觉超敏现象。

(5) 多重背根切除:切除 C5~T2 背根造成前肢去传入,或切除 L3~L6 背根造成后肢去传入。多重背根被切除后,有时会出现严重自噬,动物常会搔抓感觉传入的躯体区域,有时在有联系的背根和切断的背根所支配的交界区域也会检测到轻触刺激引发的强烈疼痛反应。手术难度较大。

2. 中枢神经系统损伤的神经源性疼痛模型　中枢神经系统的损伤或疾病引起的疼痛综合征被特别称为中枢痛,产生的疼痛感通常比较强烈,且顽固难治。对中枢痛的实验研究较少,动物模型的研究起步较晚。

(1)脊髓缺血性损伤:运用光化学方法制造大鼠脊髓缺血性损伤后,大鼠会出现一系列慢性疼痛表现,如强烈的对冷和机械刺激的痛觉超敏等。要诱发这种慢性疼痛,脊髓损伤要达到相当严重的程度,一般要包括整个背角、后柱和背外侧束。

(2)脊髓化学性损伤:在大小鼠脊髓内注射红藻氨酸和使君子氨酸,对脊髓组织造成兴奋性毒性损伤,会引发慢性疼痛症状,包括对机械刺激的痛觉超敏、自噬和搔抓行为等。

(四)脑血肿动物模型

将成年犬麻醉后剪去头顶部毛发,术区皮肤消毒,在左或右顶部距正中线旁 1.0 cm 处纵行依次切开头皮和顶部肌肉组织,充分暴露顶骨。取距正中线旁 1.0 cm 与两耳前缘连线的相交点为钻孔点,用直径 0.5 cm 的颅钻于顶骨垂直钻孔至硬脑膜。用注射器抽取股动脉血 5.0 mL,然后沿钻好的颅顶孔垂直略偏内刺入脑内,深度 1.5～2.5 cm,缓慢均匀推注,注入量依动物体重大小的不同而异,为 3.0～4.5 mL。随后用止血海绵或骨蜡封闭颅顶孔,逐层缝合。此方法建立的脑血肿动物模型可以准确控制血肿产生的时间、部位和大小,并可将犬的血样取出体外做生化指标检测及病理学观察。

(五)脑积水动物模型

将成年雄性 SD 大鼠麻醉后取仰卧位固定,头颈部皮肤去毛后常规消毒。在手术显微镜下沿后颈部正中于头颈交界处作一长 4～5 mm 的纵切口,钝性分离肌肉,暴露环枕筋膜。先用注射针头穿刺枕大池,抽出脑脊液 0.06～0.1 mL 后再注入 25％白陶土灭菌混悬液 0.1 mL,注射时间不少于 10 分钟,随后留针 5 分钟。拔针后以医用耳脑胶封闭针眼,缝合切口,并维持头低位 15～20 分钟。注射白陶土 1～2 周后,大鼠脑室系统即有明显扩大,以侧脑室前角最为显著。大脑皮层因受压而变薄,以顶叶最为明显;海马因受压而变形,白质内细胞外间隙因水肿而扩大。注射 3～4 周后,脑室系统进行性扩大,脑室周围白质,尤其是胼胝体出现纤维扭曲和萎缩、间隙增宽,有纤维撕裂。

(六)急性颅内高压动物模型

成年兔麻醉后取仰卧位,于左侧股动脉插管监测血压、心率,同时记录呼吸。随后转为俯卧位,头顶部去毛,行皮肤正中纵行切口切开头皮,在左顶部转孔,去除直径约 1 cm 的圆形骨瓣,放置可注水球囊和颅内压探头。右顶部钻直径约 0.6 cm 的圆形孔,前缘达到冠状缝,内缘距中线 0.3 cm,放置经颅多普勒(transcranial doppler,TCD)探头以探测大脑中动脉。将未注水球囊放置于左顶部前缘硬膜外,而将颅内压光纤探头置于左顶骨孔处硬膜外固定。通过 TCD 频谱变化了解颅内压变化。

(七)精神分裂症动物模型

精神分裂症的动物模型按其诱导策略不同,大致可分为药理学诱导动物模型、发育动物模型和转基因动物模型三大类。

多巴胺假说是最早的精神分裂症病因假说。该理论认为脑内多巴胺过剩导致精神分裂症。但该假说无法完全解释精神分裂症的发病机制。近年来,谷氨酸系统功能失调假说也引起了广泛关注。研究发现,给人类注射谷氨酸 NMDA 型受体拮抗剂药物可引起类似精神分裂症的行为表现。同样,在啮齿类动物身上注射此类药物,也会出现类似的行为改变。例如,感觉运动门控障碍、极度活跃、社会退缩及学习和记忆功能障碍等。其代表药物有氯胺酮、苯环己哌啶(phencyclidine,PCP)和地卓西平(MK801)。用不同剂量的 MK801 溶液腹腔注射小鼠,能产生类似精神分裂症的刻板运动障碍,如反复摇头、转圈、小范围不间断地无规律运动等。中等剂量 0.3、0.6、1.0 和 2.0 mg/kg 的 MK801 呈剂量依赖性诱发刻板运动障碍的作用。适中效应剂量 0.6 mg/kg MK801 建立的精神分裂症小鼠模型适合抗精神分裂症和恶化精神分裂症药物的研究。该动物模型重复性和稳定性都比较好。

精神分裂症的神经发育假说认为,产前、围生期和产后的不良事件可能在某种程度上影响大脑发育,随着大脑发育成熟,多在青春期后出现症状。据此建立的神经发育模型是通过对新生动物的脑部毁损,尤其是破坏海马发育、胎儿期病毒感染来实现的,动物在成年后出现精神分裂症的一些行为学和神经生物学特征。这类模型可用于筛选新药。另外,已证实精神分裂症是一种高度遗传性疾病,由此产生了转基因动物模型。运用转基因技术可以选择性或者全面抑制精神分裂症相关的神经递质,从而建立模型。此类模型正在研究中,将为今后可能实现的基因治疗打下基础。

(八)抑郁症动物模型

抑郁症是一种高患病率、具有高自杀风险的精神疾病,并且随着社会竞争加剧,抑郁症的发病率呈逐年升高的趋势。抑郁症患者主要有社交回避、快感缺乏、兴趣缺失、绝望及长期情绪低落等表现。应注意抑郁症动物模型一般只能复制出其中一种或几种症状,并不能全部复制。

1. 慢性温和不可预知性应激模型　主要模拟抑郁症的快感缺失。该模型的建立是将小鼠长期暴露于一系列不可预知的温和应激刺激下,包括昼夜颠倒、不定时断水断粮、倾斜笼子、冰水中游泳及束缚等。经过 3 周这样的应激刺激后,动物的糖水偏好显著降低,显示出快感缺乏,这种症状可持续数周。

2. 社会挫败模型　将小鼠长时间暴露于社会挫败应激环境中,诱导小鼠的抑郁表现。将造模小鼠放入攻击性强的 CD1 小鼠笼中,每天与 CD1 小鼠身体接触 10 分钟,剩余时间用带小孔的透明隔板将两者隔开,让造模小鼠持续感受到 CD1 小鼠的存在,每天更换不同的 CD1 小鼠,对造模小鼠实施攻击和心理压迫。10 天后进行社会交互实验检测:将造模小鼠放入社会交互实验箱。实验箱分为交互区和角落区(回避区),在交互区有一透明盒子,放置 CD1 小鼠,然后比较造模鼠在有或无 CD1 小鼠存在的情况下在交互区停留的时间,将造模鼠分为敏感组(社交回避)和不敏感组。明显不愿意与透明盒子中 CD1 鼠进行交互的,即判定为造模成功。

3. 习得性无助模型　将小鼠暴露于不可逃避的应激刺激条件下,经过尝试后仍无法逃离困境,开始绝望,慢慢被动接受、放弃挣扎,主要模拟抑郁症的绝望状态。这类行为实验模型(强迫游泳和悬尾)主要用于抗抑郁药物的临床前评估,也用于啮齿类基础抑郁水平的评估。

(1)足底电击模型:实验采用穿梭箱装置,箱中间用带门洞的隔板将穿梭箱隔成两个同等大小的小室,大鼠或小鼠可以通过门洞穿梭。箱底部为不锈钢网栅,与电击装置相连。训练时动物暴露于 60 次、每次 2 秒、间歇 10～15 秒的不可避免双室足底电击。每只动物第 1 天训练 3 次,第 2 天训练 2 次,之后每天 1 次,连续 7 天。第 7 天最后一次训练后,以穿过门洞次数少于 25 次的动物为造模成功的动物。

(2) 强迫游泳模型:该模型常规复制方式为,将大鼠或小鼠放入透明的圆缸中游泳,一次一只,水深要足以避免动物的四肢在水中触底而支撑起身体。每次实验完毕后,缸中的水要倒掉并清理干净后再进行下一次实验。实验中,动物经历一段时间挣扎后就会发生行为上的改变,即由积极状态变为消极状态,仅做保持头部浮出水面的最小幅度运动,并且在重复实验中不动的时间会进一步延长。这是源于动物初次进入水中时想竭力摆脱困境,一直摆脱不了后即转为抑制不动,并当再次进入相同困境时更早放弃逃避,表现为挣扎时间缩短,更早进入不动状态。观测 6 分钟,记录后 4 分钟的不动时间总和,此成绩反映动物的无助程度。该模型主要用于评筛抗抑郁药物。

(3) 悬尾抑郁模型:将成年小鼠的尾部距离末端 2 cm 处用夹子夹好固定,倒挂于 20 cm×25 cm×25 cm 的箱内,头部距离箱底 5 cm。悬挂 6 分钟,观测后 4 分钟内的累计不动时间。小鼠倒置悬挂后均表现为活动激烈,兴奋和激动一段时间后,进入绝望状态,表现为头翘、四肢不动,随后再激烈挣扎。该模型对绝大多数抗抑郁药物敏感,且其药效与临床药效显著相关,被广泛用于抗抑郁药物的初选。

(九) 阿尔茨海默病动物模型

阿尔茨海默病(Alzheimer's disease,AD)又称为老年痴呆症,是引起中老年人痴呆的主要原因,占所有痴呆症的 2/3,在我国尚缺乏可靠的流行病学资料。AD 与中枢神经介质失调、淀粉样蛋白、神经细胞钙离子与兴奋性氨基酸失调,以及免疫异常等多方面因素有关。AD 非转基因模型大多为对疾病症状的模仿,而转基因模型以疾病发病的遗传学为基础,具有明确病因,并能模拟疾病最为重要的渐进性退行性病变,同时出现可检测的行为缺陷。转基因果蝇和线虫模型在突变体和药物筛选中有一定的应用,但啮齿类的中枢神经系统及神经生物学特征与人类更为类似。因此,转基因小鼠模型的应用更为广泛。

1. 非转基因 AD 模型

(1) 大鼠侧脑室注入选择性胆碱能毒剂模型:神经生理学研究已证实胆碱能系统在学习记忆中起重要作用,而 AD 患者脑内神经元缺失的一个特征是分布胆碱能神经元的脑区受损明显。本模型的造模方法是,侧脑室注射选择性胆碱能神经毒剂 AF64A (ethylcholine mustard aziridinium ion)损伤动物前脑基底神经元。实验中缓慢从一侧脑室注入 2.5 μL 新配置的 7.5 nmol/L AF64A。注入速度为 0.5 μL/min,留针 2～5 分钟。用骨蜡封闭颅骨孔后缝合切口。该模型模拟了认知功能障碍,但同时运动功能受到明显影响,并缺乏 AD 特征性病理学变化。

(2) 一侧海马伞切断模型:本模型以一侧海马伞切断造成隔-海马胆碱能通路损伤。选用老年雌性 SD 大鼠,切断其左外侧海马伞,15 天后受损同侧的海马胆碱乙酰基转移酶(CHAT)活性会下降 70%,隔区下降 35%,受损对侧海马的 CHAT 活性没有明显变化。

（3）慢病毒诱发仓鼠大脑老年性退行性变模型：将慢病毒微量接种于老年仓鼠脑的特定部位，如纹状体、黑质等。接种完成后单独饲养，每周检测一次体重、运动和觅食行为的变化。接种30天后，每隔10天处死动物，直至临床终末期110～130天，检测病理学变化。该模型的病变发展是渐进和不可逆的，通过选择不同的接种部位而相对选择性地作用于脑特定结构。目前，对慢病毒如何引起中枢神经退行性变的机制尚不清楚。

2. 转基因AD模型　近1/10的AD患者有明确家族史。目前确定的与早发型家族性AD相关的基因突变有淀粉样前体蛋白（amyloid precursor protein，APP）突变33种，早老蛋白Ⅰ（presenilin，PS1）突变185种，早老蛋白Ⅱ（PS2）突变13种；迟发型AD则与一些易感基因如载脂蛋白E基因（APOE）、α巨球蛋白基因突变或遗传基因的修饰相关。此外，tau蛋白基因突变可导致tau蛋白聚集而引起痴呆。根据这些突变基因现已建立50多种AD转基因模型。

（1）转APP基因小鼠模型：该模型表达人源APP基因突变体的整个序列或C末端序列，在脑特异性强启动子PDGFβ、PRP或Thy-1的控制下进行表达，导致Aβ累积、斑块沉积，引起的相关病变和认知损伤与AD患者的情况类似。主要有以下几种。

1）Tg2576小鼠：携带APPswe双突变。此模型出现淀粉样病变和年龄依赖性认知能力下降，未发现明显的神经元丢失，但15～18月龄时在大脑内嗅区出现老年斑相关的树突棘稳定性和突触结构完整性被破坏现象。

2）APP23小鼠：是目前唯一被报道存在神经元丢失的APP转基因模型。该模型在6月龄时便产生老年斑，14～18月龄时可观察到在海马CA1区有神经元丢失现象。该模型还可发展成大脑淀粉样血管病，也是研究血管病的有用模型。

3）J20和TgCRND8：这两种模型转入APP基因的两种突变，Aβ病理学发展更加迅速，可用于早发型AD的研究。J20小鼠在海马和新皮层发生年龄依赖性老年斑，6～7月龄时开始出现学习记忆能力缺陷。TgCRND8小鼠有很高水平的Aβ42产生，3月龄即出现老年斑、炎症反应、胆碱能神经元丢失、认知能力下降及多种行为学能力受损。

（2）转PS基因小鼠模型：人PS1或PS2单突变转基因小鼠，Aβ水平升高，出现神经炎症、突触丢失及血管病变，并协助Aβ升高细胞内钙水平、增加氧自由基、促进线粒体膜电位下降，引发细胞凋亡，但行为损害轻微。PS1单突变能激活神经元GSK-3β信号通路，促进神经元纤维缠结的形成。PS1基因敲除对胚胎是致死的。条件性敲除PS1和/或PS2会导致与AD相似的神经退行性病变，前脑退化、认知能力下降。PS1/PS2双基因敲除小鼠的大脑皮质中Aβ42水平显著下降，氧化损伤加剧，单胺类神经递质在前脑各区的水平发生随龄变化。

（3）转tau基因AD小鼠。

1）JNPL3小鼠：转入FTDP-17（17号染色体连锁的额颞叶痴呆和帕金森病）的MAPT（编码tau的基因）突变基因，可产生神经元纤维缠结，10月龄出现运动缺陷和脊髓神经元的丢失。

2）rTg4510小鼠：表达可被多西环素（强力霉素）抑制的tau基因。通过抑制tau蛋白的表达,可在有神经元纤维缠结的情况下恢复小鼠的记忆能力,减少神经元丢失。

3）Htau 小鼠:表达人的 *MAPT* 基因,产生全部 6 种人的 tau 蛋白异构体,6 月龄在新皮层和海马形成神经元纤维缠结,同人类 AD 中的 tau 病变极为相似。

（4）转 *APOE* 基因 AD 小鼠:表达 *APOE4*（δ272－299）的转基因小鼠,在皮层和海马出现高度磷酸化的 tau 蛋白和神经元纤维缠结样胞质细丝,6～7 月龄时出现学习记忆障碍。

（5）双转基因 AD 小鼠。

1）*APP* 和 *PS* 双转基因小鼠:脑中 Aβ42 表达显著增加,老年斑形成时间早于母代,即从 10 月龄提前到 3 月龄,但未出现神经元丢失和神经元纤维缠结。出现年龄/疾病相关的认知能力下降,未见运动能力缺陷或焦虑相关异常。

2）*APP* 和 *tau* 双转基因小鼠:由 Tg2576 和 JNPL3 小鼠杂交获得,可同时出现 AD 两大病理学特征,即 Aβ 沉积导致形成的老年斑和 tau 蛋白过度磷酸化导致形成的神经纤维缠结,该模型中 Aβ 病理学变化会促进 tau 蛋白的病理学变化。

3）*APP* 和 *APOE* 双转基因小鼠:呈现显著的 APOE 剂量依赖的 Aβ 沉积。

（6）多重转基因 AD 小鼠模型。

通过向 *PSM146V* 基因敲入鼠显微注射包含 *APPswe* 和 *tauP30IL* 的共基因序列建立三重转基因 AD 小鼠。该小鼠 Aβ 沉积出现于神经纤维缠结之前,并具有年龄相关性和区域依赖性。6 月龄时开始出现 Aβ 沉积,先出现于皮层,再出现于海马;12 月龄时出现神经纤维缠结,先出现于海马,再出现于皮质;6 月龄时出现突触缺陷、LTP 损伤和认知损伤,12～15 月龄时在海马出现老年斑和神经纤维缠结病变。该模型制作复杂。已有通过 *tau* 转基因小鼠与 *APP/PS1* 双转小鼠杂交,获得 *tau/APP/PS1* 三转小鼠模型的尝试。该模型在大脑中可转录、表达 3 种外源基因,6 月龄时学习记忆受损,6～8 月龄时皮质和海马出现神经纤维缠结和老年斑。近年来还出现了将三转小鼠与 IL－1β（XAT）小鼠杂交而获得的四转小鼠。

需注意的是,以上的转基因 AD 小鼠仍不能复制 AD 的全部病理学特征和行为症状,并且小鼠的生命周期短,对 AD 这类衰老相关疾病的复制能力有限。

（十）帕金森病动物模型

1. 6-羟多巴胺(6－OHDA)致帕金森病模型　在动物体内,6－OHDA 高亲和力与多巴胺转运体结合,进入多巴胺神经元后,发挥复杂的毒性作用。随着自由基对线粒体功能的损伤,最终导致多巴胺神经元的死亡。实验中,采用间隔注射两点法造模。成年大鼠麻醉后采取颅平位将其固定于三维脑立体定位仪上。手术区域皮肤消毒,作正中切口,暴露前囟,确定右侧黑质致密部和中脑腹侧被盖坐标,用牙科钻钻透颅骨,保持硬脑膜完好,按确定坐标将微量注射器连接于推进器上,垂直入颅,缓慢进针至黑质致密部和中脑腹侧被盖区,分别注射一定剂量的 6－OHDA,注射结束后留针 10 分钟。用牙科胶覆盖钻孔,常规缝合伤口。一般注射 24 小时后便可出现多巴胺能神经元变性,2～3 天后出现纹状体多巴胺含量减少,成功的模型多巴胺含量可减少 80%～90%。

2. 1-甲基-4-苯基-1,2,3,6-四氢吡啶(MPTP)模型　MPTP 可穿过血脑屏障,其本身不具神经毒性,在星形胶质细胞和单胺类神经元内的单胺氧化酶B作用下转变为有毒性的1-甲基-4苯基吡啶离子(MPP$^+$),然后释放到细胞外。MPP$^+$经由多巴胺转运体进入多巴胺能神经元末梢和胞体。一旦进入多巴胺能神经元末梢,MPP$^+$就被逆行转运至黑质中多巴胺能神经元胞体。通过影响线粒体,破坏细胞功能,导致黑质多巴胺能神经元的大量死亡。需要指出的是,MPTP诱导的啮齿类动物模型所表现的帕金森病症状和病理学变化与帕金森病患者临床主要体征相去甚远。而用MPTP制备的非人灵长类帕金森病模型的行为体征、病理学特征与人类相似,加之非人灵长类进化上的类人性、观察和取材的易操作性,使之成为目前应用最广泛的帕金森病动物模型。制作MPTP非人灵长类帕金森病模型常采用非人灵长类动物浅静脉、颈总静脉或腹腔注射MPTP方法进行。选用成年非人灵长类动物,注射MPTP(0.2~0.5 mg/kg),每天1次,共15~18天。

(十一) 癫痫动物模型

癫痫是一种由脑神经元异常同步放电引起的发作性神经系统疾病。全世界有7 000多万人深受癫痫的困扰。其发病率呈双峰分布,在婴儿和年龄较大的人群中发病率最高。癫痫的表现类型复杂多样,致病因素繁多。为了研究其病理生理学机制,探索致病因素及开发抗癫痫药物(antiepileptic drugs,AEDs),人们建立了多种癫痫动物模型。目前,没有任何一种动物模型能充分模拟人类癫痫。因此,根据研究目的选择合适的癫痫模型就十分重要。癫痫的疾病模型大体分为体外模型和整体动物模型。前者包括神经元模型和脑片模型;后者根据诱发癫痫的时程、遗传学背景等特点,可分为急性癫痫模型、慢性癫痫模型和遗传性癫痫模型。下文将对不同整体动物模型的特点、优缺点及相关的人类癫痫发作类型进行简要介绍。

1. 急性癫痫模型　通常是指经单次处理即可诱发一次急性发作的模型,主要包括最大电休克模型(maximal electroshock model,MES model)和戊四唑癫痫模型(pentylenetetrazole model,PTZ model)等。MES模型是使用最多、研究最透彻的一种急性模型。其制备方法是将电休克仪或药理生理实验多用仪的输出线夹置于动物双耳或接触双侧眼球角膜的电极上,以强电流对脑部进行短时间刺激,使动物产生前肢屈曲、双后肢强直性惊厥。该模型造模方法简单,可模拟人类强直阵挛性癫痫的发作,能高效筛选作用于离子通道的抗癫痫化合物,但对于其他抗癫痫机制的化合物不敏感。经典的抗癫痫药物苯妥英钠就是使用MES模型发现的。而经多种给药途径制备的PTZ癫痫模型能够模拟人类肌阵挛性癫痫全身发作,在小鼠、大鼠、猫及非人灵长类动物中都能产生恒定的惊厥作用。例如,小鼠按照38 mg/kg经尾静脉注射PTZ生理盐水,97%的小鼠可产生强直发作。通常以后肢强直为观察指标,评估药物的抗癫痫效果。临床上使用的乙琥胺就是通过此模型发现的。在过去的几十年中,MES模型和PTZ模型被用作抗癫痫药物初筛的"金标准"。然而,急性癫痫模型无法模拟人类癫痫发生、发展的整个过程,更不能模拟难治性癫痫、药物抵抗性癫痫的病理生理学改变过程。因此,慢性癫痫模型逐渐吸引了研究人员的目光。

2. 慢性癫痫模型　能够反映癫痫发作的起始、发展及反复发作的脑部病理生理学改变,这为研究癫痫发病机制提供了基础。根据给予刺激的强度和动物病情的程度不同,又分为点燃模型、持续性癫痫模型和自发性癫痫模型。

点燃模型是对动物边缘系统特定脑区(包括颞叶新皮层、海马和杏仁核等)反复进行亚惊厥强度的刺激,造成动物出现进行性的脑电图惊厥(后放电)和行为上癫痫样发作的模型。该模型模拟了人类癫痫复杂性部分发作及其继发的全身性发作,能较好地模拟癫痫进行性发展和长期反复自发发作的特点。比如,产生局部或广泛的病灶、降低癫痫发作的阈值、逐渐增加发作的持续时间、加重发作病情、最终导致自发性癫痫的发生。而且点燃模型还能引起海马等结构和电生理学特性的改变,更好地模拟了人类的颞叶性癫痫发作,为研究难治性癫痫和耐药性癫痫提供了模型。因此,点燃模型被认为是更接近人类癫痫的慢性模型。根据点燃方法,该模型又可分为电点燃模型和化学点燃模型。电点燃是在杏仁核或海马区植入电极,反复给予一定强度的阈下刺激,最终诱发刺激部位产生后放电电流。动物出现全身发作,达到完全点燃。例如,大鼠的一般刺激条件是每天固定时间电刺激一次,每次刺激 3 秒,电流强度从 $80\,\mu A$ 开始,以后每天增加 $80\,\mu A$,直至引起刺激部位后放电电流。而化学点燃是通过系统或脑室内反复注射亚惊厥剂量的 PTZ 等药物,从而诱导癫痫的发生、发展。在啮齿类动物中,以阈值剂量注射 PTZ 可导致急性肌阵挛和紧张性扩张;而以较低的阈下剂量重复给药可引起点燃现象。比如,大鼠腹腔注射亚惊厥剂量的 PTZ($32\,mg/kg$),每天一次,连续 28 天后停药 1 周,然后再用相同剂量 PTZ 测试,能够连续 5 次达到 Racine II 级及以上惊厥的大鼠被认为达到了点燃标准。该方法成功率高,但少见明显苔藓纤维出芽和自发癫痫的发生。

在点燃模型的基础上,研究者改进造模条件后得到了诱发癫痫持续状态的癫痫动物模型。如对动物海马和杏仁核持续高强度电刺激,或者腹腔注射胆碱能受体激动剂毛果芸香碱(pilocarpine)、谷氨酸受体激动剂海人藻酸(kainic acid)能够诱发动物的癫痫持续状态。但是癫痫持续状态会引起动物较高的死亡率,影响实验结果的统计。所以,在研究癫痫持续状态的病理生理学改变时需要使用地西泮降低动物的死亡率。

在动物脑内定点持续的电刺激或系统性给予毛果芸香碱、海人藻酸等诱发癫痫药物后都可能引起脑组织局部甚至广泛性的损伤,而这些损伤随后可能会成为癫痫发作的病灶,从而引起癫痫的自发性发作。毛果芸香碱和海人藻酸诱导的模型具有反复自发性发作、海马硬化、苔藓纤维出芽的特点和典型的发作性脑电图特征。发生、发展过程与人类颞叶癫痫高度相似,有助于更好地了解颞叶癫痫发生的过程,开发更有效的靶向药物。

虽然慢性癫痫模型能够很好地反映癫痫发生、发展的整个过程,但是比较费时费力。随着脑机接口和人工智能技术的发展,将来模型中动物癫痫发作的过程和指标的量化有望实现自动化记录和分析,使研究结果更加准确、客观,将大大推进该模型在药物研发中的应用。另外,该模型与外伤和脑卒中等引发的癫痫发作病理生理学改变可能并不一致。因此,在探讨外伤、脑卒中引发的癫痫时,需要开发更有针对性的慢性癫痫模型。

3. 遗传性癫痫模型　遗传因素在原发性癫痫的发病机制中发挥重要作用。癫痫的遗传学动物模型是研究原发性癫痫发病机制的基础。经典的遗传性癫痫模型包括大鼠模型（GAERS、WAG/Rij、GEPR 等）、小鼠模型（Frings、Lethargic 等）和果蝇动物模型等。随着基因测序和基因编辑技术的飞速发展，人们建立了越来越多人类单基因遗传疾病的动物模型，包括癫痫。例如，Cystatin B、Kv1.1、UBE3a 3 种基因敲除小鼠模型分别与人类 Unverricht-Lundborg 型进行性肌阵挛癫痫、强直-阵挛发作及天使综合征有关。越来越多的癫痫遗传学动物模型为基因突变所致的神经分子病理学研究及基因相关的药物筛选提供了捷径。

另外，随着化学遗传学和光遗传技术在神经科学中的广泛应用，研究人员可以特异性地操纵不同种类神经元的活动。利用光遗传或化学遗传的方法构建癫痫发作模型，克服电刺激和化学惊厥剂的局限性，便于研究癫痫的神经环路机制。但化学遗传和光遗传癫痫模型只是模拟了癫痫发作的过程，而非癫痫，因而限制了其在遗传性癫痫疾病研究中的应用，但这些模型仍将为癫痫的神经环路和治疗药物筛选提供新的选择。

（许彤辉　严　俊）

第十二章　免疫缺陷动物模型及其应用

第一节 | 概　　述

免疫(immunity)是机体免疫系统(immune system)识别和排除体内"非己"物质的免疫应答,借此达到维持机体生理稳态的过程。譬如,免疫系统能够识别和清除病原微生物或抗原物质以抵抗感染。另外,免疫系统还能清除体内衰老细胞、死亡细胞及转化细胞等,维持机体内环境平衡。因此,免疫是机体的一种举足轻重的保护性机制。

机体执行免疫应答及功能的重要系统称为免疫系统。其由免疫器官、免疫细胞和免疫活性物质组成,具备免疫监视、防御和调控的作用。免疫器官是指免疫细胞生成、成熟、集中分布或发生免疫应答的主要部位,包括骨髓、脾脏、淋巴结、胸腺和扁桃体等。免疫细胞分为 NK 细胞和巨噬细胞等固有免疫的组成细胞,以及包括 T 细胞和 B 细胞的获得性免疫细胞两大类。这些免疫细胞或其他细胞产生的白细胞介素和干扰素等发挥免疫作用的物质统称为免疫活性物质。当机体出现免疫功能亢进时,可引起以变态反应疾病为代表的自身免疫性疾病。而任何一种机体免疫系统成分匮乏、缺失或功能不全,都会导致免疫缺陷的产生,临床上表现为严重感染性疾病或者产生恶性肿瘤等现象。

免疫缺陷病(immunodeficiency disease)是一组由于免疫系统发育不全或遭受损害所致的免疫功能缺陷而引起的疾病。通常可以分为两大类。先天(原发)性免疫缺陷病,常常发生在婴幼儿时期,与遗传学因素相关。后天(继发)性免疫缺陷病,可在任何年龄段发生,多由机体遭受严重感染,尤其是直接侵犯免疫系统的感染、应用免疫抑制剂、恶性肿瘤等原因引起。

一、先天性免疫缺陷病

该病因缺陷发生部位的不同,常会导致免疫功能低下程度有所差异。通常以参与的免疫细胞类型不同将其分为特异性免疫缺陷病和非特异性免疫缺陷病。

(一) 特异性免疫缺陷病

1. B 细胞缺陷性疾病　发生在 B 淋巴细胞祖细胞阶段,约占先天性免疫缺陷疾病

287

的 60％。该疾病是由于 B 淋巴细胞先天性发育不全或不能接受 T 细胞传递的信号而导致抗体减少的一类疾病。该病的主要特征为免疫球蛋白水平降低，这种降低既可以是各类免疫球蛋白减少，也可以是某一类或亚类的减少。目前，已知的 B 细胞缺陷性疾病主要包括 Bruton 综合征(X 连锁无丙种球蛋白血症)、X 连锁高 IgM 综合征和选择性 IgA、IgG 亚类缺陷病等。

2. T 细胞缺陷性疾病　发病的主要原因是先天性胸腺发育不全而导致机体内 T 细胞数目减少，或由于缺失了细胞膜上某些糖蛋白等分子而导致 T 细胞功能发生障碍，约占先天性免疫缺陷病的 8％。因为 T 细胞发生缺陷，所以单核巨噬细胞和 B 细胞的功能也受到一定程度的破坏，故体液免疫也常常伴有缺陷。先天性胸腺发育不良的 DiGeorge 综合征是此类疾病的典型代表。

3. 联合缺陷性疾病　是体液免疫和细胞免疫同时发生严重缺陷的一类疾病。因为免疫系统遭到严重破坏，所以患者的血循环中常出现淋巴细胞数减少和成熟 T 细胞缺失现象，并伴有少数表达 CD2 抗原的初始 T 细胞(naive T cells，Tn)出现。此类疾病因其发病时间和机制不同，不同个体的严重程度亦有差异。当缺陷发生在淋巴干细胞阶段，可造成 T 淋巴细胞和 B 淋巴细胞严重缺失。患者常常易感各种微生物，而患儿更常出现反复的肺部感染和慢性腹泻等症状。另外，定位于第 20 号染色体的腺苷脱氨酶(adenosine deaminase)ADA 基因突变会严重影响淋巴细胞 DNA 的合成代谢，导致 T 细胞在分化和免疫功能等方面出现障碍。约有 1/3 的重症联合免疫缺陷病例与先天性缺乏腺苷脱氨酶有关。

(二) 非特异性免疫缺陷病

1. 吞噬细胞缺陷病　吞噬细胞的吞噬功能来清除外来病原体是机体防御感染的一道防线。吞噬细胞主要包括组织中的巨噬细胞及外周血中的中性粒细胞和单核细胞。因此，该类缺陷将会导致机体对病原体的易感性增加。先天性吞噬细胞缺陷病是吞噬细胞功能障碍引起的疾病，其发病率占先天性免疫缺陷病的 1％～2％，其中最常见的为慢性肉芽肿病(chronic granulomatous disease，CGD)。CGD 的发病机制为编码还原型辅酶 Ⅱ(NADPH)氧化酶系统的基因发生缺陷导致吞噬细胞不能有效地杀伤业已摄入的外来病原体。临床上表现为淋巴结、皮肤、肝和肺等多器官出现慢性化脓性肉芽肿。

2. 补体系统缺陷病　是由于机体内补体成分或补体调控蛋白发生遗传性缺陷所导致的一类疾病。几乎每一种补体系统成分都有遗传缺陷报道，其中大多数遗传缺陷为常染色体隐性遗传及为数不多的常染色体显性遗传。此外，有一个 X 染色体隐性遗传的补体系统缺陷病是发生在 X 染色体上，负责调控补体活化的备解素(properdin)发生基因缺陷。补体缺乏常伴发免疫性疾病及反复细菌感染。临床上，系统性红斑狼疮(systemic lupus erythematosus，SLE)，化脓性细菌感染的易感性增强和奈瑟菌(neisseria)感染都分别和补体系统中不同的成分缺陷密切相关。譬如，备解素缺陷患者易反复发生严重的奈瑟菌感染。

二、继发性免疫缺陷病

继发性免疫缺陷病是指由于存在其他疾病或因受到环境改变而引起机体免疫功能低下的一种缺陷病。譬如,感染、恶性肿瘤、营养障碍、长期使用免疫抑制剂及放射线照射等皆可引起免疫系统暂时性或持久的损伤。继发性免疫缺陷病可以发生在细胞免疫和/或体液免疫层面上。依据病因不同,继发性免疫缺陷可分为继发于某些疾病的免疫缺陷和医源性免疫缺陷这两大类。

(一) 继发于某些疾病的免疫缺陷

1. 急慢性感染 许多细菌、真菌、原虫和病毒等引起的急、慢性感染常常会引起机体免疫功能下降,使病情迁延且容易并发其他病原体感染,从而造成病情恶化和复杂化。其中,人类免疫缺陷病毒(human immunodeficiency virus,HIV)所引发的 AIDS 为最严重的感染性免疫缺陷病。此外,还包括导致患者的 T 细胞功能下调的麻疹病毒、风疹病毒、结核杆菌或麻风杆菌等的感染。

先天性风疹综合征的患者会伴有 T 和 B 细胞的免疫缺陷,以及血中 IgG 和 IgA 含量明显下降。虽然患者体内存在抗风疹病毒抗体,但患者仍会发生病毒排泄。免疫功能只有在风疹病毒被消除后才会得到改善。此外,麻疹病毒等急性感染导致的 T 细胞的免疫抑制会进一步引发结核杆菌等感染。严重时会产生细菌毒素导致的免疫活性细胞功能受到不同程度抑制。

2. 恶性肿瘤 当发生癌变时,恶性肿瘤细胞逐渐抑制患者的免疫功能。因此导致的肿瘤患者免疫功能低下,常会出现以下几种情况:①肿瘤细胞能分泌多种免疫抑制因子来抑制肿瘤微环境中诸如 CD_8^+ 的 T 细胞等免疫细胞的活性;②血清中具有免疫抑制作用的 α 球蛋白含量随着恶性程度增加而增多;③由病情所致的患者严重营养不良;④抗癌治疗所引发的免疫功能低下等副作用。

3. 营养不足和营养不良 体内包括免疫球蛋白在内的蛋白质的稳态对于体液免疫功能至关重要。消化道吸收不良或营养不足会导致机体内的蛋白质合成不足;肾病综合征、消化道疾病及大面积烧伤或烫伤会导致体内蛋白质大量流失;而慢性消耗性疾病会增加蛋白质消耗。上述原因均可使机体中的免疫球蛋白减少及体液免疫功能减弱。

此外,多种维生素和微量元素可以起到免疫细胞中多种活性酶的辅酶或激活剂作用,所以它们对于免疫细胞的功能有着举足轻重的作用。譬如,T 和 B 细胞的功能依赖于维生素 A、B_6、B_{12} 和叶酸。同时,B 细胞活性也依赖于维生素 B_1、B_2、生物素和泛酸,而 T 细胞对于微量元素锌、铁及硒的缺乏很敏感。铁的缺乏会导致吞噬细胞不能杀死其所吞噬的病原体。值得注意的是,考虑到血清中过高的游离铁会因促进细菌生长而加重感染,因此在补充铁剂时要适量。

(二) 医源性免疫缺陷

1. 长期使用免疫抑制剂、细胞毒药物或某些抗生素 常用的免疫抑制剂包括皮质类固醇、环磷酰胺、硫唑嘌呤、氨甲蝶呤、环孢素及抗 T 淋巴细胞免疫球蛋白等。大剂量或长期应用该类抑制剂容易产生因为免疫力低下而引起的条件致病菌等的严重感染,亦有数据显示会显著提高肿瘤的发生率并促进恶性进展。

低剂量的皮质类固醇能够通过减少血液中单核细胞数目,在血管床上黏附的中性粒细胞和吞噬细胞的活性,而达到消炎之功效。而中等剂量的皮质类固醇会通过干扰巨噬细胞和淋巴细胞的相互作用及加速 IgG 的分解,从而抑制原发性免疫反应和迟发型超敏反应。大剂量的皮质类固醇能导致周围血中淋巴细胞数目显著降低。因此,长期或大剂量使用皮质类固醇的副作用可能是诱发细菌、真菌、原虫或病毒等感染。

环磷酰胺、硫唑嘌呤和氨甲蝶呤是 3 种常见的细胞毒药物,但是三者产生的免疫抑制不尽相同。抗炎作用不强的环磷酰胺,对淋巴细胞有较强的抑制作用;而硫唑嘌呤和氨甲蝶呤则兼有抗炎作用和抑制 T 和 B 细胞活性的作用。

环孢素是一种环状多肽,不属于细胞毒药物。分子机制上,它是通过选择性抑制辅助性 T 细胞上的白细胞介素 2(IL-2)受体,来抑制细胞免疫和对胸腺依赖性抗体的生成。它是一种具备选择性的免疫抑制剂,临床上具有低感染率的特性,因此,常用于抑制移植物抗宿主反应和治疗自身免疫病。但是仍然要注意其长期使用所带来的感染风险。

除了上述的药物,某些抗生素类药物也具有抑制免疫的功能。譬如,氯霉素类、四环素类和诸如卡那霉素、链霉素、新霉素在内的氨基糖苷类抗生素都有一定的 T 和 B 淋巴细胞的抑制作用,降低抗体的生成和白细胞的趋化作用。此外,广谱抗生素的长期使用除了会导致体内肠道菌群的失调外,也会造成免疫力降低,从而促进白念珠菌等病原体的感染。

2. 放射线损伤 在临床上,放射治疗是治疗恶性肿瘤及抑制免疫排斥的常见且有效的手段。由于淋巴细胞对 γ 射线非常敏感,X 线照射后会出现淋巴组织萎缩,并伴随血液中淋巴细胞数目减少及功能受损的 T 细胞增加等现象。

第二节 | 免疫缺陷动物分类

免疫缺陷动物是指因先天性遗传突变或人工干预而获得一种或多种免疫系统成分缺陷的动物。这类动物因免疫系统功能缺陷,对抗原异物的免疫排斥反应明显低于正常动物,所以它们是研究免疫缺陷病的理想模型。目前,常用的免疫缺陷动物多为人工培育的免疫缺陷小鼠,常见的免疫缺陷小鼠主要有 T 淋巴细胞缺陷的裸小鼠和裸大鼠、B 淋巴细胞缺陷的性连锁免疫缺陷 XID 小鼠、NK 细胞缺陷的 Beige 小鼠、T/B 细胞缺陷的 SCID 小鼠和 T/B/NK 细胞缺陷的 BNX 小鼠。另外还包括一些其他嵌合型缺陷小鼠,如 NOD-SCID 小鼠、NCG/NSG/NOG 小鼠等。此外,通过基因敲除技术造成诸如 IL-10 或/和 TGFβ1 等细胞因子缺失的基因敲除型小鼠也属于此范畴。但是目前,这种类型的小鼠还没有类似裸小鼠一样的特定名称。临床上,免疫缺陷疾病一般为生命早期发现的遗传性疾病。这种缺陷主要是免疫系统产生的,也可能因肿瘤侵入和破坏淋巴组织而引起。虽然现在免疫缺陷动物的分类并非十分严格,但是鉴于临床上免疫缺陷疾病以其始发部位或所含成分进行分类的依据,下文将通过免疫缺陷动物的产生原因对其进行分类。

一、先天性免疫缺陷动物

1. T 淋巴细胞功能缺陷动物　裸小鼠(nude mouse)和裸大鼠(nude rat)。
2. B 淋巴细胞功能缺陷动物　性连锁免疫缺陷(X-linked immunodeficiency,XID)小鼠。
3. NK 细胞功能缺陷动物　Beige 小鼠。
4. 联合免疫缺陷动物　严重联合免疫缺陷 SCID 小鼠、BNX 小鼠、SCID-hu 小鼠、NOD-SCID 小鼠、NCG/NSG/NOG 小鼠和 Motheaten 小鼠等(表 12-1)。

表 12-1　野生型和各种免疫缺陷型动物的区别

类型	野生型	裸小/大鼠	XID	Beige	SCID	BNX	NOD-SCID	NCG/NSG/NOG
T 细胞	+	−	+	+	−	−	−	−
B 细胞	+	+	−	+	−	−	−	−
NK 细胞	+	+	+	−	+	−	+/−	−
巨噬细胞	+	+	+	+	+	+	+/−	+/−
树突状细胞	+	+	+	+	+	+	+/−	+/−

二、继发性免疫缺陷及其相关的 AIDS 动物模型

1. 小鼠 AIDS 模型　SCID 小鼠的 AIDS 模型、LP-BM$_5$MuLV 病毒诱发的 AIDS 模型、移植 HIV 感染肿瘤细胞株而形成的 AIDS 模型和转基因小鼠构建的 AIDS 模型等。
2. 其他动物模型　FeLV 病毒诱发猫 AIDS 模型、SIV 病毒诱发猴 AIDS 模型、D 型反转录病毒诱发猴 AIDS 模型、黑猩猩 HIV 感染模型和有蹄动物慢病毒感染模型。

下面着重介绍先天性免疫缺陷动物。

第三节 | 先天性免疫缺陷动物的特点

一、T 淋巴细胞功能缺陷动物模型

T 淋巴细胞功能缺陷动物是由胸腺分泌淋巴细胞缺陷而导致细胞免疫功能发生障

碍的一类动物,表型上常见毛发缺乏和胸腺发育不全。1966年,在苏格兰的一群小鼠中发现了一种生长不良、繁殖力低下且易发生严重感染的自发无毛小鼠。2年后通过纵隔连续切片的手段,科学家发现突变小鼠缺失胸腺并且属于常染色体隐性遗传。现在科学家培育出了多种实验用的遗传性无胸腺动物,包括裸小鼠、遗传性无脾症小鼠、裸大鼠和裸豚鼠。

　　T淋巴细胞功能缺陷动物的生物学特征为胸腺缺损。动物体内虽然可见少量胸腺痕迹或异常上皮,但胸腺依赖细胞明显减少或缺失,T细胞不能正常分化为成熟T细胞,所以细胞免疫功能低下。即使体内B淋巴细胞数正常,功能也会受到影响,体现在免疫球蛋白主体是IgM,且IgG水平下降。值得注意的是,虽然3～4周龄的幼龄裸小鼠的NK细胞的活性低下,但是成年裸小鼠较野生型小鼠的NK细胞活性出现代偿性升高。目前,T淋巴细胞功能缺陷动物模型是目前生命科学领域中最具有代表性、应用专业最为广泛的一类,已普遍应用于肿瘤学、免疫学、遗传学、临床医学、微生物和寄生虫等专业领域。其中尤以裸小鼠和裸大鼠为代表。

二、B淋巴细胞功能缺陷动物模型

　　B淋巴细胞功能缺陷疾病模型主要代表为XID小鼠,它来源于CBA/N小鼠,为X染色体隐性遗传。动物表型为免疫球蛋白缺失,细胞免疫功能正常。后文将会详细介绍XID小鼠。

三、NK细胞功能缺陷动物模型

　　NK细胞功能缺陷动物模型的代表为Beige(bg/bg)小鼠,bg是位于13号染色体上的隐性突变基因。由于编码溶酶体运输调节因子的基因突变导致溶酶体膜缺损及功能受损,Beige小鼠内源性NK细胞功能缺乏。纯合的bg基因还会抑制细胞毒T细胞功能,降低粒细胞的趋化性和杀菌活性,延迟巨噬细胞调节的抗肿瘤杀伤作用的发生。因为小鼠表型出现类似人先天性白细胞异常色素减退综合征(又名齐-希二氏综合征)(Chediak-Higashi syndrome)的临床表现,所以Beige小鼠被视为此种综合征的理想动物模型。

四、联合免疫缺陷动物模型

　　T和B淋巴细胞联合免疫缺陷病是一种严重的免疫缺陷疾病,动物临床表现为低淋巴细胞血症和低γ球蛋白血症。此外,T淋巴细胞和B淋巴细胞缺乏分别导致脾动脉周围细胞鞘、淋巴结副皮质区缩小及淋巴结内生发中心消失。联合免疫缺陷动物模型的代表为SCID(severe combined immunodeficiency)小鼠。SCID小鼠由美国费城福克斯-蔡司癌症中心(Fox Chase Cancer Center)博斯马(M. J. Bosma)博士及其团队在1983年报道。它是 C\B 17/Icrj 同源近交系,遗传学检查为 16 号染色体上隐性突变基因。目前,在 SCID 小鼠模型的基础上,通过同源重组或异种移植等方法又构建出许多联合免疫缺陷动物模型,主要包括 BNX、NOD-SCID 和 NCG/NSG/NOG 等小鼠模型。

第四节 | 常见免疫缺陷动物的生物学特征

一、裸小鼠

裸小鼠是一种全身无被毛、先天性胸腺发育不良及 T 淋巴细胞功能缺陷的动物。导致这种缺陷发生的裸基因(*nu*)是一种隐性突变基因,位于 11 号染色体上。该基因已回交到不同的品系,包括 C57BL/6-*nu/nu*、BALB/c-*nu/nu* 和 NIH-*nu/nu*。1969 年,丹麦哥本哈根 Statens Serum Institute 的吕高(J. Rygaard)博士在 *Acta Pathologica et Microbiologica Scandinavica* 杂志上报道了将人类结肠癌组织移植到裸小鼠成瘤的实验结果,成为患者来源的异种移植瘤小鼠模型的先驱。之后裸小鼠受到了高度重视和广泛应用,并取得了很多重要研究成果。目前,裸小鼠已成为生物医学研究领域不可或缺的实验动物,尤其是在肿瘤学、免疫学、药物安全性评价及肿瘤药物筛选等实验研究方面有着非常特殊的价值。裸小鼠在科学研究中之所以能成为具有巨大潜力的实验模型,源于 *nu* 基因所具有的独特遗传学特性。迄今为止,在实验动物遗传育种学家的不懈努力下,已成功将 *nu* 基因导入不同近交系动物,建立了系列动物模型。目前,国内外已建立了 20 余种近交系裸小鼠,它们分别具有不同的遗传背景和 *nu* 基因的遗传特性。使用最多的裸小鼠品系是 BALB/c-*nu* 裸小鼠,其他如 NIH-*nu*、NC-*nu*、Swiss-*nu*、C3H-*nu*、C57BL-*nu* 等裸小鼠品系也有较多应用。

裸小鼠的主要生物学特征如下。

(1) 全身无被毛,呈裸体外表,发育迟缓,随着年龄的增加,其皮肤变薄、头颈部皮肤皱褶。

(2) 胸腺缺损,可见少量胸腺痕迹或异常上皮,胸腺依赖细胞明显减少或缺失,故 T 细胞不能正常分化,因缺乏成熟 T 细胞的辅助、抑制及杀伤功能,其细胞免疫功能低下。

(3) 裸小鼠体内 B 淋巴细胞虽然数目正常,但是其功能下调。因为 IgG 需要在 T 细胞与巨噬细胞的参与及胸腺依赖性抗原的刺激下才能产生,所以免疫球蛋白中 IgG 含量少,反而 IgM 占主体。相较于野生型小鼠,3~4 周龄的幼龄裸小鼠体内 NK 细胞的活性相对低下且粒细胞数量减少。但值得注意的是,成年裸小鼠较野生型小鼠有较高水平的 NK 细胞活性,所以肿瘤移植时必须要注意对鼠龄的选择。

(4) 裸小鼠由于 T 淋巴细胞缺乏,因此 T 淋巴细胞的正常功能呈现缺陷,即缺乏对刀豆素 A 或植物凝集素 P 的有丝分裂应答和细胞毒效应,因此表型上不出现移植排斥反应和接触敏感性。

基于以上特征,裸小鼠的抵抗力低下且易感染病毒性肺炎。因此,无特定病原体(SPF)级别的饲养环境会显著降低此类感染概率且延长裸小鼠的生存期至一年以上。此外,考虑到纯合型雌性裸小鼠(nu/nu)受孕率低并有食仔习惯,通常扩繁的方案采用纯合型(nu/nu)雄鼠与杂合型($nu/+$)雌鼠交配的繁殖方式可以显著地提高繁殖率和存活率。

目前,裸小鼠已广泛应用于肿瘤学、遗传学及免疫学等生命科学的很多领域。免疫学上裸小鼠可研究 T 细胞成熟的诱导、免疫反应的调节和异体移植细胞毒反应的解释。在肿瘤学方面,目前国内外应用裸小鼠已建立了很多人类肿瘤的实验移植模型。而异种移植瘤的成功率取决于所接种的肿瘤特点、移植方法和接种部位,以及宿主遗传背景和年龄等。

二、XID 小鼠

CBA/N 小鼠品系来源的性连锁免疫缺陷(X-linked immunodeficiency,XID)小鼠是一种免疫球蛋白缺失的 B 淋巴细胞功能缺陷疾病模型,属于性染色体隐性遗传。原理上,位于 X 染色体上 $Pgk-1$ 与 Plp 基因之间的 xid 基因发生突变,从而导致小鼠脾脏 B 淋巴细胞数目减少并伴有缺陷。纯合型雌鼠(xid/xid)和杂合型雄鼠(xid/y)的血清中 IgG3 和 IgM 含量低,对 Ⅱ 型非胸腺依赖性抗原和胸腺依赖性抗原缺乏抗体反应。其免疫学特征类似于人类 Bruton 综合征和湿疹-血小板减少性紫癜(Wiskott-Aldrich 综合征)。如果移植正常小鼠的骨髓到 XID 小鼠,后者体内会重新出现有功能的 B 细胞;相反,若将 XID 小鼠的骨髓移植到经过射线照射的同系正常小鼠,受体动物表型为 B 细胞异常的表型,但是 T 细胞功能没有缺陷。综上所述,XID 小鼠是研究 B 淋巴细胞发生和功能的最理想动物模型。目前,科学家已培育出 B 细胞缺陷的小鼠不少于 15 个品系。

三、Beige 小鼠

C57BL/6 小鼠品系来源的 Beige(bg/bg)小鼠为 NK 细胞功能缺陷疾病模型。因为 bg 基因是位于 13 号常染色体上的隐性突变基因,所以该小鼠属于隐性基因突变系。20 世纪 50 年代首次报道了经射线辐射的小鼠生产的仔鼠后代中出现了一种遗传变异的动物,这种动物品系后来被称为 Beige(bg/bg)小鼠。之后又在美国杰克逊实验室 C57BL/6J 品系中自发产生重复突变,再经过回交培育成淡灰色毛色的同源系的 C57BL/6J-bgJ。

Beige 小鼠的主要生物学特征如下:

(1) 因 Beige 小鼠的黑色素体显著减少,所以该小鼠的体表毛色和出生时眼睛颜色都很浅,而且耳廓和尾尖色素明显降低。成年鼠的眼睛才会全部变黑。因此,从外观上人们较难将其与白色小鼠区分开。

（2）因为突变的细胞中存在异常肿大的溶酶体颗粒和受损的溶酶体膜现象，所以Beige小鼠体内 NK 细胞、中性粒细胞和巨噬细胞的发育和功能都存在不同程度的缺陷。这样使得 Beige 小鼠对化脓性细菌、白色念珠球菌、肺炎球菌和各种病原体感染较为敏感，容易引发肺炎甚至死亡。因此，Beige 小鼠只有在屏障环境中才能较好地生存。

（3）Beige 小鼠对于肿瘤杀伤抑制作用也由于 NK 细胞的缺陷导致体液免疫功能减弱。

（4）Beige 小鼠的纯合子间可进行生产繁殖。

Beige 小鼠的临床表现类似人类齐-希二氏综合征，即色素缺乏易感性增高综合征。因此，它是此种综合征和恶性淋巴瘤的理想模型动物。另外它也可作为水貂和牛Aleulian 疾病的模型动物。Beige 小鼠通常可以联合一个或多个突变基因来形成更严重的免疫缺陷模式，譬如 Beige‐Nude 小鼠。

四、SCID 小鼠

SCID 小鼠是指带有先天性 T 和 B 淋巴细胞免疫功能缺陷的重度联合免疫缺陷小鼠，是由于小鼠第 16 号染色体上的单个 *scid* 基因发生隐性突变所导致的。1983 年，该小鼠由美国费城福克斯-蔡司癌症中心博斯马（M. J. Bosma）博士及其团队在 C. B‐17突变小鼠中发现并报道于 *Nature* 杂志。由于 C、B‐17 小鼠是一种携带 C57BL/Ka 小鼠的免疫球蛋白重链 Ig‐1b 等位基因的 BALB/c 小鼠同源近交系，纯合型的 *scid* 基因会导致淋巴细胞抗原受体基因 VDJ 编码顺序的重组酶活性异常，从而使 VDJ 区域在重排时其裂端不能正常连接。那么在重排后，抗原受体基因将出现不同程度的缺失等异常现象，进而导致 T 和 B 淋巴细胞自身不能分化成特异性功能淋巴细胞。

SCID 小鼠的主要生物学特征如下：

（1）SCID 小鼠的白色毛色等外观相似于其主要遗传学背景来源的 BALB/c 小鼠。虽然 SCID 小鼠体重和生长发育指标接近正常，但是其淋巴器官发育有严重缺陷。小肠和支气管等部位少见外周淋巴结集结，淋巴结内缺乏淋巴聚集。外周淋巴细胞在白细胞群中占比只有 $10\%\sim20\%$，远低于野生型同龄小鼠的 70% 的占比。淋巴结常分布于脂肪组织中，体积小且肉眼难分辨。

（2）SCID 小鼠的胸腺仅是同龄野生型小鼠的 6% 左右的重量。胸腺多被脂肪组织包裹，结构上仅残存髓质而缺乏皮质部分，边缘偶见灶状淋巴细胞群。

（3）SCID 小鼠的脾脏仅为同龄野生型小鼠的 30% 的重量。结构上虽然红髓正常，但是白髓结构不明显且脾小体内没有聚集的淋巴细胞，而是由网状细胞构成。

（4）SCID 小鼠的 T 和 B 淋巴细胞的功能低下，存在细胞免疫和体液免疫功能缺陷，但是具有正常的巨噬细胞和 NK 细胞功能。值得一提的是，仍有 $2\%\sim23\%$ 的 SCID 小鼠个体具有有限数量的 T 细胞和 B 细胞及部分相应的免疫功能，这就是 SCID 小鼠的"渗漏"（leakage）现象。"渗漏"现象与小鼠的品系、年龄和饲养环境有关，但庆幸的是，该现象不遗传子代。SCID 小鼠的渗透机制目前还不明确，有待进一步研究。

（5）由于 SCID 小鼠是一种比裸小鼠更为严重的免疫缺陷型小鼠，所以个体极易感染。一般在高度洁净的 SPF 环境下可存活 1 年以上。种群繁殖策略可以采用纯合子两性交配育种。值得注意的是，雌性 SCID 小鼠繁殖能力较弱（为 3～5 只/窝），并且两胎之后其繁殖能力下降明显。总之，SCID 小鼠是继裸小鼠之后又一种具有重要价值且广泛应用的免疫缺陷动物。

五、BNX 小鼠

BNX 小鼠是 NIH-Beige-Nude-XID 小鼠的简称。它是由 NIH 于 20 世纪 80 年代中期培育成功的一种 T、B 和 NK 细胞联合免疫缺陷小鼠，即重度联合免疫缺陷小鼠。BNX 是 bg、nu 和 xid 3 个基因首字母的缩写。因为 xid 基因位于 X 染色体上，所以雌性 BNX 小鼠的基因型为 NIH $- bg/bg - xid/xid - nu/nu -$，而雄性 BNX 小鼠的基因型为 NIH $- bg/bg - xid/y - nu/nu$。

BNX 小鼠与裸小鼠的相似点：从出生到成年都呈现裸露的外表；先天性胸腺发育缺陷。不同点：BNX 小鼠肤色在出生时是黑色，但是随着年龄增长而逐渐变浅。仅有肩和尾椎等局部在老年时仍残存黑色。

繁殖培育上，BNX 小鼠是通过不同品系小鼠的突变基因导入到某一个品系的小鼠体内而获得的，而不像裸小鼠及 SCID 小鼠是通过天然突变及人工选育培育而来的。由于雌性 BNX 小鼠没有泌乳能力，所以该类鼠不能用于繁殖。因此最佳的繁育策略如下。杂合子雌性（NIH $- bg/bg - xid/xid - nu/-$）与纯合子雄性（NIH $- bg/bg - xid/y - nu/nu$）进行交配，所产后代有一半为纯合子（BNX 小鼠）。刚出生后，比正常杂合子 BNX 小鼠更为瘦弱的 BNX 小鼠不易存活且离乳率低，因此在其初生时应尽快淘汰全部雄性的杂合子和部分雌性的 BNX 小鼠来提高 BNX 小鼠的成活率。

科研应用上，BNX 小鼠既有裸小鼠体表无毛发便于观察测量和相对容易饲养的优点，又有 SCID 小鼠的重度免疫缺陷等优势。同时它没有免疫渗漏的现象。因此，以BNX 小鼠建立的肿瘤动物模型为例，成瘤周期短，成瘤时间较同步，肿瘤个体差异小且一致性好，具有高成瘤率和较好的实验重复性。

基于上述特性，目前 BNX 小鼠已广泛应用于肿瘤学、免疫学、血液学、病毒学和寄生虫学等研究领域。

六、SCID - hu 小鼠

SCID - hu 小鼠是指科学家将人免疫组织或细胞移植入 SCID 小鼠，使其具备人类部分免疫系统的小鼠模型。1988 年，美国斯坦福大学医学院的麦丘恩（J. M. McCune）等在 Science 杂志上报道了他们成功地将胎儿胸腺、肝脏和淋巴结植入 SCID 小鼠体内，并在外周血中一过性地测出人源的 IgG 及 CD4$^+$ 和 CD8$^+$ 的 T 细胞，并且用 DNA 探针杂交技术鉴定出人源性细胞，从而验证了 SCID - hu 小鼠模型的成功构建。近年来，科学家们将人的胎儿胸腺、胎肝、胎骨甚至成人的外周血造血干细胞移植到小鼠体内,分别构建成 SCID - hy THy/Liv 和 SCID - huPBL 等几种人鼠嵌合小鼠模型。这些模型的建立为在体内研究人造血和免疫等系统的病理生理学功能提供了可行性。

SCID - hu 人鼠嵌合模型已在许多生物学领域的研究中得到广泛应用,包括人类免疫系统的发育过程、制备人单克隆抗体、放射防护研究、自身免疫性疾病和白血病研究等。此外,还在细胞因子、趋化因子和过继细胞免疫治疗抗癌效应研究及遗传病和 AIDS 等基因治疗研究中用到该类动物模型。

七、NOD - SCID 小鼠

虽然 SCID 小鼠体内 T 淋巴细胞和 B 淋巴细胞缺陷,有助于体内成功接种异种来源细胞,但是小鼠仍然存在正常的 NK 细胞、补体及髓系细胞等正常免疫并且还有免疫渗漏现象。因此,1995 年,美国杰克逊实验室的舒尔茨(L. Shultz)团队在 *The Journal of Immunology* 杂志上报道了,在 C,B - 17 - SCID 小鼠与非肥胖性糖尿病小鼠 NOD/Lt 进行十代回交培育后,成功建立了 NOD-SCID(非肥胖糖尿病/严重联合免疫缺陷小鼠,non-obese diabetes-SCID,NOD/LtSz - SCID)小鼠品系。NOD/Lt 鼠是一种胰岛素依赖性糖尿病小鼠,它具有 T 淋巴细胞介导的细胞免疫,但先天免疫系统(NK、DC、巨噬细胞和补体系统)部分功能障碍。因此,回交所产生的 NOD - SCID 小鼠是一类具有 T 和 B 淋巴细胞功能缺陷且 NK 细胞活性低下的三缺陷小鼠。由于该品系不易发生免疫逃逸,因此其异种移植成功率较 SCID 小鼠有着显著的提高。该小鼠模型对人类肿瘤、血液学、免疫重建和干细胞研究具有重要价值。

NOD - SCID 小鼠的主要生物学特征如下:

(1) 外观上,NOD - SCID 小鼠与野生型小鼠相差无几,身披白色毛发且体重发育相近。

(2) NOD - SCID 小鼠既存在 T 和 B 淋巴细胞缺陷,又有较低的 NK 细胞活性、无循环补体和受损的抗原提呈细胞功能的特性。

(3) NOD - SCID 小鼠具有高放射敏感性且渗漏现象少、不能发生自发免疫性糖尿病的特点。它的人类外周血单核细胞移植水平较其他品系 SCID 小鼠高 5~10 倍。

(4) NOD - SCID 小鼠因其免疫力低下导致极易感染,并且胸腺淋巴瘤的发生率较高。该小鼠的平均寿命约为 8.5 个月。如果在 SPF 环境下饲养,其可存活一年以上。

NOD - SCID 小鼠体内残存着低水平 NK 细胞活性,因此仍可能对于异种移植瘤的成功率存在抑制作用。此外,如何改进宿主小鼠体内环境,使其更为接近人体环境,这样可以更好地预测肿瘤在人体内的临床行为。针对以上问题,科学工作者通过基因敲除和转基因等生物学技术方法来高效地制作更理想的在体肿瘤研究用的小鼠模型。譬如,NOD - SCID - β - 2m^{null} 小鼠就是通过基因打靶获得的 β - 2m^{null}(β_2 -微球蛋白等位基因缺失)小鼠,随后其与 NOD - SCID 小鼠开展回交产生所获得的子代。该小鼠模型不仅没有鼠源的类 MHC I 类分子,而且体内 NK 细胞水平极低。目前,人们正在开发鼠源类

MHCⅡ类分子缺失小鼠、人 MHC 分子转基因小鼠等模型。将 NOD/SHI - SCID 小鼠和 C57B/6J - γc^{null} 经过 8 次回交产生的 NOD - SCID/γc^{null} 小鼠是 SCID 突变和白细胞介素- 2Rγ(IL - Rγ)等位基因突变(γc^{null})的双重纯合子。该小鼠更易移植成功,且在低细胞水平移植中更具优势。目前该小鼠模型已作为多种异体基因移植的模型,亦应用在胚胎干细胞分化的功能检测中。

八、NCG/NSG/NOG 小鼠

IL - 2Rγ 链是白细胞介素家族 IL - 2、IL - 4、IL - 7、IL - 9、IL - 15 和 IL - 21 高亲和力受体的关键组成部分,为受体传导这些细胞因子信号所必需。IL - 2Rγ 链蛋白由 X 染色体定位的 *IL2rg* 基因编码。该基因的缺失会导致 T 和 B 淋巴细胞发育和功能严重受损,并完全阻止了 NK 细胞的发育,故有效抑制了小鼠的先天免疫和适应性免疫能力。基于上述的理论依据,多家研究机构和研发单位通过遗传工程技术先后独立构建了极高度免疫缺陷品系。2002 年,日本实验动物中央研究所(Central Institute for Experimental Animals, CIEA)的伊藤真麻吕(Mamoru Ito)团队在 *Blood* 杂志上报道,通过雌性 NOD/Shi - SCID 小鼠和雄性 C57BL/6J - IL2Rγ 敲除小鼠杂交后的 F1 代雌鼠与 NOD/SCID 小鼠回交 8 代后的子代,近交培育而成 NOG(NOD/Shi - scid, IL - 2Rγnull)小鼠模型。而 NSG 是美国杰克逊实验室构建成功的,是由雌性 NOD. CB17 - *Prkdc^{scid}*/J 小鼠和雄性 B6. 129S4 - *Il2rg^{tm1Wjl}*/J 敲除小鼠杂交所产生。NOG 和 NSG 在构建中所用的小鼠品系不尽相同。NOG 引入了一个编码具有缺乏胞内段的失活型蛋白的 *IL2rg* 基因,而 NSG 导入的则是一个完全删除的 *IL2rg* 基因。此外,NOG 的培育使用的是日本保有的 NOD/Shi - SCID 小鼠,而 NSG 的培育使用的是美国杰克逊实验室保有的 NOD/Lt - SCID 小鼠。因此,两者在某些特性上有所不同。譬如,NSG 小鼠平均体重比 NOG 小鼠重,人体脐带血移植能力略高于 NOG 小鼠。2014 年,南京大学-南京生物医药研究院构建的极高度免疫缺陷 NCG 小鼠模型是采用规律间隔成簇短回文重复序列(clustered regularly interspaced short palindromic repeats,CRISPR) - Cas9 技术直接在 NOD 小鼠中敲除 *Prkdc* 及 *IL2rg* 基因所建立的。此外,还有北京维通达生物技术有限公司的 NPG 小鼠和百奥赛图(北京)医药科技股份有限公司通过基因编辑技术将 NOD - SCID 小鼠的 *IL2 - Rγ* 基因突变,获得类似于 NOG 和 NSG 的极高度免疫缺陷小鼠——NOD - Prkdc^{scid} IL2rg^{tm1}/Bcgen 小鼠,都是目前公认的重度免疫缺陷小鼠。

这些极高度免疫缺陷小鼠模型具有以下优点。

(1) 因为小鼠体内既缺乏 B、T 和 NK 细胞,又缺乏补体活性,并且树突状细胞和巨噬细胞存在缺陷,所以免疫缺陷程度极高。因此该小鼠的人源异种移植模型建模成瘤率高,且稳定性好。

(2) 比 NOD - SCID 小鼠有更长的生存期和低自发肿瘤率,有利于长期的移植实验。现有研究数据显示 NOG 和 NSG 小鼠的胸腺瘤发病率不足 1%,而 NOD - SCID 的发病率高达 67%。因此,NSG 和 NOG 小鼠的寿命相对长于平均不到 8 个月寿命的

NOD-SCID小鼠。

（3）背景单一，实验数据差异性小，有利于长期移植及药物评价试验等，是现今构建人源化小鼠的重要动物模型。

九、Motheaten小鼠

Motheaten小鼠与SCID小鼠一样呈现重症免疫缺陷，其隐性突变基因(*me*)位于小鼠6号染色体上。该小鼠出生后2天内便可出现皮肤脓肿且存在严重免疫缺陷现象。其生物学特征为对胸腺依赖和不依赖抗原均不发生免疫反应，缺乏对T和B细胞分裂素的增殖反应，并且NK细胞活性低下。纯合型(*me/me*)还伴有自身免疫倾向。可检测到免疫复合物沉积于肾、肺及皮肤。Motheaten小鼠对判断生命早期免疫功能缺陷和自身免疫性疾病的发生都有重要价值。

十、裸大鼠

裸大鼠是由大鼠*rnu*基因发生隐性突变所产生的一种全身无毛、先天性胸腺发育不良且T淋巴细胞功能免疫缺陷的动物。1953年英国阿伯丁大学洛维特研究所首先发现了裸大鼠。1978年英国的医学研究局实验动物中心的费斯廷(M. F. Festing)首次详细描述了裸大鼠的表型，并报道了人源癌在裸大鼠上的异种移植，但移植瘤生长后自发消退。此后陆续发表有关人源肿瘤细胞株及手术标本经皮下、肾内、脑内和肌肉内等途径移植于裸大鼠的研究。这些在裸大鼠体内成功移植的人源肿瘤细胞包括黑色素瘤、恶性胶质瘤，结肠、胰腺、肺、乳腺、肾、前列腺、外阴和宫颈等肿瘤。值得注意的是，大多数人源肿瘤移植后存在自行消退，但是也有少数肿瘤能够出现进行性生长的结果。

裸大鼠的主要生物学特征如下：

（1）外观上，裸大鼠躯干部有稀少被毛，头部及四肢毛更多。大龄雄性裸大鼠的尾根多毛。

（2）裸大鼠免疫器官的组织学与裸小鼠相似。3周龄裸大鼠中仅存在胸腺残体，未观察到淋巴细胞。其体内T细胞功能缺陷，B细胞功能基本正常。NK细胞活力增强，这可能与体内干扰素的水平有关。对结核菌素无迟发性变态反应，血液中未测出IgM和IgG，淋巴细胞转化试验结果为阴性。

（3）可能与仙台病毒感染有关，裸大鼠易患诸如溃疡性气管支气管炎和化脓性支气管肺炎等呼吸系统疾病。

（4）裸大鼠的繁殖方法与裸小鼠相同。在SPF环境下可存活1.5年以上，通过采用纯合子进行繁殖，仔鼠约4周即可断乳，但发育相对缓慢，其体重约为同龄正常大鼠的70%。

相较于裸小鼠模型，裸大鼠人源肿瘤异种移植模型的优势在于能够接受的移植瘤更大，动物体内可以提供更多的取血量及可以进行一些显微外科手术。但是实验维持经费比裸小鼠更高。随着生物遗传工程技术的应用,目前世界上通过 *rnu* 基因导入不同品系的大鼠已达 10 余种,这些不同品系的裸大鼠分别具有不同的遗传学背景和相同 *rnu* 基因的遗传学特性。

下面就常见免疫缺陷动物的生物学特征及其应用做个小结(表 12‑2)。

表 12‑2　免疫缺陷动物特征及应用小结

动物模型	主要特征	主要应用
裸小鼠	全身无毛,胸腺缺损,T 淋巴细胞功能缺陷	建立诱发性和移植性肿瘤模型
XID 小鼠	免疫球蛋白缺失	B 淋巴细胞的发生和功能研究
Beige 小鼠	内源性 NK 细胞发育和功能缺陷	CHS 恶性淋巴瘤的理想动物模型
SCID 小鼠	先天性 T、B 淋巴细胞免疫缺陷	建立各种人肿瘤模型 造血干细胞移植实验模型
BNX 小鼠	T、B、NK 细胞联合免疫缺陷	造血干细胞异种移植实验 病毒感染机制动物模型 人类恶性疟疾动物模型
NOD‑SCID 小鼠	先天性 T、B、部分 NK 淋巴细胞联合免疫缺陷	肿瘤干细胞鉴定、实体瘤原代肿瘤组织的移植瘤模型
NCG/NSG/NOG	缺失 T 细胞、B 细胞的同时缺少 NK 细胞	人源肿瘤组织模型构建
小鼠	先天免疫受损	人源免疫系统重建和血液肿瘤构建模型
裸大鼠	体毛稀少、先天性无胸腺、缺少 T 细胞	异种皮肤移植
	B 细胞正常,NK 细胞活力增强	异种肿瘤移植模型

第五节 | 免疫缺陷动物的应用

一、肿瘤学研究

因为免疫健全的动物对于异种来源的细胞/组织有免疫排斥作用,所以构建免疫缺陷动物模型为利用动物体观察人源肿瘤组织生长转移及药物反应的设想成为现实。从早期阶段利用免疫缺陷动物开展不同人源肿瘤的移植实验,描述体内的异种移植肿瘤组织的形态学和成瘤过程的瘤体生长动力学,到如今解析不同肿瘤发病和转移的分子机制研究、抗癌药物的体内筛选和药理药效的验证,肿瘤学研究领域将免疫缺陷动物模型充分合理地开展和应用。但是传代无数的肿瘤细胞株和有限的肿瘤组织移植的动物模型不能很好地满足个性化诊疗的研究需求。因此,新的时代发展需求催生了构建更为趋近临床状态的患者来源的异种移植瘤（patient derived xenograft，PDX）的动物模型，现今，临床科研院所和生物产业相关企业的科研工作者不断地积累着基于不同免疫缺陷程度的动物模型所构建的人类肿瘤移植瘤，为未来的分子分型诊断和有效治疗方案制定打下物质基础。

　　与自发性和诱发性肿瘤动物模型相比，基于免疫缺陷动物的移植瘤动物模型有着自身独特的优势：①个体差异小。因为接种人源肿瘤细胞/组织到同一品系的免疫缺陷动物，所以成瘤的动力学过程相对接近且实验重复性相对高。②动物实验周期短。一般情况下，相较于从正常细胞转化成癌细胞的自发性和诱发性肿瘤动物，接种的肿瘤细胞或肿瘤患者组织的造模时间更短。利用免疫缺陷动物研究肿瘤转移过程就更具有时间上的优势。③移植瘤的生化病理学特征接近人体肿瘤。因为接种的是人源肿瘤细胞/组织，所以异种移植瘤具有人类肿瘤组织的生化代谢反应特征。最近发展的免疫系统人源化小鼠模型能重现人源肿瘤组织与人源免疫细胞的相互作用，对于抗癌药物的临床前测试评估有更为贴近临床反应的参考价值。

　　现今异种移植瘤模型主要采用的是已经建株的人类肿瘤细胞系和人类肿瘤组织标本。一般来说，已建株的肿瘤细胞系比人类肿瘤组织样本具有以下优越性：①在免疫缺陷动物体内成瘤的成功率要远高于人类肿瘤组织，并且具有较高重复性。②应用广泛。肿瘤细胞系可以开展体外培养进行基因改造或遗传学标记，并可以将肿瘤细胞的体内外结果比较。③现有建株的不同组织来源的肿瘤细胞系数目多，是现在人源肿瘤异种移植模型中最重要的瘤源。但是，在使用细胞株来构建异种移植瘤时，要注意人源肿瘤细胞系的问题和困境。首先，不是所有的人源肿瘤细胞系在体内都具备成瘤性。其次，不同的接种方式及宿主的免疫缺陷程度对于人源肿瘤细胞的成瘤率有着举足轻重的影响。这些接种方式包括接种位点及有无 Matrigel 等胞外基质的共注射等。更为突出的问题是，这些肿瘤细胞系从建株至今已经历多个实验室且传代数目多。这样不可避免地存在肿瘤细胞株的生物学性状的改变，甚至细胞株之间的交叉污染。因此，利用短串联重复序列（short tandem repeats，STRs）手段来鉴定，人源肿瘤细胞身份就成了必不可少的实验开展的前提。

　　现阶段，构建不同癌种的 PDX 模型越来越为科研工作者所重视。一则，诸如前列腺癌等癌种已经建系的细胞系数目较少，其可作为一个重要的补充。再则，PDX 的移植肿瘤传代次数少，人源肿瘤组织标本作为瘤源可以较好地解决肿瘤细胞株所产生的移植瘤性状失真的问题。因此，现在很多实验室或药企都陆续建立了 PDX 样本库。临床肿瘤标本包括但不限于肿瘤原发灶，转移灶的手术（活检）标本和患者的癌性腹水（胸腔积液）等。但是，移植肿瘤标本的恶性程度差异及接种的宿主动物的免疫缺陷程度不同，每个不同的 PDX 的成瘤率和成瘤动力学都可能影响实验进程。即便如此，把临床肿瘤组织构建在免疫缺陷动物模型中的 PDX 一直是被关注的焦点。

　　实时跟踪瘤体动态变化的影像技术是肿瘤生物学基础研究、抗癌药物药效验证和伴随诊断的发展方向。小动物活体影像技术包括光学影像（optical imaging）、生物发光成像（bioluminescence imaging）、磁共振成像（magnetic resonance imaging，MRI）、计算机断层扫描(computed tomography，CT)、正电子发射计算机断层显像(positron emission tomography，PET)、单光子发射计算机体层摄影(single photon emission computed tomography，SPECT)、超声成像(ultrasound imaging)及拉曼成像(Raman imaging)等。同样，活体显微技术(intravital microscopy)的开发使得人们能够精细地观察荧光蛋白或荧光探针标记的分子细胞动态改变。总而言之，上述影像学技术能够实时、无创或者微创地示踪肿瘤细胞在体内的情况，可以显著降低动物的使用数量，同时可以实时跟踪观察癌细胞甚至微环境中的其他类型细胞的动态过程符合实验动物的 3R 原则。这些影像学技术的发展极大程度上提升了研究质量，拓宽了体内检测事件，是现在研究和应用的热点。

二、免疫学研究

由于现在已经成功构建了不同程度的免疫缺陷动物模型，在研究免疫机制和免疫缺陷病时，人们可选择最为贴切的实验动物模型。譬如，补体 C5 缺损可选 AKR/N 品系小鼠，T 细胞缺乏可选择裸小鼠，B 细胞缺乏可选择 CBA/N 小鼠，研究自身免疫性溶血性贫血可选择纯系新西兰黑色小鼠(NIB)。

以裸小鼠为例，由于各种裸小鼠的遗传学因素、免疫缺陷指标和解剖学特征均与有关的人类原发性细胞免疫疾病相似，因此应用裸小鼠能更有效地研究机体 T 细胞、B 细胞和 NK 细胞等的免疫功能。考虑到 BALB/c 遗传背景裸小鼠存在免疫缺陷，将体外筛选所获取的单抗杂交瘤细胞通过接种于同种裸小鼠腹腔内，不仅可以大量获取含高效价单克隆抗体的腹水，而且与接种野生型 BALB/c 小鼠的方案相比，更具有腹水发生时间短，单个个体抗产量高和效价高的优势。因此，BALB/c 裸小鼠已成为制备单克隆抗体的重要实验动物。

其他免疫缺陷动物模型具有不同的免疫缺陷特征，可以模拟不同的人类免疫疾病。譬如，Beige 小鼠模型具有人的 CHS 的特征，存在 NK 细胞功能缺陷，在免疫移植及免疫应答研究中有着很好的应用。又如，作为 B 淋巴细胞功能减退的一种 X 连锁隐性突变系，XID 小鼠是研究人类 B 淋巴细胞发生、功能及异质性最为理想的动物模型。作为多重免疫缺陷动物，SCID 小鼠不仅应用于多种淋巴细胞和固有免疫细胞的分化和功能方面的研究，而且是构建类似系统性红斑狼疮等免疫系统有关的非传染性疾病的理想动物模型。在人源化动物模型开发上，科学工作者正是利用了重度免疫缺陷鼠的免疫学特点，在 NOD‐SCID 或 NSG/NOG/NSG 小鼠体内移植了人源免疫组织或细胞(如人类外周血、脐带血淋巴细胞，或者胎儿胸腺等)，在动物体内产生人的免疫功能。这类人源化动物模型在基础研究和工业界有着广泛的应用前景。此外，由于人源性 T 淋巴细胞重建的 BNX‐hu 小鼠可用于靶向人 T 淋巴细胞病原体疫苗的研制和人类 HIV 疫苗的效价与安全性评价。

三、遗传学研究

人类有许多种免疫缺陷疾病与遗传因素有关。但是,免疫缺陷疾病发病机制的复杂性使得很多此类疾病的发病机制仍未完全阐明。模拟人类免疫缺陷疾病的自发性免疫缺陷动物模型的建立,将会很好地揭示疾病发生的遗传学规律和分子机制。

在近代遗传学的发展过程中,已经发现 40 多种免疫缺陷病与遗传学因素有关。鉴于裸小鼠的遗传因素和免疫缺陷指标等与人类的原发性细胞免疫病相似,所以裸小鼠种群已成为研究人类各种免疫缺陷疾病发病机制和遗传学规律的理想动物模型,在人类遗传学疾病的研究中发挥重要的作用。目前,实验动物遗传学家已育成具有不同免疫缺陷特性的近交系小鼠超过 50 种,包括 BALB/c、NIH 和 ICR 等遗传学背景的裸小鼠。

四、微生物学研究

免疫缺陷动物因免疫功能低下且对环境中微生物敏感,所以它们在真菌、细菌与病毒感染研究中具有得天独厚的优势,同时也是监控实验动物微生物及寄生虫的理想"哨兵"动物。以裸小鼠为例,它的先天性 T 淋巴细胞免疫缺陷特性使其在许多重要细菌(如金黄色葡萄球菌和结核杆菌)及真菌(如白色念珠菌)等感染模型研究方面具有重要的临床价值。在 20 世纪 70 年代末,美国得克萨斯大学休斯顿健康科学中心及奥迪克墨菲纪念退伍军人医院的格雷比尔(J. R. Graybill)和德鲁兹(D. J. Drutz)成功地用新型隐球菌(*Cryptococcus neoformans*)感染裸小鼠。1979 年,日本千叶大学的宫地诚(Makoto Miyaji)和西村和子(Kazuko Nishimura)在病理上证实了该种感染所导致的器官病变。此外,1978 年美国得克萨斯大学休斯顿健康科学中心及奥迪克墨菲纪念退伍军人医院的威廉斯(D. M. Williams)报道了荚膜组织胞浆菌(*Histoplasma capsulatum*)只在裸小鼠上产生致死性感染,而杂合子鼠即使体内存在少量该类微生物的繁殖,也没有出现感染导致的死亡。胸腺组织移植手术可降低一半的因该真菌感染的裸小鼠死亡率。以上这些证据证实了在宿主对抗真菌感染的防御机制的研究中,裸小鼠是很好的动物模型。

又如人类麻风杆菌的动物宿主受限于不易饲养和操作的犰狳(armadillo)体内,无法很好地开展科研工作。在 1976 年,英国伦敦的圣乔治医院医学院科尔斯顿(M. J. Colston)和希尔森(G. R. Hilson)在 *Nature* 杂志上报道了成功采用裸小鼠足掌接种麻风杆菌的方式,建立了能大量繁殖且全身扩散并引发瘤型麻风(lepromatous leprosy)模型。该工作为研究麻风杆菌的生物学特性、麻风病发病机制和药物验证提供了有用的动物模型。

同样,裸小鼠也是研究淋巴细胞性脉络丛脑膜炎病毒(LCMV)和人类乙型肝炎发病机制和免疫功能的优异动物模型。LCMV 经脑内接种野生型小鼠即可引起脑膜炎。LCMV 阳性的小鼠细胞会受到免疫细胞攻击并在小鼠脑和脊髓内出现明显的细胞免疫反应。即便体内出现持续的病毒血症,但是既不产生 LCMV 抗体或者免疫反应,亦不产生感染相关的死亡。另外,移植有人源 CD34$^+$ 细胞的 NOD - SCID 小鼠可作为登革热发病机制及药物筛选的动物模型,而 BNX 小鼠是人类丙肝研究的理想模型动物。

五、寄生虫学研究

寄生虫体型较微生物大且肉眼可见,主要分为原虫和蠕虫。原虫为单细胞真核生物,主要包括弓形虫、疟原虫和锥虫等。而蠕虫为多细胞无脊椎动物,包括线虫、吸虫等。其中由疟原虫感染引起的疟疾是严重威胁人类健康的一种传染性寄生虫病,但目前仍缺乏有效的治疗手段。虽然非人灵长类动物构建人疟原虫感染的模型最为合理,但是饲养条件、成本和大剂量测试药物等诸多局限性限制了该动物模型的广泛应用。在 2001 年,莫雷诺(M. Moreno)等首次成功建立了感染人恶性疟原虫的 BNX 小鼠模型。该模型具有人恶性疟原虫高感染稳定性、良好的药代动力学和药物毒性测试性等优点。这些优点使得 BNX 小鼠成为人恶性疟原虫研究的理想动物模型。此外,裸小鼠也是模拟人类卡氏肺囊虫病和美洲锥虫病感染的理想动物模型。

六、临床医学研究

除了以上几个重要领域之外,免疫缺陷动物的应用及研究还涉及内科学、外科学、妇产科学和儿科学等几乎所有临床医学学科。另外,在再生医学研究中,利用免疫缺陷鼠构建类似"人形耳"等人源组织或器官是非常重要的环节。随着人们对先天性免疫缺陷动物的深入研究,该类模型在临床医学领域中正在发挥越来越大的作用。

(严　俊)

第十三章　基因工程动物与实验动物胚胎工程

第一节 | 基因工程动物

一、概述

在科学研究中,经常会使用各种具有人类疾病模拟表现相关的动物。这些动物作为模型动物,或者是由于它们本身出现了自发突变,或者是通过人工诱导或制备而产生变异,是研究疾病发生机制、制定治疗方案及药物研究的重要载体。基因工程动物是其中非常重要的一大类模型动物,并已得到非常广泛的运用。基因工程动物特指运用各种技术手段干预动物的基因组成,导致动物新的性状出现,形成新的可供生命科学研究和其他目的所用的动物模型。这种动物模型,根据其所带有的新性状是否可遗传又被分为遗传性和非遗传性两种。通常所说的基因工程动物单指具有遗传性的基因工程动物。

根据所导入基因产生的新性状特质,基因工程动物又被分为转基因动物,基因敲除动物和基因替换动物 3 种类型。

二、转基因动物

如果动物染色体基因组中整合有外源基因,其新出现的性状或功能是由于外源基因过表达而产生的,那么这种基因工程动物即被称为转基因动物(transgenic animal),被导入的外源基因称为转基因(transgene)。这种基因修饰后导致了新功能出现的现象又称为功能获得(gain of function)。

(一) 制备转基因动物的基本程序

早在 1974 年,科学家就尝试在小鼠胚胎中转入外源基因。1980 年,耶鲁大学科学家首次利用显微注射的方法获得遗传改造小鼠。1982 年,华盛顿大学科学家利用原核显微注射得到过表达(overexpression)大鼠生长素的第一批转基因小鼠。目前为止,已获得的有转基因果蝇、鱼、鼠、羊、猪、兔及牛等各种动物。从转基因动物获得的资料几乎涉及医学遗传学、肿瘤学、免疫学等的基因研究,还涉及生物药物的研究,基因治疗的开发研究等。以小鼠为例,制备转基因小鼠的基本程序包括转基因质粒的构建、基因导入小鼠胚胎及转基因小鼠阳性动物整合鉴定和建系扩群。

(二) 转基因质粒的构建

转基因小鼠有两个主要应用,一是在自身或异源的特定启动子(promoter)控制下表达基因;二是被用来分析基因座的调控区域。在第一种情况下,转基因通常由一个组织特异性表达或普遍表达的启动子组成。例如,将普遍表达的人巨细胞病毒(CMV)即刻早期基因的增强子/启动子区域与感兴趣的 cDNA 相连。其他常用的普遍表达的启动子还有泛素(ubiqutin),CAG 或 Rosa26 等。外源基因两侧的质粒序列已被证明会对转基因表达产生负面影响。因此,通常需要通过限制性消化的方法将其从载体中分离出来后,再进行外源基因导入的操作。一个转基因的有效表达需要剪接和转录产物的多聚腺苷酸化,因此当需要高水平的外源基因表达时,一般建议在其 5′ 末端使用基因组序列或包括转录起始位点下游的一个转录子(内源性或外源性),并且还要在其 3′ 末端加上一个来源于 SV40 等的多聚腺苷酸化信号(polyA)。并且,为确保外源基因翻译的准确性和有效性,构建表达质粒时起始密码子(ATG)前通常还应该有一个 Kozak 共有序列(Kozak consensus sequence)。

使用突变小鼠进行拯救(rescue)实验之前,通常需要在启动子控制下实现一个基因的过表达。然而基因表达的调节结构域可能非常复杂,也许会包含数百甚至数千的碱基。在这种情况下,可以选用更大的载体系统,如细菌人工染色体(bacterial artifical chromosome,BAC)或酵母人工染色体(yeast artificial chromosome,YAC),来进行表达质粒构建。这些载体的克隆能力巨大,允许插入包括转录和转录后调控所需的所有元件。

多个报告基团已被成功应用于转基因小鼠的调控元件分析中。*lacZ* 基因是最广泛使用的报告基因之一,*lacZ* 基因编码细菌 β-半乳糖苷酶,然后通过对胚胎或组织的对应配套特殊染色,可以快速、灵敏地检测目的基因的表达模式,包括可以在发育过程中跟踪目的基因的表达模式。其他还有很多常用的报告基团。例如,可以直接镜检观察或使用特定抗体加强显色效果的各种荧光基团,包括 GFP、YFP、DsRed、mCherry 等,或者利用特异染色后标记神经细胞突起的胎盘碱性磷酸酶(PLAP)基因等。

还有一些基因可以被用来获得时空性转基因的特异性调节。这种时空性的转基因特异性调节又被称为条件性调节。为了达到时空性调节的目的,研究人员通常会需要两类基因工程小鼠品系来配合使用。比较常用的组合,一类为在目的基因两侧带有 *loxP*(locus of X-over P1)位点的小鼠品系;另一类为在特异性启动子驱动下带有 Cre 或CreER 的小鼠品系。Cre 重组酶编码区序列全长 1 029 bp,从 P1 噬菌体中被发现,可以编码相对分子质量 38 000 的蛋白质。*loxP* 序列也来源于 P1 噬菌体,由两个 13bp 反向重复序列和中间间隔的 8bp 序列共同组成。8bp 的间隔序列同时也确定了 *loxP* 的方向。13bp 的反向重复序列是 Cre 酶的结合域。Cre 具有与限制酶相似的功能,可以不借助任何辅助因子识别特异 DNA 序列,也就是 *loxP* 位点,使 2 个 *loxP* 位点间的基因序列被删除或重组。因此,通过 Cre 小鼠与 *loxP* 小鼠的杂交,可以空间特异性调节目的基因表达。类似而又稍有不同的是他莫昔芬(tamoxifen)诱导型 *CreER* 基因。在这种基因中,雌激素受体(estrogen receptor,ER)的配体结合区(ligand-binding domain,LBD)和 Cre 重组酶融合,从而产生了一种嵌合重组酶。但仅有该嵌合重组酶时,其分布于细胞质中并结合热激蛋白,如热休克蛋白(Hsp)90,抑制受体邻近结构域的功能,使这种复合体定位于细胞质中,而不能进入核以发挥 Cre 重组酶的活性。当他莫昔芬存在时,Hsp90 从复合体中被释放出来,ER 转变为活性状态,暴露出 ER 的核定位信号。在此信号的引导下,Cre 重组酶能进入核中并行使识别 *loxP* 位点的作用。为了消除内源性雌激素的影响,雌激素配体结合区进行了关键氨基酸的突变,从而使其不能与体内的生理性雌激素结合,而只能与外源性的雌激素类似物他莫昔芬结合。因此,通过这个 CreER 与 *loxP* 小鼠的杂交,再在不同时间点配合给予小鼠一定剂量的他莫昔芬,研究人员不仅可以进行空间上的目的基因调控,还可以进行时间上的目的基因调控。

另有一些基因,能帮助我们实现一些更为特殊的应用。例如,人白喉毒素 A 亚基(diphtheria toxin A-subunit,DTA)或人白喉毒素受体(diphtheria toxin receptor,DTR)基因可以帮助人们达到直接或在一定剂量的白喉毒素存在情况下间接杀死特定细胞的目的。又如,光敏蛋白质基团可以使我们将光学和遗传学结合在一起,精确控制特定神经元活动的抑制或激活。这种基因调控技术也被称为光遗传学(optogenetics)。利用光遗传学,不仅可以更精确地研究特定细胞,还可能对特定疾病有一定的治疗启示作用。比如,帕金森病患者有明显运动障碍,而利用光遗传学研究发现,在帕金森病小鼠模型上激活特定神经细胞会使这些小鼠的运动障碍发生明显改善。光敏蛋白质最早是从细菌中发现的,不同的光敏蛋白质对细胞活动的作用有所不同。例如,光敏感通道蛋白(channelrhodopsin,ChR2)在蓝光(最大激发峰在 470 nm 波长附近)的激发下,会诱导细胞阳离子通道打开,使阳离子内流,促使神经元去极化,进而诱发动作电位激活神经元;而盐细菌视紫红质(halorhodopsin,NpHR)在黄绿光(最大激发峰在 590 nm 波长附近)的激发下,会诱导细胞氯离子通道的打开,氯离子内流造成神经元的超极化,从而抑制神经元动作电位的产生。

因此,在转基因质粒构建时,除了要遵循普遍原则,保证所构建的质粒能进行正常表达外,还要根据计划要达到的研究目的或采用的方案,或者通过选择特定的启动子,或者结合使用特定的报告基因或特别基因,以建立相应的转基因动物模型,更好地辅助完成科学研究。

(三) 外源基因导入小鼠的方法

有多种方法可以达到将外源基因导入小鼠基因组的目的。例如,病毒转染法、电转质粒法、原核显微注射法等。其中,原核显微注射法就是以单细胞受精卵为靶细胞,利用显微注射技术将构建好的载体直接注射入受精卵的原核,再将接受注射的受精卵移入假孕母体输卵管继续发育获得转基因动物个体。这是目前应用最广泛、最经典的方法。

原核显微注射从广义上讲,在质粒构建完成之后,利用原核显微注射法得到转基因阳性动物的周期约为 3 个月,其中包含了实验小鼠的选择、实验小鼠的激素处理及小鼠受精卵的获得。原核的外源 DNA 显微注射,注射后受精卵的手术移植及移植后小鼠的出生,转基因阳性小鼠的鉴定和开始繁殖建系等多个步骤(图 13 - 1)。狭义上,一个原核显微注射实验需要的时间为 4～5 天。

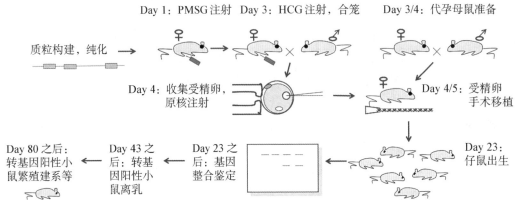

图 13 - 1 原核显微注射实验流程

注:PMSG 为孕马血清促性腺激素(pregnant mare serum gonadotropin);HCG 为人绒毛膜促性腺激素(human chronic gonadotropin)。

原核显微注射实验涉及 4 种小鼠。第一种为显微注射提供受精卵的母鼠。这种母鼠又可被称为供体(donor)。如果对遗传学背景要求不高或实验练习用,远交系如 ICR,昆明,Swiss webster 都是比较好的选择。但对于很多实验,纯遗传学背景对观察转入外源基因的表型非常重要。因此,可选用近交系母鼠作为供体。常用的供体近交系包括 C57BL/6J、FVB/N、BALB/c 或 C3H 等。另外,由于杂交供体鼠可以收获相对较多的受精卵,受精卵在实验操作后的存活率较高,所得到的仔鼠对外界抵抗力也较高,由此得到的阳性转基因小鼠遗传学背景单纯度不如近交系小鼠,但优于远交系小鼠。所以,F1 杂交鼠也常被作为供体品系制备转基因小鼠,如 B6CBAF1 或 FVBB6F1 等。第 2 种为与供体鼠交配以得到受精卵的雄鼠,可以选择与供体鼠同品系的成年雄鼠。第 3 种为接收显微注射操作后受精卵的假孕母鼠,此种母鼠又被称为受体(foster mother/recipient)。一般选择母性良好的远交系小鼠作为受体。第 4 种为与受体鼠交配以使受体鼠处于假孕状态的结扎公鼠。输精管结扎过的公鼠具有正常的交配能力,但是输精管中没有精子,受体母鼠与之交配后就可进入假孕状态(pseudopregnancy),为接收移植的受精卵提供合适的生理环境。一般会选用繁殖交配能力良好的远交系公鼠进行结扎。

为了保证得到阳性转基因小鼠的概率,在显微注射实验时要有足够数量的受精卵用于显微注射。为了达到同步发情及超数排卵的目的,需要给予供体小鼠一定剂量的激素。最常用的激素使用方法为 PMSG 和 HCG 的联合使用。PMSG 具有促卵泡素(FSH)和黄体生成素(LH)样作用,对母畜可促进卵泡成熟、排卵和黄体生成,并刺激黄体分泌孕激素。HCG 可以促进和维持黄体功能,使黄体合成孕激素,也可促进卵泡生成和成熟,并可模拟生理性的 LH 的高峰而促发排卵。由于雌性小鼠成年后对 PMSG 和

HCG 的联合超排作用不敏感。所以,一般会选用 4～6 周龄的未成年雌性小鼠作为供体,接受这 2 种激素的处理。经过激素超排处理后的供体小鼠可以提供远多于正常自然状态下的可用受精卵。

　　由于小鼠卵子的排卵和受精一般发生在午夜和凌晨时分,所以供体鼠与雄性鼠合笼后的 18～20 小时,可以解剖获取交配成功的供体小鼠的输卵管,并于输卵管的壶腹部收集受精卵。收集到的受精卵需要通过一定的透明质酸酶的消化处理,去除围绕在受精卵周围的卵丘细胞,才能再进行后续的显微注射操作。在卵子受精后、二性染色体融合前,从精子或卵子会先发育形成单倍体核样结构。这种核样结构被称为原核。精子进入卵细胞后,尾部消失,头部变圆膨大,形成的单倍体核样结构称为雄原核;而由卵子完成第 2 次有丝分裂后,形成的单倍体核样结构称为雌原核。外源 DNA 就是注射入包围原核核仁的核膜中(图 13 - 2),注射时间一般为 HCG 注射后的 17～33 小时,也就是雌雄原核尚未融合的时候。当完成外源 DNA 的受精卵原核显微注射操作之后,需要将这些受精卵通过显微手术移植到假孕受体母鼠的输卵管中,让这些受精卵继续发育形成小鼠个体后,由受体母鼠生下、代乳、长大,并进行后续的转基因阳性小鼠鉴定等。

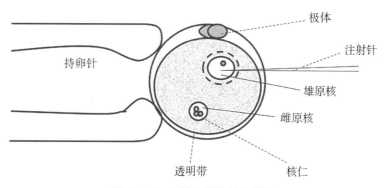

图 13 - 2　原核显微注射示意图

(四) 转基因阳性小鼠的整合鉴定

　　外源 DNA 受精卵原核注射后,约有 5% 的受精卵会整合上外源基因,其中约 70% 的基因整合发生在受精卵的单细胞期。由此得到的个体,其每个细胞中都会整合有外源基因,从而可以较顺利地进行传代;剩下的约 30% 是在细胞分裂后整合形成嵌合体,即只有部分细胞中整合有外源 DNA,这种嵌合体阳性小鼠一方面很不易被鉴定出来,另一方面也可能无法被传代。所以,这种转基因小鼠无法被真正用于研究。外源 DNA 在小鼠染色体上的整合是随机的,整合的拷贝数从一至数百不等。它可能在染色体的单个位点被整合,也可能在不同染色体的不同位点被整合。在同一位点的多拷贝整合时,外源 DNA 主要以头尾相连的方式进行排列。小鼠显微注射后,受精卵在移植入受体鼠体内约 19 天时,仔鼠出生。这时即可进行外源 DNA 整合的鉴定。鉴定得到的从注射卵直接发育而来的转基因阳性小鼠被称为原代或首建转基因小鼠(founder)。通常,会从小鼠尾部组织提取基因组 DNA,针对所插入的外源基因序列片段设计特异性引物,然后通过聚合酶链反应（PCR）来鉴定小鼠基因组中是否插入了外源基因。PCR 实验相对简单，适用于大批量的快速鉴定，但同时也有一定的出现假阳性或假阴性结果的概率。所以，针对原代转基因小鼠的鉴定，也有采用 Southern 印迹杂交（Southern blot）的方法。这种杂交过程虽然比较繁琐，但准确率高，还可以根据杂交结果判断插入位点的多少，估计插入的拷贝数。也可以利用实时荧光定量 PCR（qRT‑PCR），以一定时间内 DNA 的增幅为基础，来进行插入的外源 DNA 拷贝数分析。其他的如原位杂交（*in situ* hybridization, ISH）或蛋白质印迹法（Western blot）能帮助我们观察外源基因在小鼠体内具体部位的 mRNA 水平或蛋白表达水平，而利用特殊标记的特异性探针进行小鼠染色体的荧光原位杂交（FISH）还可以帮助我们知道外源 DNA 整合到了小鼠的哪条染色体上。

（五）转基因小鼠的建系扩群

由于外源基因的整合和拷贝数都是随机的，所以不同的原代转基因小鼠的整合位点及拷贝数可能是不一样的，由此而使不同的原代转基因小鼠个体的表达水平也存在差异。因此，即使转的是相同的基因，每个原代转基因小鼠都必须独立繁殖扩群，并做相应的表达鉴定和建系，并要注意除非研究特别需要，每个不同系的转基因小鼠不能杂交在一起，以免对实验结果的分析造成不必要的干扰。

转基因小鼠的繁殖一般通过阳性小鼠与对应遗传学背景的野生型小鼠交配进行，或根据研究需要来选择交配的野生型小鼠品系。如希望在 C57BL/6 的背景下进行研究，就要用 C57BL/6 的野生型小鼠进行交配繁殖，以满足研究的具体需要。

三、基因打靶动物的建立

基因打靶（gene targeting）就是对基因组中的某一特定部位进行定点的基因修饰，是研究基因功能的一个非常有效的手段。这种基因修饰能达到导致原有基因功能缺失的目的。此种现象又可称为功能缺失（loss of function）。有 3 种情况可以造成功能缺失：插入突变，大片段的缺失突变和引入点突变。外源 DNA 片段在基因组中发生整合后，必然会造成插入位点的基因结构发生变化。如果该插入位点是某基因的重要功能位点，就会造成相应基因功能结构的破坏。比如，移码突变后的功能蛋白改变导致原功能缺失。这种情况又被称为基因捕获（gene trap）。后两种情况，或者是通过功能片段被置换，或者是单个或几个碱基被改变而引起功能缺失，则都被称为基因打靶。按打靶整合进去的 DNA 片段的性质，基因打靶可以分为基因敲除（gene knock out，KO）和基因敲入（knock in，KI）两种情况。KO 或传统的基因敲除（conventional KO）是指置换进去的新基因片段直接引起原有基因功能的缺失，KI 指置换进去的新基因片段在使原有基因功能缺失的基础上，还带入了新的基因功能。这个新的功能可以来源于一个报告基团，如 GFP；也可以来源于一个功能基团，如 *Cre* 或 *Cre*^ER；或者是通过置换使原有基因片段的两端带上 *LoxP* 位点。这种 *LoxP* 小鼠与特定部位表达 *Cre* 或 *Cre*^ER 的小鼠配合使用后，可以发挥特定空间或时间的敲除。这种特定的基因敲除又可以被称为条件性基因敲除(conditional KO,CKO)。

制备基因打靶动物的传统经典方法是胚胎干细胞法。这种方法的出现使我们能更好地对特定基因的功能进行深入研究。在阐明疾病发生机制方面起到至关重要的突破性作用,被广泛应用在从基础研究到医学治疗等所有生物医学相关领域。卡迪夫大学埃文斯(M. J. Evans),北卡罗来纳州大学教堂山分校史密斯(O. Smithies)及犹他大学卡佩奇(M. R. Capecchi)因为此技术重要的开创性作用,获得了2007年的诺贝尔生理学或医学奖。

由于此经典胚胎干细胞法必须建立在良好的干细胞系基础上,而不同物种建立干细胞系的难易程度差别非常大,再加上相关打靶载体构建、打靶动物建系等客观原因,因此不管在人力、物力、时间及技术操作上,该方法的要求都非常高。新近出现的锌指核酸酶(zinc-finger nuclease,ZFN)技术,或目前应用更为广泛的转录激活样效应因子核酸酶(transcription activator-like effector nuclease,TALEN)技术,或CRISPR–Cas技术,克服了上述不足。由于这些新技术都是基于DNA损伤非同源末端连接(nonhomologous end-joining,NHEJ)修复机制,在这个修复过程中会或多或少地删除或插入一定数量的碱基,造成目标基因序列的改变。这些改变有很大概率会形成目标基因表达水平下降的突变体。因此,这些新方法又被归类为基因编辑法(gene editing)。基因编辑法能让研究人员在几乎任何物种的DNA水平实现精确基因修饰,节省了时间并降低了制备费用,且具有效率高的优势。此外,这些新技术可通过对缺陷基因的编辑修饰达到直接的临床治疗目的。例如,TALEN技术,此技术中的嵌合核酸酶由可编码的序列特异性DNA结合模块和非特异性的DNA切割结构域组成,然后通过诱导DNA双链断裂(DNA double-strand break)的发生,来刺激容易出错的非同源末端连接,或在特定基因所在的位置进行同源定向修复,从而使TALEN在较短时间内得以完成一系列遗传学编辑修饰操作。目前,有多个利用TALEN技术治疗疾病的研究正在进行临床试验。例如,治疗复发或难治性CD19阳性大B细胞淋巴瘤或滤泡性淋巴瘤患者已在临床二期实验中。又如在TALEN技术后被广泛应用的CRISPR技术,该基因组编辑技术更容易操作,能够完成RNA导向的DNA识别及编辑,并具有更强的可扩展性及临床应用性。

(一) 胚胎干细胞法

科学技术发展至今,有多种方法可以用来制备基因敲除动物,其中最早出现的传统经典方法是建立在胚胎干细胞(embryonic stem cell,ES)基础之上的。ES细胞是早期胚胎的内细胞团经过体外培养后建立起来的多潜能细胞系,具有高度全能性,可以形成包括生殖细胞在内的所有细胞,并且在不同的培养条件下表现出不同的功能状态。外源基因通过同源重组被导入ES细胞中,对原有特定部位的基因序列做出"修饰",然后将携带有外源基因的被"修饰"过的ES细胞注射入动物的早期胚胎内,这样就可能产生携带外源基因的嵌合体基因打靶动物。用干细胞来制备基因打靶动物有很多优点。例如,外源基因整合情况的可控性高;可预先在细胞水平检测外源基因的拷贝数、定位、表达的水平及插入的稳定性;以及外源基因导入ES细胞的方法多样,细胞鉴定及筛选方便等。1987年,基因打靶小鼠被首次报道,其基本程序大致包括以下步骤:打靶载体的构建,打靶载体导入 ES 细胞以进行重组置换,基因打靶 ES 细胞注射入囊胚,囊胚植入受体小鼠体内及嵌合体小鼠的繁殖育种。

1. 基因打靶质粒的构建　由于传统基因打靶是基于同源重组原理进行的,所以首先要根据打靶序列来构建同源序列,以能通过同源重组置换原来的内源序列片段,基本原理见图 13-3。为了方便进行基因打靶成功与否的鉴定,还需要在打靶载体上加上正负筛选的标记。抗新霉素抗性基因(Neo-R)为常用的正向筛选基因,位于同源区内,没有发生外源整合的干细胞将被新霉素杀死;单疱疹病毒的胸腺嘧啶激酶基因(HSV-TK)为常用的负向筛选基因,位于同源区外。该基因产物可分解单核苷酸类似物更昔洛韦(ganciclovir,GANC)生成毒性产物,产生干细胞自杀效果。因此,经常会被用来作为负向筛选标记。

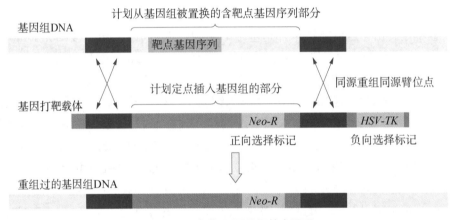

图 13-3　打靶同源重组基本原理

2. 打靶载体导入 ES 及之后的 ES 筛选　载体构建成功后,需要将载体导入 ES 细胞,最常用的方法是电击导入。电击导入后,部分干细胞内会整合有外源载体,但外源载体的整合会发生两种情况。第一种整合是正确的同源重组,即只有载体的同源臂区以内部分与 ES 的基因序列发生重组,同源臂区以外的序列不会整合到 ES 的基因序列中;第二种整合为随机整合,即整个载体包括同源臂区以内及以外的整个序列整合入 ES 的基因序列。因此,可以根据这两种整合方式,结合正负筛选基因来对打靶 ES 进行初步筛选(图 13-4)。只要发生了外源载体导入,不管是发生随机整合,还是发生同源重组,外源打靶载体上携带的 Neo-R 基因都能使有外源载体导入的 ES 细胞在含有新霉素G418 的培养液中生长。而外源打靶载体上携带的 HSV-TK(TK)基因,由于其在打靶基因同源区之外,在同源重组时 TK 基因会被切除而丢失,发生同源重组的 ES 细胞就可以在含有 GANC 的培养液中存活。而如果发生随机整合,则载体上所有序列(包括TK)都被保留下来,发生随机整合的 ES 细胞就在含有 GANC 的培养液中被杀死。因此,再经过 GANC 的负向筛选,就可以得到发生正确同源重组的 ES 细胞。

为了确保后续建立的基因打靶动物的准确性,经过正负向筛选的 ES 细胞,还需要

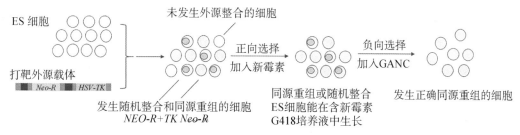

图 13‑4 干细胞正负筛选流程

通过 PCR 及 Southern 印迹杂交来进一步确认实现正确同源重组的 ES 细胞。经过 Southern 印迹杂交实验验证后的 ES 细胞,则用来进行下一步的囊胚注射。

3. 基因打靶干细胞导入胚胎及嵌合体鉴定　类似于转基因动物制备时的外源基因导入小鼠胚胎基因组,病毒转染法、电转质粒法及显微注射法等方法也可以达到将基因打靶干细胞导入胚胎的目的。显微注射法是其中使用最广泛的经典方法,但与前者不同的是,此处 ES 导入的是多细胞囊胚期的受精卵。

基因打靶干细胞实验的大致流程与转基因小鼠制备实验的流程有一些不同的地方,但也有很多类似之处,其流程见图 13‑5。在整个实验周期中,广义上,打靶载体构建完成之后,利用囊胚显微注射法得到杂合子或纯合子动物的周期为 7～12 个月,其中包含了实验小鼠的选择,实验小鼠的激素处理,小鼠囊胚的获得,囊胚的打靶 ES 显微注射,注射后囊胚的手术移植及移植后小鼠的出生,嵌合体小鼠的出生,生殖系传递的检验繁殖,打靶小鼠杂合子的鉴定和开始繁殖建系等多个步骤。但在狭义上,一个囊胚显微注射实验需要的时间为 7 天。

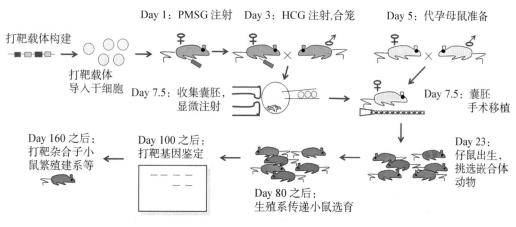

图 13‑5 囊胚显微注射实验流程

囊胚干细胞显微注射实验也涉及 4 种小鼠:供体、受体,与供体交配的雄鼠,以及与受体交配的结扎公鼠。这里的供体是提供多细胞囊胚的母鼠,即与雄鼠成功交配后 3.5 天的母鼠;而受体则是能接受囊胚移植的假孕母鼠,即与结扎公鼠成功交配后 1.5 天的母鼠。

由于 ES 细胞是注射入多细胞囊胚期受精卵的,如果发生整合,由此整合了注射 ES 细胞的囊胚发育而来的小鼠一定为嵌合体小鼠。因为嵌合体小鼠不能用常规基因型鉴定的方法来做整合鉴定,所以在挑选提供宿主囊胚的供体小鼠时,就必须根据要操作的 ES 细胞系来源来挑选合适的供体鼠,要考虑以后得到的小鼠毛色是否易于观察嵌合体小鼠,也要考虑两个小鼠品系间是否具有良好的相容性,宿主囊胚是否有利于保证 ES 细胞的良好生殖传递性。例如,129SVJ 品系小鼠的毛色为深褐色,如果 ES 系为 129 来源,则可以选择黑色毛发的 C57BL/6 供体鼠来提供囊胚用于 ES 注射。注射后得到的小鼠毛色如果为黑褐相间,则此小鼠为嵌合体小鼠,褐色毛发越多、黑色毛发越少,则此小鼠的嵌合率越高,能够进行生殖系传递的概率越高。

对于注射用囊胚的收集,可以先用激素对供体鼠进行超排卵处理,此促排卵的过程与转基因小鼠制备一致;也可以使用未经超排的自然交配供体鼠。相比于前者,这种鼠可以提供质量更好的囊胚,但是由于每只鼠可自然提供的囊胚非常少,所以需要数倍于超排处理母鼠的自然交配鼠才可能收集到完成一次实验的囊胚数量。因此,在实验条件良好的情况下,通常仍然选用超排过的供体鼠以收集囊胚。利用显微注射的方法将打靶干细胞注射入囊胚腔中之后(图 13 - 6),将这些囊胚再移植回受体的子宫中,等小鼠出生长出毛发后,就可以根据毛发的颜色来判断是否有嵌合体小鼠的出现及其嵌合率的高低。

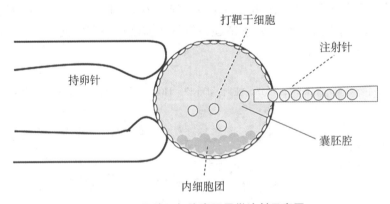

图 13 - 6 胚胎干细胞囊胚显微注射示意图

4. 嵌合体小鼠生殖系传递鉴定及繁殖扩系 得到嵌合体小鼠后,要与合适的野生鼠交配来检查 ES 细胞的生殖传递情况。如果整合到小鼠中的打靶干细胞不具备生殖传递功能,所得到的嵌合体小鼠则不能进行繁殖扩群,从而无法被大量应用。可以选用与提供囊胚的供体鼠同遗传学背景的小鼠与嵌合体小鼠交配,继续以褐色毛发 129SVJ 来源的 ES 细胞与黑色毛发 C56BL/6 来源的囊胚供体小鼠为例:当成功获得黑褐色毛发的嵌合体小鼠后,将其与野生型的黑色毛发 C57BL/6 交配,在其后代小鼠中,可能出现两种毛发的小鼠,即黑色或褐色。如果出现褐色毛发的小鼠,说明干细胞生殖传递成功,其为 129SVJ 来源的小鼠,然后再利用 PCR 等方法从中检测是否带有打靶基因的小鼠。

如果检测到小鼠基因组中带有整合的打靶基因,则此时得到的阳性小鼠即为所需品系的杂合子。然后可以用此杂合子小鼠进行之后的繁殖扩系。如果研究实验需要纯合子小鼠,可以再通过杂合子小鼠间的相互交配得到。

5. 胚胎干细胞法制备打靶动物的优缺点 利用胚胎干细胞法可以非常有效地制备基因敲除或敲入小鼠,可以实现在特定基因组部位进行的基因组修饰,并且不同于转基因动物,此基因组修饰的发生是固定拷贝数的(单拷贝),这有利于之后的研究分析。但是,胚胎干细胞法制备打靶动物的周期很长,即使比较顺利,成功得到一个打靶品系也需要 7~11 个月,并且由于 ES 细胞系建立及培养困难,维持 ES 细胞的未分化及多向分化潜能也很不容易,会影响其在不同物种中的广泛应用。比如,1989 年制备得到第一只敲除小鼠,但是直到 2010 年才制备得到第一只通过干细胞法建立的敲除大鼠。

（二）ZFN 技术

ZFN 是一种由两部分组成的具有靶向性的 DNA 剪切工具。其中一部分是由一个 Cys2－His2 锌指蛋白序列串联而成的 DNA 识别域。通常,ZFN 包含 3~9 个锌指重复序列,每个重复序列识别 3 个碱基,从而实现对目的序列的特异性结合;另一部分则是一个包含非特异性核酸内切酶 FokI 的剪切结构域,以实现在与 DNA 结合附近切割的目的(图 13－7)。由于 FokI 必须在二聚体的情况下才能完成对 DNA 双链的断裂切割作用,因此 ZFN 技术实为在一对 ZFN 剪切工具作用下完成目的基因片段修饰。当目的基因片段发生改变后,其基因表达水平是否随之发生改变,则需要在蛋白水平等多个层面做进一步验证。

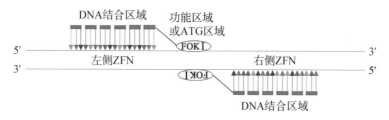

图 13－7 ZFN 工作示意图

利用 ZFN 技术,2002 年成功地获得了基因打靶的果蝇。由于 ZFN 技术不需要建立相应的胚胎干细胞系,因此在更多的物种如小鼠、大鼠、海胆或植物中,也陆续利用此技术顺利得到了成功基因修饰的动物,其出现大大提高了基因编辑修饰的效率。虽然由于 ZFN 技术本身的一些缺陷,如 ZFN 识别的是三联碱基,构建与筛选载体也有一定复杂性;ZFN 在识别 DNA 碱基序列时,还可能由于重复氨基酸之间会产生相互作用,即上下游依赖效应,从而使得 ZFN 识别基因序列的特异性发生改变而影响基因修饰的效率;或是 ZFN 在特定碱基序列插入上的效率非常低。但 ZFN 技术为此后新基因修饰技术的出现提供了研究基础。

（三）TALEN 技术

2011 年,一种与 ZFN 技术类似但更为高效的技术被报道,科学家利用来自植物细菌黄单胞菌（*xanthomonas*）分泌的激活因子样效应物（transcription activator-like effector，TALE 蛋白）来识别特异性 DNA 碱基对。TALE 可以被设计用来识别和结合所有目的 DNA 序列，再给 TALE 附加一个核酸酶就生成了 TALENs（TAL effector nucleases）。TALEN 可与 DNA 结合并在特异位点对 DNA 链进行切割（图 13-8）。当内源的基因组 DNA 片段被 TALEN 剪切后，也会诱发 DNA 损伤非同源末端连接修复机制。

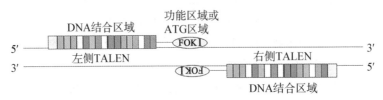

图 13-8　TALEN 工作示意图

将制备纯化过的 TALEN 以 RNA 的形式，通过单细胞期受精卵的原核或胞质显微注射就可以达到制备遗传敲除动物的目的，并且其打靶效率可达 10%～30%，甚至 50% 以上。此外，类似 ZFN 技术，由于 TALEN 技术同样不需要建立相应的打靶干细胞系，也大大增加了基因敲除在各种动物物种中的应用。同时，由于 TALEN 小鼠的制备过程类似转基因小鼠的制备，所以利用 TALEN 技术获得一个基因敲除杂合子或纯合子小鼠的时间为 3～5 个月，远低于胚胎干细胞法的 7～12 个月。

但是这个技术仍然存在缺点。比如，它的载体构建过程虽然较干细胞法或 ZFN 法简单很多，但由于其载体也需要将单个 TALEN 模块进行组装，需要大量的分子克隆和测序操作。因此，该技术也仍然具有一定的复杂性；并且使用这个技术应用主要集中在制备基因表达下调的动物模型中，其制备 KI 的效率目前仍不高。

（四）CRISPR-Cas 技术

TALEN 技术出现后不久，CRISPR-Cas 技术也被验证报道能高效进行基因编辑。此技术主要由德国马克斯·普朗克研究所（Max Plance Institute）埃马努埃莱·沙尔庞捷（Emmanuelle Charpentier）及加利福尼亚大学伯克利分校珍妮弗·杜德纳（Jennifer Doudna）最先研发成功。利用该工具，研究人员可以非常快速及高精度地改变动物、植物和微生物的 DNA。此基因剪刀被认为是目前基因编辑技术中最犀利的工具之一，利用此技术可以更好地实现直接编辑患者异常基因构成，以达到在基因水平上治疗疾病的目的。2020 年诺贝尔化学奖也因此授予这两位杰出的女科学家，以表彰她们在基因编辑领域的卓越贡献。

CRISPR-Cas 系统是在细菌和古细菌中发现的为应对病毒持续攻击演化而来的获得性免疫防御机制，是一种可以由 RNA 指导 Cas 核酸酶对靶向基因进行特定 DNA 修饰的技术。CRISPR-Cas 系统包含 *CRISPR* 基因座和 *Cas* 基因两部分。CRISPR 基因序列主要由前导序列（leader）、重复序列（repeat）和间隔序列（spacer）构成。前导序列位于 *CRISPR* 基因的上游，被认为是 CRISPR 序列的启动子，富含 AT 碱基；重复序列是一段长度为 20～50 碱基且包含 5～7 碱基的回文序列，其转录产物可以形成发卡结构

(hairpin structure）；间隔序列是被细菌捕获的外源 DNA 序列。*Cas* 基因又称为 *CRISPR* 关联基因（CRISPR associated，Cas），它编码的蛋白均可以与 CRISPR 序列区域共同发生作用，目前已发现多种 *Cas* 基因，这些 Cas 蛋白单独或多个形成复合物发挥核酸内切酶的作用。Cas9 就是单个即可发挥核酸内切酶作用的。CRISPR - Cas9 系统是目前使用最广泛的 CRISPR - Cas 系统。

CRISPR-Cas9 在发挥作用时，首先是识别入侵的核酸和寻找外源 DNA 潜在的 PAM（protospacer adjacent motif）序列。此序列的特征为 NGG 序列（N 为任意碱基），然后将临近 PAM 的序列作为候选间隔序列，并在 *CRISPR* 基因座的 5′端合成重复序列，最后将新的间隔序列整合到 2 个重复序列中。因此，*CRISPR* 基因座中从 5′到 3′排列的间隔序列也能反映外源遗传物质入侵细菌的时间顺序。*CRISPR* 序列在前导区的调控下转录产生 crRNA 的前体（pre - crRNA），同时与 crRNA 前体序列互补的反式激活 crRNA（tracrRNA）也被转录出来，然后这两者通过碱基互补配对形成双链 RNA，并与 Cas9 编码的蛋白组成一个复合体。crRNA 前体最终会形成一段短小的 crRNA（包含单一种类的间隔序列 RNA 及部分重复序列区），与 Cas9 及 tracrRNA 组成最终的复合物，识别出外源基因中与 crRNA 互补的原间隔序列。随后，Cas9 蛋白在位于 PAM 上游 3 个核苷酸位置进行切割，形成平末端产物。Cas9 蛋白的 HNH 结构域负责切割与 crRNA 互补配对的那条 DNA 链，而 RuvC 结构域负责切割另外一条非互补 DNA 链。最终在 Cas9 的作用下 DNA 双链断裂（double-strand break，DSB），外源 DNA 的表达被沉默。tracrRNA - crRNA 在被融合为单链向导 RNA（single-guide RNA，sgRNA）时也可以发挥指导 Cas9 的作用。

CRISPR - Cas9 基因编辑技术就是通过人工设计的 sgRNA 来识别目的基因组序列，并引导 Cas9 蛋白酶进行有效切割 DNA 双链，形成双链断裂，然后如同 TALEN 剪切，细胞也随之利用非同源末端连接（non-homologous end joining，NHEJ）方式对切割位点进行修复，并在修复过程中产生可能的基因序列插入或缺失移码突变（indel），并可能使蛋白编码终止提前出现，从而使相关蛋白表达水平改变，即实现基因敲除的目的。如果在 DNA 双链断裂后，细胞中同时有 DNA 修复模板的存在，基因组断裂部分会依据修复模板进行同源重组修复（homology-directed repair，HDR），从而实现基因敲入的目的。修复模板由需要导入的目标基因和靶序列上下游的同源性序列（同源臂）组成，同源臂的长度和位置由编辑序列的大小决定。DNA 修复模板可以是线性/双链脱氧核苷酸链，也可以是双链 DNA 质粒。利用该技术实现基因敲除或敲入的过程见图 13 - 9。如果通过点突变的方式使 Cas9 的两个结构域 RuvC－ 和 HNH－ 失去活性，可以形成 dCas9（nuclease-dead mutant of Cas9），dCas9 蛋白失去切割 DNA 活性，只能在 sgRNA

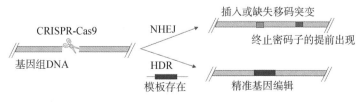

图 13 - 9　CRISPR - Cas9 工作示意图

的介导下结合靶基因。如果将 dCas9 与转录抑制因子如 KRAB 融合,可作用在基因的转录起始位点(transcription start site, TSS),特异性抑制基因表达(CRISPR interference, CRISPRi)。dCas9 也可以将转录激活因子招募到 TSS 位点,促进基因转录激活(CRISPR activation, CRISPRa),实现基因过表达的目的。

CRISPR-Cas 技术构建基因编辑质粒过程迅速,不需要建立相应的打靶干细胞系,也摆脱了合成、组装具有特异性 DNA 识别能力蛋白模块的繁琐操作,其与 gRNA 设计、合成的工作量远小于 TALEN 的 DNA 识别模块构建过程,只需要通过单细胞期受精卵的原核或细胞质显微注射就可以达到基因组修饰的目的,特别是能非常有效而快速地达到基因敲除的目的,并且如果将多个 sgRNA 质粒转入细胞中,还可实现同时对多个基因进行编辑的目的。所以,在各个物种的研究应用上,此技术都是目前应用最广泛的基因编辑技术。但其脱靶效应的存在及基因敲入效率偏低的问题也仍待解决。

ZFN、TALEN 和 CRISPR-Cas 这 3 种技术的比较见表 13-1。在实际操作中,研究者应根据具体条件和需要选择合适的技术方案。

表 13-1　基因编辑的可修饰核酸酶比较

项目	ZFN	TALEN	CRISPR-Cas9
靶基因序列长度/bp	9~18	30~40	~23
靶点数量	很多	很多	很多
DNA 切割与修复机制	双链断裂	双链断裂	单链或双链断裂
碱基序列的剪切酶	Fok I	Fok I	Cas9
载体大小/kb	~1	~3	3.5~4.5
靶点识别机制	DNA-蛋白质相互作用	DNA-蛋白质相互作用	DNA-RNA 相互作用
切割载体设计	较难	容易	很容易
优点	无须操作胚胎干细胞,时间和成本都较前者降低; 是第 1 次出现的新基因编辑方法	模块组装过程及成本较 ZFN 法低(但较 CRISPR-Cas 法高); 打靶特异性较高	靶向精确、细胞毒性低、廉价便宜
缺点	脱靶效应风险; 机体免疫反应风险; 基因敲入效率非常低	脱靶效应风险; 机体免疫反应风险; 基因敲入效率低	靶区前如无 PAM 则不能切割; 脱靶效应风险; 基因敲入效率低

四、基因工程动物在生物医学中的应用

(一) 动物模型的高效建立和使用

动物模型作为研究疾病发生机制、制订治疗方案及药物研究的重要载体,可以由其

自身的突变产生,也可以通过人为诱导产生。例如,大鼠的高血压模型,不管是大鼠原发性发生,还是通过高盐饮食诱导产生,还是因为肾动脉结扎引起,都是研究人类高血压很好的动物疾病模型。但是这些构建动物模型途径的局限性在于:①会由于自然突变产生表型本身的低发生率而存在很大被动性;②动物不同个体或不同批次建模时,会由于无法避免的误差而对实验结果的观察造成干扰。而基因工程动物的出现,很好地弥补了这些缺陷。首先,基因工程动物是通过人为地按研究要求对动物基因组进行目的性修饰,化被动为主动,这就使研究的效率大为提高。而由于此种动物模型本身就是由基因组的改变造成的,所以可以从动物整体水平观察基因的生物学功能,也可以更直观地从分子水平对所观察到的外在现象做出分析;并且,对于遗传性的基因工程动物,由于其携带的外源基因能够通过配子进行垂直传递并稳定遗传,所以可以通过大量繁殖得到多个发生同样基因改变的动物个体,其基因改变的情况都是一致的,出现的性状也是一致的,所以对研究结果的分析误差也相对较少,应用也更稳定。

(二) 功能基因组研究

在生命科学中,基因是 DNA 或 RNA 中的一系列核苷酸碱基。这些按一定方式或顺序排列的核苷酸碱基编码合成蛋白质,从而实现生命体控制生物性状和性能的目的。这些基因组成不同的 DNA 序列,称为基因型。基因型及环境和发育因素决定了生命体的表型。不同的生物根据目前已知的数据,其所携带的基因数目有很大区别。比如,RNA 噬菌体 MS2 只有 3 个基因,生殖器支原体大约有 500 个基因,果蝇约有 1 万个基因,而人约有 2.5 万个基因。但是机体大多数生物学特性都受到单基因或多基因及基因-环境相互作用的影响。这些作用有些是直观、可以看到的遗传特征,如白眼和红眼果蝇的眼睛性状连锁交换;而有些作用是无法直接看见的,如皮层浅层神经元在发育过程中由脑室区向皮层浅表的逐渐迁移,锌指蛋白 ZNF804A 单核苷酸位点突变可能增加携带者患精神类疾病的风险,又或者是影响生命个体构成的三羧酸循环等众多基本生化过程。而基因工程动物通过对动物体中的基因进行直接修饰和改造,例如,利用 TALEN 技术,将人 ZNF804A 在小鼠基因组中的同源基因 *ZFP804A* 表达下调后,可以观察到突变小鼠出现工作记忆缺陷,感觉运动门控功能异常及神经突起生长异常等变化。这些观察研究帮助我们更深入地了解 *ZNF804A/ZFP804A* 的在体功能;而通过对模型动物的研究,也能让我们对相关未知基因的找寻更为高效。比如,从 5XFAD 阿尔茨海默病 (AD) 模型小鼠、野生型小鼠及急性神经炎性应激小鼠模型纯化分离得到 CD11b 阳性小胶质细胞,然后通过质谱分析研究这 3 种不同来源的相关基因蛋白水平变化。最后,Cotl1 被鉴定为小胶质细胞特异性新标记物,并且发现其与 AD 神经病理学可能密切相关。

(三) 建立疾病模型以研究相关发病机制及治疗方案

很多人类疾病都与基因有关。因此,利用基因工程建立人类疾病动物模型,研究基因表达调控与疾病发生的关系,可以为人类疾病的发病机制研究提供非常有用的实验材料。例如,自身免疫缺陷如多发性硬化发病后,机体会攻击自身中枢神经系统白质的髓鞘而引起身体残疾。通过对建立的自身免疫性脑脊髓炎(autoimmune encephalomyelitis，EAE)小鼠模型研究发现,当单核细胞趋化蛋白1(MCP-1)被敲除后,这些小鼠在主动免疫后对EAE有明显的抵抗力。这些结果表明MCP-1在免疫应答和自身免疫性疾病诱导中起着重要作用。因此,这不仅增加了我们对免疫遗传学功能的认识,也揭示了自身免疫疾病发展中的一个可能的关键过程。又如,多发于儿童的自闭症,是一种严重危害儿童身心健康的精神疾病。通过基因工程技术建立的*MeCP2*过表达转基因猴,表现出社交障碍、重复性刻板动作等与人类自闭症患者极为相似的症状。这就为研究自闭症的发病过程提供了一个重要的观察介质,并为最终找到自闭症治疗方案提供了一个可供测试的动物模型。

(四) 生物反应器

如果将具有生物医学重要应用价值的生物活性蛋白质基因导入动物,然后从整合有这些基因的转基因动物血液、乳汁等中收获基因产物,可以为人类提供营养物质或相关疾病治疗所需的药物。这些转基因动物也被称为"动物生物反应器"。1997年,制备得到的第一头转基因奶牛的牛乳中富含α-乳清蛋白,这就使此种牛奶比天然牛奶营养更均衡,更适合有特殊营养或消化需求的婴儿和老年人。又如,出血性疾病血友病的主要表现为凝血功能障碍,临床上主要是通过输入凝血因子来帮助缓解症状,而人凝血因子Ⅸ就可以通过在转基因家畜的乳汁中表达生产,相对于通过细胞培养生产的方式更方便,成本也更低;对患者来说,不仅能缓解疾病带来的痛苦,也能极大地降低经济压力。

第二节 实验动物胚胎工程

一、概述

生物技术(biotechnology)是以现代生命科学为基础,利用生物(或生物组织、细胞、细胞内细胞器甚至DNA基因片段)的特性和功能,设计、构建具有预期性的新品系,并与工程原理相结合,为人类生产并提供人类需要的特异性商品或服务的综合性科学技术。胚胎工程是指,在实验室条件下,对实验动物配子或胚胎进行干预、改造和操作,按照人们的意愿产生特定动物的一系列工程技术的总称,主要包括胚胎移植、胚胎分割、胚胎嵌合、胚胎冷冻等技术,在人类医学和生物学基础研究中应用前景广阔。

二、胚胎工程基本内容

(一) 胚胎移植

胚胎移植,也称受精卵移植,其含义是将体内或体外生产的哺乳动物早期胚胎,移植到另外一只生理状态相同的雌性动物生殖道内,使之继续发育成为新个体。提供胚胎的个体称为供体;接收胚胎的个体称为受体。胚胎移植实际上就是产生胚胎的供体和养育胚胎的受体分工合作,共同繁殖后代。

大多数自发排卵的动物,发情后不论是否交配或交配后是否怀孕,生殖器官都会发生一系列变化。例如,卵巢中黄体的形成,黄体酮的分泌及高水平维持,子宫内膜的组织增生和分泌机能的增强等现象。这些变化都是为了给可能存在的胚胎创造适宜的发育条件,为妊娠做准备。这种情况会持续一段时间(一般相当于雌性哺乳动物周期黄体的寿命)才发生变化。如果雌性受精,则生殖系统继续发生进行性变化,以适应胚胎发育的需要。如果雌性未受精,则发生退行性变化,黄体消失,子宫内膜复原等,此后发情周期再次到来,继而生殖器官再一次开始为受精和妊娠做准备,重复出现相同的变化。对于早期胚胎而言,在发育早期的相当一段时间内胚胎都在输卵管和子宫内处于游离状态,和子宫未产生实质性的联系。它的发育基本上靠本身储存的养分。因此,可以脱离子宫而被取出,在短时间内和适当条件下仍能够存活。如放回到与供体相同的环境中可以继续发育。胚胎的遗传学特性由供体决定,受体只影响胚胎的体质发育。受体生殖道对于外来供体的胚胎,一般来说在同一种物种内有耐受性,无明显的排斥现象,所以胚胎由一个个体转移到另一个个体可以存活下来。

胚胎移植的基本原则,概括地讲包括以下 3 点。

1. 胚胎移植前后所处环境的同一性

(1) 供体和受体在分类学上的属性相同,即两者属于同一个物种。

(2) 动物生理学上的一致性,即受体和供体在发情时间上的同期性,一般供体、受体发情同步差要求在 ±24 小时内。

(3) 动物解剖部位的一致性,即胚胎移植后与移植前所处的空间部位要相似。

2. 胚胎发育的期限 胚胎采集和移植的期限不能超过周期黄体的寿命,更不能在胚胎开始着床时进行。

3. 胚胎质量 不是每一枚胚胎都具有生命力,胚胎需要经过严格鉴定,发育正常的才能移植。此外,在全部的操作过程中,要确保无任何不良因素影响其活力。

胚胎移植涉及的主要技术包括供受体选择、供受体同期发情、超数排卵、供体配种、胚胎采集、胚胎鉴定与保存、胚胎移植等。

(二) 胚胎嵌合

胚胎嵌合就是通过显微操作,使得两枚或以上受精卵(胚胎)的全部或一部分胚胎细胞嵌合在一起,以获得嵌合体动物的技术。嵌合体(chimera)一词起源于希腊神话,是指狮头、羊身及龙尾的怪兽。在生物学上,把一个有机体中存在着不同基因型细胞或组织的个体称为嵌合体。在自然界中,人们发现某些哺乳动物妊娠期偶尔会自然发生嵌合体,如异性孪生犊牛为 XX/XY 嵌合体。但是直到 20 世纪初,人们为了探索细胞分化之间的相互作用,才开始了对嵌合现象和嵌合体的研究。到目前为止,嵌合现象及嵌合体已经取得了很多研究进展。由于嵌合体动物在胚胎发育过程中的特殊性,胚胎嵌合可以作为发育生物学、细胞生物学、胚胎学、免疫学和医学研究的一种手段。主要运用于以下几个方面。

1. 胚胎嵌合是发育生物学研究的重要技术

(1) 用于研究胚胎分化:通过将不同时期、不同来源、不同基因型的胚胎细胞嵌合在一起,可以揭示胚胎早期分化的规律;研究各类胚胎细胞核的全能性及其正常分化能力。

（2）研究性别分化机制:利用嵌合体可以研究性别分化,以及参与性别分化的细胞及其规律。还可以进行 X 染色体失活的机制和作用的研究。

（3）基因表达机制研究:将基因型明显不同的卵裂球聚合,以各种卵裂球特异性抗血清或 DNA 克隆探针做标记,研究发育过程中这些细胞的排序和分化关系,可以阐明各细胞间的遗传学信息与发育的关系,以及在分化后的组织器官中的位置。

（4）孤雌发育和挽救单亲纯合致死胚胎的研究。

2. 生理功能的研究

（1）免疫机制研究:通过分析免疫细胞嵌合体的免疫应答,研究正常个体的防御机制。

（2）遗传性疾病研究:人类的疾病,尤其是遗传性疾病,可以建立遗传性疾病动物模型,通过对动物模型进行治疗研究,获得可靠、有效的疾病治疗方法。

3. 在动物生产中的运用

（1）种间嵌合体:利用种间嵌合体挽救濒危动物、野生动物等;对繁殖障碍或种属进化关系进行研究;阐明种间杂交不育的机制等。

（2）毛皮动物嵌合体:通过嵌合体技术,获得常规培育无法得到的毛色和斑纹的毛皮类型,具有极高的商业价值。

（3）生产基因打靶动物:通过将含有目的基因的 ES 细胞注入囊胚腔内,生产含有特定基因的动物。

（4）生产移植器官:通过将胚胎细胞注入囊胚并嵌合,发育成某种特定的器官,有望在将来用于器官移植。

嵌合体胚胎和嵌合体动物的制作,根据胚胎发育阶段主要分为形成胚胎组织或器官的卵裂球聚合法及干细胞注入法。卵裂球聚合法是把早期胚胎细胞团或 8～16 细胞期的卵裂球聚合在一起,形成嵌合体。注射法是通过显微操作,将一定数量的干细胞注入发育胚胎的卵周隙或囊胚腔内,使得注入的细胞并入内细胞团,并参与形成组织或器官,形成嵌合体。

（三）胚胎分割

胚胎分割是哺乳动物胚胎工程重要的组成部分,就是将一枚胚胎用显微手术一分为二,甚至分割为四或八,以获得同卵双生或同卵多生的后代,属于最简单的人工动物克隆方式。大多数哺乳动物(包括人类),早期胚胎在不同程度上具有调节发育的能力,即去掉早期胚胎的一半,剩余部分可以调整发育方向,仍可以发育为一个完整的胚胎。反之,若把两个早期胚胎融合在一起。它们不是发育为两个连在一起的胚胎,而是细胞间重新调整,仍然可以发育为一个胚胎。这种胚胎发育方式为调整型发育。在早期胚胎发育过程中,细胞分化的调整幅度很大,但是随着发育的进行,这种调整能力逐渐减弱,细胞的组织发育方向变得越来越固定,直至调整能力完全丧失。小鼠的胚胎分割实验揭示,在 32 细胞期的胚胎仍具有调整能力,但是到 64 细胞期就逐渐失去这种能力了。到神经轴时期的胚胎,再分割为二,就永远不能发育为正常的胚胎了。但是随着对同卵双生机制的深入研究,人们发现从早期分裂阶段到原肠胚发育期间的胚胎都能够复制,说明在囊胚形成阶段的第一次细胞分化并不限制同卵双生胚胎的发育,但这一阶段后胚胎发育的调整能力也会随着胚胎所达到的发育阶段而改变。胚胎被分割后,分割胚的胚胎细胞只负责构成胚盘,滋养层细胞也应该在分割胚中有所分布,否则不足以引起蜕膜反应而妊娠产子,所以囊胚分割必须准确地一分为二,半胚才能正常发育。

1. 胚胎分割方法　基本有 3 种方式。

(1) 显微玻璃针分割法:即直接用显微玻璃针分割胚胎或者分离卵裂球的方法。在显微操作仪下,用固定针吸住胚胎加以固定,用玻璃针在透明带上作切口,用分离针轻柔吸取胚胎内卵裂球,使细胞之间的联系松散并分离,换一支只允许一个细胞通过的分离管吸取细胞,使得原细胞团的细胞一部分留在原透明带中,一部分放入备用透明带中,移入含有琼脂的血清中培养到合适的时间,移植到中间受体输卵管,等待妊娠产子。

(2) 显微刀片分割法:在显微操作仪下,用显微玻璃吸管固定胚胎,再用显微手术刀在透明带上做一个切口,并在透明带内将胚胎细胞团分为两部分,分割后用内径为 $40\sim$ $50\,\mu m$ 的吸管将一半胚胎完整吸出,放在备用的空透明带中,培养片刻后立刻移植。

(3) 徒手分割法:在立体显微镜下,手持显微刀片或显微玻璃针对胚胎进行徒手分割。因为不需要价格昂贵的显微操作仪,因此该方法具有操作便捷、快速的特点,但是需要有经验者从事才可以得到较高的半胚存活率。

2. 影响胚胎分割的主要因素

(1) 胚胎的发育阶段:实践证明囊胚期胚胎比桑葚期胚胎的存活率高,可能的解释是囊胚的形态使得胚胎内细胞团和极性明显可见,所以更加容易对称分割,细胞间联系紧密,因而更加耐受分割操作。

(2) 胚胎质量:在进行胚胎分割前先对胚胎进行分级,尽量选用优质胚胎,以便获得较好的发育率。

(3) 透明带存在与否:早期桑葚胚在有透明带存在的情况下,存活率较高;而晚期桑葚胚以后的胚胎,透明带存在与否不影响存活率。

(4) 分割胚胎的移植数量:适当增加分割胚胎的移植数量,可以有效地提高妊娠率。这可能与妊娠早期胚胎的滋养层细胞分泌抗黄体溶解蛋白的机制有关,过少的胚胎及滋养层细胞不能诱发这种机制,造成黄体的溶解,移植的分割胚胎自然不能存活。

(5) 供体、受体同期化程度:受体供体发情同步差为 0 或 1 天时较好;±2 天可用,但是时间差±1 天内者,妊娠率趋于提高。

(6) 体外培养时间:分割胚在体外做短暂培养有利于体内存活,但是时间最好控制在 30 分钟~1 小时比较合适。随着体外培养时间的延长,存活率明显下降。

(7) 冻胚分割:冻胚分割将胚胎分割与胚胎冷冻技术相结合,可以充分发挥两者的优势。胚胎经过冷冻解冻后,细胞之间的联系不如鲜胚那么紧密,直接分割时容易遭胚胎细胞的散离。因此,在冷冻前或冷冻后采取一些特殊保护措施可以提高存活率。

(四) 动物克隆

动物克隆,广义上讲就是指动物的无性繁殖,即用无性繁殖的手段由单一个体产生外形、性能和基因完全一致的多个动物。动物克隆一般在早期采取胚胎分割的方法,但是哺乳动物核移植是哺乳动物克隆最为有效的方法,理论上讲,动物克隆的数量不受限制,可以无限延续。核移植技术,就是采用显微操作仪将供体细胞的细胞核导入去核的成熟卵细胞中,重建一个新的胚胎即克隆胚。克隆胚激活后就可以在体外发育,将发育到一定时期的克隆胚移植到受体内,直到妊娠后生产出一个基因型和供体细胞完全相同的克隆个体。根据核移植供体细胞的不同,可以将细胞核移植分为胚胎细胞核移植,胚胎干细胞核移植,胎儿成纤维细胞核移植和成年体细胞核移植。

胚胎细胞核移植,是指将供体胚胎解离成单个卵裂球,然后将其与去核的受体卵母细胞融合,从而获得大量遗传学上同质的克隆胚胎的一种胚胎工程技术。利用发育的核移植克隆胚的卵裂球作为核移植供体细胞再进行核移植,得到的克隆胚胎称为第二代克隆胚,以此类推。这种技术称为胚胎继代克隆,又称胚胎再克隆或者胚胎连续克隆。理论上,利用连续核移植的方法可以从一个 32 细胞胚胎核移植得到同一胚胎来源的 32 个克隆胚胎。若它们都能发育到 32 细胞期胚胎,再用其卵裂球经过核移植可以得到 1 024 枚第二代克隆胚胎。但是有报道认为继代克隆的融合率有下降的趋势。

胚胎干细胞移植,主要在小鼠上获得较大的成功,将 ES 细胞注射到去核的卵母细胞中,重构核移植胚,得到较高的囊胚发育率。也有将 ES 细胞直接注射到受精卵中,得到 ES 克隆小鼠。

胎儿成纤维细胞核移植,是指利用胎儿早期的成纤维细胞进行核移植并得到后代,这个技术比胚胎干细胞核移植技术又前进了一步。它证明了分化细胞具有潜在的发育全能性。

体细胞核移植,即利用已经完全分化的体细胞,将体细胞的细胞核注入去核卵母细胞内构建重构胚,并能正常发育到桑葚胚,进行移植后产生后代的技术。这个技术被称为 20 世纪末生物学研究的一项重大成就,它说明了分化细胞并没有涉及遗传物质的不可逆修饰。体细胞克隆动物技术一旦成熟,马上与转基因技术结合,用于转基因动物的大量生产。但是核移植技术涉及的基本问题,如分化细胞的发育潜能,卵母细胞质对分化细胞的去分化作用机制,核移植胚胎激活与正常胚胎启动的异同,以及供核细胞与受体细胞质、细胞器之间的相互作用等问题需要得到解决。这是提高体细胞克隆效率必不可少的。

在完善核移植技术方面,首先需要考虑的一大因素是去核问题,去核完全与否将影响后续的胚胎发育。目前常用 Hoechst 染色卵母细胞,然后去核,经过荧光显微镜紫外线检测后,剔除未去核完全的卵母细胞,保证 100% 的去核率;其次是卵母细胞来源问题,主要利用 MII 期卵母细胞和由体外成熟/体外受精/体外培养技术得到的 16 细胞期细胞重构核移植胚。去核卵母细胞的卵龄也会影响重构效率。一般幼龄卵母细胞容易去核但不易激活,老龄卵母细胞不易去核,但容易激活;供体细胞与卵母细胞的细胞周期同步化对重构胚的发育影响也很大。有一种思路可以将供核细胞的周期位点控制在 G_1 期和 S 早期,与 MII 期去核卵母细胞建构核移植胚。

总之,动物克隆技术对哺乳动物细胞生物学、遗传学、繁殖生物学、发育生物学等学科具有重要的理论意义,为个体发育中的细胞分化、核质关系及其相互作用机制等理论研究提供了先进的研究手段。在生产实践中,可以加快动物育种和品种改良进度,挽救珍稀动物和濒危动物。在医学上,为人类干细胞生产、器官克隆移植等开辟了一条有意义的途径。

(五) 胚胎性别鉴定

性别控制是指通过人为干预使动物按照人们的意愿繁殖所需的性别后代的技术。哺乳动物的性别控制主要通过两方面进行:受精前的性别鉴定和受精后的胚胎性别鉴定。而后者是通过鉴定胚胎的性别,移植已知性别的胚胎,控制后代出生时的性别比例。胚胎性别鉴定技术需要对胚胎无损伤,简单易行,快速廉价,不需要特别的仪器设备,同时结果要准确可靠。但是到目前为止,没有一种方法可以满足所有这些要求。

1. **性染色质鉴定法**　该方法是世界上第一种鉴定胚胎性别的方法,主要是从胚胎中取出细胞,对性染色质或染色质小体进行分析并判断胚胎性别。此法手续复杂,对胚胎损伤大,成功率低。但是对某些染色质明显可以辨认的胚胎细胞而言,准确率很高。

2. **染色体组型鉴定法**　是经典的胚胎性别鉴定法。根据哺乳动物早期雌性胚胎的一条 X 染色体处于暂时失活状态,从胚胎中取出小部分细胞进行染色体分析即可知道胚胎性别。但是此法有至少 3 个缺点:需要从胚胎中取出细胞,对胚胎有损伤;难以获得高质量的分裂中期染色体,会影响准确率;获得结果需要的时间较长。因此,该方法主要用于验证其他性别鉴定方法的准确性。

3. **雄性特异抗原鉴定法**　哺乳动物 Y 染色体上有一段基因表达一种特异性的 H - Y 抗原。这种细胞表面抗原在 XX 基因型胚胎的 8 细胞期到早期囊胚期胚胎中是不存在的。因此,可以通过免疫学方法来鉴别胚胎的性别。首先,制备雄性特异因子抗体,筛选抗血清,将胚胎与适当的雄性特异因子抗血清共同培养,并用异硫氰酸荧光素(FITC)标记的第二抗体处理,在荧光显微镜下观察,有特异性荧光的即为雄性胚胎。此法的优点是鉴定快速,而且对胚胎的损伤不大,缺点是假阳性和假阴性较多,影响准确性。

4. **分子生物学方法**

(1) 雄性特异性 DNA 探针法:将 Y 染色体的雄性特异性片段做探针,利用放射性同位素标记,与被检测胚胎进行 Southern 或斑点杂交,阳性者即为雄性。但是该方法需要 15 个或以上的细胞,对胚胎损伤较大,在广泛应用上受到一定限制。

(2) PCR 检测法:根据 Y 染色体上的特异基因片段设计并合成引物,将引物与少量胚胎细胞进行 PCR 扩增,扩增产物进行电泳,有特异性条带的为雄性胚胎。自哺乳动物的性别决定基因 SRY 发现后,应用 SRY - PCR 技术鉴定胚胎性别快速且准确,局限在于需要从胚胎中分离出几个至十几个细胞供检测用,显微胚胎取样技术比较费时费事,且会损伤胚胎。另外由于 PCR 反应的灵敏性,需要特别注意样品的污染问题。

(3) LAMP 法:分别使用不同的引物,对胚胎中的雄性特异性核酸序列和雌雄共有的核酸序列进行扩增反应,通过检测有无扩增反应(即反应过程中的副产品焦磷酸镁形成的白色沉淀物)来判断性别。与 PCR 反应相比,LAMP 法不需要专门的 PCR 仪器,特异性高,时间短,30 分钟内就能完成扩增反应,鉴定结果简便,只需要直接观察焦磷酸镁形成的白色沉淀物即可判定胚胎的性别。但是 LAMP 试剂盒对 DNA 污染反应极其灵敏,只要有极少量的外源性 DNA 就会出现假阳性结果,因此对操作人员的要求比较高。

三、试管动物的培育方法

将精子和卵子分别从雌雄动物体内取出,经过一系列处理使得精卵在体外条件下结合的过程,称为体外受精(*in vitro* fertilization,IVF)。卵子和精子的受精过程是在实验室中完成的,因此,通过这一技术产生的动物又称为"试管动物"。体外受精技术与胚胎移植技术(embryo transplantation,ET)密切相连,又称为 IVF‑ET。体外受精技术可以短时间内提供大量的胚胎,对于充分利用品种资源,缩短繁殖周期,加快品种培育有重要价值。将胚胎体外生产技术和性别控制技术结合,可以生产特定性别的体外胚胎,具有广泛的开发应用前景。同时,该技术与细胞核移植、转基因及干细胞等技术密切相关,可以为后者提供充足的实验材料和技术支持。从胚胎移植的角度看,无论胚胎来源于体外受精还是细胞核移植,或转基因,或超排后体内冲胚,都可以获得正常分娩、正常发育的后代。体外受精技术的成功,为精卵结合过程、原核形成、细胞分化等研究向更高层次发展提供了便利条件,丰富了生殖生物学、发育生物学、胚胎学和分子生物学的内容,为科研和生产提供特定品种的胚胎,提高了效率。

体外受精技术的基本操作包括卵母细胞的体外成熟、卵子与精子的体外受精和早期胚胎的体外培养等环节,现分别简介如下。

(一) 卵母细胞体外成熟

1. 卵母细胞采集　卵母细胞的采集方法可以分为离体采集和活体采集两种。离体采集主要是从屠宰场获取卵巢,立刻经过处理后回到实验室,采用机械分离法采集卵巢表面的卵母细胞。而活体采集法主要是动物经过超排后,在排卵期前通过破腹术、腹腔镜技术或者 B 超术,利用空气泵所产生的负压抽取获得卵泡卵母细胞。活体采集法可以反复多次进行采卵,对遗传品质优秀的母畜,可以反复多次利用。

2. 卵母细胞体外成熟　从卵巢上采集的卵母细胞,通常处于生发泡阶段,需要进一步培养后,才能成熟到和精子受精的阶段。体外培养体系的好坏是关系卵母细胞成熟的关键,体外培养体系主要涉及培养液、培养温度、相对湿度和气相、培养时间、培养方法等影响因素。

3. 卵母细胞体外成熟的判定　卵母细胞体外成熟是涉及核、质、膜、卵丘细胞和透明带成熟的一个复杂的生物学过程。在形态上表现为纺锤体形成,核仁致密化,染色质高度浓缩形成染色体,第一极体释放,细胞核重组,卵丘颗粒细胞扩展和透明带软化等。卵母细胞‑卵丘细胞复合体经过培养后成熟,可见卵丘细胞扩散,第一极体释放,用 DNA 特异性染料染色后,可见卵母细胞处于 MⅡ期。

(二) 体外受精

体外受精是将获能精子和成熟卵子共同培养,完成受精的过程。

1. 精子的制备　用于体外受精的精液可以是新鲜精液或冷冻精液。用悬浮法、

Percoll 密度梯度离心法或直接离心法去除精液中的精清,或者是冷冻精液中的防冻剂、卵黄等成分,筛选出活力强的精子。

2. 精子的获能处理　精子获能的实质是使精子表面的去能因子脱落或失活。获能因子能够中和精子表面的去能因子,促使精子质膜的胆固醇外流,导致膜的通透性增加,Ca^{2+} 进入精子内部,激活腺苷酸环化酶,抑制磷酸二酯酶,诱发 cAMP 的浓度升高,导致膜蛋白重新分布,膜稳定性下降,精子完成获能。可以通过肝素处理法、钙离子载体法和高渗溶液处理法,其中肝素处理法是最广泛运用的精子获能处理方法。

3. 体外受精　目前,用于体外受精培养体系的主要是微滴法。

(三) 早期胚胎的体外培养

精卵受精后必须在培养液中继续培养,直到用于移植或者冷冻。体外培养所用的溶液可以用成分明确的合成液培养体系,如 M2,M16,KSOM,HTF 等;也可以用共培养体系,文献记载常用的培养液 TCM199(含 5%～10% 血清),加上某些体细胞,如卵丘颗粒细胞,成纤维细胞,子宫内膜细胞等。这些细胞均需要消化成单个细胞,在培养皿中形成体细胞单层,作为胚胎生长的滋养层细胞,这样可以获得质量好、发育率高的胚胎,但是操作繁琐、易污染,培养液成分不明确。

培养方法一般用微滴培养法,注意培养的温度一般为 37℃,CO_2 浓度一般为 5%,推荐用高纯度的 CO_2,这是培养基缓冲体系维持 pH 7.4 所必需的。

(四) 胚胎的回收和质量评定

体外受精获得的胚胎必须经过一定的评定,选择质量较好的胚胎进行移植或冷冻。

(五) 体外受精技术存在的问题及研究的方向

1. 存在的问题　体外生产的胚胎质量较差,不仅表现在形态、卵裂率、囊胚发育率低于体内胚胎,冷冻保存时的抗冻能力也不如体内胚胎;移植后妊娠率较低、后代发育能力低于体内胚胎;胎儿初生较大,导致难产率较高;某些体外受精胚胎在染色体形态、基因表达、代谢和凋亡等方面,与体内正常胚胎相比也有诸多异常。

2. 研究方向　胚胎体外生产效率低的原因,一是源于胚胎的发育机制尚未完全阐明;二是胚胎体外生产条件与体内生产条件差异较大,不能完全满足卵母细胞和早期胚胎发育的需要。因此,为进一步提高胚胎体外生产效率,未来需要在以下两个方面深入研究。

(1) 研究胚胎发育的机制,进一步优化卵母细胞和早期胚胎体外培养系统,提高胚胎体外生产的效率和移植妊娠率。

(2) 加强体外受精与其他生物技术的结合,如性别控制技术、体细胞核移植技术、转基因技术及干细胞技术等多种技术的综合发展。

(六) 辅助体外受精技术

随着显微操作技术和设备的完善,一种新的体外受精技术发展起来,通过人为方法帮助精子克服不能穿过卵子透明带和卵质膜的缺陷,使之与卵子完成受精过程,被称为辅助体外受精技术,主要有以下 3 种。

1. 透明带打孔法　运用物理或化学的方法在卵母细胞的透明带上打孔,称为透明带打孔法,包括显微操作法、酸性溶剂溶解法和激光打孔法等。打孔后,让卵子与一定浓度的精子共培养完成受精过程。此法的优点是对卵子的损伤小,但容易产生多精受精,影响胚胎发育。

2. 透明带下注射法　借助显微操作仪将一个或多个精子直接注入卵周隙内完成受精的方法。此法的成败关键在于精子的顶体反应发生与否,如果精子已经发生顶体反应,则只能注入一个精子;若精子没有发生顶体反应,则可以注入多个精子。

3. 卵母细胞质内精子注射　借助显微操作仪将精子注入卵母细胞质内,从而实现受精。基本操作包括收集卵母细胞;卵母细胞体外成熟;精子获能处理;单个精子直接注入卵子的细胞质内;激活卵母细胞。该技术的优点是可以排除透明带和卵质膜对精子进入卵子的阻碍作用,对精子的活力和完整性没有严格要求,受精率和移植妊娠率比较高。

四、实验动物冷冻胚胎库的建立方法

胚胎冷冻保存就是通过采用冷冻保护剂和降温措施对动物的早期胚胎进行冷冻,使其能够在超低温条件下长期保存。胚胎冷冻保存有利于胚胎移植的产业化,其优点在于:①冷冻胚胎可以随时随地解冻移植,不受供体受体同步发情的限制;②冷冻胚胎可以代替活体动物引进,降低引种费用;③冷冻胚胎可以减少细菌及病毒的污染,减轻疫情传播的风险;④建立胚胎冷冻库可以有效保持品种品系资源,减少品系保存所需动物活体数量;⑤胚胎冷冻库的建立,可以节约饲养空间,减少饲养品系数量,大大减少饲养成本;⑥胚胎冷冻库的建立,对于数量日渐庞大的转基因动物是一大福音,可以有效保存转基因动物,防止因基因漂变、饲育不善、疾病、基因污染或其他不可控灾难造成的品系丢失。

(一) 冷冻原理

哺乳动物的胚胎细胞内,水分含量占 80% 以上,当细胞在等渗溶液中冷却时,细胞外的水分先形成大的冰晶,使得细胞内水分渗出,以维持细胞膜内外的渗透压平衡。温度继续下降至冰点以下时,细胞内水分也会逐步形成冰晶,最终达到内外平衡的状态。在这一过程中,如果温度下降过快,细胞内水分不易渗出,细胞内就会形成大冰晶,导致细胞死亡;如果温度下降过慢,细胞内水分过度渗出,导致细胞缺水皱缩死亡。因此,需要采用合理的冷冻方法及合理的冷冻保护剂,使得细胞内冰晶维持在微晶状态,避免或减少冷冻伤害,使其处在超低温(一般为 $-196\,℃$)下,代谢几乎完全停止,而在升温后细胞又能恢复活性,从而达到长期保存的目的。冷冻损伤的大小还取决于以下因素:细胞的大小和形状,细胞膜的通透性,胚胎的质量及其敏感性等。

(二) 冷冻方法

1. 慢速冷冻

(1) 原理:在有可能造成冷冻伤害的各种因素之间找到一个最佳平衡点,这些因素包括冰晶形成、渗透压损伤、冷冻保护剂的毒性作用、细胞内浓缩的细胞液对各种细胞器的伤害、细胞骨架的变化等。通过对冷冻速率的控制,使得细胞内外的液体自由交换而不会造成严重的渗透压损伤及细胞形态变化。在冷冻的最后阶段,细胞内的冷冻保护剂浓度较高,但是其有害性却很小,当形成固态时细胞内的冰晶将会微晶化,甚至没有冰晶形成,而使得细胞内的固态水处于玻璃化状态。

在慢速冷冻过程中,有一个非常重要的步骤为植冰,即在稍低于溶液冰点时强行冷却,促使溶液结冰,防止过冷现象出现。一般采用的诱发结冰温度在$-7\sim-3℃$之间。当溶液被植冰后,水分子活动相当活跃,来不及生成排列整齐的大冰晶,只会形成杂乱无章的小冰晶或微晶,对细胞的影响不大,从而有效保护细胞。

（2）方法。

1）保存液的配制:在室温下用等渗 PBS 溶液作为基础溶液,加入甘油、乙二醇等冷冻保护剂配成 $1\sim2\,mol/L$ 的溶液。

2）平衡:胚胎在冷冻保护剂中放置 10 分钟进行平衡。由于细胞外液的渗透压较高,细胞内水分向外渗出,细胞开始皱缩;随后冷冻保护剂渗入细胞,细胞体积慢慢恢复;

3）冷冻:将胚胎装入 0.25 mL 的塑料吸管中,置于程序降温仪中,以 $1℃/min$ 的速率从室温下降至 $-7\sim-4℃$;开始人工植冰,用浸入液氮冷却的金属镊子夹住细管含有冷冻保护剂的部分,使得抗冻液瞬间产生冰晶;然后以 $0.3℃/min$ 的速率降温到 $-35\sim-30℃$;在液氮上方蒸气中熏蒸数分钟后,直接投入液氮中。

4）解冻:从液氮中取出冷冻细管,立即投入 37℃温水中,快速晃动,至冷冻保护剂完全溶解。

5）去除保护剂:将冷冻细管中的内容物移入含有 0.5 mol/L 的蔗糖—PBS 溶液中,平衡 5 分钟后,将胚胎转移到胚胎培养液中培养,等待移植。

2. 玻璃化冷冻

（1）原理:通过使用高浓度的冷冻保护剂和超高速的冷冻速率来阻止细胞内致死冰晶的形成。需注意的是,高浓度冷冻保护剂会因为渗透压和冷冻保护剂的毒性而对细胞造成另外一种化学性损伤。玻璃化冷冻具有的一个重要特性是,提高冷冻速率可以降低冷冻保护剂的浓度,从而降低高浓度冷冻保护剂造成的伤害;反之亦然。玻璃化冷冻保护剂主要是通过高浓度的保护剂来尽量避免冰晶的形成。在实际应用中,通常是多种冷冻保护剂配合使用,其中必须有一种冷冻保护剂为渗透性保护剂;冷冻步骤上,多采用梯度添加法,或者采用多步骤预冷法。

（2）方法。

1）一步法冷冻:以乙二醇为主要冷冻保护剂,添加聚蔗糖和蔗糖配制成高浓度的玻璃化冷冻保护剂。在 20℃下将胚胎直接装在含有冷冻保护剂的塑料细管中,平衡 2 分钟后投入液氮中保存。此法适合冷冻 8 细胞期胚胎至早期囊胚期胚胎,可以获得较高的存活率。

2）两步法冷冻:在室温下,将胚胎放入低浓度乙二醇溶液中预处理 5 分钟,然后再移入一步法中的冷冻保护剂中,平衡 2 分钟后投入液氮中冷冻保存。此法适合保存有较大囊胚腔的胚胎,可以提高胚胎存活率。

3) 开放式细管法:此法是在前面方法的基础上加以改良。将装胚胎的毛细管加热后,拉成直径为 0.8~1.0 mm 的毛细管。在室温下将胚胎放入 10%乙二醇、10% DMSO 和 80%PBS 溶液中平衡 5 分钟后,将上述细管开放的一段放入保护剂中,利用虹吸作用将胚胎和少量冷冻保护剂吸入细管中,投入液氮中保存。解冻时,将细管直接放入 37℃解冻液中,在 1~2 秒内冷冻液即可融化。这种方法提高了冷冻速率,减少了冷冻保护剂的体积,因此取得了巨大成功。

4) 冷冻环法:此法由莱恩(M. Lane)首创,用到一个尼龙环和一个带盖子的冷冻管,尼龙环可以装进冷冻管内,并通过尼龙环上的柄与盖子相连。冷冻时,应用二步法:室温下胚胎在第一步玻璃化冷冻液中平衡后,将尼龙环在第二步的玻璃化冷冻液中蘸一下,使尼龙环上形成一层液体薄膜,将平衡好的胚胎放在薄膜上,依靠薄膜的表面张力使其悬挂在膜中央,然后直接浸入液氮中。1 分钟后,将冷冻环转移到已经预冷的冷冻管中,拧紧盖子。复苏时,需小心将尼龙环从冷冻管中取出,放入预热 37℃的解冻液中,使胚胎从薄膜中移入解冻液中。此方法冷冻复苏效率很高,但需要在体视显微镜下操作,步骤略繁琐,而且经验不足者容易丢失胚胎。

有鉴于此,正成桑山(Masashige Kuwayama)和加藤秋(Osamu Kato)改进了该方法,用一个薄胶片作为载体,将胚胎在体视显微镜下转移到薄胶片上,薄胶片连着一个塑料手柄,可将此装备一体装入带盖的冷冻管中。此方法提高了效率,可以成功进行卵母细胞冷冻及卵巢组织薄片的冷冻。

(三) 冷冻影响因素

哺乳动物的胚胎在冷冻、复苏、移植过程中,会受到多种因素的影响,主要有以下几方面。

1. 不同发育阶段的胚胎对低温的耐受性不同　一般而言,早期胚胎对降温较为敏感,容易受到低温损伤。通常选择桑葚胚到早期囊胚期的胚胎,复苏成功率较高。猪的胚胎比较特殊,早期胚胎中含有较多脂肪,仅仅冷却到 10℃左右就会有损伤,一般冷冻扩张囊胚期胚胎。

2. 细胞内和细胞外冰晶　细胞内和细胞外冰晶的形成,尤其是细胞内致死性冰晶的形成,是冷冻、复苏过程中胚胎死亡的主要原因。因此,必须联合使用渗透性冷冻保护剂和非渗透性冷冻保护剂。渗透性冷冻保护剂如甘油、乙二醇及 DMSO 等,可以渗入细胞内,提升细胞内溶液中的盐浓度,减小浓缩的盐类对细胞的毒性损伤,降低细胞内外压差,减缓细胞脱水及由此引起的皱缩;解冻时,减轻渗透性膨胀引起的损伤。非渗透性冷冻保护剂包括蔗糖、海藻糖及棉籽糖等,主要起防止细胞缩水,维持体外较高的渗透压,避免细胞复苏时膨胀死亡的作用。

3. 冷冻保护剂的毒性　冷冻保护剂都有一定的毒性,浓度越大毒性越大,温度越高毒性越大。因此,在冷冻、复苏过程中,室温下的处理时间要短,冷冻保护剂选择毒性低的,并添加高分子物质和大分子糖类,尽量稀释渗透性冷冻保护剂的毒性。

4. 胚胎的膨胀性损伤　冷冻胚胎复苏时,其细胞内的冷冻保护剂必须消除,但是如果细胞直接放入低渗溶液中,极易发生膨胀而死亡。这是因为细胞放入低渗解冻液时,细胞膜对水的渗透能力远高于冷冻保护剂的渗透能力,造成细胞外水分进入细胞的速度远快于细胞内冷冻保护剂渗出的速度,从而使得细胞发生膨胀。因此,复苏时,应尽量选择分子量较小的渗透性冷冻保护剂,并采用逐步复苏法。

(四) 冷冻保存存在的问题和研究前景

胚胎冷冻不仅在实验动物资源保存中起重要作用,而且在畜牧业中,尤其是牛、羊中已经产业化。但是胚胎冷冻目前仍然存在诸多问题,如对冷冻保存的机制研究较少,在冷冻过程中对细胞内超微结构,如膜结构,细胞骨架等造成损伤的机制尚不十分清楚;对于冷冻保存效果的判定,主要还是以复苏后体外培养的发育率和移植后体内的妊娠产子率为准,没有简洁明了的定性和定量分析。目前,运用的冷冻保护剂均有化学毒性,胚胎冷冻、复苏、移植后的结果稳定性差等。因此,未来将着重在上述方面加强研究,进一步简化操作步骤、遴选优质冷冻保护剂,加强直观指标的研究,使得冷冻保护方法得到更广泛的应用。

(黄 缨 刘丽均)

第十四章 实验动物福利

第一节 实验动物福利的起源与发展

一、中国动物保护历史溯源

(一) 中国古代有关动物保护的思想

关于动物保护行为及其与伦理的关系在中国古已有之。从中国传统伦理思想关于人与动物关系的不断审视中就可见其源远流长，可以说中国传统文化和哲学思想中蕴含着大量有关动物保护理念的内容。

我国传统文化崇尚"仁义礼智信"，其中"仁"排在第一位，讲究"仁者爱人、仁者爱物"。是以《逸周书》中记载，"山林非时不升斤斧，以成草木之长；川泽非时不升网罟，以成鱼鳖之长……是以鱼鳖归其渊，鸟兽归其林，孤寡辛苦，咸赖其生。"《论语》中也有"钓而不纲，弋不射宿"的说法，意思是用鱼竿钓鱼而不用渔网捕鱼，用弋射的方式获取猎物，但是从来不射取休息的鸟兽。这些论述充分说明了圣人"仁人爱物"之心，推而广之就是人类与自然相处，对自然的索取和利用应该取之有道并且要适可而止。荀子曰："万物各得其和以生，各得其养以成"，曾子曰："树木以时伐焉，禽兽以时杀焉"，是关于要以适宜动植物生长的方法和态度来对待自然万物的观点。人类必须尊重万物生息的自然规律，进而尊重万物，爱护生命，使得自然中的万物生灵各按其规律休养生息。西汉末年佛教传入中国，更是将佛教中"缘起""业报""众生平等""护生""戒杀"思想推而广之，所谓"扫地不伤蝼蚁命，爱惜飞蛾纱罩灯"的戒杀与护生的生命伦理精神，促进了主观及客观上尊重生命、敬畏生命及珍惜生命的理念发展。

(二) 世界上最早的有关动物保护的法令

根据《逸周书》记载，公元前21世纪，禹发布禁令："夏三月，川泽不入网，以成鱼鳖之长"。这应该是人类历史上最早的保护动物的法令，也是现代意义上的"禁渔期"最早的文字记载。公元前11世纪，西周颁布了《伐崇令》，该法令保护的动物种类更加宽泛，规定"勿坏屋，勿填井，勿伐树木，勿动六畜，有不如令者，死无赦。"《伐崇令》可能是人类历史上对保护野生动物处罚最严厉的法令。秦代规定：牛的死亡率不得超过33%,违反者,官吏要受到相应的处罚。每年二月至六月,不准上山砍林伐木,不准堵塞水道,不到夏季不得烧草积肥,不准采取发芽植物、捉取幼兽等。后世的汉、唐、元、明、清均有不少保护动物的规定,其中元朝对动物的保护规定尤为具体可行。

(三) 中国动物保护现状

1. 野生动物保护 在野生动物资源背后巨大的经济利益的驱使下,人们大肆捕猎野生动物,使得野生动物数量急剧下降。我国目前通过采取各种措施,尽可能保护自然,保护野生动物,实现人与动物、人与自然的和谐相处。截至2021年,全国建立各级各类自然保护区近万处,总面积占全国国土面积的18%。建立了250处野生动物救护繁育基地,60多种珍稀濒危野生动物人工繁殖成功。

2. 家养/农场动物保护 "畜禽福利"一度无人理睬。法律缺失导致动物饲养、运输、屠宰中的动物福利几乎完全处于失控状态,以至四川省屠宰大队曾经向国家商业部提交"对动物实施人道主义饲养和屠宰"的提案,认为"肉源动物(农场动物)的悲惨状态已经到了不容忽视的地步",必须通过立法来保障肉源动物的基本尊严和无痛死亡的权利。2007年12月16日,"中国人道屠宰计划启动仪式"在河南举行;2008年,全国范围内开始人道屠宰培训;中国的人道屠宰草案已经起草完毕,家养、农场动物的保护状况有所改善。

3. 伴侣动物保护 目前,随意抛弃宠物,大量宠物流浪街头,温饱无保障,生命受威胁的状况时有发生。所幸的是随着生活水平的提高,越来越多的人关心、爱护动物,不少地方出现了自发形成的、保护救助动物的民间团体,亦有人大代表提出制定动物福利保护法律法规的议案。

4. 实验动物保护 实验动物为了人类的科学研究和医学研究做出了巨大的贡献,其牺牲程度甚至超越了农场动物。但在实验过程中,戏弄、伤害、不必要的故意致残等现象时有发生。人类控制的各项环境参数、统一的各项实验条件,都是为了保证实验结果的准确性,但是也压制了天性活泼好动的动物。20世纪90年代以来,在科技部和各级政府部门的共同努力下,实验动物相关从业人员经过相应培训,执行相应法律法规,"3R"原则已经深入人心,各单位大多成立了实验动物管理委员会,以及实验动物伦理及福利委员会,实验动物的福利和保护状况得到了明显改善。

二、西方早期的动物保护运动

1824年,英国成立了防止虐待动物协会(Society for the Prevention of Cruelty to Animal,SPCA)。协会编印宣传材料,呼吁社会大众关心动物福利、宣传如何照顾动物。1840年改为英国皇家反虐待动物协会(Royal Society for the Prevention for Cruelty to Animal,RSPCA)。1911年,英国制定了动物保护法。

1866年,美国防止虐待动物协会(American Society for the Prevention of Cruelty to Animals,ASPCA)成立,这是美国第一个动物保护组织。随后,其他相关动物保护组织相继成立,到目前为止,美国的动物保护组织已有几千个。

1822 年,人道主义者马丁(Martin)提出的《禁止虐待动物法令》在英国国会顺利通过。这部"马丁法令"在早期适用范围十分有限,仅限于大家畜。在 1835、1849 和 1854 年,英国又相继出台了三项增补方案,将保护动物的范围延伸至"所有人类饲养的哺乳动物和部分圈养的野生动物"。

"马丁法令"后,法国在 1850 年通过了反虐待动物的法案。1866 年,美国也通过了反虐待动物法案。随后,德国、奥地利、比利时、荷兰等国也相继出版了反虐待动物法案。1876 年,世界上第一部规范科学研究中活动物使用和处理的法案得以立法,即英国的《防止虐待动物法案》。

三、动物保护主义和极端动物保护主义

动物保护主义也称动物权利运动,是以动物福利为核心内容的动物保护思潮,其思想主要起源于 20 世纪七八十年代的两位思想家辛格(P. Singer)和里甘(T. Regan)。其中,Singer 写了赫赫有名的《动物解放》(*Animal Liberation*),第一次提出了动物解放的概念。而 Regan 在《动物权利论争》(*The Animal Rights Debate*)一书中提出了动物权的概念,主张动物有基本的生存权利并赋予动物崇高的道德地位。动物保护有两层含义,第一层含义是为了挽救濒临灭绝的物种,人类采取多种保护措施,使动物能够正常地生活和繁衍,从而保存物种的生物多样性;第二层含义为动物的保健与福利,也就是动物的康乐,包括使动物免受或减轻痛苦、折磨、损伤等,人道地利用动物,保证动物应该享有的基本权利。

早在 19 世纪实验医学萌芽时,就有了反对动物实验研究的声音。随着实验动物使用数量的增加,动物权利运动迅速发展。刚开始,这些组织提出的要求颇为合理,如给予动物良好的环境、良好的营养、良好的空间,在实验时给予镇痛及麻醉药品等。后来,某些组织的活动日渐偏激并趋向暴力,进而发展成所谓的"激进动物保护组织"。他们反对一切利用动物进行实验的科研行为,多次企图迫使政府立法来禁止在科研和教学中使用动物。他们经常成群结队地任意闯进医学院校实验室捣毁设备,烧毁记录,放生所有正在被实验的动物,威胁恐吓从事动物实验的科学家。为缓和与激进动物保护组织的冲突和矛盾,各国政府积极通过立法来善待动物。人们也从中汲取合理成分,积极发展动物福利学。

四、现代实验动物福利学说的提出

最初的"动物福利"是在畜牧业中,按照动物生理学的需要和人类对它们的要求而有意识地改善饲养管理条件,目的是让它们更好地为人类服务。到了 19 世纪末,随着生物医学及现代医学的发展,动物越来越多地被用于医学研究实验中,实验动物的福利成了人们关注的焦点。动物福利实施对象扩展到包括实验动物在内的其他动物种类。有人

提出,实验动物与人类同为世间的生灵,实验动物却成为人类疾病痛苦的替难者,亲历各种病痛和危险,为人类的健康做出了巨大牺牲,我们有必要重视实验动物福利。实验动物的福利就是在以科学研究为目的的实验动物生产和使用中,最大限度地保证动物健康、安乐及舒适,从而获得客观、科学、准确的科研数据。斯伯丁(C. Spedoling)在《动物福利》(*Animal Welfare*)一书中提出的"实验动物的五大自由"已被作为动物福利的五大基本要素,包括以下 5 点。

(1) 免受饥渴的自由(生理福利):为动物提供适当的清洁饮用水和保持健康及精力所需要的食物,使动物不受饥渴之苦。

(2) 生活舒适的自由(环境福利):为动物提供适当的房舍或栖息的场所,能够舒适地休息和睡眠,使动物不受困顿不适之苦。

(3) 表达天性的自由(行为福利):为动物提供足够的空间、适当的设施,以及与同伴在一起,使动物能够自由表达正常的习性。

(4) 不受痛苦伤害、疾病的自由(卫生福利):为动物做好防疫,预防疾病,动物患病时要采取积极有效的治疗手段,尽量缓解疾病带来的痛苦。

(5) 无恐惧、悲伤的自由(心理福利):保证动物拥有良好的条件和生活环境,使动物不受恐惧和精神上的痛苦。

提倡实验动物福利是人类文明的进步。动物实验中提倡实验动物福利体现了动物对于人类的精神价值。爱护实验动物、关心实验动物就是关心和爱护人类自己。人道主义不应该只局限于人类本身,应该将其延续到人类以外的生命。

提倡实验动物福利有利于科学实验价值的体现。实验动物福利从环境、营养、管理等方面影响着动物的心理和生理健康,对实验结果的准确性和科学性产生重大影响。而好的福利使实验动物"身心健康",从而使科学研究结果准确、可靠、客观、真实及重复性好。

第二节 | 实验动物福利的内涵与原理

一、实验动物福利的内涵

1. 从伦理学角度看　人必须善待动物,尊重、珍惜生命,避免给动物带来伤害和痛苦,在可能的条件下为动物提供更多的福利。

2. 从社会学角度看　实验动物福利是人类文明的标志,是社会文明建设的需要。国民对待动物的态度如何,是衡量一个社会文明程度的重要标志之一。

3. 从环境学角度看　善待动物就是善待人类自身。经过无数次的实践和教训,人类已经认识到,人类是和动物、植物及微生物等生命有机体共享地球这个星球的。在生物圈中,任何一方遭到破坏,都有可能对人类造成难以弥补的损失。

4. 从哲学角度看　动物福利和动物利用是对立统一的两个方面,提倡动物福利不等于人类不能利用动物,不能做任何动物实验,而是应该合理、人道地利用实验动物,保证那些为人类做出贡献和牺牲的实验动物享有基本权利,避免不必要的伤害。

5. 从实验动物学角度看　实验动物福利是影响动物实验结果科学性、准确性的重要因素。实验动物视为以科学研究为目的而在符合一定要求环境下饲养的动物,其整个生命过程完全受人类控制,并在人为控制条件下承受实验处理。因此,保证实验动物福利是保证动物自身需要和动物实验结果的双重需要。

6. 从动物保护角度看　实验动物福利与极端动物保护、极端动物解放有本质区别。后两者强烈反对动物实验,认为所有的动物实验都是非人道的,主张取消一切与动物有关的实验内容。但是目前的生命科学研究尤其是医学研究,离开实验动物和动物实验无异于"空中楼阁"。

二、实验动物福利的原理

动物的福利状况取决于应激反应所导致的生物学功能的最终改变。应激是指动物受到各种因子的强烈刺激或长期作用而处于紧张状态时,所出现的全身性、非特异性的适应反应,又称为应激反应,引起应激的刺激因素则称为应激原。应激作为生命体重要的生存手段,与实验动物福利的实现有着紧密联系。

应激的本质是动物体内平衡受到威胁时所发生的生物学反应。动物对其生命过程中短期应激原有较好适应能力。因此,当应激反应作用时间较短,机体有足够的生物储备满足应激生物学代价的需求。此时的应激对动物不构成威胁。当长时间应激或强烈应激时,应激生物学代价增大,体内储备将无满足其需求,机体必须调用本该用于其他生物学功能的生物储备来应对应激。大量的生理损耗导致被调用资源的生物学功能受损,动物进入亚病理状态甚至有可能发生病理学变化。此时的应激即为恶性应激。例如,本应用于生长繁殖的能量被用于对付应激,则动物将生长受阻,繁殖力降低,直接影响动物福利。应激时引发的生物学功能改变常被称作"应激的生物学代价",其决定着对动物福利影响的大小。因此,应激所造成的危害是导致动物福利恶化的原因。

对实验动物的应激进行评价和管理,是实验动物福利的基本原理。多数情况下,当人类尽可能降低实验活动对动物的应激作用时,动物便能够获得较好的福利状况。所以,建立在动物应激生物学基础之上,对实验动物应激水平进行评价并探索控制适当应激水平的技术措施,是实验动物福利得以实现的主要途径。

除了日常生活中的各种应激事件,实验动物的应激原大部分来自动物实验研究。实验过程往往给动物带来疼痛、伤害、饥渴、不适等生理应激,以及不安、恐惧、厌烦、无聊等心理应激。这些都有损于动物的五大基本自由或福利,但许多时候对于科学研究却又是不可避免的。了解实验动物应激原种类及其福利损害效应,针对"不可避免"的应激探索减轻应激强度的优化措施,对于实验动物福利的实现具有重要意义。

第三节 | 动物福利的实现

实验动物福利是通过根据福利评估结果采取适当的福利干预措施实现的,而这些措施是建立在福利优化技术基础之上的。福利优化技术的实施必须平衡科学研究和动物福利两方面需要。因此,对新的福利优化技术需要进行有效性和安全性的检验和评价,确认其能够改善动物福利同时又不会干扰研究活动或研究结果。

一、标准化

包括对遗传学背景、微生物背景、寄生虫学背景及对动物所处环境的标准化。这些都是确保实验动物健康并呈现均一反应性的重要手段。通过培育近交系、封闭群、突变系及 F1 代等遗传上各具特点的动物,可满足不同的研究需求,获得高质量的实验结果,并减少动物用量;通过实施维持这些动物种群的技术规范,如繁育规范和遗传监测等,可以获得稳定遗传的动物,避免基因突变、漂变及遗传污染等对动物和实验带来的危害;通过对实验动物的净化程度分级,以及饲养于相应的人工环境中,可以有效地控制环境因子的变化和卫生条件,避免许多病原微生物或条件致病微生物对动物的危害;对环境参数的标准化确保了动物能够获得合适的居住条件及基本生存要素,如温度、相对湿度、空气、光照和活动空间等;对营养素和饲料的标准化保障了动物获得充足的营养和能量,并避免摄入污染物质及有毒有害物质;规范化的日常饲养管理确保了动物随时得到适当照料。

二、健康管理

除模型动物外的实验动物都应该是健康的,其健康水平应符合相应净化等级的要求。模型动物除表现模型所特有的临床症状外,其他方面则应无异常。对不同动物需采取不同的健康管理。不同品种动物分开饲养可避免它们相互干扰;预防接种可提高动物对疾病的抵抗力;啮齿类实验动物还没有免疫接种程序,一旦确认患病即处死,以免疾病扩散;对可疑患病的动物需及时隔离观察和检查;通过定期体检或设立哨兵动物对群体的健康进行监测;对新进入的动物应进行必要的隔离观察和检疫,也可使动物更好、更快地适应新环境。

三、运输管理

运输过程对几乎所有实验动物都有明显的生理和心理干扰效应,如 1.5 小时的短途公路运输就可使大鼠和小鼠的循环皮质酮水平发生剧烈波动,神经递质 β‐EP 水平显著降低,能量大量消耗导致血糖水平偏低,外周血白细胞数急剧减少等。因运输而造成的生物学改变在运输结束后须经历一定时间才能恢复。因此,对运输的管理要引起充分重视。

运输管理包括对运输笼具或围栏及运输工具和路线的选择,动物的包装和装运,运输前的动物准备,运输途中的照料,运输后的接收和安置等。运输的笼具或围栏首先应确保动物在运输途中的安全,因此需足够牢固,并有足够的躺卧和活动空间,以及足够的新鲜空气;尽量和运输前动物的生活环境相似,以减轻动物对环境突变的应激;为减轻环境突变的应激,可先将动物放入运输笼适应;运输工具需能提供合适的温度、相对湿度,如带有空调的车辆;被运输动物应按来源、至少按品种分别包装或装运;提前几天将需运输的动物进行组群,以避免临时组群造成的应激;运输笼的叠放必须稳固,同时要顾及最下层动物的通风状况、各笼取出的先后次序等。

进行大动物长途运输时,通常应安排中途休息,以使动物调整状态及饮食,便于检查动物状况;小动物运输笼通常是封闭的,也不允许途中打开。因此,需要在笼内预先放置食物和水,常采用固态水或者水分含量较高的蔬菜水果;短途运输中最重要的是尽快将动物送达目的地,为此应减少一切不必要的中途停留;即使是短途运输,小型动物仍将消耗大量体能储备。因此,需要采用适当的方式补充营养;尽可能选择路途短及交通状况良好的道路;到达目的地后,立即将动物送入接收场所进行安置,使动物尽快脱离运输环境;接收的同时必须对动物进行检查和验收,对有严重应激反应的动物应隔离观察,其他动物执行一般的新进动物验收程序,如适应性饲养、检疫等。

四、行为管理

适当的行为管理有利于改善动物异常行为、缓解操作应激并促使其配合操作。对于动物的异常行为,应首先寻找原因,消除诱因有时即能对这些行为予以消除。对顽固的异常行为则需进行矫治,在行为学上,可以采用诱导辅助行为、转移注意力的方法。应激驯化,是在强应激发生前,让动物接受相关的弱应激以诱导动物进入抵抗阶段,从而提高对强应激的适应性。如为了让动物更易接受捕捉和徒手固定,可以在驯化期内每天有规律地捕捉动物一次;调教能够促进人和动物之间良好的互动,缓解未知应激。对犬的调教可以使犬与工作人员之间建立互信关系,培养犬对人的依赖性和信任感,顺从实验者的操作,并缓解实验时的紧张感和厌烦感。猴、猪、羊等也是需要进行调教的实验动物。

五、环境增益

环境增益,是通过向动物提供相对复杂的生活空间,满足其玩耍、探索、躲避的天性,以及保持自然姿势、建立适当社会关系的需求,从而消除或缓解实验动物在标准化饲养环境中的不良情绪,以利于其保持正常、稳定的精神状态和生理状态。环境增益是近年来研究颇多并受到广泛关注的实验动物福利优化措施,是实现动物福利的重要内容。

环境增益的理论基础是,动物生来具有一定的适应变化和避免伤害的能力,但在标准化的人工饲育环境中生活的动物缺乏足够的刺激和适当的途径来维持这种能力,从而变得脆弱和敏感,并发生各种福利问题,包括紧张、异常行为及生长发育异常等。如饲养在单调环境中的青年兔与在复杂环境中的青年兔相比,处理环境变化的能力较弱。通过向标准化饲育环境中添加符合动物天性的各类增益元素使其变得更加丰富,可以改善这些状况。研究表明,丰富环境并不能改变动物体内皮质类固醇的基础水平,但可使动物对其他急性应激下丘脑-垂体-肾上腺(HPA)轴反应降低,并使动物对有害刺激的反应能力增强。

环境增益元素最简单的就是可供动物利用或把玩的各种玩具,如提供给啮齿类和家兔磨牙棒和磨牙木块;笼内供给小鼠纸盒、PVC 管道、中空塑料球供其钻越、躲避、攀爬;提供大鼠的转轮、不同形态的"避难所"可供其玩耍和躲避;提供给家兔"叮当"球、不锈钢镜、纸板箱;供给非人灵长类除了利用栖木、悬挂的轮胎进行攀爬、悬荡、高空跳跃等自然活动外,还可提供收音机之类更复杂的设备等。除玩具外,环境增益也包括构建一个有多种装饰的复杂空间组合,诸如往小鼠垫料里放饲料、分散地向黑猩猩投递食物之类的简单措施,模拟其自然生活环境等。环境增益还包括利用动物的视觉、听觉、嗅觉及味觉等方面的特点实施对应激环境的干预,如特定波长的照明、背景音乐、具有安抚作用的气味等,通过这些手段调节动物情绪,缓解不良应激,弱化、掩盖环境应激因子;对躯体受限应激的小鼠,不同色彩的照明环境,不同性质的背景音乐对其神经内分泌、免疫指标的改变均有不同程度的缓解作用;饲料的多样性、更好的适口性可刺激应激动物的食欲。以上多数增益措施对应的动物行为普遍存在于的自然生活状态中,有些则是动物好奇和探索等天性在人工环境中的延伸,但在人工饲育时由于"标准化"和经济的原则而往往受到压制,无法表达。这些措施可以更好地使动物发挥天性、适应实验动物饲养环境。

需要注意的是,环境增益是向"标准化"环境中引进新的刺激因子,可能干扰实验动物原本较为稳定和均一的状态,可能导致实验反应出现较大的组内差异。因此,对环境增益的开发和利用必须遵循"安全、有效"的原则。

六、营养干预

营养干预是相对于标准化营养供给而言的。应激可抑制动物的食欲,降低养分的消化利用率,同时机体对能量和各种养分的需求因需要应对应激而增加。标准化饲料中的养分浓度往往不足以应对应激时大量的合成与分解活动的需要。通过营养干预可适时补充应激机体所需的养分、改善其对养分的摄取和利用,预防储备耗竭。

营养干预的方式多样,如根据动物的采食特点和习性,将营养素制成动物乐于接受的口味和形态,像啮齿类喜欢并适合啃咬棒状物体,猪善于拱食等;将多种营养素按特定比例配合制成营养干预剂;配方应具有高浓度养分和简单的物质分子结构,成分最好是水溶性的,以适应应激动物减少的采食量和减弱的消化能力。干预过程中仍应坚持让动物主动、自然地摄入。还需注意的是,摄入额外的营养可能会改变动物在实验中的反应。

因此,选择营养成分应注意是否可能干扰后续研究,以及是否会引起过量摄入等。

七、遗传学改良

遗传学改良是指选育遗传学上的"抗应激"动物。"抗应激"意味着对应激有较低的内在敏感性或拥有更好的适应性。动物个体的应激敏感性有相当一部分是可遗传的。因此,通过选育获得抗应激种/系是改善实验动物福利的一个策略;抗应激种/系及其对立种/系也可以作为应激研究的模型。通过对大鼠应激敏感性进行遗传学选择,我们已获得了一些对应激原表现出完全不同生理学敏感性的对应品系,如罗马高躲避大鼠(Roman high-avoidance rat,RHA)和罗马低躲避大鼠(Roman low-avoidance rat,RLA);锡拉库扎高躲避大鼠(Syracuse high-avoidance rat,SHA)和锡拉库扎低躲避大鼠(Syracuse low-avoidance rat,SLA);Maudsley 反应大鼠(Maudsley reactive rat,MR)和非 Maudsley 反应大鼠(Maudsley nonreactive rat,MNR)等。遗传改良的应用仍须以不会干扰实验研究为前提。

八、疼痛控制

疼痛控制不仅能够控制动物疼痛,也可以减轻或消除因疼痛引起的恐惧。疼痛控制技术是重要的动物福利技术,也是动物实验"3R"中"优化"技术的重要内容。控制疼痛可以采用麻醉剂、镇痛剂及镇静剂等,其中,麻醉剂可使机体产生不同程度的感觉缺失或意识丧失,从而不能感受疼痛和威胁;镇痛剂能提高动物痛阈,与全身麻醉药协同可减少麻醉剂用量,并对减轻内脏手术造成的牵拉痛特别有效;镇静剂可使动物在不产生生理抑制或意识模糊的情况下缓解烦躁不安的情绪而平静下来,与麻醉剂联合使用可产生镇静、镇痛的效果;肌肉松弛剂是一类直接影响神经肌肉接头递质-受体效应的药物,肌肉抵抗力下降也有助于缓解疼痛。有效、安全的疼痛控制依赖于这些药物的正确使用。

(一) 麻醉剂的使用

长时间激动会干扰动物循环和代谢活动,影响麻醉效果或出现麻醉异常反应,甚至会导致休克。因此,抓取要麻醉的动物时应耐心、温柔,最大限度降低动物挣扎和受惊吓程度;麻醉前禁食使其空腹,有助于防止反胃和胃内容物吸入气管;采用前驱麻醉用药可加快麻醉进程,降低风险性;对麻醉药物的选择应考虑麻醉目的(程度和时间)、种属差异、操作便利及可控,确定合适的剂量、给药方法和途径;必须熟悉麻醉剂的不良反应和解救方法;麻醉药物除影响中枢神经系统外,还常常影响心血管、呼吸及体温调节等机制。因此,麻醉过程中需监测动物的循环、呼吸、体温和血液中麻醉气体含量,确保其保持在正常的生理限度内;采用气管插管可确保气道通畅;体温下降容易导致动物死亡或麻醉后的恢复期延长,小动物尤其如此。因此,需要加强保温措施。

(二) 镇痛剂的使用

许多镇痛药具有成瘾性,通常与神经安定类药物配合使用。吗啡是有代表性的镇痛药,常用于控制犬和灵长类动物的术后疼痛,易引起犬类胃肠道反应。哌替啶也是兽医临床常用镇痛剂,作用和吗啡类似,但很少引起犬的胃肠道刺激反应。

(三) 镇静剂的使用

镇静剂或神经安定剂,可使动物在保留意识的前提下变得驯服;常用于前驱麻醉,大量使用时会产生运动失调、对刺激的反应降低及呼吸阻抑等;镇静剂可引起严重的心血管系统阻抑,如接着进行全身麻醉则可能导致严重低血压。镇静剂本身没有催眠和镇痛作用。

九、安乐死术

(一) 安乐死术的技术标准

安乐死是指采用公众认可的人道方法处死动物,即让动物没有惊恐或焦虑,安静、无痛苦地死亡。"人道"包含了满足动物在临死时心理和生理两方面需求的含义。判断一项安乐死技术是否是"为人们所接受的人道方法"最重要的标准是,能够使动物的中枢神经系统在实施早期即发生阻抑,从而迅速丧失各种知觉(主要是疼痛)和意识。根据这一标准,一些视觉上"残酷"的方法(如断头术或放血)致昏迷等也是人道的。

客观评估动物对安乐死术的感觉能力主要包括评价动物的疼痛和情绪,通常需要观察和测定动物在行为与生理上的反应。由于处于安乐死过程的动物可能是神志不清的,因此,不能采用神志清醒动物的生理和行为标准来判断。实施安乐死术过程中,动物可能出现昏迷、兴奋、无法抑制的动作、共济失调及大叫等。判断动物是否进入无意识阶段通常根据眼睑、角膜或"眨眼"反射。当轻触动物眼睑缺乏"眨眼"动作时,则表明动物意识丧失因而对痛觉也不敏感。但对使用箭毒样药物或盐酸氯胺酮、水合氯醛等分离性感觉缺失药物的动物,则不宜使用这个标准。出现平展的脑电图也表明动物意识丧失。心搏的存在和意识并无直接联系,安乐死中,可能出现心脏搏动持续较长时间,而角膜反射已消失或脑电图平展的情形。这时为确保动物不再醒来,必须在动物心脏确实停止搏动后才能将动物当作尸体处理。

安乐死术的基本标准如下。

1. 对动物

(1) 死亡时没有惊恐、疼痛或苦楚的表现。

(2) 最短时间内失去意识或迅速致死。

(3) 方法可靠且可重复。

(4) 对动物生理学和心理学的不良影响最小化。

2. 对人、设备、环境

(1) 和研究要求及目的一致。

(2) 对操作人员安全。

(3) 对观察者和操作者的情绪影响最小化。

(4) 环境污染最小化。

（5）设备简单、经济、易于保养和操作。

（6）施行地点远离活体动物并隔开动物房。

（二）常用安乐死术方法

实验动物的安乐死术大致分为物理方法和化学方法。物理方法是通过物理手段，如击打、电击及放血等，迅速破坏动物中枢神经系统功能，导致动物快速丧失意识和死亡。化学方法是采用各种化学物质，使动物迅速进入不可逆转的麻醉状态或中毒死亡，又可分为吸入或非吸入麻醉剂的过量麻醉致死、非麻醉性气体吸入致死、毒物致死等。氰化钾、箭毒样药物、硫酸烟碱、硫酸镁、士的宁、百草枯及敌敌畏等化合物由于不符合安全或者动物福利方面的要求而不得用于动物安乐死。常用非麻醉性安乐死术见表 14 - 1。

表 14 - 1　常用非麻醉性安乐死术

方法类别	原理及操作	适用动物
物理方法		
重击致昏	通过重击头颅骨中心使脑大范围出血，从而阻抑中枢神经系统，令动物立刻丧失痛觉。击昏后立即切断动物大血管，打开胸腔并切断心肌，以使动物彻底死亡	啮齿类，兔，牛，羊
颈椎脱臼	在颅骨基部后侧与脊椎两处施加压力，使头颅与脑一起与脊髓分离，尽管分离后颈动脉和颈静脉完好无损继续向脑供血，但在脊髓分离时眨眼反射立即消失，所以动物对痛觉已不敏感	啮齿类、兔、猴、禽类
电击术	使电流通过大脑产生中枢神经系统阻抑，并使动物心脏发生纤维性颤动，从而破坏脑供血使脑缺氧，达到该目的常需两次电击	犬，羊，猪，家禽
断头术	迅速、彻底地切断脑和脊髓的所有联系，使动物因失血、脑缺氧而立即死亡，断头即刻动物丧失眨眼反射，脑电图平展	啮齿类（豚鼠除外），兔，猴，禽类
空气栓塞	将一定量空气从静脉推入，伴随心脏的搏动，空气与血液混合使血液呈泡沫状并随血液循环到全身，造成多处血管阻塞，动物因血液循环严重障碍而死亡	兔，猫，犬等较大动物
失血致死	使动物迅速大量失血导致脑缺氧，从而快速死亡，操作前先将动物麻醉或昏睡。该方法对脏器无损，且有利于病理切片的制作	啮齿类，兔，犬，猴，牛，羊，猪
化学方法（非麻醉气体吸入）		
CO 吸入	CO 使红细胞内血红蛋白发生不可逆转的变化，导致动物呼吸中枢和心脏中枢麻痹，迅速死亡	啮齿类，犬，兔，猴，猫
CO_2 吸入	使动物因缺氧陷入不可逆的昏睡。适用于小动物。CO_2 比空气重，安全，无兴奋期即死亡，处死效果切实	啮齿类，猫，兔，猪，禽类
N_2 吸入	替代氧气从而使动物出现缺氧致意识丧失，由于脑缺氧引起呼吸中枢麻痹而死亡，但和 CO_2 不同，不能使动物昏睡	犬，猫，兔

十、动物实验的 3R 原则与技术

动物实验 3R 原则的出现早于实验动物福利技术体系的形成，在许多场合已成为实验动物福利的代名词。两者最根本的区别在于立足点不同,前者立足于动物实验应用,后者立足于实验动物整个生命过程。虽然动物实验的 3R 技术和实验动物福利技术有部分重叠,但不能用 3R 技术概括所有实验动物福利技术,也不能用 3R 原则概括实验动物福利的全部内容。

(一) 3R 原则、方法与技术

动物实验的 3R 原则是由英国动物学家鲁塞尔(W. M. S. Russell)和微生物学家伯奇(R. L. Burch)于 1959 年提出的,具体要求为:替代(replacement),以试管替代动物;减少(reduction),借助统计方法减少动物使用数量;优化(refinement),使实验更优化以减少动物痛苦。"3R"概念对一些西方发达国家有关动物实验法规的制定和修正,以及生物医学研究中科研计划和实验程序的论证和实施产生了深远影响,目前已为许多国家的科研工作者所接受。3R 原则的实现主要依靠 3R 的方法和技术。

3R 原则、方法和技术与实验过程中的动物福利有着密切联系,使人类节约了实验动物,对于不得不使用的动物,则尽量减轻其痛苦,提高实验中的动物福利水平。替代和减少的相关方法和技术直接降低了实验中的动物用量;优化的方法和技术则通过优化动物、研究方案、操作及动物管理等来减少实验过程对动物的应激和损伤。一方面,使研究得到科学、真实的结果;另一方面,也避免重复研究,间接减少动物用量。

(二) 替代的方法和技术

分为相对替代和绝对替代。前者是指用有生命的材料代替实验动物,后者是指用完全没有生命的材料代替实验动物。

1. 体外实验 使用离体的器官组织、细胞等代替整体实验动物,如用鲎试剂代替兔用于热源实验,体外进行单克隆抗体生产、病毒疫苗制备、效力及安全性实验。

2. 低等动物实验 如用无脊椎动物和脊椎动物早期胚胎进行神经系统生理研究,用果蝇、线虫进行遗传学研究,用微生物进行致畸、致突变研究。污染物致突变性检测(Ames 试验)即用鼠伤寒沙门菌培养物测定化学药物致畸性与致癌性。

3. 人造替代物 如使用重组人皮肤或生物膜用于皮肤腐蚀性实验。

4. 物理、化学、数学模拟技术 运用计算机辅助药物设计和 QSAR 模型对化合物的生物活性和毒性进行预测。利用 SAAM 计算机模拟系统模拟实验动物生理和代谢过程。使用虚拟动物和虚拟人体用于医学、生物学教学和实习。用 HPLC 进行激素效力试验等。

(三) 减少动物用量的方法和技术

是指在动物实验中直接减少动物用量的方法和技术。

1. 统计学方法 运用适当的统计学技术和方法得出最恰当的样本量、最有效的实验设计、最可靠的分析结果和最多的统计量等,使一次实验获得尽可能多的有用信息而减少动物用量。

2. 利用动物的技术 在条件允许时,重复利用或共享动物是一项减少动物的策略,如在一个动物身上进行互不干扰的研究,或将已处死动物用于解剖示教和实习等,能够实现该策略的技术即为具有减少意义的利用动物技术。

（四）优化的方法和技术

动物实验的优化技术和实验动物福利优化技术关系最为密切,两者有许多重叠之处。对动物实验而言,优化包括以下两点。

1. 研究方法、技术和手段的优化　现代生物分析技术可使用较少的样品获得较多的信息,并避免对动物的干扰,从而获得更多、更可靠的结果,如核磁共振成像技术、微阵列技术,遥测技术等。

2. 对动物操作和控制技术的优化　包括更有效控制疼痛的技术,控制实验环境对动物影响的技术,规范的动物实验操作技术等。这些技术能减少研究中对动物的侵袭、减轻实验动物的痛苦。

第四节 实验动物伦理问题及伦理审核

动物实验和人体实验一样应该受到伦理道德的约束,这体现了对生命价值的尊重及对实验动物福利的认可。动物实验伦理要求人类从伦理道德的角度评价动物实验研究的价值,探索在科学研究需求和生命伦理之间的冲突中如何取得最佳平衡。对动物实验伦理的关注和探讨,将帮助人类更理性地认识实验动物在科学研究中的价值,以及人类在动物实验中理应承担的责任。

一、动物实验研究中的伦理问题

在科学研究中,许多实验给动物带来病痛、心理伤害乃至死亡。目前,这种状况仍是难以避免的。但从生命伦理的角度,这显然违背了动物应免受非自然疾病、伤害、负面情绪及并非出自本意的死亡的权利。动物实验所涉及的伦理问题主要源自3种观点。①感觉论,即所有给动物带来痛苦的人类行为都是恶的行为,无论感受到这种痛苦的主体是人类还是动物。这是现代人类动物解放论的前驱学说,其积极意义在于承认动物和人类一样有知觉、有意识、能够体验身体的舒适和痛苦,以及精神上的喜怒哀乐。②权利论,即生命和感觉是人类拥有天赋权利的基础,既然动物也拥有生命和感觉,那么动物也应该有天赋权利,动物的权利也应当受到保护。从动物福利的角度来看,动物确实拥有五大基本"自由",亦即动物的五大基本福利。③残酷论,认为人类残忍地掠夺和杀害动物是一种非常残忍的行为,而残酷行为本身是有悖于人的道德修养的。此外,人类对动物的残忍行为会使一般正常人养成残忍的品性,使正常人变得对同伴也残忍、冷漠及麻木不仁。这也是西方动物保护组织所持的主流伦理观点。该观点对于现代社会人文精神的建立,以及培养动物实验研究者对生命的尊重具有积极意义。

二、实验动物福利伦理审核原则

实验动物伦理审核所要遵循的原则包括 3R 原则和动物福利原则。保证实验动物享有最基本的权利,免受饥渴、生活舒适、行动自由、有良好的饲养条件和标准化的生活环境,各类实验动物管理要符合该类实验动物的操作技术规程,在开展动物实验有可能造成动物疼痛和伤害时,采取合适的措施尽量减少伤害。

动物保护原则同样是实验动物伦理审核要遵循的原则。实验动物的应用必须以动物实验的必要性为基础,即以为了人类的健康与福祉及科学进步,必须开展动物实验以获得更多的知识为前提。这样使用实验动物才能被认可,而且必须对实验目的、预期结果与动物可能的伤害和死亡进行综合评价,评估合格才能进行动物实验。

实验动物的应用始终贯彻利益平衡原则。一方面,不以动物保护为理由禁止动物实验;另一方面,禁止无意义的滥养、滥用及滥杀实验动物,不开展无科学意义、无社会价值的动物实验。它既包含了科学意义,也包含了社会道德意义。当代社会公认的道德伦理价值观必须兼顾人类和动物的利益。因此,必须要全面、客观地评估动物所受到的伤害,和实验者由此可能获取的利益,负责任地开展动物实验研究。

三、伦理审查内容

知情同意权是人体实验受试者自主权的集中体现和主要内容,然而实验动物却不能拒绝参与研究,这是人体实验和动物实验在伦理审查中的最根本区别。因此,在动物实验伦理审查中,主要依靠研究者、审查者的专业知识和所参照的法律依据、惯例及规则等来判断研究是否有违伦理准则。审查的内容主要包括研究者资质、动物的选择、实验目的、方法和条件、动物的处死等。

1. 研究者资质 主要是为进行动物实验研究所取得的资格。该资格反映了主持及参与动物实验的人员接受动物实验专业训练的情况及所达到的程度,学历和技术职称则为审查的辅助信息。

2. 实验动物 审查的首要内容是判断该研究是否必须使用实验动物,审查其替代的可能性,如能否以非生命的方法替代动物实验、能否以进化上低等的动物替代高等动物进行实验,在确认不能替代时才审查动物来源、品种品系、等级、规格、性别及数量等是否已经为该研究的最佳选择。

3. 实验目的、方法和条件 审查内容包括实验目的的正确性、实验设施的合法性、研究技术路线和方法的科学性及可靠性等。对实验细节的审查具体涉及动物分组、日常饲养管理、动物实验处理、观察指标选择及观察终点确定等。该研究应有明确的实验目的,并且具有深远的科学价值。研究中动物能得到人道的对待和适宜的照料,在不与研究发生冲突的前提下保证动物的健康和福利。实验方案能否进一步优化、各项保障实验动物福利的措施能否落实到位是审查重点。实验结束后,如实验动物不能存活,则还须审查安乐死的必要性和方法。

针对具体的动物实验方案，以下 10 种情况通常不能通过伦理审查。

（1）缺少动物实验项目实施或动物伤害的客观理由和必要性的。

（2）从事直接接触实验动物的生产、运输、研究和使用的人员未经过专业培训或明显违反实验动物福利伦理原则要求的。

（3）实验动物的生产、运输、实验环境的设施达不到相应等级的国家标准的；实验动物的饲料、笼具及垫料不合格的。

（4）实验动物保种、繁殖、生产、供应、运输和经营中缺少维护动物福利、规范从业人员道德伦理行为的操作规程，或不按规范的操作规程进行的；虐待实验动物，造成实验动物不应有的应激、疾病和死亡的。

（5）动物实验项目的设计或实施不科学，没有利用已有的数据对实验设计方案和实验指标进行优化，没有科学选用实验动物种类及品系、造模方式或动物模型以提高实验的成功率，没有充分利用动物组织器官或用较少动物获得更多实验数据；没有体现减少和替代实验动物使用原则。

（6）动物实验项目的设计或实施中没有体现善待动物、关注动物生命，没有通过改进和完善实验程序，减轻或减少动物的疼痛和痛苦，减少动物不必要的处死和处死数量。在处死动物方法上，没有选择更有效的减少动物痛苦方法的。

（7）解剖动物或手术时不采取麻醉方法的；对实验动物生和死的处理违反道德伦理的，使用一些极端手段或会引起社会广泛伦理争议的动物实验。

（8）动物实验方法和目的不符合我国传统的道德伦理标准或国际惯例，或属于国家明令禁止的各类动物实验。动物实验的目的、结果与当代社会的期望、与科学的道德伦理相违背的。

（9）对人类或任何动物均无实际利益并导致实验动物极端痛苦的各种动物实验。

（10）有关实验动物新技术的使用缺少道德伦理控制，违背人类传统生殖伦理，将动物细胞导入人类胚胎或人类细胞导入动物胚胎中培育杂交动物的各类实验；以及对人类尊严亵渎、可能引发社会巨大的伦理冲突的其他动物实验。

| 四、审查机构和程序

在不同的国家和地区，负责动物实验伦理审查和监督的专门组织的名称有所不同，在我国通常称为实验动物福利伦理委员会，简称伦理委员会。为了确保伦理审查的科学性和公正性，其成员必须具备评价动物管理及使用的能力，按国际惯例至少应有一名兽医，其他成员可以是熟悉动物管理及使用的科学家、研究者，从事非自然科学工作的人员如伦理学者、法律学家等，必须回避所涉及设施内的工作人员及其家属、地域的动物管理及使用的代表人员，且来自同一管理部门的委员不应超过 3 名。在审查时，伦理委员会必须独立行使职能，避免受到来自项目负责人或者行政领导方面的干预和影响。审查程序通常是由研究项目的主持者根据伦理委员会的要求提交申请书和有关审查材料,经审查后由伦理委员会出具书面审查意见,只有通过审查(批准)后方可开展实验。

第五节 实验动物福利的法规建设

动物福利主要指人们为了使动物能够健康快乐而采取的一系列行为,包括提供动物饮食、居住环境、防疫和疾病治疗,以及人道处置等。与这些行为相关的法律法规都会影响实验动物福利。为实验动物立法,可分为专门的实验动物福利立法和客观上有利于实验动物福利的立法两类。在欧盟和其他一些发达国家,为实验动物福利立法至少已有几十年的法律实践,在以推动科学发展的基础上保护实验动物福利方面取得了良好的成绩。在我国,实验动物福利立法是法学界和使用实验动物最多的生命科学领域的一个热门话题,但到目前为止,我国尚无专门的实验动物福利法律或法规。我国在立法保护实验动物福利和依法实施实验动物福利法等方面较为落后,这使得我国在国际社会中屡受诟病,并因此遭遇学术壁垒和贸易壁垒。克服这些问题需要在理论研究和现实层面两方面的共同努力。

一、实验动物福利立法的紧迫性

1. 立法是克服国际贸易中动物福利壁垒的需要 西方一些发达国家利用宗教信仰、文化传统和习俗等差异的影响,以制定动物法案为屏障,在国际贸易中对我国的动物源性商品或相关产品的进出口设置障碍,从而形成一种特殊形式的贸易壁垒,即动物福利壁垒。因此,尽快建立与欧盟和国际接轨的先进的动物实验替代方法、检测技术标准,是促进我国国际贸易发展非常迫切需要的。

2. 立法是克服科学发展中学术壁垒的需要 由于我国没有专门的实验动物福利法,科学界已在这方面感到来自国际同行的压力。研究建立与国际实验动物福利接轨的法律制度,在科学研究领域中全面关注实验动物福利,对推动国际学术交流与技术合作非常重要。

3. 立法有利于惩治和杜绝虐待实验动物的不端行为 在实际的动物实验操作中,不符合法规条例和技术规范要求的事件时常发生。法律的缺失使得一些虐待实验动物的做法仅受到道德的谴责,也使得实验动物福利问题长期得不到彻底解决。

二、中国实验动物福利立法

中国实验动物福利立法包括以下内容。

《医疗器械生物学评价 第 2 部分:2006,动物福利要求》(国家标准 GB/T 16886.2 - 2011/ISO 10993 2:2006):2011 年 12 月 30 日由国家质量技术监督局发布,并于 2012 年 5 月 1 日开始实施。本标准的制定是为了保护生物学实验中所用的实验动物。该标准规定:如果条件允许,动物实验应在相应的体外实验做完后进行,体外实验结果表明材料、器械等不符合要求的则不能进行动物实验。标准还对实验设计、技术人员资质、动物饲养管理、外科手术步骤、动物护理、安乐死、数据共享及国际数据库建立等方面做了明确规定。

《实验动物管理条例》(简称《条例》):1988 年,经国务院批准,由科学技术委员会发布实施,是我国第一部实验动物管理法规。该《条例》共 8 章 35 条,从管理模式、饲养管理、检验检疫、疾病控制、应用、进出口管理、工作人员及奖罚等方面明确了实验动物管理准则,标志着我国实验动物管理工作开始纳入法治化管理轨道。《条例》第 13～15 条、第 17 条中,分别对实验动物的饲料、饮水、垫料质量和预防接种做出规定,以保证动物福利。第 29 条中规定"从事实验动物工作的人员对实验动物必须爱护,不得戏弄或虐待"。《条例》为我国医学、生物学及生命科学等研究领域的动物使用,在符合福利标准要求的前提下与国际接轨奠定了坚实的基础。

《关于善待实验动物的指导性意见》:2006 年,由科技部发布,共 6 章 30 条。总则中要求"实验动物生产及使用单位应设立实验动物管理委员会(或实验动物道德委员会、实验动物伦理委员会)",要求制定管理制度、开展人员培训、保证相关条件符合善待实验动物的要求;在动物实验方面,要求减少动物活体的使用数量,开展实验替代方法的研究,麻醉有效、温和保定、实施安乐死、选择"仁慈终点"、慎用灵长类动物等。在管理层面,要求动物实验要经过动物道德委员会批准后方可实施。该指导性意见是我国第一部专门针对实验动物福利和动物实验伦理的规范性管理文件,表明我国科技管理部门和科技界对该问题的高度关注和重视。

《国家科技计划实施中科研不端行为处理办法(试行)》:2006 年由科技部发布,其中不端行为包括了"违反实验动物保护规范"一条。将实施实验动物保护规范行为提升到科研诚信建设的高度,显示了国家科技管理部门对实验动物工作的重视。

《实验动物-福利通则》(GB/T 42011-2022):是 2022 年 12 月 30 日实施的一项中华人民共和国国家标准,规定了实验动物福利的通用要求,包括福利要求、福利状态、福利监督和评估要求,并规定了实验动物使用过程中涉及的实验动物来源、饲养和医师护理要求,以及实验动物管理机构、使用机构及从业人员的培训和能力要求,职业健康与安全,设备及设施条件等。

此外,我国还发布了《实验动物质量管理办法》《实验动物许可证管理办法(试行)》《实验动物种子中心管理办法》等管理性文件。在客观上维护了实验动物的福利,推动了实验动物福利伦理工作的开展。

实验动物福利是一个复杂的问题,既涉及实验动物保护和科学合理利用的问题,又涉及经济发展和国际贸易,还与社会发展水平和全民动物保护与福利意识的提高有关。由于动物福利保护对象的特殊性,使得动物即使权利受到侵害,也无法反抗或提出申诉。因此,动物福利法的实施机制是动物福利法落到实处的重中之重。要更好地实现实验动物福利,一方面,有必要进一步修订和完善与动物福利法配套的各项规章制度和管理规范,逐步完善实验动物法规体系;另一方面,需要依据实验动物福利法,结合管理工作的特点和需要,研究制定"实验动物福利管理实施细则""实验动物福利伦理审查指南""实验动物福利评价程序及评价标准"等文件,使实验动物福利工作得到具体的落实和推进。

(刘丽均)

实验动物常用数据参考表

附表 1　实验动物常用繁殖生物学数据

动物种类	性成熟 ♂/♀	繁殖季节	发情周期（天）	发情持续时间	妊娠期（天）	产仔数（只）	哺乳期
猕猴	4.5/3.5 年	全年	28	—	170	1	3 个月
犬	6 个月	春、秋	9	9 天	63	7	4～5 周
猫	7 个月	春、秋	15～21	9～10 天	57～63	44～55	
兔	7.2 个月	全年	—	—	30～32	1～13	42 天
豚鼠	60～70/ 40～50 天	全年	15～17	6～10 小时	60～72	2～3	15 天
金黄地鼠	5～8 周	全年	4～5	—	15～18	4～6	20～25 天
大鼠	60～80/ 50～80 天	全年	4～5	6～8 小时	18～22	11	20～25 天
小鼠	40～50 天	全年	4	1～7 小时	18～22	4～13	17～21 天
猪	256 天	全年	21	58 小时	114	6～15	1 个月
羊	6～7 个月	秋、冬	17	23 小时	149	1～4	1 个月
牛	7～8 个月	全年	20.3	18 小时	79	1	6～8 个月
马	15～18 个月	春、秋	22.8	7.5 天	336	1	6～8 个月

资料来源:孔利佳,汤宏斌.实验动物学[M].武汉:湖北科学技术出版社,2002.

附表 2　实验动物饲料消耗量、饮水量和排便、排尿量

动物种类	饲料消耗量 g/(只·天)	饮水要求量 mL/(只·天)	排便量 g/天	排尿量 mL/天	发热量(kJ) 只/小时
猕猴	113～907 (100～300)	200～950 (450)	110～300	110～550	1.06～3.26
马	7.7～16.3 kg	19～45.4 L	11.3～22.7	1.9～11.4 L	8.97～12.24
牛	7.3～12.7 kg	38～53 L	27.2～40.8	11.4～19.0 L	13.05
猪	1.8～3.6 kg	3.8～5.7 L	2.7～3.2	1.9～3.8 L	
山羊	0.7～4.5 kg	1～4 L	1.4～2.7	0.7～2.0 L	5.71～8.97
绵羊	0.9～2.0 kg	0.5～1.4 L	1.4～2.7	0.9～1.9 L	13.05
犬	300～500	250～350	113～340	65～400	1.31～2.45
猫	113～227	100～200	56.7～227	20～30 mL/kg	0.41～0.49
兔	28.4～85.1	60～140	14.2～56.7	40～100 mL/kg	0.55

（续表）

动物种类	饲料消耗量 g/(只·天)	饮水要求量 mL/(只·天)	排便量 g/天	排尿量 mL/天	发热量(kJ) 只/小时
豚鼠	14.2～28.4	85～150	21.2～85.0	15～75	0.09
大鼠	9.3～18.7	20～45	7.1～14.2	10～15	0.07
小鼠	2.8～7.0	4～7	1.4～2.8	1～8	0.01
鸽	28.4～85.1	—	170(含尿)	—	0.02～0.03
鸡	96.4	—	113～227(含尿)	—	0.49

资料来源:施新猷. 医用实验动物学[M]. 西安:陕西科学技术出版社,1989.

附表 3　实验动物及人的临床观察指标

动物种类	血压(kPa)		呼吸频率 (次/min)	心率 (次/min)	体温(℃)
	收缩压	舒张压			
人	16.7	10.7	17.5	75	36.8
	13.30～20.0	8.0～13.3	15～20	50～100	36.5～37
猴	21.10	13.35	40	150	38.5
	18.60～23.4	12.2～14.5	31～52	120～180	37.0～40.0
犬	15.99	7.99	18.0	120	38.5
	12.66～18.15	6.39～9.59	11～37	109～130	37.5～39.0
猫	12.12	7.57	26	125	39.0
	11.11～14.14	6.57～10.10	20～30	110～140	38.0～39.5
猪	17.07	10.91	15	75	38.5
	14.54～18.68	9.90～12.12	12～18	60～90	38.0～39.0
兔	14.66	10.66	51.0	205	39.0
	12.66～17.33	8.00～12.0	38～60	123～304	38.5～39.5
豚鼠	11.60	7.53	90.0	280	38.5
	10.67～12.53	7.33～7.73	69～104	260～400	38.2～38.9
金黄地鼠	15.15	11.11	74.0	375	37.0
	12.12～17.17	7.99～12.12	33～127	250～500	36.0～38.0
大鼠	13.07	10.13	85.5	328	38.2
	10.93～15.99	7.99～11.99	66～114	216～600	37.8～38.7
小鼠	14.79	10.80	128	600	38.0
	12.67～18.40	8.93～11.99	84～163	323～730	37.2～38.8
牛	13.54	8.89	20	48	38.5
	12.53～16.77	8.08～12.12	10～30	45～50	38.0～39.0
马	9.09	5.96	11.9	38	37.5
	8.69～9.90	4.34～8.48	10.6～13.6	35～40	37.0～38.0
绵羊	11.52	8.48	16		39.1
	9.09～14.14	7.67～9.09	12～20		38.3～39.9
鸡	20.0	16.0	10	300	41.0
				250～350	40.5～41.5

资料来源:施新猷. 现代医学实验动物学[M]. 北京:人民军医出版社,2000.

附表 4 常用实验动物每只所需的活动面积

动物种类	体重	每笼动物数	每只动物所需的活动面积(m²)
小鼠	20 g	5～10	0.009～0.063
	20 g	10～20	0.005～0.009
大鼠	150～250 g	1～3	0.018～0.063
	150～250 g	4～10	0.018～0.045
豚鼠	250～350 g	1	0.063
	250～350 g	2～4	0.045
兔	2～4 kg	1	0.27
犬	15 kg	1	0.72
	30 kg	1	1.08
猫	0.5～1 kg	1	0.09
	1～3 kg	1	0.27
	2～4 kg	1	0.27
猴	4～6 kg	1	0.36
	6～10 kg	1	0.54
鸡	10 kg 以上	1	0.72
	3 kg	2～4	0.27

资料来源:朱愉,多秀瀛.实验动物的疾病模型[M].天津:天津科技翻译出版公司,1997.

附表 5 各种实验动物及人的平均寿命的相应时期

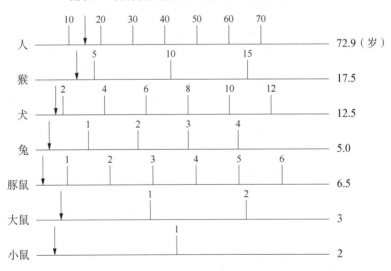

资料来源:军事医学科学院情报研究所.国外军事医学资料[M].北京:军事医学科学院情报研究所,1974.

附表 6 实验动物的营养需要量

营养物质	牛 生长期 45*	牛 成年期 540*	绵羊 生长期 27*	绵羊 成年期 65*	猪 生长期 11*	猪 成年期 204*	犬	大鼠	鸭	鸡 0~8周	鸡 产卵期
热量 kJ/(d·kg)	372	188	494	406	1213	389	205~590	—	—	502~544	—
无机盐:											
蛋白质%	22	4.2	10.7	8.3	18	14	25	15~21	17	20	15
Ca%	0.77	0.12	0.21	0.28	0.8	0.6	1.0	0.6	—	1.0	2.25
P%	0.66	0.12	0.19	0.20	0.6	0.4	0.8	0.4	—	0.6	0.6
Mn(mg)	30	30	30	30	40	40	4.4	2.0	—	55	—
I(mg)	7	7	7	7	0.22	0.22	1.1	0.02	—	1.0	0.4
Fe(mg)	20	20	50	50	33	33	48	50	—	20	—
Cu(mg)	—	—	—	—	4.4	4.4	5.5	20	—	—	—
维生素											
A(U)	—	—	570	1300	—	—	1750	300	—	2600	4400
胡萝卜素(mg)	4.4	4.4	1.3	3.3	1.7	5.5	—	—	—	—	—
维生素 D(U)	330	—	110	140	200	200	260	100	220	200	495
维生素 B(mg)	—	—	—	—	1.1	1.1	0.7	0.2	—	1.8	—
维生素 B$_2$(mg)	—	—	—	—	2.6	2.6	1.8	0.5	4.0	2.9	2.2
维生素 B$_6$(mg)	—	—	—	—	1.3	—	9.9	0.2	2.6	2.9	2.9
烟酸(mg)	—	—	—	—	17.6	110	9.0	0.1	55	26.4	—
维生素 B$_{12}$(mg)	—	—	—	—	15.4	—	22	3.0	—	8.8	—

注:% 和 mg 均为 1kg 饲料的含量。* :单位为 kg。
资料来源:朱愉,多秀瀛.实验动物的疾病模型[M].天津:天津科技翻译出版公司,1997.

附表 7　实验动物体表面积

动物种类	体重(g)	按公式计算出的动物体表面积(cm²) $\lg 0.8762 + 0.6981 \lg P^*$	$S = KW^{2/3\,*}$	成年动物的体表面积 体表面积 (cm²)	体表/体重 (cm²/kg)	身体容量 (L)
小鼠	18	56.53	78.29	60	3000	—
	30	80.67	110.06			
大鼠	180	282.00	291.05	300	1500	0.26
	340	439.60	443.98			
豚鼠	200	303.50	290.09	480	1200	0.53
	500	575.50	535.40			
兔	1000	1239	1631.32	1800	720	3.16
	3500	2187	2866.08			
猫	2000	1515	1571.52	2000	660	—
	5000	2862	2894.76			
犬	10000	4658	4889.70	—	—	—
	15000	6181	6538.36			

注：* P＝动物体重(g)；W＝动物体重(g)；K＝常数；S＝体表面积
资料来源：施新猷. 医用实验动物学[M]. 西安：陕西科学技术出版社，1989.

附表 8 常用实验动物及人的体表面积比例(剂量换算用)

	20 g 小白鼠	20 g 大白鼠	400 g 豚鼠	1.5 kg 兔	2.0 kg 猫	4.0 kg 猴	12 kg 犬	70 kg 人
20 g 小白鼠	1.00	7.00	12.25	27.80	29.00	64.10	124.20	387.90
20 g 大白鼠	0.14	1.00	1.74	3.90	4.20	9.20	17.80	56.00
400 g 豚鼠	0.080	0.57	1.00	2.25	2.40	5.20	10.20	31.50
1.5 kg 兔	0.040	0.25	0.44	1.00	1.080	2.40	4.50	14.20
2.0 kg 猫	0.030	0.23	0.41	0.92	1.00	2.20	4.10	13.00
4.0 kg 猴	0.16	0.11	0.19	0.42	0.45	1.00	1.90	6.10
12 kg 犬	0.080	0.060	0.10	0.22	0.24	0.52	1.00	3.10
70 kg 人	0.0026	0.018	0.031	0.070	0.076	0.16	0.32	1.00

查表方法:如,犬剂量为 10 mg/kg,12 kg 的犬总剂量为 12×10 mg=120 mg。查上表 70 kg 人与 12 kg 犬相交处为 3.1,所以人(70 kg)的剂量=120 mg×3.1=372 mg。

资料来源:施新猷. 医用实验动物学[M]. 西安:陕西科学技术出版社,1989.

附表 9 人与动物的给药量换算方法

种类	人				猴			犬			小鼠
体重(kg)	50	60	70	80	4	5	6	10	12	15	0.02
	11.2	10.5	10	9.6	28.9	26.8	25.2	20.2	79.0	77.7	730.3
	22.4	21.0	20	19.2	57.8	53.6	50.4	40.4	38.0	35.4	260.6
μg/(kg.d)	33.6	31.5	30	28.8	86.7	80.4	75.6	60.6	57.0	53.1	390.9
	44.8	42.0	40	38.4	115.6	107.2	100.8	80.8	76.0	70.8	527.2
	56.0	52.5	50	48.0	144.5	734.0	126.0	107.0	95.0	88.5	651.5
	112.0	105.0	100	96.0	289.0	268.0	252.0	202.0	790.0	777.0	1303

资料来源:中国科学院上海生命科学信息网。

附表 10 实验动物常用采血途径及最大采血量(mL)

采备部位	小鼠	地鼠	大鼠	豚鼠	家兔	猫	犬	灵长类	猪	绵羊	马
颈静脉	+	+	+	+	+	+	+	+	+	+	+
前肢静脉					+	+	+			+	
后肢静脉	+		+				+				
股静脉	+	+	+	+	+		+				
耳静脉			+		+				+		
尾静脉	+		+								
眼窝穿刺	+	+	+						+		
心脏穿刺	+	+	+	+	+	+	+		+	+	+
尾尖	+		+								
最大量	0.3	0.3	2.0	5.0	15	20	100~500	20~200	200~500	200~600	500~7000

注:"+"表示采血的推荐部位。

资料来源:刘恩岐,尹海林,顾为望. 医学实验动物学[M]. 北京:科学出版社,2008.

附表 11　常见实验动物的血液学常规检测正常参考值

项目	小鼠	大鼠	兔	豚鼠	犬	猴
白细胞总数(10^3/μL)	8.4 (5.1~11.6)	12.5 (8.7~18)	9.0 (5.5~12.5)	12.5 (8.7~18)	14.79 (11.31~18.27)	10.1 (5.5~12.0)
中性粒细胞(%)	17.9 (6.7~37.2)	22 (9~34)	46 (38~54)	22 (9~34)	68 (62~80)	21~47
淋巴细胞(%)	69 (63~75)	73 (65~84)	39 (28~50)	73 (65~84)	21 (10~28)	47~65
单核细胞(%)	1.2 (0.7~2.6)	2.3 (0~5)	8.0 (2.5~7.5)	2.3 (0~5)	5.2 (3~9)	0.1~1.5
嗜碱性细胞(%)	0.5 (0~1.5)	0.5 (0~1.5)	5.0 (2.5~7.5)	0.5 (0~1.5)	0.7 (0~2)	0~2
血小板(10^3)	100~1000	787~967	480(304~656)	787~967	280~402	295~481
血细胞比容(%)	43 (42~44)	46 (39~53)	35.2 (28.6~41)	46 (39~53)	44 (35~54)	42 (32~52)
红细胞($\times 10^6$/mm³)	9.3 (7.7~12.5)	8.9 (7.2~9.6)	5.7 (4.5~7.0)	8.9 (7.2~9.6)	6.8 (5.5~8.5)	5.2 (3.6~6.8)
血红蛋白(g/100 mL)	13.4 (12.2~16.2)	14.8 (12~17.5)	11.9 (8~15)	14.8 (12~17.5)	14.8 (11~18)	32.0
一次性放血最大容积(5 mL/kg)	5	—				
血液凝固时间(min)	2~10	—				
PTT(s)	55~110	—				
凝血酶原激活时间(s)	7~19	—				

资料来源:施新猷. 医用实验动物学[M]. 西安:陕西科学技术出版社,1989.

附表 12 实验动物血液中葡萄糖、果糖含量

动物种类		葡萄糖(mmol/L)	果糖(mmol/L)
猴	C	6.66	
	S	8.29	
马	B	幼:3.36±0.78	B 6.22±1.51
	C	0.84	C 4.37
	B	4.09±0.50	
猪	B	9.86(3.08~19.15)	P 3.92
	P	13.38(3.75~43.12)	C 4.14
犬	B	5.21(4.60~5.60)	B 0.06
	P	3.25(3.58~5.60)	
兔	B	7.39(6.27~8.74)	B 0.10
	P	8.74(7.61~10.75)	
猫	B	9.74(6.10~14.22)	B 0.05
	P	11.54(7.56~17.42)	
绵羊	B	2.52±0.34	B 山羊:6.05
	C	0.73	
牛	B	3.08(2.45~3.98)	B 5.99
	P	2.69(0.73~4.37)	
	C	0.84	
豚鼠	B	7.17(5.32~8.46)	B 0.04
	P	8.68(6.50~10.02)	
大鼠	B	5.77(5.10~6.94)	B 0.006
	P	5.54(4.54~7.06)	
小鼠	B	8.68(8.23~9.58)	
	P	9.80(9.41~10.36)	
鸡	B	12.32±0.78	

注:B:全血内含量;C:血细胞内含量;P:血浆内含量;S:血清内含量。
资料来源:施新猷. 医用实验动物学[M]. 西安:陕西科学技术出版社,1989.

附表 13 实验动物及人的尿的生化性状

项目	人	猴	犬	猫	猪	兔	豚鼠	大鼠	小鼠
尿量[mL·(kg·d)$^{-1}$]	21~29	70.0~80.0	3.80~23.8	10.0~30.0	5.00~30.0	20.0~350		150~350	0.5~1.0
比重	1.003~1.030	1.015~1.065	1.033~1.037	1.020~1.045	0.010~1.050	1.003~1.036		1.040~1.076	1.038~1.078
pH	4.8~7.4	5.50~7.40	5.40~7.30	6.00~7.00	6.25~7.55	7.60~8.80		7.30~8.50	7.3~8.5
总蛋白[g/(kg·d)]$^{-1}$	0.14~0.21	0.87~2.48	38.0~88.0	3.10~6.82	0.33~1.49	0.74~1.86	0.20~0.50	1.20~6.20	1.1~3
尿素氮[mg/(kg·d)]$^{-1}$		0.20~0.70		0.80~4.00	0.28~0.58	1.20~1.50		1.00~1.60	0.8~1.1
尿酸[mg/(kg·d)]$^{-1}$	5.7~14	1.00~2.00		2.00~13.0	1.00~2.00	4.00~6.00		8.00~12.0	1.1~3
肌酐[mg/(kg·d)]$^{-1}$	10~21	20.0~60.0	20.0~50.0	12.0~30.0	20.0~90.0	20.0~80.00		24.0~40.0	28.5~33.5
Ca[mg/(kg·d)]$^{-1}$	1.4~3.6	10.0~20.0	1.00~3.00	0.20~0.45		12.1~19.0		3.00~9.00	
Cl[mg/(kg·d)]$^{-1}$		80.0~120	5.00~15.0	89.0~130		190~300		50.0~75.0	216~230
Mg[mg/(kg·d)]$^{-1}$	0.86~1.21	3.20~7.10	1.70~3.00	1.50~3.20		0.65~4.20		0.20~1.90	
Pi[mg/(kg·d)]$^{-1}$		9.00~20.6	20.0~50.0	39.0~62.0		10.0~60.0		20.0~40.0	
K[mg/(kg·d)]$^{-1}$	29~58	160~245	40.0~100	55.0~120		40.0~55.0		50.0~60.0	
Na[mg/(kg·d)]$^{-1}$	43~71		2.00~189			50.0~70.0		90.4~110	
肌酸(%)	4.0~6.0		3.0~6.5	1.2~3.8	3.0~8.0	1.8~3.6		0~0.40	2.1~2.5

资料来源：施新猷. 现代医学实验动物学[M]. 北京：人民军医出版社，2000.

附表 14　实验动物红细胞总数、血细胞比容、血红蛋白浓度

实验动物	红细胞总数($\times 10^{12}$/L)	血细胞比容	血红蛋白浓度(g/L)
牛	8.10(6.10~10.70)	0.40(0.33~0.47)	115(87~145)
马	9.30(8.21~10.35)	0.33(0.28~0.42)	111(80~140)
猕猴	5.20(3.60~6.80)	0.42(0.32~0.52)	126(100~160)
犬	6.30(4.50~8.00)	0.46(0.38~0.53)	148(110~180)
猫	8.00(6.50~9.50)	0.40(0.28~0.52)	112(70~155)
兔	5.70(4.50~7.00)	0.42(0.33~0.50)	119(80~150)
猪	6.40	0.39	137
山羊	16.00(13.30~17.90)	0.33(0.27~0.35)	105(88~114)
绵羊	10.30(9.40~11.10)	0.32(0.3~0.34)	109(100~118)
豚鼠	5.60(4.50~7.00)	0.42(0.37~0.47)	144(110~165)
大白鼠	8.90(7.20~9.60)	0.46(0.39~0.53)	148(120~175)
小白鼠	9.30 (7.70~12.50)	0.42	148(100~190)
金黄地鼠	6.96(3.96~9.96)	0.49(0.39~0.59)	166(120~300)
鸽	3.20	0.42	128
鸡	2.80(2.00~3.20)	0.36(0.24~0.43)	103(73~129)
鸭	2.80	0.40	148(90~210)

资料来源:施新猷.医用实验动物学[M].西安:陕西科学技术出版社,1989.

附表 15 实验动物及人心电图参数正常值

项目	人	猴	犬	猫	兔	豚鼠	大鼠	小鼠
P(s)	<0.11	0.032 0.024~0.046	0.062 0.054~0.0700	0.030 0.025~0.035	0.053	0.022 0.015~0.028	0.015 0.011~0.019	0.022 0.017~0.027
P(mV)	<0.25	0.120	0.26 0.20~0.32					0.062 0.039~0.085
QRS(s)	0.08 0.06~0.10	0.039 0.030~0.077	0.034 0.032~0.036	0.030 0.021~0.039	0.042	0.038 0.033~0.048	0.015 0.013~0.017	0.011 0.009~0.012
QRS(mV)		0.317 0.21~0.91						
T(a)		0.037 0.023~0.051	0.128 0.108~0.148		0.065	0.044 0.035~0.060	0.064 0.050~0.076	
T(mV)			0.60 0.28~0.92					
R(mV)			3.66 3.00~4.32					0.527 0.379~0.675
S(mV)	0.8		1.30 0.72~1.88					
R-R(s)	0.6~1.2		0.47 0.37~0.57	0.38 0.31~0.45		0.054 0.048~0.060		
P-Q(a)		0.07 0.060~0.080	0.10 0.09~0.11		0.055 0.044~0.068	0.041 0.036~0.046		
Q-T(s)	0.38 0.32~0.44	0.14 0.13~0.15	0.19 0.17~0.21	0.17 0.14~0.20	0.140	0.116 0.106~0.144	0.079 0.065~0.092	0.045 0.042~0.048
P-R(s)	0.16 0.12~0.20	0.084 0.062~0.106	0.10 0.08~0.12	0.08 0.07~0.09	0.063	0.050 0.044~0.68	0.049 0.042~0.056	

资料来源:施新猷. 现代医学实验动物学[M]. 北京:人民军医出版社,2000.

参考文献

［1］陈春富,宋振海. 神经系统疾病动物模型[M]. 长春:吉林科学技术出版社. 2007.

［2］陈代文. 动物营养与饲料学[M]. 2 版. 北京:中国农业出版社,2015.

［3］陈晓光. 新药药理学[M]. 北京:中国协和医科大学出版社,2004.

［4］陈筱侠. 美国动物福利法规汇编[M]. 上海:上海科学技术出版社,2006.

［5］陈振文. 实验动物外科手术学[M]. 西安:第四军医大学出版社,2012.

［6］程树军,马贵平. 欧洲推进替代[J]. 中国比较医学杂志,2007,17(6):371.

［7］崔淑芳,陈学进. 实验动物学[M]. 4 版. 上海:第二军医大学出版社,2013.

［8］第十三届全国人民代表大会常务委员会第二十二次会议. 中华人民共和国生物安全法[OL]. (2020－10－17)[2022－6－30]. http://www. xinhuanet. com/politics/2020－10/18/c_1126624481. htm

［9］罕园园,马开利. 阿尔兹海默症转基因小鼠模型研究进展及评价[J]. 中国实验动物学报,2013,21(6):97－101.

［10］郝光荣. 实验动物学[M]. 2 版. 上海:第二军医大学出版社,2002.

［11］贺争鸣,李根平,朱德生. 实验动物管理与使用指南[M]. 北京:科学出版社,2016.

［12］黄荷凤. 实用人类辅助生殖技术[M]. 北京:人民卫生出版社,2018.

［13］蒋健敏,陈民利. 实用医学实验动物学[M]. 杭州:浙江人民出版社,2009.

［14］军事医学科学院情报研究所. 国外军事医学资料[M]. 北京:军事医学科学院情报研究所,1974.

［15］考林·斯伯丁. 动物福利[M]. 2 版. 崔卫国,译. 北京:中国政法大学出版社,2005.

［16］孔利佳,汤宏斌. 实验动物学[M]. 武汉:湖北科学技术出版社,2002.

［17］李凤奎,王纯耀. 实验动物与动物实验方法学[M]. 郑州:郑州大学出版社,2007.

［18］李光鹏,张立. 哺乳动物生殖工程学[M]. 北京:科学出版社,2018.

［19］刘恩岐,尹海林,顾为望. 医学实验动物学[M]. 北京:科学出版社,2008.

［20］卢德勋. 系统动物营养学导论[M]. 北京:中国农业出版社,2016.

［21］苗明三. 实验动物和动物实验技术[M]. 北京:中国中医药出版社,1997.

［22］秦川,魏泓. 实验动物学[M]. 2 版,北京:人民卫生出版社,2015.

［23］秦川. 实验动物学[M]. 北京:人民卫生出版社,2010.

［24］秦鹏春. 哺乳动物胚胎学[M]. 北京:科学出版社,2001.

［25］邵义祥. 医学实验动物学教程[M]. 2 版. 南京:东南大学出版社,2011.

［26］施新猷. 现代医学实验动物学[M]. 北京:人民军医出版社,2000.

[27] 施新猷. 医用实验动物学[M]. 西安:陕西科学技术出版社,1989.

[28] 孙江,何力,黄政. 动物保护法概论[M]. 北京:法律出版社,2009.

[29] 汤宏斌. 实验动物学[M]. 武汉:湖北人民出版社,2006.

[30] 王峰. 动物繁殖学[M]. 北京:中国农业大学出版社,2012.

[31] 魏伟. 药理实验方法学[M]. 4 版. 北京:人民卫生出版社,2010.

[32] 徐平. 实验动物管理与使用操作技术规程[M]. 上海:上海科学技术出版社,2007.

[33] 杨斐,胡樱. 实验动物学基础与技术[M]. 2 版. 上海:复旦大学出版社,2021.

[34] 杨增明,孙青原,夏国良. 生殖生物学[M]. 2 版. 北京:科学出版社,2019.

[35] 翟晓梅,邱仁宗. 生命伦理学导论[M]. 北京:清华大学出版社,2005.

[36] 张薇,张永斌,陈嘉. 实验动物从业人员培训教程[M]. 广州:中山大学出版社,2016.

[37] 张西臣,李建华. 动物寄生虫病学[M]. 4 版. 北京:科学出版社,2017.

[38] 赵奕斌. 化学化工大辞典[M]. 北京:化学工业出版社,2003.

[39] 赵英杰,聂国东,刘璐霞. 论我国实验动物福利法规体系的完善[J]. 牡丹江教育学院学报,2007,104(4):145-146.

[40] 郑振辉,周淑佩,彭双清. 实用医学实验动物学[M]. 北京:北京大学医学出版社,2008.

[41] 周光兴. 医学实验动物学[M]. 上海:复旦大学出版社,2012.

[42] 周立国. 药物毒理学[M]. 2 版. 北京:中国医药科技出版社,2009.

[43] 朱愉,多秀瀛. 实验动物的疾病模型[M]. 天津:天津科技翻译出版公司,1997.

[44] ADHIKARY S, NICKLAS W, BISGAARD M, BOOT R, et al. Rodentibacter gen. nov. including Rodentibacter pneumotropicus comb. nov., Rodentibacter heylii sp. nov., Rodentibacter myodis sp. nov., Rodentibacter ratti sp. nov., Rodentibacter heidelbergensis sp. nov., Rodentibacter trehalosifermentans sp. nov., Rodentibacter rarus sp. nov., Rodentibacter mrazii and two genomospecies [J]. Int J Syst Evol Microbiol, 2017, 67(6):1793-1806.

[45] ASHMORE-HARRIS C, FRUHWIRTH G O. The clinical potential of gene editing as a tool to engineer cell-based therapeutics [J]. Clin Trans Med, 2020, 9(1):15.

[46] BIBIKOVA M, GOLIC M, GOLIC K G, et al. Targeted chromosomal cleavage and mutagenesis in Drosophila using zinc-finger nucleases [J]. Genetics, 2002, 161(3):1169-1175.

[47] CARLESSI R, KÖHN-GAONE J, OLYNYK J K, et al. Mouse models of hepatocellular carcinoma [M] // Tirnitz-Parker J E E. Hepatocellular Carcinoma. Brisbane (AU): Codon Publications, 2019: Chapter 4.

[48] EMINI VESELI B, PERROTTA P, DE MEYER G R A, et al. Animal models of atherosclerosis [J]. Eur J Pharmacol, 2017, 816:3-13.

[49] FELLMANN L, NASCIMENTO A R, TIBIRIÇA E, et al. Murine models for pharmacological studies of the metabolic syndrome [J]. Pharmacol Ther, 2013, 137: 331 – 340.

[50] FOX J G, ANDERSON L C, OTTO G, et al. Laboratory Animal Medicine[M]. 3rd Edition. London: Elsevier, 2015.

[51] HALKOM A, WU H, LU Q. Contribution of mouse models in our understanding of lupus [J]. Int Rev Immunol, 2020, 39: 174 – 187.

[52] HUANG D R, WANG J, KIVISAKK P, et al. Absence of monocyte chemoattractant protein 1 in mice leads to decreased local macrophage recruitment and antigen-specific T helper cell type 1 immune response in experimental autoimmune encephalomyelitis [J]. J Exp Med, 2001, 193: 713 – 726.

[53] HUANG Y, HUANG J, ZHOU Q X, et al. ZFP804A mutant mice display sex-dependent schizophrenia-like behaviors [J]. Mol Psychiatry, 2021, 26 (6): 2514 – 2532

[54] JACKSON I, ABBOTT C. Mouse genetics and transgenics[M]. New York: Oxford University Press, 2000.

[55] JINEK M, CHYLINSKI K, FONFARA I, et al. A programmable dual-RNA-guided DNA endonuclease in adaptive bacterial immunity [J]. Science, 2012, 337 (6096): 816 – 821.

[56] LEE N P, CHAN C M, Tung L N, et al. Tumor xenograft animal models for esophageal squamous cell carcinoma [J]. J Biomed Sci, 2018, 25: 66.

[57] LI J, SULLIVAN J A, NI H. Pathophysiology of immune thrombocytopenia [J]. Curr Opin Hematol, 2018, 25: 373 – 381.

[58] LIU Z, ZHOU X, ZHU Y, et al. Generation of a monkey with MECP2 mutations by TALEN—based gene targeting[J]. Neurosci Bull, 2014, 30(3): 381 – 386.

[59] LOOTS A K, MITCHELL E, DALTON D, et al. Advances in canine distemper virus pathogenesis research: a wildlife perspective [J]. J Gen Virol, 2017, 98: 311 – 321.

[60] O'DONOVAN M C, CRADDOCK N, NORTON N, et al. Identification of loci associated with schizophrenia by genome-wide association and follow-up[J]. Nat Genet, 2008, 40: 1053 – 1055.

[61] PERCY D H, BARTHOLD S W. Pathology of laboratory rodents and rabbits [M]. 3rd Edition. Oxford: Blackwell Publishing Professional, 2007.

[62] RAN F A, HSU P D, WRIGHT J, et al. Genome engineering using the CRISPR-Cas9 system[J]. Nat Protoc, 2013, 8(11): 2281 – 2308.

[63] RANGARAJU S, DAMMER E B, RAZA S A, et al. Quantitative proteomics of

acutely-isolated mouse microglia identifies novel immune Alzheimer's disease-related proteins [J]. Mol Neurodegener,2018, 13(1):34.

[64] TESSON L, USAL C, MENORET S, et al. Knockout rats generated by embryo microinjection of TALENs [J]. Nat Biotechnol, 2011, 29(8): 695 – 696.

[65] TONG C, LI P, WU N L, et al. Production of p53 gene knockout rats by homologous recombination in embryonic stem cells [J]. Nature, 2010, 467 (7312):211 – 213.

[66] URNOV F D, MILLER J C, LEE Y L, et al. Highly efficient endogenous human gene correction using designed zinc-finger nucleases [J]. Nature, 2005, 435 (7042):646 – 651.

[67] WORLD HEALTH ORGANIZATION. Laboratory biosafety manual [M]. 3rd edition. Geneva: World Health Organization,2004.

[68] YANG L, SUN J, LI M, et al. Oxidized low-density lipoprotein links hypercholesterolemia and bladder cancer aggressiveness by promoting cancer stemness [J]. Cancer Res, 2021, 81: 5720 – 5732.

[69] YANGUAS SC, COGLIATI B, WILLEBRORDS J, et al. Experimental models of liver fibrosis [J]. Arch Toxicol, 2016, 90: 1025 – 1048.

[70] ZENG L, LI W, CHEN C S. Breast cancer animal models and applications [J]. Zool Res,2020, 41: 477 – 494.

[71] ZHANG H X, ZHANG Y, YIN H. Genome editing with mRNA encoding ZFN, TALEN, and Cas9 [J]. Mol Ther,2019, 27(4):735 – 746.

图书在版编目(CIP)数据

实验动物学/丁玉强主编.—上海:复旦大学出版社,2023.8
(复旦博学. 医科窥径系列)
ISBN 978-7-309-16428-2

Ⅰ.①实… Ⅱ.①丁… Ⅲ.①实验动物学-教材 Ⅳ.①Q95-33

中国版本图书馆 CIP 数据核字(2022)第 181575 号

实验动物学
丁玉强 主编
责任编辑/江黎涵

复旦大学出版社有限公司出版发行
上海市国权路 579 号 邮编:200433
网址:fupnet@ fudanpress.com http://www.fudanpress.com
门市零售:86-21-65102580 团体订购:86-21-65104505
出版部电话:86-21-65642845
上海丽佳制版印刷有限公司

开本 787×1092 1/16 印张 23.75 字数 520 千
2023 年 8 月第 1 版第 1 次印刷

ISBN 978-7-309-16428-2/Q·116
定价:128.00 元